Haug

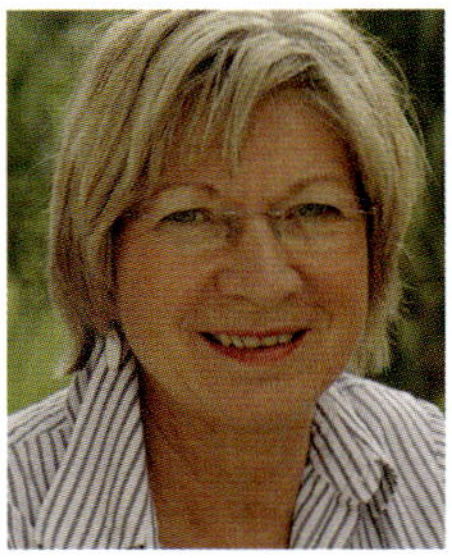

Eva Lang, Heilpraktikerin, früher Pharmazeutin mit eigener Apotheke, hat seit 1994 eine eigene homöopathische Praxis in Lienen/Westfalen und war bis 2015 mit Michael Herzog Leiterin und Dozentin der Hufelandschule mit Schwerpunkt Heilpraktikerausbildung, Prüfungsvorbereitung, klassische Homöopathie.
Autorin und Herausgeberin zahlreicher Fachbücher der Homöopathie und Medizin sowie homöopathischer Fachartikel.

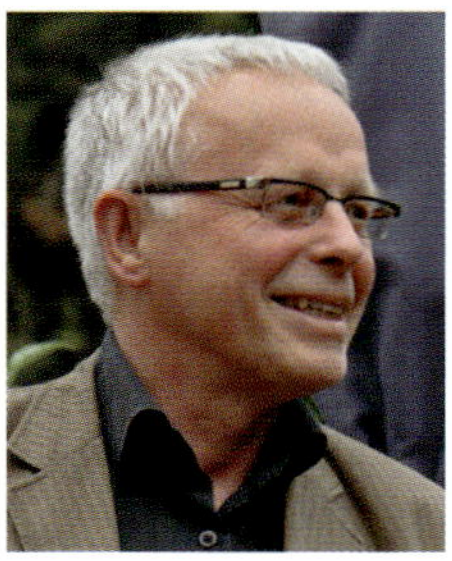

Michael Herzog, Heilpraktiker und Dipl.-Theologe, seit 1988 in eigener Praxis tätig mit Schwerpunkt Naturheilverfahren, Ozontherapie, Iridologie.
Leiter der Hufelandschule und Dozent mit Schwerpunkt Heilpraktikerausbildung, Prüfungsvorbereitung und Naturheilkunde.
Autor und Herausgeber zahlreicher Fachbücher und Fachartikel.

Eva Lang, Michael Herzog

Arzneimittellehre für Heilpraktiker

10 Abbildungen

Karl F. Haug Verlag · Stuttgart

Bibliografische Information der Deutschen Nationalbibliothek
Die Deutsche Nationalbibliothek verzeichnet diese Publikation in der Deutschen Nationalbibliografie; detaillierte bibliografische Daten sind im Internet über
http://dnb.d-nb.de abrufbar.

Ihre Meinung ist uns wichtig! Bitte schreiben Sie uns unter:
www.thieme.de/service/feedback.html

Anschriften

Dr. rer. nat. Eva Lang
Grüner Grund 1
49536 Lienen
apolang@gmx.de

Michael Herzog
Hufeland-Schule Senden
Wilhelm-Haverkamp-Str. 21
48308 Senden
michael.herzog@hufelandschule.de

Rüdigerstr. 14
70469 Stuttgart
Deutschland

www.haug-verlag.de

Printed in Germany

Zeichnungen: Karin Baum, Paphos, Zypern
Umschlaggestaltung: Thieme Verlagsgruppe
Umschlagfoto: www.stock.adobe.com/fotoknips
Satz: Druckhaus Götz, Ludwigsburg
Druck: Aprinta Druck GmbH, Wemding

DOI 10.1055/b-005-145 229

ISBN 978-3-13-240781-7 1 2 3 4 5 6

Auch erhältlich als E-Book:
eISBN (PDF) 978-3-13-240782-4
eISBN (epub) 978-3-13-240783-1

Wichtiger Hinweis: Wie jede Wissenschaft ist die Medizin ständigen Entwicklungen unterworfen. Forschung und klinische Erfahrung erweitern unsere Erkenntnisse, insbesondere was Behandlung und medikamentöse Therapie anbelangt. Soweit in diesem Werk eine Dosierung oder eine Applikation erwähnt wird, darf der Leser zwar darauf vertrauen, dass Autoren, Herausgeber und Verlag große Sorgfalt darauf verwandt haben, dass diese Angabe dem Wissensstand bei Fertigstellung des Werkes entspricht.
Für Angaben über Dosierungsanweisungen und Applikationsformen kann vom Verlag jedoch keine Gewähr übernommen werden. Jeder Benutzer ist angehalten, durch sorgfältige Prüfung der Beipackzettel der verwendeten Präparate und gegebenenfalls nach Konsultation eines Spezialisten festzustellen, ob die dort gegebene Empfehlung für Dosierungen oder die Beachtung von Kontraindikationen gegenüber der Angabe in diesem Buch abweicht. Eine solche Prüfung ist besonders wichtig bei selten verwendeten Präparaten oder solchen, die neu auf den Markt gebracht worden sind. Jede Dosierung oder Applikation erfolgt auf eigene Gefahr des Benutzers. Autoren und Verlag appellieren an jeden Benutzer, ihm etwa auffallende Ungenauigkeiten dem Verlag mitzuteilen.

Geschützte Warennamen (Warenzeichen®) werden nicht immer besonders kenntlich gemacht. Aus dem Fehlen eines solchen Hinweises kann also nicht geschlossen werden, dass es sich um einen freien Warennamen handelt.

Vorwort

Die Idee, ein Arzneimittelbuch für Heilpraktiker zu schreiben, entstand durch die wiederkehrenden Nachfragen der Schülerinnen und Schüler in unserer Heilpraktikerschule.

Seit 1997 bereiten wir in der Hufelandschule in Senden Schülerinnen und Schüler auf die Überprüfung in den Gesundheitsämtern vor und bilden sie in naturheilkundlichen Verfahren aus, damit sie erfolgreich eine Heilpraktikerpraxis führen können. Wir begleiten sie auch in der Zeit der Selbstständigkeit mit Rat und Tat. Immer wieder sind Fragen zu allgemein- und fachärztlichen Verordnungen sowie zu Leitlinienbehandlungen ein großes Thema.

Das hat uns dazu bewogen, in diesem Buch sowohl die Grundlagen zu den Arzneimitteln und tabellarische Übersichten zu den Arzneimittelgruppen als auch die Leitlinientherapien verschiedenster Erkrankungen zusammenzustellen. Dem schließen sich die Tumorbehandlungen und eine Kurzübersicht zum Notfallmanagement an. Wir beziehen uns dabei ausschließlich auf schulmedizinische Behandlungskonzepte und ärztlich verordnete Arzneimittel.

Wir erheben nicht den Anspruch auf Vollständigkeit, die den Ärzten, Pharmakologen und Pharmazeuten vorbehalten bleibt, möchten aber dem Heilpraktiker die Möglichkeit geben, auf schnellem Weg Behandlungskonzepte ihrer Patienten zu verstehen, nachzuvollziehen und in ihre naturheilkundlichen Therapien einzubeziehen. Ebenso möchten wir sie in die Lage versetzen, anhand der aufgeführten Nebenwirkungen, Kontraindikationen oder Interaktionen zu entscheiden, welche naturheilkundlichen Arzneimittel angewandt oder eben nicht angewandt werden dürfen. Gerade die Studien über den Einsatz von Johanniskraut mit seinen Kontraindikationen und Interaktionen bestärken unser Anliegen.

Wir haben den Arzneimittelgruppen – wenn möglich – eine Auflistung beigefügt, die aufzeigt, welche Mikronährstoffe durch welche Arzneimittel wie betroffen sein können und welche Substitution für eine erfolgreiche Therapie empfehlenswert ist. Dabei haben wir keine Mengenangaben vorgegeben, weil diese von den jeweiligen Blutuntersuchungen abhängig sind. Ergänzt wird dies durch Therapieempfehlungen, die aufzeigen, wann eine naturheilkundliche Therapie die ärztliche Therapie unterstützen, beeinflussen oder kontraindiziert sein kann.

Uns ist bewusst, dass dieses Unterfangen nicht unwidersprochen sein wird, unterliegen doch sowohl die einzelnen Arzneimittel als auch die Leitlinientherapien einem regelmäßigen Wandel. Selbstverständlich besteht hierzu ebenfalls die Möglichkeit, sich vielfältig durch vorhandene Literatur, Arzneimittel-Apps und andere im Internet befindliche Informationen kundig zu machen. Letzteres erfordert allerdings viel Zeit und Recherche und ist für die Heilpraktikerpraxis in der Vielfalt nicht relevant, sodass uns eine auf die wichtigsten Arzneimittel beschränkte Zusammenfassung in Form von Arzneimittelgruppen und Leitlinientherapien sinnvoll erscheint. Die Veränderungen bei den Arzneimitteln und Therapien müssen wir dabei in Kauf nehmen.

Wir können und wollen nicht alle auf dem Markt befindlichen Arzneimittel mit ihren Handelsnamen nennen. Diese werden durchgehend beispielhaft genannt, wobei wir die Generikabezeichnung dann weggelassen haben, wenn anders benannte Medikamente auf dem Markt sind. In der Regel orientieren sich Behandelnde ohnehin an den Freinamen und viele Arzneimittel werden aus Kostengründen als Generika verordnet.

Wir haben uns bemüht, die häufigsten und aus unserer Sicht relevanten Nebenwirkungen, Kontraindikationen und Interaktionen zu benennen. Sollten Kontraindikationen oder Interaktionen nicht genannt sein, so war es uns nicht möglich, Beispiele dafür zu finden. Bei den Kontraindikationen verweisen wir zudem nicht gesondert auf Unverträglichkeiten und allergische Reaktionen, sondern geben an dieser Stelle den allgemeinen Hinweis, dass bei Unverträglichkeit/Allergie auf einen der Wirkstoffe selbstverständlich auf dessen Anwendung verzichtet werden muss. Dies gilt für jedweden Stoff, ob Arzneimittel, Lebensmittel oder Sonstiges.

Hinweis: Zu den Arzneimitteln bei verschiedenen Erkrankungen (Leitlinientherapien) nimmt die medikamentöse Therapie, dem Thema des Buches folgend, eine zentrale Stellung ein und wird entsprechend vorangestellt. Andere begleitende Therapien wie Physiotherapie, Ruhe, Entspannung, aber auch Operationen werden nachfolgend als „weitere Therapien" bezeichnet. Damit ist keinesfalls eine Gewichtung der therapeutischen Maßnahmen gemeint: Sollte z. B. eine Operation die erste Maßnahme sein, geht das eindeutig aus der Beschreibung hervor.

Die Arzneimittel zu den Arzneimittelgruppen haben weitreichende Anwendungen. Werden Arzneimittel in erster Linie organspezifisch angewendet, sind sie in dem zugehörigen Indikationskapitel aufgeführt, beispielsweise finden Sie die oralen Antidiabetika im Kapitel der hormonellen Erkrankungen (Kap. 11.2.1). Arzneimittel, die eher Einzelmittel darstellen, sind bei ihrer Nennung genauer beschrieben.

Wir haben bei den einzelnen Medikamenten die Applikationsformen benannt. Sollte sie fehlen, gilt die Einnahme per oral.

Lienen und Senden, im Januar 2018
Eva Lang, Michael Herzog

Danksagung

Ich danke meinen Kindern und Freunden für die fachärztliche und pharmazeutische Unterstützung bei der Erstellung dieses Buches.

Eva Lang

Herzlich danken möchten wir auch der Redakteurin, Frau Stefanie Teichert, für ihre unermüdliche Arbeit, die sie wie schon in der Vergangenheit bei unseren Büchern geleistet hat. Wir sind ihr dankbar für die sorgfältige Prüfung, Beratung und das Geschick, aus unseren Ergebnissen ein wunderbares Buch zu machen.

Eva Lang, Michael Herzog

Index Arzneimittelgruppen

Inhaltsverzeichnis

Teil 2

Arzneimittel bei verschiedenen Erkrankungen

Teil 3
Anhang

Teil 1
Grundlagen

1 Einführung in die Grundlagen der Pharmakologie und Toxikologie

Die Pharmakologie beschäftigt sich mit der Wechselwirkung zwischen Wirkstoffen und Lebewesen, die klinische Pharmakologie mit der Wirkung von Substanzen auf den menschlichen Organismus. Dabei unterscheidet man folgende Bereiche:

- Pharmakokinetik
- Pharmakodynamik
- Pharmakogenetik

1.1 Pharmakokinetik

Die Pharmakokinetik beschäftigt sich mit den Prozessen der Aufnahme, der Verteilung, des Transports, der Speicherung, der Biotransformation (Veränderung zu ausscheidungsfähigen Stoffen) und der Ausscheidung von Pharmaka (Arzneimitteln) sowie deren Beschreibung und Veränderung, also kurz gesagt mit der Frage: „Was macht der Organismus mit dem Pharmakon?"

Dabei wird unterschieden in

- Invasion (Einnahme, Resorption und Verteilung) und
- Exkretion (Metabolisierung und Ausscheidung).

Was macht der Organismus mit dem Pharmakon? Nach dem **(L)ADME-Modell** (englische Literatur) sorgt der Organismus für die

- Freisetzung (**L**iberation),
- Resorption (**A**bsorption),
- Verteilung (**D**istribution),
- Veränderung (**M**etabolisierung) und
- Ausscheidung (**E**limination).

Da in Tropfen (Tr), Säften oder Brausetabletten der Wirkstoff schon freigesetzt ist, fehlt die Liberation und man spricht vom **ADME-Prinzip**.

1.1.1 Freisetzung (Liberation)

Die Freisetzung eines Arzneistoffs ist abhängig von der Herstellung und der Arzneiform. Sie ist die Grundvoraussetzung für die Wirkung eines Arzneimittels. Die schnellste Freisetzung ist erreicht, wenn ein Arzneistoff bereits in gelöster Form vorliegt (Tr, Saft).

Bei Tabletten erfolgt die Freisetzung in 2 Stufen: Zuerst zerfällt die Tablette in ihre Primärpartikel, dann löst sich der Wirkstoff auf. In den Arzneibüchern (Deutsches Arzneibuch [DAB] und Europäisches Arzneibuch) sind Vorgaben für die Zerfallszeit festgelegt. Mit **Retard-/Depotarzneimitteln** lässt sich die Freisetzungszeit verlängern.

Bei oral verabreichten Arzneimitteln stellt die Passagezeit durch Magen und Dünndarm eine natürliche Obergrenze für die Wirkstofffreisetzung dar: Wenn die Tablette den Dünndarm verlassen hat, ist die Resorption beendet, sodass die Freisetzung dadurch auf einen Zeitraum von etwa **8–10 h** begrenzt ist.

Um noch längere Freisetzungsintervalle zu ermöglichen, muss ein Arzneimittel fest am oder im Körper verankert werden. Folgende Formen werden häufig eingesetzt:

- intramuskuläre (i. m.) Injektionen
- wirkstoffhaltige Pflaster
- transdermale therapeutische Systeme
- Implantate für spezielle Zwecke

Mit Pflastern erreicht man Freisetzungszeiten von bis zu 1 Woche, i. m. Injektionen ermöglichen Freisetzungszeiten von bis zu 3 Monaten, Implantate bis zu 1 Jahr.

In obigen Fällen muss die Arznei immer zuerst eine Barriere überwinden, meist eine Schleimhaut, evtl. auch die äußere Haut.

1.1.2 Resorption (Absorption)

Zur Resorption aus dem Dünndarm in die Blutbahn oder in das Lymphsystem müssen die Stoffe Membranen überwinden. Die Membranen sind so beschaffen, dass sie für lipophile Substanzen sehr leicht mittels einfacher Diffusion durchgängig sind. Einige wenige hydrophile Substanzen können ebenfalls mittels Diffusion durch besondere Kanäle in der Membran in die Blut- oder Lymphbahn diffundieren. Die meisten hydrophilen Verbindungen benötigen aber spezielle Carrier zur Überwindung der Barriere. Diese Carrier sind allerdings nicht in unbegrenzter Menge vorhanden, sodass bei der Dosierung darauf Rücksicht genommen werden muss (statt einer hohen Einmaldosis erfolgt die Gabe z. B. in 3 kleineren Dosen). Bei den Prozessen in der Dünndarmschleimhaut muss damit gerechnet werden, dass die zu resorbierenden Substanzen sowohl reversibel als auch irreversibel verändert werden können. Proteine wie Insulin werden bereits in Magen und Dünndarm in Aminosäuren gespalten, sodass bei oraler Aufnahme keine Wirkung zu erwarten ist.

Wird eine Arznei direkt in ein Gefäß injiziert oder infundiert, so entfällt der Resorptionsvorgang.

1.1.3 Bioverfügbarkeit

Das Verhältnis zwischen der bei einer bestimmten Verabreichungsart gefundenen Wirkstoffmenge und der

Wirkstoffmenge, die sich nach einer i. v. Injektion im Blut wiederfindet, ergibt die **absolute Bioverfügbarkeit**.

Bioverfügbarkeit bezeichnet also den prozentualen Anteil des Wirkstoffs, der dem systemischen Kreislauf unverändert zur Verfügung steht. Sie ist eine Messgröße dafür, wie schnell und in welchem Umfang ein Arzneimittel resorbiert wird und am Wirkort zur Verfügung steht.

Sie hängt einerseits von der Barriere ab, die durchschritten werden muss, andererseits vom jeweiligen Arzneistoff:

- **Sehr gut** durchlässig sind die Nasenschleimhaut und das Lungengewebe.
- **Gut** durchlässig ist die Dünndarmschleimhaut.
- **Weniger gut** durchlässig ist die Dickdarmschleimhaut.
- **Noch schlechter** ist die Hautdurchlässigkeit.

Zu beachten ist, dass sich die Bioverfügbarkeit schon durch den Um- oder Abbau des Arzneimittels bei der ersten Leberpassage (First-Pass-Effekt) verändern kann (Kap. 1.1.5).

1.1.4 Verteilung (Distribution)

Um wirken zu können, müssen Arzneistoffe an ihren Zielort gelangen. Typischer Verteilungsweg ist der Transport mit dem Blutstrom. Das Eindringen in Gewebe, Liquor oder andere Kompartimente erfolgt wiederum durch passive Diffusion oder durch aktive Transportprozesse. Dies hängt ab von den Eigenschaften des Arzneistoffs (hydrophil/lipophil) und seinen strukturellen Ähnlichkeiten mit körpereigenen Stoffen:

- Stark **lipophile Stoffe** verschwinden recht schnell aus dem Blut und reichern sich besonders im Fettgewebe an.
- Stark **hydrophile Stoffe** benötigen oft aktive Transportmechanismen, um den Zielort zu erreichen.

Die Abgrenzungen zwischen Blut und anderen Geweben sind unterschiedlich durchlässig. Was im Blut verteilt wird, kann zum Großteil auch die Plazentaschranke passieren. Der Liquor cerebrospinalis ist weit besser abgeschirmt, die sog. Blut-Hirn-Schranke hält viele Stoffe ab.

In manchen Geweben herrschen andere pH-Werte als im Blut. Auch dies beeinflusst die Verteilung von Arzneimitteln. Viele entzündungshemmende Medikamente stellen chemisch gesehen Säuren dar. Dadurch reichern sie sich im eher sauren entzündlichen Gewebe an.

Viele Stoffe zirkulieren im Blut nicht in freier Form, sondern sind an Plasmaproteine gebunden. Zur Wirkung kommen kann jedoch nur der freie Anteil. Kritische Auswirkungen hat z. B. eine Plasmaproteinbindung, wenn der gebundene Stoff durch einen 2. Stoff aus dieser Bindung verdrängt werden kann. So kann es zu Überdosierungserscheinungen kommen. Das kann z. B. durch gleichzeitige Gabe mehrerer verschiedener Medikamente oder gleichzeitige Zufuhr bestimmter Nahrungsmittel passieren (**Interaktionsprozesse**).

1.1.5 Veränderung (Metabolismus)

Die meisten Arzneimittel erfahren nach ihrer Resorption im Magen-Darm-Trakt überwiegend in der Leber eine chemische Umwandlung (Verstoffwechselung; **First-Pass-Effekt**).

Diese Umwandlung führt zu Metaboliten, die entweder die eigentlichen Wirkstoffe darstellen, applizierte Wirkstoffe in ihrer Wirkung verstärken, abschwächen oder sogar inaktivieren (präsystemische Elimination; Kap. 1.1.7).

Ein Stoff, der bei seiner ersten Leberpassage fast vollständig verändert wird, hat einen hohen First-Pass-Effekt. Das Wissen darum ist für eine optimale Dosierung des Medikaments notwendig.

Der First-Pass-Effekt kann umgangen werden durch parenteral, rektal, vaginal oder sublingual eingenommene Arzneimittel.

1.1.6 Elimination (Abfluten)

Hydrophile Medikamente werden direkt oder nach der Biotransformation in der Leber vorwiegend renal ausgeschieden.

Die von der Leber in den Darm ausgeschiedenen Substanzen können je nach Moleküleigenschaften mit dem Stuhl ausgeschieden oder rückresorbiert und via Pfortader wieder zur Leber transportiert werden, sodass sie mitunter über lange Zeit zwischen Darm und Leber zirkulieren (**enterohepatischer Kreislauf**).

Bei flüchtigen Stoffen ist die Abatmung eine weitere Ausscheidungsmöglichkeit.

1.1.7 Biotransformation

Unter Biotransformation wird die Umwandlung von lipophilen Stoffen in hydrophilere und damit ausscheidbare Substanzen verstanden. Die Umwandlung erfolgt in der Hauptsache in der Leber. Diese Stoffe werden bevorzugt mit der Galle oder über die Nieren ausgeschieden.

Die Biotransformation ist nicht per se als Entgiftung zu werten, da manche Stoffe erst durch die Biotransformation toxisch werden (**Giftung**).

Man teilt die Biotransformation in 2 Phasen:

- Phase I: chemische Veränderung (Oxidation, Reduktion, Hydroxylierung)
- Phase II: Konjugation mit Aminosäuren wie Glyzin, Cystein, Essigsäure → Acetylierung; Glucuronsäure → Glucuronidierung; Glutathion oder Schwefelsäure → Sulfatierung

Welcher Mechanismus in den beiden Phasen benutzt wird, hängt von der chemischen Struktur des Medikaments ab.

Die Enzyme der Biotransformation haben eine große Bedeutung für das Auftreten von Wechselwirkungen/Interaktionen (IA) und Nebenwirkungen (NW). Genetische Dispositionen (**Pharmakogenetik**) führen dazu, dass manche Menschen bestimmte Medikamente schneller oder langsamer verstoffwechseln mit der Folge, dass die Wirkspiegel zu niedrig oder zu hoch sein können (Kap. 1.3).

Konkurrieren 2 Medikamente oder Stoffe (z. B. Alkohol) am gleichen Biotransformationsenzym, so kann sich der Abbau beider Medikamente verlangsamen und die Substanzen akkumulieren. Umgekehrt kann die regelmäßige Zufuhr bestimmter Arzneimittel oder Fremdstoffe (z. B. Alkohol) dazu führen, dass sich der Körper anpasst und die Enzyme vermehrt bildet. Dadurch werden Medikamente rascher abgebaut, die über diese Enzyme verstoffwechselt werden, sodass die Wirkung schneller nachlässt oder gar nicht erst erreicht wird.

In der ▸ **Tab. 1.1** werden wichtige **Applikationsorte, Applikationsarten und Arzneiformen** aufgelistet.

▸ **Tab. 1.1** Applikationsorte, Applikationsarten und Arzneiformen.

Applikationsort	Applikationart	Arzneiform
äußere Haut	epikutan, transdermal **langsamer Vorgang**; zuerst Aufbau eines Depots in der Haut, dann nach und nach Abgabe des Arzneistoffs ins Blut Bei transdermalen Systemen wird der volle Wirkspiegel frühestens nach 5 h erreicht. Nach Entfernen des Systems wird noch über mehrere Stunden Wirkstoff ins Blut abgegeben.	lipophile Substanzen wie Salben (Slb), Pasten, Suspensionen (Susp), Emulsionen, Pflaster (transdermal: Scopolamin gegen Reisekrankheit, Nikotin zur Raucherentwöhnung, Nitroglyzerin bei koronarer Herzkrankheit [KHK], Morphin in der Schmerztherapie, Hormonpflaster, z. B. Östrogen nach der Menopause); verbesserte Aufnahme durch Wärme oder Verschluss
Mundschleimhaut	bukkal, lingual, sublingual **rascher Wirkungseintritt**, kein First-Pass-Effekt	Nitroglyzerin (Spray), lipophile Opiate, Gurgellösung (-Lsg), Tabletten (Tbl), Pastillen
Magenschleimhaut	enteral, oral Die Magenschleimhaut nimmt kaum Arzneistoffe auf und dient eher als Durchgangsorgan.	Tbl (Säureblocker, Säurebinder); Brausetbl (Acetylsalicylsäure); Tbl mit magensaftresistentem Überzug
Enddarm	rektal nicht so durchlässig wie die Dünndarmschleimhaut; gut auch bewusstlosen Patienten zu applizieren Gefäße der letzten 10 cm des Dickdarms führen nicht über die Leber, sodass der First-Pass-Effekt entfällt.	Supp, Rektalkapsel (-Kps), Klistiere, Slb; entweder zur lokalen Anwendung oder systemisch unter Umgehung der Leberpassage
Nasenschleimhaut	nasal **schnelle Resorption**, da gut durchblutet; zur örtlichen Anwendung oder systemisch, kein First-Pass-Effekt	Tr, Slb, Sprays; Peptidhormone wie antidiuretisches Hormon (ADH), Oxytocin; Sumatriptan bei Migräne oder Clusterkopfschmerz
Lunge	pulmonal, kein First-Pass-Effekt	Aerosole, Inhalationen
Genitalorgane, Harnwege	vaginal, intraurethral, kein First-Pass-Effekt	Zäpfchen/Suppositorien (Supp), Slb
parenterale Applikationen	**unter Umgehung der Resorption**	**100%ige Verfügbarkeit des Wirkstoffs; erhöhte Allergiegefahr**
in das Herz	intrakardial	Injektionslsg
in eine Arterie	intraarteriell	Injektionslsg
in eine Vene	intravenös (i. v.)	Injektionslsg, Infusionslsg
in den Lumbalsack	intralumbal	Injektionslsg
in den Liquorraum	intrathekal	Injektionslsg
parenterale Applikation	**unter Einschaltung eines Resorptionsprozesses**	
in die Haut	intrakutan (i. c.)	Injektionslsg
unter die Haut	subkutan (s. c.)	Injektionslsg, Implantate
in den Muskel	intramuskulär (i. m.)	Injektionslsg
in die Bauchhöhle	intraperitoneal	Injektionslsg, Infusionslsg

1.2
Pharmakodynamik

Die Pharmakodynamik beschäftigt sich mit dem Einfluss (Wirkung) des Arzneimittels auf den Organismus. Es werden verschiedene Aspekte behandelt wie das Wirkprofil (Art und Ort der Wirkung), die Dosis-Wirkungs-Beziehung (welche Dosis führt zum gewünschten Effekt? welche Dosis wirkt toxisch? Ermittlung der therapeutischen Breite), der Wirkmechanismus (Wirkung auf Rezeptoren, auf Enzymaktivitäten, auf Ionenkanäle, auf Transportsysteme, auf Mikroorganismen) sowie Wechselwirkungen mit anderen Stoffen. Dabei unterscheidet man erwünschte und unerwünschte Wirkungen.

1.3
Pharmakogenetik

Die Pharmakogenetik untersucht den Einfluss genetischer Strukturen auf die Wirkung von Arzneimitteln.

Arzneimittel wirken bei verschiedenen Menschen sehr unterschiedlich und zeigen ebenfalls Unterschiede bei den NW, wobei diese nicht erklärt werden können durch das Alter der Patienten oder ihre Organfunktionen (Leber, Niere).

1.4
Arzneimittelwirkungen in Abhängigkeit vom Alter und von der Lebenssituation

Neugeborene haben teilweise noch unzureichend entwickelte oder keine Enzyme (z. B. Glucuronyltransferase zur Bilirubinkonjugation; Alkoholdehydrogenase zum Alkoholabbau).

Alter Die Stoffwechselreaktionen laufen im höheren Alter langsamer ab (Kumulationsgefahr). Die Leberfunktion ist reduziert, die Ab- bzw. Umbau- und Ausscheidungsprozesse verlaufen langsamer. Die Eiweißbindungsfähigkeit ist reduziert, sodass weniger Wirkstoff zum Wirkort gelangt. Die Nierenfunktion ist eingeschränkt, was zu verringerter renaler Ausscheidung führt und damit zu erhöhten Wirkstoffspiegeln.

Schwangerschaft, Stillzeit Medikamente können durch Überschreiten der Plazentaschranke die Frucht schädigen (teratogene Schädigung, z. B. Contergan®) sowie über die Muttermilch den Säugling erreichen. Diese Medikamente sind in der Schwangerschaft und Stillzeit kontraindiziert oder mit besonderer Vorsicht zu verabreichen.

1.5
Wichtiges zu Arzneimitteln im Allgemeinen

1.5.1 Arzneimitteltests für Neuzulassungen (EU-Regeln)

Wenn neue Wirkstoffe als Arzneimittel zugelassen werden sollen, müssen sie geprüft werden. Die Prüfung gliedert sich in eine präklinische und eine klinische Prüfung. Bei der präklinischen Prüfung wird der Wirkstoff in Tierversuchen nach den geltenden Tierschutzgesetzen auf Wirksamkeit und Unbedenklichkeit (toxische Reaktionen, Karzinogenität, Immuntoxikologie) getestet. Im Anschluss an die präklinischen Studien muss die klinische Testung von den Behörden genehmigt und der Wirkstoff in eine geeignete Arzneiform überführt werden.

Für die klinischen Studien werden gesunde Probanden herangezogen. Die klinischen Studien unterteilen sich in 3 Phasen:

Phase 0 In der Phase 0 werden pharmakokinetische Eigenschaften an einzelnen gesunden Probanden getestet.

Phase I In der Phase-I-Studie werden Sicherheit und Verträglichkeit nach dem ADME-Prinzip getestet und es werden die pharmakokinetischen Werte gemessen. Hierzu werden im Allgemeinen 10–80 gesunde Probanden, die keine Arzneimittel einnehmen oder anwenden, benötigt. Während in der Phase 0 eine geringe Arzneimitteldosis verwendet wurde, wird in der Phase I die Dosis kontinuierlich erhöht, um die Wirkung und NW untersuchen zu können.

Phase II In der Phase-II-Studie werden medizinische Wirksamkeit und Verträglichkeit geprüft, sodass für diese Phase an der zu behandelnden Krankheit erkrankte Probanden (Patienten) benötigt werden (Anzahl: 100–500). Es wird ebenfalls nach der optimalen therapeutischen Dosis geforscht.

Phase III Die Phase-III-Studie wird an mehr als 1000 Patienten durchgeführt, die an der zu behandelnden Krankheit erkrankt sind und weitere Erkrankungen aufweisen und deshalb zusätzlich andere Medikamente einnehmen. Die Studie kann sich über mehrere Jahre erstrecken. In der Regel handelt es sich um randomisierte Doppelblindstudien (eine Gruppe bekommt das neue Arzneimittel, die andere Gruppe bekommt Plazebos oder ein schon zugelassenes Arzneimittel). Sollten aus ethischen Gründen keine Vergleichsgruppen bestehen dürfen, werden offene Studien durchgeführt. Nach Abschluss der Phase III wird ein Zulassungsantrag gestellt.

Phase IV In der Phase IV werden die gesamten Studienergebnisse veröffentlicht und die zugelassenen Arzneimittel weiter beobachtet und bewertet.

Bis zur Zulassung eines neuen Arzneimittels vergehen ca. 14 Jahre. Die Kosten können bis zu 1 Milliarde Euro für die weltweite Zulassung betragen.

Probanden Getestet werden dürfen nur Menschen, die den Tests schriftlich zustimmen, nachdem sie umfassend aufgeklärt worden sind. Auch Jugendliche ab 12 Jahren müssen den Tests ausdrücklich zustimmen, der Elternwille reicht nicht.

Patienten Bei Kindern unter 12 Jahren muss deren mutmaßlicher Wille berücksichtigt werden. In Notfallsituationen bei bewusstlosen Patienten, bei denen kein Angehöriger verfügbar ist, kann der Arzt allein entscheiden, sofern es der Behandlung des Leidens dient. Sollten Patienten oder Angehörige im Nachhinein der Teilnahme widersprechen, müssen die gesammelten Daten vernichtet werden. Bei nicht einwilligungsfähigen Patienten (z. B. Demenzkranke) muss der gesetzliche Vertreter zustimmen, wobei die Behandlung nur auf das individuelle Leiden des Patienten auszurichten ist.

1.5.2 Arzneimittelverordnung

Arzneimittel teilen sich auf in frei verkäufliche und apothekenpflichtige Mittel.

Die apothekenpflichtigen Mittel können rezeptfrei oder rezeptpflichtig (also nur von Ärzten zu verordnen) sein. Die rezeptpflichtigen Arzneimittel unterteilen sich noch einmal in die im § 48 Arzneimittelgesetz (AMG) genannten Arzneimittel und die Betäubungsmittel (BtM), die der Betäubungsmittelverordnung unterliegen. Die apothekenpflichtigen Arzneimittel sind in der jährlich neu erscheinenden Roten Liste aufgeführt.

1.5.3 Nebenwirkungen von Arzneimitteln

Arzneimittel werden eingesetzt, um einen pathologischen Zustand zu beheben. Dabei greift das Arzneimittel in die physiologischen Gegebenheiten des Organismus ein. Es hemmt, blockiert, führt zu Neubildungen oder fördert Stoffwechselprozesse. Damit wird der Stoffwechsel im Allgemeinen beeinträchtigt.

Auch wenn Arzneimittel entwickelt werden, die immer spezifischer auf Stoffwechselvorgänge einwirken, verbleibt eine Auswirkung auf größere Zusammenhänge. Das führt oft zu NW. Dabei handelt es sich um unerwünschte Wirkungen wie Allergien, Schädigungen der Blutzellen, zerebrale Beeinträchtigungen, Magen-Darm-Probleme, Leber- und Nierenparenchymschädigungen, krebserregende sowie embryoschädigende (teratogene) Wirkungen. Auch kann es sein, dass nach Antibiotikagabe die Bakterienflora, z. B. des Darms, so geschädigt ist, dass es zu Durchfällen kommt (**sekundäre NW**).

Manchen NW wird durch die gleichzeitige Gabe von Medikamenten gegen diese begegnet (z. B. Protonenpumpenhemmer bei Mitteln, die die Magenschleimhaut schädigen; Darmflora schützende Medikamente bei Gabe von Antibiotika; Mittel gegen Übelkeit bei Chemotherapien).

Nebenwirkungen können ebenso neue Möglichkeiten zur Behandlung aufzeigen. Beispielsweise führten Sulfonamide, die als bakteriostatisch wirkende Chemotherapeutika eingesetzt worden waren, als NW zu Diurese und Blutzuckersenkung, woraufhin chemische Abwandlungen am ursprünglichen Sulfonamid vorgenommen und Diuretika und Antidiabetika entwickelt wurden, die keine bakteriostatische Wirkung mehr haben.

Viele zentral wirksame Medikamente führen zu einer gewissen **Sedierung**, sodass die Fahrtauglichkeit eingeschränkt ist. Hierzu gehören besonders die Psychopharmaka, Antiepileptika, Schlafmittel, Antiallergika, bestimmte Analgetika, aber auch Antihypertensiva. Die zusätzliche Einnahme von Alkohol erhöht bei diesen Medikamentengruppen die sedierende Wirkung.

Manche Arzneimittel führen zur **Sucht**, d. h., der Patient ist physisch und/oder psychisch von dem Mittel abhängig und hat den Drang, dieses Medikament unbedingt einnehmen zu müssen. Zudem zeigt er die Tendenz zur Dosissteigerung.

Da die möglichen NW die Therapie belasten, müssen vor Therapiebeginn Nutzen und Risiken genau abgewogen werden.

1.5.4 Arzneimittelinteraktionen/ -wechselwirkungen

Bei gleichzeitiger Einnahme mehrerer Arzneimittel können sich diese in ihrer Wirkung beeinflussen. Sie können die Wirkung verstärken, vermindern, aufheben, NW verändern und sogar zur toxischen und tödlichen Reaktion führen. Je mehr Mittel gleichzeitig genommen werden, desto höher ist die Wahrscheinlichkeit einer Beeinträchtigung. Hier sind ältere Menschen und multimorbide Patienten besonders gefährdet.

Auch bestimmte Lebensmittel und Phytopharmaka können die Resorption und damit die Wirkung mancher Präparate verändern, z. B. können fettreiche Nahrung, Milch, Vitamin C, Grapefruitsaft und Johanniskraut eine Resorption verbessern oder verschlechtern.

Man kann den IA begegnen, indem bevorzugt **Monopräparate** und – bei Einnahme von mehreren Mitteln – die einzelnen Mittel zeitversetzt eingenommen werden.

Der Einsatz von **Kombinationspräparaten** ist dann sinnvoll, wenn dadurch die Wirkung verbessert und die NW reduziert werden können, z. B. bei der Blutdruckbehandlung und der hormonellen Empfängnisverhütung (Kontrazeptiva).

2 Arzneimittelgruppen und ihre Wirkungen

2.1 Adstringenzien

Adstringenzien (Gerbstoffe) fällen Eiweiße aus oder fixieren diese und bilden dadurch eine feste oberflächliche Proteinmembran. Sie wirken abdichtend, entzündungshemmend, schmerz- und juckreizstillend. Sie werden bei Hauterkrankungen (z. B. Windeldermatitis, nässende und juckende Hauterscheinungen), bei Kinderkrankheiten mit Exanthemen, Durchfall, Harnwegsinfektionen sowie Entzündungen im Mund- und Rachenraum angewendet.

Arzneimittel sind u. a. Gerbstoffe (Tanninalbuminat) und Schwermetallsalze (Bismut, Silber). Zu den NW gehören Verstopfung und Hautreizungen. Sie sind kontraindiziert in der Schwangerschaft und Stillzeit (keine ausreichende Erfahrung) und dürfen aufgrund ihrer hautreizenden Wirkung nicht an den Augen angewendet werden.

2.2 Antibiotika

Antibiotika hemmen Stoffwechselprozesse von Mikroorganismen, sodass sie deren Vermehrung oder Weiterleben verhindern. Sie werden lokal und systemisch bei Infektionskrankheiten sowie teilweise als Immunsuppressiva oder Zytostatika angewendet.

Im klinischen Gebrauch sind mit Antibiotika häufig die Wirkstoffe gemeint, die gegen Bakterien wirksam sind, obwohl der Begriff heute im weiteren Sinn alle Substanzen meint, die gegen jedwede Form von Mikroorganismen wirksam sind (Bakterien, Viren, Pilze).

Hier beziehen wir uns auf die Mittel, die gegen Bakterien eingesetzt werden.

2.2.1 Bakterien

Bakterien sind einzellige Mikroorganismen, die teilungsfähig sind, indem sie sich spalten. Sie haben keinen Zellkern, sondern nur ein kernähnliches Genom (Nukleoid). Sie enthalten in der Regel keine Zellorganellen, haben aber Ribosomen zur Proteinbiosynthese (▶ Abb. 2.1).

Ihre Einteilung erfolgt
- nach ihrer Anfärbbarkeit in:
  - grampositiv
  - gramnegativ

Info

Grampositive Bakterien können nach dem Anfärben wegen ihrer dicken Mureinschicht nicht mithilfe von Alkohol entfärbt werden. Sie erscheinen blau-violett.

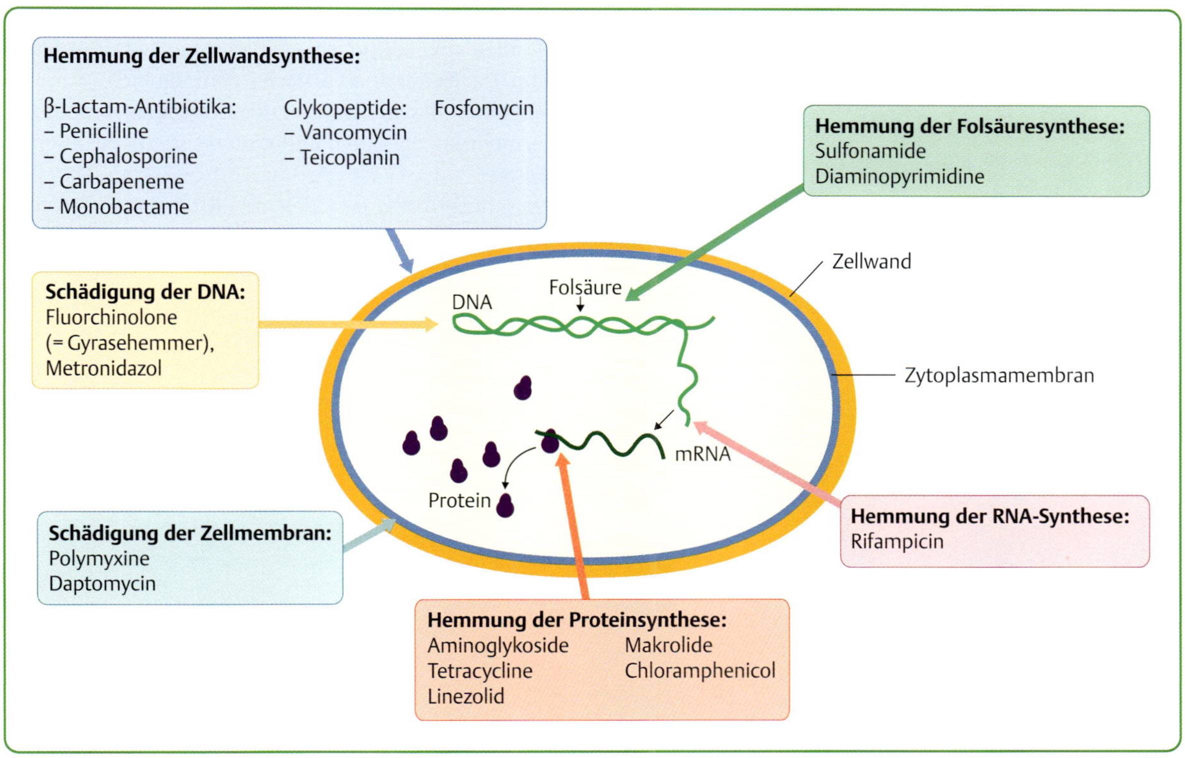

▶ **Abb. 2.1** Wirkung der Antibiotika an und in einer Bakterienzelle (DNA = Desoxyribonukleinsäure; mRNA = Messenger-Ribonukleinsäure (Boten-RNA); RNA = Ribonukleinsäure). (I care – Krankheitslehre. Stuttgart: Thieme; 2015)

Gramnegative Bakterien können durch ihre dünnere Mureinschicht dagegen durch Alkohol entfärbt werden. Will man sie darstellen, können sie durch andere Farbstoffe (Fuchsin-, Safraninlösung) rot gefärbt werden.

- nach ihrer Form in:
  - fadenförmig
  - kommaförmig (Vibrionen)
  - kugelförmig, Kokken (Haufen-, Ketten-, Diplokokken)
  - spirillenförmig
  - stäbchenförmig
- nach ihrem Sauerstoffverbrauch:
  - aerob
  - anaerob
- nach ihrer Begeißelung

2.2.2 Einteilung der Antibiotika

Antibiotika lassen sich einteilen nach ihrer Wirksamkeit bzw. ihrem Wirkmechanismus:

Wirksamkeit

- **bakteriostatisch** (hemmen die Vermehrung bzw. das Wachstum des Bakteriums, töten es aber nicht ab):
  - Tetracycline
  - Makrolide
  - Sulfonamide
  - Lincosamide
  - Chloramphenicol
  - Nitroimidazole
- **bakterizid** (tötet das Bakterium ab):
  - β-Lactame (z. B. Penicillin G, als Prototyp der Lactame; Oralpenicilline, Aminopenicillin, Staphylokokkenpenicilline, Cephalosporine, Carbapeneme etc.)
  - Aminoglykoside
  - Fluorchinolone
  - Glykopeptide
  - Polymyxine
  - Rifampicin
  - Fosfomycin
  - Gyrasehemmer (Chinolone)

Wirkmechanismus

- Angriff an der Bakterienzellwand (bakterizid):
  - β-Lactame
  - Glykopeptide
  - Bacitracin
- Hemmung der ribosomalen Proteinsynthese (bakteriostatisch):
  - Aminoglykoside
  - Makrolide:
    - Erythromycin
    - Clarithromycin
    - Azithromycin
  - Streptomycin
  - Neomycin
  - Gentamycin
  - Kanamycin
  - Tetracycline:
    - Tetracyclin
    - Doxycyclin
    - Tigecyclin
  - Chloramphenicol
  - Clindamycin
  - Fusidinsäure
- Wirkung auf die DNA (bakteriostatisch):
  - Fluorchinolone:
    - Norfloxacin
    - Ciprofloxacin
    - Levofloxacin
    - Moxifloxacin
  - Nitrofurane
  - Nitroimidazole
- Folsäureantagonisten (bakteriostatisch):
  - Sulfamethoxazol
  - Trimethoprim

2.2.3 Antibiotikaresistenz

Unter Antibiotikaresistenz versteht man die Erregervermehrung trotz Einsatzes des wirksamen Antibiotikums.

Dabei werden folgende Resistenzen unterschieden:

- Primäre Resistenz: Hierbei handelt es sich um eine genetisch bedingte Unempfindlichkeit einer Bakterienart auf ein Antibiotikum.
- Mutationsresistenz: Einzelne Bakterien sind durch Mutationen unempfindlich geworden auf das Antibiotikum. Die Bakterienart an sich ist empfindlich.
- Sekundäre Resistenz: Unter der Therapie kommt es zur Vermehrung der durch Mutation resistent gewordenen Keime.
- Resistenzentwicklung: Es kann zu schnellen (Streptomycine) und zu langsamen (Penicilline) Resistenzentwicklungen kommen.
- Übertragbare Resistenzen: Resistente Erreger übertragen ihre Resistenz auf andere Keime.
- Kreuzresistenz: Ein Bakterium ist gegen Antibiotikagruppen mit gleichem Wirkmechanismus resistent.

2.2.4 Übersicht der Antibiotika

Die Antibiotika sind als Monopräparate mit Freinamen, Handelsnamen und ihren Wirkungen auf Erreger bei verschiedenen Erkrankungen inklusive ihrer Gramfärbung dargestellt. Dabei beschränken wir uns auf Beispiele zu den Namen, Handelsnamen, Erregern und Erkrankungen. Da Antiobiotika eine Vielzahl von Gruppen umfassen, wurde folgende Unterteilung gewählt:

- Penicilline gehören zu den β-Lactam-Antibiotika (▶ Tab. 2.1).
- Cephalosporine werden je nach Wirkspektrum in Gruppen eingeteilt. Sie wirken generell nicht gegen Enterokokken, Listerien, Mykoplasmen und Chlamydien (▶ Tab. 2.2).
- Aminoglykoside hemmen die ribosomale Proteinsynthese (▶ Tab. 2.3).

▶ **Tab. 2.1** Penicilline.

Frei-, Handelsname	Gramfärbung	Erreger (Beispiele)	Infektionen (Beispiele)	Nebenwirkungen	Kontraindikationen	Interaktionen
Benzylpenicilline (β-Lactam-Antibiotika)						
Penicillin-G-Kalium oder **-Natrium** (Benzylpenicillin) nicht säurefest, i. v. Gabe (Infectocillin®, Tardocillin®) β-Lactamase-sensibel	+	Streptokokken, Pneumokokken; Corynebacterium diphtheriae; anerobe Clostridien	HNO, Atemwege, Endokarditis(prophylaxe), Phlegmone, Erysipel, rheumatisches Fieber, Scharlach; Diphtherie	Jarisch-Herxheimer-Reaktion (Freisetzung von Endotoxinen aus abgetöteten Erregern); allergische Reaktion, Anaphylaxie; Hyperkaliämie, Herzrhythmusstörungen bei zu schneller i. v. Gabe (Kaliuminjektion: zu schnell, zu viel); bei zu hoher Dosis zerebrale Krampfanfälle	strenge Indikationsstellung in der Schwangerschaft und Stillzeit	
	–	Meningokokken; Gonokokken; Treponema; Borrelien	Meningitis, Sepsis; Gonorrhoe; Syphilis; Borreliose			
	sonstige	Leptospiren	Leptospirose (Morbus Weil)			
Phenoxymethylpenicilline (β-Lactam-Antibiotika)						
Penicillin V (Penicillin V-ratiopharm®, InfectoBicillin®) Susp	+	β-hämolysierende Streptokokken der Gruppe A, Staphylokokken	s. Penicillin G, zudem akute eitrige Tonsillitis, dentogene Infektionen; Prophylaxe: Scharlach, Endokarditis, Rezidiv des rheumatischen Fiebers	allergische Reaktion, Anaphylaxie, Schwindel, Parästhesien, Krämpfe, Übelkeit, Erbrechen	strenge Indikationsstellung in der Schwangerschaft und Stillzeit	bakteriostatisch wirkende Mittel wie Tetracycline, Erythromycin (antagonistische Wirkung); bakterizid wirkende Mittel wie Aminoglykoside (synergistische Wirkung)
	–	Haemophilus influenza, Bordetella pertussis (1. Wahl bei beiden jedoch Makrolide)				
Aminopenicilline (β-Lactam-Antibiotika)						
Amoxicillin (Amoxi-CT, Amoxicillin AL) bevorzugt p. o., bessere Verträglichkeit	+	Streptokokken, Pneumokokken, Enterokokken, Listerien	Breitspektrumpenicillin bei schweren Klinikinfektionen: HNO, Harnwege, Atemwege, Magen-Darm-Trakt, Gallenwege, Geschlechtsorgane; Endokarditisprophylaxe	makulöse Exantheme; pseudomembranöse Kolitis (v. a. Ampicillin); weisen hohe Resistenzraten auf bei Problemkeimen wie Haemophilus influenzae	Mononukleose, chronische lymphatische Leukämie (CLL); bei beiden Erkrankungen ausgeprägte NW (makulöse Exantheme in 90 % d. F.)	
Kombination aus **Amoxicillin** + β-Lactamaseinhibitor **Clavulansäure** (Amoxclav Sandoz) p. o.	–	Haemophilus influenzae, E. coli, Salmonellen, Shigellen, Proteus mirabilis, Helicobacter pylori	Breitspektrumpenicillin bei schweren Klinikinfektionen			

► **Tab. 2.1** Fortsetzung.

Frei-, Handelsname	Gramfärbung	Erreger (Beispiele)	Infektionen (Beispiele)	Nebenwirkungen	Kontraindikationen	Interaktionen
Ampicillin (Ampicillin-ratiopharm®) i. v.			Breitspektrumpenicillin bei schweren Klinikinfektionen: HNO, Harnwege, Atemwege, Magen-Darm-Trakt, Gallenwege, Geschlechtsorgane			
Ampicillin + β-Lactamaseinhibitor **Sulbactam** (Unicad®) i. v., Tbl			Breitspektrumpenicillin bei schweren Klinikinfektionen			
Acylaminopenicilline (Penicillin mit β-Lactamase-Inhibitoren)						
Piperacillin + Tazobactam (Piperacillin/Tazobactam Hexal®)	–	s. Amoxicillin; breites Spektrum, inkl. Pseudomonas und Enterobakterien: E. coli, Salmonellen, Shigellen, Proteus, Klebsiellen	schwere Infektionen der Atemwege, HNO, urogenital, Knochen, intraabdominell, Haut, Weichteile, Endokarditis, Sepsis	Depression der Blutzellen, gastrointestinale Beschwerden, Sprosspilzbesiedlung, Exanthem	Überempfindlichkeit; Stillzeit, Schwangerschaft bei Tazocin EF®	
Amoxicillin + Clavulansäure (Amoxiplus-ratiopharm comp)	+	starke Enterobakterienwirksamkeit, Staphylokokken; sonst wie Penicillin G und bei Penicillin-G-resistenten Staphylokokken, **nicht** bei MRSA	schwere systemische und lokale Infektionen; leichtere Infektionen mit Penicillin-G-resistenten Staphylokokken: Wundinfektionen, Furunkulose, Pneumonie			
Mezlocillin (Mezlocillin Carino) i. v., nicht oral resorbierbar						
Staphylokokken-Penicilline						
Flucloxacillin (Fluclox Stragen) i. v. (Staphylex®) p. o. bei lebensbedrohlichen Erkrankungen vorzugsweise i. v. Präparate		Staphylokokken mit β-Lactamase-Resistenz		Allergien	Allergien, dann Einsatz von Cephalosporinen (► **Tab. 2.2**)	

▸ **Tab. 2.2** Cephalosporine. Die Ausrufezeichen hinter den Gramfärbungen deuten auf die Wirksamkeitsstufe hin (! = bevorzugt wirksam; !!! = am wirksamsten).

Frei-, Handelsname	Gramfärbung	Erreger (Beispiele)	Infektionen (Beispiele)	Nebenwirkungen	Kontraindikationen
Gruppe 1					
Cefaclor (Cefalclor STADA®) p. o.	+	Streptokokken, Staphylokokken	schmales Spektrum, gut wirksam gegen grampositive, eingeschränkt wirksam gegen gramnegative Keime; leichte Infektionen: Atemwege, Harnwege, HNO, Gallenwege, Knochen, Gelenke, Wundinfektion	allergische, anaphylaktische Reaktion; gastrointestinale Beschwerden, Gerinnungsstörungen (stören die Synthese der Vitamin-K-abhängigen Gerinnungsfaktoren); Alkoholintoleranz („Antabus-Syndrom“)	strenge Indikationsstellung in der Schwangerschaft und Stillzeit
Cefazolin (Cefazolin Hexal®) i. v.	–	E. coli, Klebsiellen			
Gruppe 2					
Cefuroxim (Elobact®), p. o.	– !!!	E. coli, Klebsiellen, Proteus, Salmonellen, Shigellen; Haemophilus influenzae (nicht Pseudomonas)	breiteres Spektrum; stärker wirksam gegen gramnegative Keime; mittelschwere, nicht lebensbedrohliche Infektionen: Atemwege, HNO, Harnwegsinfekte, Haut, Weichteile, Knochen, Lyme-Borreliose	s. Gruppe 1	s. Gruppe 1
	+ !!	Staphylokokken, Streptokokken			
Gruppe 3					
Cefixim (Cefixim STADA®) Tbl, Susp	– !!!	Gonokkken, Meningokokken, E. coli, Salmonellen, Klebsiellen, Proteus, Haemophilus influenzae	p. o.; sehr breites Spektrum; sehr gut wirksam gegen gramnegative, schwächer wirksam gegen grampositive Keime (gegen Staphylokokken unzureichend); orale Präparate nicht wirksam bei Pseudomonas, schlechte Resorption; lebensbedrohliche Infektionen: Pneumonie, Sepsis, Meningitis, sehr schwere Haemophilus-Infektionen, akute Gonorrhoe	s. Gruppe 1	s. Gruppe 1
Cefpodoxim (Orelox®) Tbl, Susp	+ !	A-Streptokokken, Pneumokokken			
	–	Borrelien	Borreliose		
Gruppe 3a					
Cefotaxim (Claforan®) i. v.	– !!!	**außer** Pseudomonas	i. v.; schwere Infektionen: Atemwege, HNO, Sepsis, Endokarditis	s. Gruppe 1	s. Gruppe 1
	+ !	Streptokokken, Pneumokokken			
Gruppe 3b					
Ceftazidim (Ceftazidim Kabi) i. v.	–/+	auch wirksam gegen Pseudomonas, nicht wirksam gegen Strepto- und Pneumokokken, unsicher gegen Staphylokokken	schwere bis lebensbedrohliche Infektionen: Atemwege, HNO, Sepsis, Endokarditis, Meningitis	s. Gruppe 1	s. Gruppe 1

▶ **Tab. 2.2** Fortsetzung.

Frei-, Handelsname	Gramfärbung	Erreger (Beispiele)	Infektionen (Beispiele)	Nebenwirkungen	Kontraindikationen
Gruppe 4					
Cefepim (Maxipime®) i. v.	–	auch gegen Pseudomonas	schwere bis lebensbedrohliche Infektionen, nosokomiale Infektionen: Pneumonie, Sepsis, Meningitis, Harnwegsinfektionen Gallenblaseninfektionen	s. Gruppe 1	s. Gruppe 1
	+	Staphylokokken			
Gruppe 5					
Ceftarolinfosamil (Zinforo™) i. v.	–	erstes MRSA-wirksames Cephalosporin	Pneumonie, MRSA-Pneumonie (Therapieversager)	s. Gruppe 1	s. Gruppe 1

▶ **Tab. 2.3** Aminoglykoside.

Frei-, Handelsname	Gramfärbung	Erreger (Beispiele)	Infektionen (Beispiele)	Nebenwirkungen	Kontraindikationen	Interaktionen
Gentamycin (Refobacin®) AT, Creme, i. v.	–	E. coli, Klebsiellen, Proteus, Pseudomonas	Kombination mit β-Lactam-Antibiotika in der Klinik bei lebensbedrohlichen Infektionen; Haut- und Schleimhautinfektionen (Augen, infizierte Wunden)	nephrotoxisch, ototoxisch, Schwindel, Nystagmus	Niereninsuffizienz, Innenohrschäden, Schwangerschaft, Stillzeit	Furosemid, Amphotericin B, Vancomycin; Schleifendiuretika; Cephalosporine (verstärkte Nierenschädigung)
Neomycin (Myacyne®) Slb	+	Staphylokokken				
Amikacin (Amikacin B Braun) i. v.						
Framycetin (Leukase® N) Puder, Slb						
Tobramycin (Tobramycin Teva) i. v.						

- Tetracycline haben eine große Bedeutung in der ambulanten Praxis, in der Klinik finden sich häufig Resistenzen bei grampositiven Stäbchen (▶ **Tab. 2.4**).
- Makrolide sind Schmalspektrumantibiotika mit einer ähnlichen Wirkung wie Penicillin G. Die Anwendung erfolgt bei Penicillinallergie (▶ **Tab. 2.5**).
- Fluorchinolone haben eine hohe antibakterielle Aktivität mit guter oraler Wirksamkeit. Mit zunehmendem Einsatz besteht die Gefahr der Resistenzentwicklung. Die Gruppeneinteilung zeigt die unterschiedlichen antibakteriellen Wirkungen und Indikationsgebiete (▶ **Tab. 2.6**).
- Zur Behandlung von Harnwegsinfekten eignen sich die in ▶ **Tab. 2.7** angegebenen Antibiotika.
- In ▶ **Tab. 2.8** sind Reserveantibiotika aufgeführt.
- Lokale Antibiotika werden in Auge, Ohr, Nase oder auf die Haut appliziert (▶ **Tab. 2.9**).

Zu den genannten Monopräparaten gibt es zudem viele Kombinationspräparate, auf die hier nicht eingegangen werden soll.

► **Tab. 2.4** Tetracycline.

Frei-, Handelsname	Gramfärbung	Erreger (Beispiele)	Infektionen (Beispiele)	Nebenwirkungen	Kontraindikationen	Indikationen
Tetracycline (1. Wahl)						
Doxycyclin (Doxycyclin-M-ratiopharm®) p. o., i. v. (Ligosan Slow Release), Gel zur peridontalen Anwendung; gut gewebegängig, schlecht ZNS-gängig	–	Yersinien, Campylobacter, Salmonellen, Meningokokken	nicht bei lebensbedrohlichen Infektionen; Atemwege, HNO, Sinusitis, Otitis media, Konjunktivitis, Urethritis, Prostatitis, Magen-Darm-Infektionen, Parodontitis, Brucellose, Ornithose, Borreliose	Einlagerung in Zähne (Gelbfärbung, Schmelzdefekte) und Knochen (Wachstumsstörungen); gastrointestinale Beschwerden; Photodermatose (keine Sonnenbäder!); hepato-, nephrotoxisch; Blutbildveränderungen (Leuko-/Thrombozytopenie, Anämie)	Schwangerschaft und bis zum Ende der Zahnentwicklung (8. LJ); Leber-, Niereninsuffizienz	Antazida (verminderte Resorption); orale Antidiabetika, orale Antikoagulanzien, Digoxin, Ciclosporin A (verstärkte Effekte der genannten Substanzen); Kontrazeptiva (verminderte Wirkung der Kontrazeptiva); Methotrexat, Lithium (erhöhte Toxizität der genannten Substanzen); verminderte Wirkung durch Calcium, Magnesium, Eisen, Zink
	+	Streptokokken, Pneumokokken				
	sonstige	Rickettsien, Mykoplasmen, Chlamydien				
Tetracycline (2. Wahl)						
Minocylin (Minocyclin-ratiopharm®) p. o.; auch gut ZNS-gängig		große Staphylokokkenwirksamkeit	Akne (Acne vulgaris)	s. o.	s. o.	s. o.
Tetracyclin (Tetracyclin Wolff®) p. o.			Atemwege, HNO, Magen-Darm-Infektionen, Galle, urogenitale, gynäkologische Beschwerden; Brucellose, Borreliose, Listeriose, Chlamydienkonjunktivitis			

► **Tab. 2.5** Makrolide/Lincosamide.

Frei-, Handelsname	Gramfärbung	Erreger (Beispiele)	Infektionen (Beispiele)	Nebenwirkungen	Kontraindikationen	Interaktionen
Makrolide						
Erythromycin (Erythrocin®) p. o., i. v. +	+	Streptokokken, Staphylokokken, Listerien Aktinomyzeten, Clostridien	Keuchhusten, Legionellose (Mittel der Wahl ist jedoch das Fluorchinolon Levofloxacin), atypische Pneumonien, HNO, schwere Akne, Erysipel, Diphtherie, Gonorrhoe, Syphilis, Campylobacter jejuni	hepatotoxisch	schwere Lebererkrankung	Antiarrhythmika, Thiazide und Schleifendiuretika, Laxanzien (verstärkte ventrikuläre Arrhythmien); Clindamycin, Lincomycin (gegenseitige Wirkungsabschwä-
Clarithromycin (Klacid®) p. o., i. v. +/–, sonstige	–	Bordetella pertussis, Legionellen, Haemophilus influenzae, Helicobacter pylori				

▸ **Tab. 2.5** Fortsetzung.

Frei-, Handelsname	Gramfärbung	Erreger (Beispiele)	Infektionen (Beispiele)	Nebenwirkungen	Kontraindikationen	Interaktionen
Azithromycin (Zithromax®) p. o., +/–, sonstige	sonstige	Chlamydien, Mykoplasmen				chung); orale Kontrazeptiva (verminderter Schutz); Antikoagulanzien (vermehrte Blutungsneigung)
Roxithromycin (Roxi Hexal®) p. o.						
Lincosamide						
Clindamycin (Sobelin® Kps)	+, Anaerobier	Streptokokken, Corynebacterium diphtheriae, Bacillus anthracis; Anaerobier	▸ Tab. 2.8	▸ Tab. 2.8	▸ Tab. 2.8	▸ Tab. 2.8

▸ **Tab. 2.6** Fluorchinolone.

Frei-, Handelsname	Gramfärbung	Erreger (Beispiele)	Infektionen (Beispiele)	Nebenwirkungen	Kontraindikationen	Interaktionen
Gruppe 1						
Norfloxacin (Norfloxacin STADA®) p. o.	–	Gonokokken, E. coli, Klebsiellen, Pseudomonas	nur bei Harnwegsinfekten	neurotoxisch hepatotoxisch evtl. Knorpelschäden	Schwangerschaft, Stillzeit, Kinder und Jugendliche (Knorpelschäden); zerebrale Anfallsleiden (aufgrund erniedrigter Krampfschwelle), Herzrhythmusstörungen Leber-, Niereninsuffizienz	Antazida (verminderte Resorption), Theophyllin (Krampfanfälle), Koffein, Ciclosporin A, orale Antikoagulanzien, Sulfonylharnstoffe (verstärkte Effekte der Substanzen, da verringerter Abbau), NSAID, außer Acetylsalicylsäure, Cimetidin, Methotrexat, Furosemid (verstärkte Effekte durch schlechtere Elimination)
Gruppe 2						
Ciprofloxacin (Ciprobay®) p. o., i. v.	–	Enterobakterien, Haemophilus influenzae	Atemwegs-, Harnwegsinfektionen, Diarrhoe, HNO, Genitalorgane, Bauchraum, Weichteile, Knochen, Lungenmilzbrand	s. Gruppe 1	s. Gruppe 1	s. Gruppe 1
	+	schwächer gegen Staphylokokken, Pneumonokken, Enterokokken				
Ofloxacin (Ofloxacin-ratiopharm®) p. o.	–	Legionellen				
	sonstige	Chlamydien, Mykoplasmen				

▶ **Tab. 2.6** Fortsetzung.

Frei-, Handelsname	Gramfärbung	Erreger (Beispiele)	Infektionen (Beispiele)	Nebenwirkungen	Kontraindikationen	Interaktionen
Gruppe 3						
Levofloxacin (Tavanic®) p. o., i. v.	+	verbesserte Aktivität gegen Staphylokokken, Streptokokken, Pneumokokken, Enterokokken	akute Sinusitis, akute chronisch obstruktive Lungenerkrankung (COPD), komplizierte Harnwegsinfektionen; Lungenmilzbrand, Pneumonie	s. Gruppe 1	s. Gruppe 1	s. Gruppe 1
	–	Legionellen				
	sonstige	Chlamydien, Mykoplasmen				
Gruppe 4						
Moxifloxacin (Avalox®) p. o., i. v.		wie Gruppe 3 und Anaerobier	akute COPD, Pneumonie, akute Sinusitis	s. Gruppe 1	s. Gruppe 1	s. Gruppe 1

▶ **Tab. 2.7** Antibiotika verschiedener Wirkstoffgruppen, u. a. zur Behandlung von Harnwegsinfekten.

Frei-, Handelsname	Gramfärbung	Erreger (Beispiele)	Infektionen (Beispiele)	Nebenwirkungen	Kontraindikationen	Interaktionen
Breitspektrumantibiotikum						
Fosfomycin (Infectofos®) i. v. (Monuril) p. o.	+	Staphylokokken	**1. Wahl** bei unkomplizierten Zystitiden bei Frauen; Wirkungsoptimum im sauren pH-Bereich	gastrointestinale Beschwerden	Schwangerschaft	
	–	Neisserien, Enterobakterien, Haemophilus influenzae				
Nitrofurantoin						
Nitrofurantoin (Furadantin) p. o.	–	E. coli	unkomplizierter Harnwegsinfekt bei Frauen; Wirkungsoptimum im sauren pH	gastrointestinale Beschwerden	Niereninsuffizienz, Polyneuropathie; Schwangerschaft	
	+	Staphylokokken	s. o.			
Sulfonamide						
Sulfamethoxazol + Trimethoprim = Cotrimoxazol (Eusaprim®) Tbl, Susp (Cotrim-ratiopharm®) Tbl, i. v.	+/–	Streptokokken, Staphylokokken	aufgrund von Resistenzen weniger Anwendung und, wenn erforderlich, nur als Kombinationspräparat; Harnwege, Atemwege, HNO, Typhus, Paratyphus, Enteritiden, Pneumozystis-Pneumonie (**Mittel der Wahl**); Wirkungsoptimum im sauren pH	nephrotoxisch bei Früh- und Neugeborenen, Gefahr der Hyperbilirubinämie; Blutbildungsstörungen	Schwangerschaft, Stillzeit, Früh- und Neugeborene; Leukopenie; Nieren- und Leberinsuffizienz	orale Antikoagulanzien, Antidiabetika, Methotrexat (Wirkungsverstärkung der angegebenen Substanzen); Indometacin, Salicylate (Wirkungsverstärkung der Sulfonamide); Antazida, Eisen (verminderte Sulfonamidresorption)
Sulfasalazin (Azulfidine®) Tbl	–	Enterobakterien, Neisserien				

▶ **Tab. 2.8** Reserveantibiotika.

Frei-, Handelsname	Wirkung	Gramfärbung	Erreger (Beispiele)	Infektionen (Beispiele)	Nebenwirkungen	Kontraindikationen	Interaktionen
Carbapeneme							
Imipenem + Cilastatin (Zienam®, Iminepen Cila Hexal®) i. v. **Ertapenem** (Invanz®) i. v. **Meropenem** (Meronem) i. v.	Antibiotika mit dem breitesten Wirkspektrum; stark bakterizide Wirkung	+/– Anaerobier		initial bei lebensbedrohlichen nosokomialen und komplizierten Erkrankungen; intraabdominell; Harnwegsinfektionen, bei Pneumonien, gynäkologisch, Infektionen der Haut und Weichteile	Kandidainfektionen		Valproinsäure (verminderter Valproinspiegel); Probenecid (vermindert die Ausscheidung von Carbapenemen); Ganciclovir, Theophyllin, vermehrt Krampfanfälle bei Einsatz von Imipenem
Colistin							
Colistin (Diarönt mono®) Tbl, Lsg (Colistin CF) Lsg für Vernebler	Einsatz, wenn Cabapeneme nicht mehr wirken und die Erreger gegen andere Antibiotika resistent sind; bakterizide Wirkung; Anwendung häufig in der Tiermedizin bei Darmerkrankungen der Nutztiere	–	Pseudomonas aeruginosa	nosokomiale Infektionen wie Atemwegsinfektionen, bei Mukoviszidose, Harnwegsinfektionen	allergische Hautreaktion, Asthmaanfall, nephro- und neurotoxisch	Niereninsuffizienz; Schwangerschaft, Stillzeit	verringerte Aufnahme von Sucralfat
		–	Acinetobacter baumannii multiresistent	nosokomiale Infektionen wie Harnwegsinfektionen, Wundsepsis			
Lincosamide							
Clindamycin (Sobelin®) Kps, Lsg, Vaginalcreme, i. v.	**1. Wahl**; Reserveantibiotikum bei Infektionen mit therapieresistentem Staphylococcus aureus; bakteriostatische Wirkung	+	Streptokokken, Corynebacterium diphtheriae, Bacillus anthracis	Knocheninfektion (Osteomyelitis); Penicillinallergie	Diarrhoe (durch Clostridium difficile); hepatotoxisch bei Langzeittherapie: Kontrolle Blutbild, Leber und Niere	Säuglinge, Neugeborene; Leberinsuffizienz; Myasthenia gravis, Morbus Parkinson, chronisch entzündliche Darmerkrankungen	Makrolide (gegenseitige Wirkungsabschwächung); orale Kontrazeptiva (verminderter Schutz durch Beeinflussung der Darmflora und des enterohepatischen Kreislaufs von Östrogen); Muskelrelaxanzien; Narkosegase (verstärkte neuromuskuläre Blockade)
		Anaerobier		intraabdominelle und gynäkologische Infektionen			

▶ **Tab. 2.8** Fortsetzung.

Frei-, Handelsname	Wirkung	Gramfärbung	Erreger (Beispiele)	Infektionen (Beispiele)	Nebenwirkungen	Kontraindikationen	Interaktionen
Glykopeptide							
Vancomycin (Vancomycin Hexal®) Kps, i. v., Lsg	stören den Aufbau der Bakterienzellwand	+ (ausschließlich)	Streptokokken, Enterokokken, Clostridium difficile	Endokarditis, Sepsis, Osteomyelitis; Enterokolitis nach Antibiotikagabe; durch Abtöten der normalen Darmflora Überwucherung mit Clostridium difficile	ototoxisch, nephrotoxisch, Thrombophlebitis	akutes Nierenversagen, Schwerhörigkeit, Kombination mit Aminoglykosiden	Aminoglykoside (verstärkt die Nierenschädigung); Muskelrelaxanzien (verstärkt die Muskelrelaxation); Narkotika (verstärken die Glykopeptidwirkung)
Teicoplanin (Targocid®) i. v.		+ (nur begrenzt)	Reserveantibiotikum bei Streptokokken, wenn resistent; MRSA	p. o. bei Clostridium-difficile-Diarrhoe und -Kolitis; komplizierte Infektionen: Knochen, nosokomiale Pneumonien, Harnwege, Herz			
Telavancin (Vibativ) i. v.			MRSA, Corynebakterien	nosokomiale Pneumonie, die bekanntlich oder vermutlich durch MRSA verursacht wird			
Nitroimidazole							
Metronidazol (Vagimid®, Arilin®) Tbl, Vaginalsupp (Metronidazol Hexal®) Tbl, i. v.	wirkt bakterizid, indem es den Aufbau der bakteriellen DNA verhindert	–	Clostridien	Infektionen der Geschlechtsorgane; chronische Darmerkrankungen, Amöbiasis; Gastritis Typ B, Trichomoniasis; HNO-Bereich; Mund-, Zahn- und Kieferbereich	Alkoholintoleranz, neurotoxisch, Leberfunktionsstörungen	Schwangerschaft (1. Trimenon), Stillzeit; Leberinsuffizienz, gestörte Blutbildung, Nervenerkrankungen	Alkohol, Barbiturate (beschleunigte Ausscheidung des Antibiotikums), orale Antikoagulanzien, Lithium (Abbau wird gehemmt, dadurch erhöhte Blutungsgefahr), Cimetidin (vermindert die Elimination des Antibiotikums)
		Anaerobier	Entamoeba histolytica	s. o.			
		Protozoen	Trichomonas vaginalis, Giardia lamblia	s. o.			
Chloramphenicol							
Chloramphenicol (Posifenicol C®) AS	verhindert den Aufbau von Eiweißen und damit das Wachstum der Erreger	+/–		Binde- und Hornhautinfektion; Anwendung nur in seltenen Ausnahmefällen und so kurz wie möglich (2 Wochen)	u. a. irreversible Knochenmarksschädigung; wegen der ungünstigen NW nur noch Reserveantibiotikum	Schwangerschaft, Stillzeit, Säuglinge und Kleinkinder; Erkrankungen des Blutsystems, schwere Leberschädigung	

► **Tab. 2.8** Fortsetzung.

Frei-, Handelsname	Wirkung	Gramfärbung	Erreger (Beispiele)	Infektionen (Beispiele)	Nebenwirkungen	Kontraindikationen	Interaktionen
Rifamycine							
Rifaximin (Rifaxan AW, Xifaxan®) p. o.	Blockade der RNA-Transkription und dadurch der Proteinsynthese	–	Salmonellen, Shigellen, Campylobacter, enterotoxische E. coli (ETEC)	Reisediarrhoe durch Reisen in mediterrane, subtropische und tropische Länder	gastrointestinale Beschwerden, rötlicher Urin, Infektionen und parasitäre Erkrankungen, Palpitationen, Depressionen, Schwindel, Dyspnoe	Enteritis mit Fieber und blutigem Stuhl; Kinder und ältere Patienten	
Rifampicin (Eremfat®) Tbl, Sirup			Mykobakterien, Clostridien	Tuberkulose, Meningokokken-Meningitis			
Rifabutin (Mycobutin®) p. o.			Mykobakterien	Behandlung von AIDS-Patienten in Kombination mit Clarithromycin, Azithromycin und Ethambutol	gastrointestinale Beschwerden, Ängste, Hautausschläge, Kopfschmerzen, Blutergüsse, Ikterus, Färbung der Tränen-, Speichelflüssigkeit, Schweiß, Urin und Stuhl orangebraun	Einnahme von Warfarin (Antikoagulans), Digoxin, Zidovudine; hebt die Wirkung oraler Kontrazeptiva auf	Warfarin, Digoxin, Zidovudine; orale Kontrazeptiva
Oxazolidinone							
Linezolid (Zyvoxid®) i. v. (Linezolid-ratiopharm®) i. v., Tbl	nur im Klinikumfeld und nur durch Empfehlung eines Mikrobiologen oder Spezialisten für Infektionskrankheiten; hemmen die Proteinsynthese des Bakteriums	+	Staphylokokkus aureus, MRSA, Anaerobier	nosokomiale und ambulant erworbene Pneumonien, Haut- und Weichteilinfektionen	Übelkeit, Durchfall, Erbrechen, Kopfschmerzen, Schwindel, generalisierter Pruritus, Müdigkeit	Schwangerschaft und Stillzeit	
Tedizolid (Sivextro®) Tbl		+	Streptokokken, Staphylokokken, Enterokokken	Haut- und Weichteilinfektionen bei Erwachsenen			

▸ **Tab. 2.9** Lokale Antibiotika.

Frei-, Handelsname	Wirkung	Gramfärbung	Erreger (Beispiele)	Infektionen (Beispiele)	Nebenwirkungen	Kontraindikationen
Gramacidin, Neomycin + Polymyxin B (Polyspectran®) AT, OT	Polypeptid, das die bakterielle Zellwandbildung stört	+	Staphylokokken, Pseudomonas	Otitis externa, Konjunktivitis, Sinusitis; bakterielle Hautinfektionen	nephrotoxisch – nur zur äußerlichen Anwendung	Perforation des Trommelfells, Virus-, Pilz- und tuberkulöse Infektionen ohne Zusatztherapie; offene Wunden; Schwangerschaft, Stillzeit
Neomycin, Dexamethason + Polymyxin B (z. B. Isopto Max®) AT, AS nur als Kombinationspräparat	bakterizide Wirkung der Aminoglykoside durch Hemmung der Proteinbiosynthese bzw. Bildung fehlerhafter Proteine, sodass das Bakterium abstirbt	–	Acinetobacter, Proteus	Konjunktivitis, Hautausschläge, infizierte Wunden, Entzündungen im Genitalbereich	Neomycin hohe Allergierate, hohe Toxizität	
Kanamycin (Kanamytrex®) AT, AS		–	Chlamydien, Gonokokken, Pseudomonas			
Mupirocin (Infectopyoderm®) Slb (Turixin®, Bactroban®) Nasenslb	Anwendung nur in der Nase, systemisch mit Vancomycin	+	Staphylokokken, Streptokokken, MRSA	MRSA in der Nase		

Info
Antibiotika allgemein

Zu den allgemeinen NW der Antibiotika gehören Durchfall und Scheideninfektionen, da die natürliche Darm- und Scheidenflora (z. B. Escherichia coli [E. coli], Milchsäurebakterien, dadurch Kolonisation von z. B. Clostridium difficile, Candida albicans) abgetötet wird. Daneben treten allergische/anaphylaktische Reaktionen, Juckreiz, Urtikaria sowie Gerinnungsstörungen auf.

Es gilt grundsätzlich eine strenge Indikationsstellung in der Schwangerschaft und Stillzeit.

Interaktionen (IA) betreffen orale Kontrazeptiva (schlechte Resorption), Antikoagulanzien (vermehrte Blutungsneigung) sowie nichtsteroidale Entzündungshemmer (NSAID).

Hinweis: Colistinresistenzen nehmen in Deutschland durch häufige Anwendungen des Arzneimittels bei Tieren zu. Sie sind am häufigsten bei E. coli von Mastgeflügel zu finden und können sich auf den Menschen übertragen.

Beeinflussung der Mikronährstoffe

- Aminoglykoside: Hypomagnesiämie, Hypokaliämie, Hypokalzämie
- Neomycin führt zusätzlich zu Malabsorption von Vitamin A, K, B_{12}.
- Cotrimoxazol führt zu Folsäuremangel.
- Tetracycline führen zu einem Mangel an Vitamin C.
- Calcium, Magnesium, Eisen und Zink vermindern die Wirkung der Tetracycline.

Therapieempfehlungen

Eine Reduktion der Antibiotika ist auf keinen Fall angezeigt. Vielmehr sollten naturheilkundlich die Mangelerscheinungen kompensiert werden:

- Darmprotektive und immunstimulierende Wirkung (sog. Probiotika) haben Laktobazillen (Lactobacillus casei), Bifidobakterien (Bifidobacterium longum), Lakto- und Enterokokken, E.-coli-Stämme und bestimmte Hefen (Saccharomyces boulardii). Sie überleben die Magen- und Dünndarmpassage, vermehren sich im Darm und verdrängen dadurch unerwünschte Mikroorganismen.
- Es empfiehlt sich eine parallele Einnahme von Probiotika, z. B. Probiotik Protect®, Lactobact AAD®.
- Nachfolgend sollte eine „Darmsanierung" stattfinden, wobei sich die zu verordnenden Präparate an einem entsprechenden Stuhlbefund orientieren sollten.

2.3
Antiemetika

Antiemetika sind Arzneimittel, die gegen Erbrechen eingesetzt werden. Die Wirkung beruht auf der Blockade von Rezeptoren in der Area postrema (Metoclopramid, Haloperidol) oder der Histamin- (Dimenhydrinat) bzw. 5-Hydroxytryptaminrezeptoren (5-HT_3-Rezeptoren; Metoclopramid, Mirtazapin).

Übelkeit und Erbrechen werden vom Brechzentrum im Hirnstamm (Formatio reticularis, Area postrema, Nucleus tractus solitarii) gesteuert. Ekel, Schmerz, Schock, Infektionen, andere körperliche Erkrankungen, Schwangerschaft, Vergiftungen, Medikamente etc. können die Ursache dafür sein. Je nach Hintergrund der Symptomatik wird auch die Medikation gewählt.

In der ▶ **Tab. 2.10** sind die Antiemetika aufgelistet. Daneben werden gegen Erbrechen auch einige Psychopharmaka eingesetzt (▶ **Tab. 2.11**).

▶ **Tab. 2.10** Antiemetika.

Frei-, Handelsname	Wirkung	Nebenwirkungen	Kontraindikationen	Interaktionen
Metoclopramid (Paspertin®, MCP-ratiopharm®) **Zulassungswiderruf:** Lsg/Tr mit einem Gehalt von > 1 mg/ml **Empfehlung:** stattdessen Einsatz von Domperidon (s. u.)	Dopamin- und Serotoninantagonist; steigert im Magen-Darm-Trakt die Motilität und mindert den Pylorustonus	Schwindel, erhöhte Prolaktinsekretion (Galaktorrhoe, Gynäkomastie, Amenorrhoe), schwere neurologische Probleme	Phäochromozytom, Epilepsie, Prolaktinom, mechanischer Ileus, Morbus Parkinson; Kinder < 1 Jahr, Stillzeit	Monoaminooxidasehemmer (MAO-Hemmer)
Alizaprid (Vergentan®) Tbl	Dopaminantagonist	Schwindel, Müdigkeit, Schlaflosigkeit, Morbus Parkinson, Tremor, Dyskinesie, Diarrhoe, Prolaktinerhöhung, s. Metoclopramid	Phäochromozytom, Prolaktinom; Schwangerschaft, Stillzeit, Kinder < 14 Jahre	Levodopa, Neuroleptika
Domperidon (Motilium®) Tr, Tbl	Dopaminantagonist; wirkt zentral nur auf die Dopaminrezeptoren der Area postrema, kaum sonstige zentrale Wirkung; erhöht die Motilität im Gastrointestinaltrakt	erhöhte Prolaktinsekretion (s. o.), ventrikuläre Arrhythmien, Diarrhoe, abdominale Krämpfe	Prolaktinom	Herzmedikamente, die die Kammererregung beeinflussen
Ondansetron (Zofran®) i. v. (Ondansetron Beta®) Tbl **Palonosetron** (Aloxi®) i. v. **Tropisetron** (Navoban®) i. v., p. o.	5-HT_3-Antagonist = Serotoninrezeptorantagonist; hebt zentral die Serotoninwirkung auf; Einsatz bei Erbrechen während der Chemotherapie	Kopfschmerzen, Hypertonus, vergrößerte Blutdruckamplitude, Atemnot, Tremor, Diarrhoe/Verstopfung		verstärkte Wirkung von Antiarrhythmika und manchen Antibiotika; Wirkungsabschwächung von Tropisetron durch Phenobarbital und Rifampicin
Dimenhydrinat (Vomex A®, Vomacur®) Supp, p. o. **Derivat aus Diphenhydramin** (Antihistaminikum) **+ Theophyllin**	Blockade zerebraler Histaminrezeptoren (H_1-Rezeptoren)	Müdigkeit, Benommenheit, Tachykardie, Mundtrockenheit, Miktionsstörungen, Erhöhung des Augeninnendrucks	akuter Asthmaanfall, Glaukom, Phäochromozytom, Prostatahyperplasie, Krampfanfälle	

▶ **Tab. 2.11** Psychopharmaka mit antiemetischer Wirkung (Kap. 2.17).

Frei-, Handelsname	Wirkmechanismus
Haloperidol (Haldol®) i. v., p. o.	Neuroleptikum
Promethazin (Atosil®) i. v., p. o.	Neuroleptikum (Phenothiazin), Antihistaminikum
Mirtazapin (Remergil®) p. o.	Antidepressivum, Anxiolytikum
Lorazepam (Tavor®)	Benzodiazepin; Angst-, Spannungs- und Erregungszustände

Beeinflussung der Mikronährstoffe

Es erfolgt durch die kurze Einnahmezeit keine Beeinflussung.

Therapieempfehlungen

Je nach Hintergrund und Ausmaß des Erbrechens kann die antiemetische Therapie naturheilkundlich ersetzt werden.

2.4 Antihistaminika

Histamin ist ein körpereigenes Hormon, das in Mastzellen und basophilen Granulozyten an z. B. Heparin gebunden gespeichert wird. Bei Antigenkontakt werden die Zellen zerstört und Histamin freigesetzt. Histamin bindet an verschiedene Typen von Histaminrezeptoren (H_1–H_4):

- Die Stimulation der **H_1-Rezeptoren** führt zur Erhöhung der Gefäßpermeabilität (Ödeme, Rötung); Vasodilatation und zum Blutdruckabfall (Anaphylaxie); zur Bronchokonstriktion (Obstruktion) und Erhöhung der Darmkontraktion; Stimulation der Reizweiterleitung der Nerven (Schmerzen, Juckreiz).
- Die Stimulation der **H_2-Rezeptoren** führt zur Erhöhung der Herzfrequenz, Zunahme der Herzkontraktilität; Erweiterung der Lungengefäße; Steigerung der Drüsensekretion, besonders der Magensäureproduktion (Magenschleimhautentzündung, Sodbrennen).
- Die Stimulation der **H_3-Rezeptoren** im ZNS (Gehirn, Rückenmark) und in der Peripherie führt zur Hemmung der Histaminfreisetzung (negative Rückkopplung) und Regulation der Freisetzung anderer Neurotransmitter (z. B. Acetylcholin, Noradrenalin, Serotonin). Dadurch sind sie an der Regulation des Blutdrucks, der Körpertemperatur, des Hunger- und Durstgefühls, des Schlafes und der Realitätswahrnehmung beteiligt.
- Die Erforschung der **H_4-Rezeptoren** ist noch nicht abgeschlossen. Es wird diskutiert, dass die Stimulation der Rezeptoren bevorzugt an T-Lymphozyten, eosinophilen Granulozyten und Mastzellen erfolgt. Eine Wirkung könnte bei allergischem Asthma bronchiale, rheumatoider Arthritis, Colitis ulcerosa zu erwarten sein.

Antihistaminika sind Histaminrezeptorantagonisten und setzen die Histaminwirkung an Histaminrezeptoren herab:

- H_1-Rezeptorantagonisten werden bevorzugt bei allergischen Reaktionen eingesetzt. Sie wirken spasmolytisch, gefäßabdichtend, gefäßverengend und verringern die Gefäßpermeabilität (Kap. 16.3.5).
- H_2-Rezeptorantagonisten stoppen die Entzündungsreaktionen im Magen und hemmen die Produktion der Magensäure (Kap. 2.15).
- H_3-Rezeptorantagonisten spielen eine große Rolle für die Behandlung von Schwindel. Es kommt zu einer Vasodilatation im Innenohr und damit zu einer verbesserten Durchblutung.

H_1-Rezeptorantagonisten werden eingeteilt in eine 1. und 2. Generation. Einige Autoren bezeichnen einige aus der Gruppe der 2. Generation auch als Mittel der 3. Generation (z. B. Levocetirizin, Desloratadin, Fexofenadin).

Zur 1. Generation gehören Wirkstoffgruppen wie Bamipin, Clemastin, Dimetinden, Promethazin, Diphenhydramin, Ketotifen und Dimenhydrinat. Durch den zentralen Einfluss dieser Mittel (gute ZNS-Gängigkeit) kommt es zu sedierenden Effekten, was die Fahrtüchtigkeit einschränkt. Einige dieser Mittel werden heute als Schlafmittel eingesetzt. Zusätzlich zur antihistaminischen Wirkung zeigen einige Mittel auch anticholinerge, in hohen Dosen lokalanästhetische Wirkungen (z. B. Promethazin, Diphenhydramin).

Mit den weiterentwickelten Antihistaminika der 2. Generation wurden die sedativen NW deutlich reduziert (geringe ZNS-Gängigkeit, da kaum noch fettlöslich). Dazu gehören Mittel wie Azelastin, Cetirizin, Loratadin, Levocabastin, Fexofenadin, Mizolastin.

Es folgen Übersichten zu den H_1-Rezeptorantagonisten der 1. und 2. Generation (▶ **Tab. 2.12**) sowie den topischen (lokalen) Mitteln (▶ **Tab. 2.13**). Zusätzlich sind die H_2- (▶ **Tab. 2.14**, ▶ **Tab. 2.36**) und H_3-Rezeptorantagonisten (▶ **Tab. 2.15**) aufgeführt.

Beeinflussung der Mikronährstoffe

Antientzündliche Mikronährstoffe wie ω-3-Fettsäuren, Vitamin D_3 und Selen verringern die Belastung mit Entzündungsmediatoren und greifen regulierend in den Haushalt der TH1- und TH2-Zellen (T-Helfer-Zellen) ein. Das führt zu einer verringerten Dosierung der Medikamente.

Therapieempfehlungen

Eine Therapie mit Antihistaminika kann vorsichtig ausgeschlichen und durch andere naturheilkundliche Mittel ersetzt werden. **Achtung:** Anaphylaxie beachten!

► **Tab. 2.12** H_1-Rezeptorantagonisten der 1. und 2. Generation.

Frei-, Handelsname	Indikation/Wirkung	Nebebwirkungen	Kontraindikationen	Interaktionen
1. Generation				
Diphenhydramin (Betadorm®-D, Dolestan®, Sediat®) p. o.	Sedativum bei Schlafstörungen, Unruhe; Antiemetikum bei Übelkeit, Erbrechen	Müdigkeit bis Somnolenz; Halluzinationen (Missbrauch als Rauschdroge); Sehstörungen; anticholinerge NW: Mundtrockenheit, Tachykardie, Miktionsstörungen, Mydriasis, Akkommodationsstörungen, Übelkeit, Erbrechen, Diarrhoe, Obstipation	akuter Asthmaanfall, Phäochromozytom, Epilepsie, Bradykardie, Hypokaliämie, Hypomagnesiämie; Prostatahypertrophie, Engwinkelglaukom, Pylorusstenose Miktionsstörungen; Schwangerschaft und Stillzeit	verstärkte Wirkung durch gleichzeitige Einnahme von MAO-Hemmern und Alkohol; verstärkte Müdigkeit durch Blutdrucksenker; verlangsamter Abbau durch β-Blocker; verstärkte Rhythmusstörungen durch Antiarrhythmika, Schleifendiuretika, Thiazide, Laxanzien; verstärkter anticholinerger Effekt durch Atropin, Spasmolytika, trizyklische Antidepressiva
Doxylamin (Gittalun®) Tbl (Sedaplus®) Lsg	Sedativum bei Unruhe, Nervosität, Schlafstörungen; Antiallergikum bei Juckreiz durch allergische Hauterscheinungen, Heuschnupfen	Müdigkeit bis Somnolenz, Kopfschmerzen, Schwindel, Halluzinationen, Herzrhythmusstörungen; anticholinerge NW: s. Diphenhydramin	Asthma, Epilepsie, Phäochromozytom, Prostatahyperplasie, Engwinkelglaukom, Pylorusstenose; Stillzeit	bei gleichzeitiger Einnahme von MAO-Hemmern und Alkohol verstärkte Wirkungen und NW; verstärkte Rhythmusstörungen durch Antiarrhythmika, Schleifendiuretika, Thiazide, Laxanzien; verstärkter anticholinerger Effekt durch Atropin, Spasmolytika, trizyklische Antidepressiva
Dimenhydrinat (Vomex A®, Vomacur®) Kps, Drag, Supp, i. v.	Antiemetikum	anticholinerge NW: s. Diphenhydramin	akuter Asthmaanfall, Phäochromozytom, Epilepsie, Bradykardie, Hypokaliämie, Hypomagnesiämie; Prostatahypertrophie, Engwinkelglaukom, Pylorusstenose; Stillzeit, nicht im letzten Trimenon der Schwangerschaft (fördert die Wehentätigkeit)	verstärkte Rhythmusstörungen durch Antiarrhythmika, Schleifendiuretika, Thiazide, Laxanzien; verstärkter anticholinerger Effekt durch Atropin, Spasmolytika, trizyklische Antidepressiva
Promethazin (Atosil®) Tbl, i. v.	Neuroleptikum	anticholinerge NW: s. Diphenhydramin	Prostatahypertrophie, Engwinkelglaukom, Pylorusstenose	verstärkter anticholinerger Effekt durch Atropin, Spasmolytika, trizyklische Antidepressiva
Clemastin (Tavegil®) Tbl, i. v.	chronische Urtikaria, allergische Rhinitis; akute anaphylaktische Reaktion	anticholinerge NW: s. Diphenhydramin	Prostatahypertrophie, Engwinkelglaukom, Pylorusstenose; strenge Indikationsstellung in der Stillzeit; Schwangerschaft	s. Dimenhydrinat
Dimetinden (Fenistil®) Tr, Dragee, i. v., Gel	Allergien, Urtikaria, Ekzeme, Pruritus; akute anaphylaktische Reaktion	anticholinerge NW: s. Diphenhydramin	Prostatahypertrophie, Engwinkelglaukom, Pylorusstenose; strenge Indikationsstellung in der Schwangerschaft und Stillzeit	s. Promethazin

► **Tab. 2.12** Fortsetzung.

Frei-, Handelsname	Indikation/Wirkung	Nebebwirkungen	Kontraindikationen	Interaktionen
Ketotifen (Ketofen STADA®) p. o. (Zaditen®) Saft, AT	allergische Rhinitis, allergisches Asthma/Bronchitis; **nicht** im akuten Anfall	Müdigkeit bis Somnolenz, Kopfschmerzen, Schwindel, Halluzinationen, Herzrhythmusstörungen	strenge Indikationsstellung in der Schwangerschaft und Stillzeit	bei gleichzeitiger Einnahme von MAO-Hemmern und Alkohol verstärkte Wirkungen und NW
2. Generation				
Cetirizin (Zyrtec®) p. o. am häufigsten eingesetztes Antihistaminikum	Allergien wie Heuschnupfen, allergisches Asthma, Neurodermitis, chronische Urtikaria	geringfügig Müdigkeit, Kopfschmerzen, Schwindel; Durchfall, Mundtrockenheit; seltener Herzrhythmusstörungen	im 1. Trimenon der Schwangerschaft, Stillzeit, Kinder < 2 Jahre; terminale Niereninsuffizienz	Theophyllin, Ritonavir
Loratadin (Loratadin-ratiopharm®) Tbl gehört zu den wichtigsten Antihistaminika	Neurodermitis, chronische Urtikaria, allergische Rhinitis	Müdigkeit, Kopfschmerz, Übelkeit, Herzrhythmusstörungen	Stillzeit, strenge Indikationsstellung in der Schwangerschaft; bei schweren Leberfunktionsstörungen vorsichtig dosieren	keine bekannt
Ebastin (Ebastel®) Tbl	allergische Rhinitis, Konjunktivitis, Urtikaria	Müdigkeit, Kopfschmerz, Übelkeit, Mundtrockenheit	schwere Leberinsuffizienz; Stillzeit; strenge Indikationsstellung in der Schwangerschaft; Kinder < 12 Jahre	
Fexofenadin (Telfast®) Tbl	Urtikaria, allergische Rhinitis; Bronchospasmus	Übelkeit, Erbrechen; Menstruationsbeschwerden	Leberfunktionsstörungen; Stillzeit, Kinder < 6 Jahre, strenge Indikationsstellung in der Schwangerschaft	Antimykotika, Antibiotika, Antiarrhythmika
Levocetirizin (Xusal®) Tbl, Tr, Saft	Allergien wie Rhinitis, chronische Urtikaria	Müdigkeit, Kopfschmerz, Übelkeit, Herzrhythmusstörungen	Kinder < 2 Jahre, Schwangerschaft und Stillzeit	verstärkte hypnotische Wirkung durch Schlafmittel, Psychopharmaka, Alkohol
Azelastin (Allergodil®) Tbl, NSpr, AT	allergische Rhinitis, Konjunktivitis	Geschmacksstörungen (bitterer Eigengeschmack), Übelkeit, Schwindel, Kopfschmerzen, Müdigkeit	Kinder < 6 Jahre; Schwangerschaft im 1. Trimenon, Stillzeit	dämpfende Mittel und Alkohol

► **Tab. 2.13** Topische Mittel der 1. und 2. Generation.

Frei-, Handelsname	Indikation	Nebenwirkungen	Kontraindikationen	Interaktionen
1. Generation				
Chlorphenoxamin (Systral®) Creme	allergische Hauterkrankungen; Juckreiz		nicht großflächig bei Säuglingen und Kleinkindern	
Ketotifen (Ketotifen Stulln®, Zaditen®ophtha) AT	allergische Rhinitis, allergische Konjunktivitis, atopische Dermatitis, chronische Urtikaria	Schlaflosigkeit, Nervosität, Schwindel, Müdigkeit, Mundtrockenheit, Gewichtszunahme	Epilepsie, Krampfanfälle; Stillzeit	Verstärkung unerwünschter Wirkungen durch Schlafmittel, Antidepressiva, Beruhigungsmittel, Alkohol
Bamipin (Soventol®) Gel	Insektenstiche	leichtes Hautbrennen, bei großflächiger Anwendung Müdigkeit	Schwangerschaft, Stillzeit	

▸ Tab. 2.13 Fortsetzung.

Frei-, Handelsname	Indikation	Nebenwirkungen	Kontraindikationen	Interaktionen
2. Generation				
Azelastin (Allergodil®) AT, Nasenslb (Azelastin-COMOD®) AT	antiallergisch, entzündungshemmend; Heuschnupfen, allergische Konjunktivitis, Rhinitis	Geschmacksstörungen (bitterer Eigengeschmack), Übelkeit, Schwindel, Kopfschmerzen, Müdigkeit	Nasenspray nicht bei Kindern < 12 Jahre, AT nicht < 4 Jahre; gleichzeitiges Tragen von weichen Kontaktlinsen bei Verwendung von AT	Dämpfende Mittel und Alkohol verstärken die Müdigkeit.
Levocabastin (Livocab®) AT, Nasenslb	allergischer Schnupfen, Heuschnupfen	Müdigkeit, Erschöpfung	schwere Niereninsuffizienz; Kinder, Jugendliche, Schwangerschaft, Stillzeit	Alkohol und zentral wirksame Mittel verstärken die Müdigkeit.
Cromoglizinsäure (Cromo-ratiopharm®) AT, Nasenspray (Vividrin®) AT (Intal®) Inh	Prophylaktikum bei Heuschnupfen, Konjunktivitis, allergischem Asthma	Augenbrennen, Fremdkörpergefühl bei AT	keine bekannt	keine bekannt

▸ Tab. 2.14 H_2-Rezeptorantagonisten.

Frei-, Handelsname	Wirkung	Nebenwirkungen	Kontraindikationen	Interaktionen
Cimetidin (Tagamet-Emra-Med) i. v. (Cimetidin Acis®) Tbl	peptische Ulzera, Rezidivprophylaxe bei Duodenalulzera, Zollinger-Ellison-Syndrom; Verordnung zugunsten der Protonenpumpenhemmer weitestgehend zurückgegangen	Magen-Darm-Erkrankung wie Übelkeit, Erbrechen, Durchfall; vorübergehende Gelenk- und Muskelschmerzen	Reizmagen	▸ **Tab. 2.36**

▸ Tab. 2.15 H_3-Rezeptorantagonisten.

Frei-, Handelsname	Wirkung	Nebenwirkungen	Kontraindikationen	Interaktionen
Betahistin (Vasomotal®, Aequamen®, Betavert®) Tbl	langfristige Einnahme bei Schwindel (z. B. Morbus Menière), Ohrgeräuschen, Ohrenschmerzen, Hörverlust	Kopfschmerzen, Übelkeit, Verdauungsbeschwerden, Libidoverlust	Kinder, Jugendliche < 18 Jahre; Schwangerschaft und Stillzeit	Dopamin führt zu erhöhten Betahistinspiegeln, Antihistaminika schwächen die Wirkung ab.

2.5 Antimykotika

Mykosen sind Erkrankungen, die durch Pilze hervorgerufen werden. Die Pilzinfektionen können topisch (auf einen Körperteil, z. B. Zeh oder Haut, beschränkt) oder systemisch auftreten und mehrere Organsysteme betreffen.

Die Pilzinfektion kann durch Infektion mit dem pathogenen Pilz (primär) oder als opportunistische Mykose aufgrund einer Immunschwäche (sekundär) entstehen. Hintergrund einer Immunschwäche können z. B. chronische Krankheit, Chemotherapie (z. B. Antibiotika, Zytostatika), Tumor, Transplantation oder AIDS sein.

Die wichtigsten pathogenen Pilze sind in der ▸ Tab. 2.16 aufgelistet. Die Antimykotika folgen in ▸ Tab. 2.17.

Beeinflussung der Mikronährstoffe

Amphotericin B und alle nephrotoxischen Antimykotika führen zu Hypomagnesiämie und Hypokaliämie.

Therapieempfehlungen

Diese ergeben sich aus der Diagnose.

► **Tab. 2.16** Einteilung der Pilze.

	Dermatophyten	Hefen	Schimmelpilze
Häufigkeit	ca. 70 % d. F.	ca. 25 % d. F.	ca. 5 % d. F.
Erreger	z. B. Trichophyton-Arten, Microsporum-Arten	z. B. Candida albicans und andere Arten, Cryptococcus neoformans	z. B. Aspergillus-Arten, Pneumocystis jirovecii
Eigenschaft	Fadenpilze	Sprosspilze	Fadenpilze/Schlauchpilze
Infektionen	oberflächliche Infektionen der Haut, Nägel, Haare auch bei **gesunden** Menschen; Dermatophytose (Tinea)	Schleimhäute, Haut, innere Organe (systemisch); **vorwiegend** bei immungeschwächten Menschen (opportunistische Infektionen)	überwiegend innere Organe; treten **nur** bei immungeschwächten Menschen auf, Pneumozystis-Pneumonie bei AIDS
Übertragung	direkter Kontakt, Schmierinfektion, Erdboden	geschwächtes Immunsystem	systemisch durch Einatmen von Sporen; weiterer Weg: Lunge → Blut, Lymphe → Organbefall

► **Tab. 2.17** Antimykotika.

Frei-, Handelsname	Indikation/Wirkung	Nebenwirkungen	Kontraindikationen	Interaktionen
Amphotericin B (Ampho-Moronal®) Tbl, Susp, i. v.	keine Dermatophyten	**nephrotoxisch**, Fieber, Schüttelfrost, Erbrechen, Hypokaliämie, Myalgien	Leber- und Niereninsuffizienz	nephrotoxische Substanzen, Digitalis, Muskelrelaxanzien (verstärkte Wirkung der genannten Medikamente durch Hypokaliämie); Glukokortikoide (erhöhte Hypokaliämiegefahr); Diuretika (erhöhte Hypokaliämiegefahr)
Nystatin (Adiclair®, Nystaderm®) Tbl, Slb, Gel, Susp	Kandidose des Gastrointestinaltrakts; Organmykosen; Prophylaxe bei Immunsuppression; keine Wirkung auf Dermatophyten, Viren und Bakterien; Mittel der Wahl in der Schwangerschaft und Stillzeit	Breitspektrum; wenige NW; evtl. Magen-Darm-Probleme; wird im Darm nicht resorbiert	Anwendung bei Neugeborenen wegen starker gastrointestinaler NW **nicht empfohlen**	keine bekannt
Flucytosin (Ancotil®) i. v.	Hefen, Schimmelpilze; gerne in Kombination mit Ampho-Moronal®, um Resistenzen vorzubeugen	gastrointestinale Beschwerden, hepatotoxisch, Leukopenie, Anämie, Panzytopenie	Schwangerschaft	Phenytoin (Erhöhung der Phenytoinplasmakonzentration); Zytostatika (Leuko- und Thrombopenie)
Clotrimazol (Canesten® Clotrimazol-CT, Clotri OPT®) Slb, Vaginaltbl/-creme u. a.	fast alle Pilze (Breitbandantimykotikum); gut verträglich im Genitalbereich	lokale Reizung; vaginal; systemisch: Unterbauchkrämpfe; hepatotoxisch; gehemmte Steroidsynthese der Sexualhormone und Kortikoide	Lebererkrankung; Schwangerschaft; Kinder, Jugendliche	pH-steigernde Mittel (verminderte Resorption)
Bifonazol (Canesten extra®, Antifungol Hexal®, Bifon) Lsg, Creme	fast alle Pilze (Breitbandantimykotikum)	s. Clotrimazol	s. Clotrimazol	s. Clotrimazol
Miconazol (Daktar®) Mundgel	fast alle Pilze (Breitbandantimykotikum); nicht mehr systemisch erhältlich	s. Clotrimazol	s. Clotrimazol	s. Clotrimazol

▶ **Tab. 2.17** Fortsetzung.

Frei-, Handelsname	Indikation/Wirkung	Nebenwirkungen	Kontraindikationen	Interaktionen
Ketoconazol (Nizoral®) Creme	fast alle Pilze (Breitbandantimykotikum); nicht mehr systemisch empfohlen	s. Clotrimazol	s. Clotrimazol	s. Clotrimazol
Itraconazol (Sempera®) Kps, Lsg, i. v.	bevorzugt Dermatomykosen, Aspergillose; schwere Kandidainfektionen, v. a. AIDS	s. Clotrimazol	s. Clotrimazol	s. Clotrimazol
Fluconazol (Diflucan®) Kps, Lsg, i. v.	schwere Kandidainfektionen, v. a. bei AIDS; Kryptokokkenmeningitis	s. Clotrimazol	s. Clotrimazol	s. Clotrimazol
Posaconazol (Noxafil®) Tbl, Susp, i. v.	therapieresistente Pilzinfektionen, besonders bei immungeschwächten Patienten; schwere oropharyngeale Kandidose	s. Clotrimazol	s. Clotrimazol	s. Clotrimazol
Voriconazol (Vfend®) Susp, Tbl, i. v.	schwere Mykosen; fluconzolresistente Kandidose; invasive Aspergillose	s. Clotrimazol	s. Clotrimazol	s. Clotrimazol
Caspofungin, sog. Echinokandin (Cancidas®) i. v. **Anidulafungin**, sog. Echinokandin (Ecalta®) i. v.	Kandida, Aspergillus; invasive Kandidiasis/Kandidämie; bessere Alternative zu Amphotericin B; **Caspofungin:** therapieresistente invasive Aspergillose; Pilzinfektionen mit Fieber und Neutropenie	Phlebitis, Pruritus, Fieber, Erbrechen, Diarrhoe, Kopfschmerzen, lebertoxisch, Hypokaliämie, Arthralgie, Blutbildveränderungen		verstärkte Wirkung durch Ciclosporin; abgeschwächte Wirkung durch Rifampicin, Phenytoin, Carbamazepin, Nevirapin
Micafungin, sog. Echinokandin (Mycamine) i. v.	Therapie-, Prophylaxe- und Reservepräparat für Candida-albicans-Infektionen; Anwendung im Säuglingsalter möglich	hepatokanzerogen		Wechselwirkungen mit Itraconazol, Amphotericin B, Nifedipin, Sirolimus
Griseovulvin (Griseo-CT) p. o.	nur Dermatophyten (Haar-, Nagel-, Hautmykosen)	heute oftmals durch Clotrimazol und Ähnliche (s. o.) sowie Terbinafin abgelöst		
Terbinafin (Amiada®, Dermatin®, Lamisil®) Tbl, Susp	Dermatophyten	hepatotoxisch, gastrointestinale Beschwerden; Exantheme, Myalgien, Zephalgien	Kinder; Schwangerschaft, Stillzeit	verminderte Wirkung durch Rifampicin; Antidepressiva (verstärkte Wirkung der Substanzen)

▶ **Tab. 2.18** Antituberkulotika – Erstrangmittel WHO Gruppe 1.

Frei-, Handelsname	Nebenwirkungen	Kontraindikationen	Interaktionen
Isoniazid (Isozid®) Tbl, i. v.	neurotoxisch durch Vitamin-B_6-Antagonismus (orale oder i. v. Gabe von Vitamin B_6); Polyneuropathie, hepatotoxisch, Blutbildungsstörungen, gastrointestinale Beschwerden	Lebererkrankung, Polyneuropathie, Blutbildungsstörungen; strenge Indikationsstellung in der Schwangerschaft und Stillzeit	Alkohol, Paracetamol, Rifampicin, Carbamazepin Phenytoin, Valproinsäure, Diazepam, β-Blocker, Insulin
Rifampicin (Eremfat®) Tbl, Susp, i. v.	hepatotoxisch, gastrointestinale Beschwerden, Blutbildungsstörungen	Lebererkrankung, Allergie; Schwangerschaft, Stillzeit	Antazida, Cotrimoxazol, Probenecid u. a.
Pyrazinamid (Pyrafat®) Tbl	hepatotoxisch, Hyperurikämie, gastrointestinale Beschwerden	schwere Lebererkrankung; Schwangerschaft, Stillzeit	Antidiabetika, Gichtmittel
Ethambutol (Myambutol®) Tbl	neurotoxisch, Optikusneuritis, Gesichtsfeldausfälle, Polyneuropathie, nephrotoxisch, Hyperurikämie	diabetische Retinopathie, Schädigung des N. opticus, Katarakt	Antazida (senken die Wirkung von Ethambutol)

2.6
Antituberkulotika

Die Tuberkulose wird durch Mykobakterien (grampositive, säurefeste Stäbchen) hervorgerufen und befällt zunächst die Lunge, indem sich Granulome mit verkäsenden Nekrosen bilden.

Die Therapie erfolgt über einen längeren Zeitraum, um Resistenzen zu vermeiden, alle Mykobakterien zu erfassen und Rezidive zu vermeiden.

Info

Allgemeine NW der Antituberkulotika

- Osteomalazie
- Parathormonanstieg

Als Therapeutika werden Erstrang- (▶ **Tab. 2.18**) von Zweitrangmedikamenten (▶ **Tab. 2.19**) unterschieden. Zweitrangmedikamente werden ausschließlich eingesetzt bei Resistenzen gegen Erstrangmittel.

Beeinflussung der Mikronährstoffe

- Vitamin D_3 beschleunigt die Heilung bei Tuberkulose.
- Entstehung von Vitamin-A- und Zinkmangel
- Isoniazid führt zu einem Vitamin-B_6-Mangel (Gabe von Vitamin-B-Komplex sinnvoll, p. o.).
- Isoniazid und Rifampicin: Zusatz von Calcium und Vitamin D_3 sinnvoll
- Etambutol senkt den Zinkgehalt im Blut, Substitution sinnvoll.

Therapieempfehlungen

Ein Abbruch der Therapie darf in keinem Fall erfolgen. Tuberkulose ist laut § 6 Infektionsschutzgesetz meldepflichtig.

Therapieschema

- 2 Monate lang Vierfachtherapie (alle Erstrangmittel), danach
- 4 Monate lang Isoniazid und Rifampicin
- monoresistente Tuberkulose oder bei Unverträglichkeit eines Erstrangmittels die restlichen 3 Medikamente plus üblicherweise Streptomycin oder Fluorchinolon
- Bei einer komplizierten Form der Tuberkulose (zusätzlich tuberkulöse Meningitis, Verengung der Atemwege durch infizierte Lymphknoten) ist die Behandlungsdauer verlängert. Es werden zusätzlich Glukokortikoide verabreicht.
- bei MDR-TB Pyrazinamid plus 4 Zweitrangmedikamente über mindestens 20 Monate

Bei der Therapie von Kindern wird aufgrund der mangelnden Erfahrung mit Ethambutol auf dessen Einsatz verzichtet.

▶ **Tab. 2.19** Antituberkulotika – Zweitrangmittel (sog. Reservetherapeutika) WHO Gruppe 2–4.

WHO	Frei-, Handelname
Gruppe 2	**Streptomycin** (Strepto-Fatol®)
	Amikacin (Amikacin®)
Gruppe 3	**Levofloxacin** (Tavanic®)
	Moxifloxacin (Avalox®)
Gruppe 4	**Rifabutin** (Mycobutin®)
	Protionamid (Peteha®) Tbl (bei multiresistenter Tuberkulose = MDR-TB)
	Terizidon (Terizidon) Kps (bei MDR-TB)
2014 Neuzulassung	**Bedaquilin** (Sirturo®) Tbl (bei MDR-TB)
	Delamanid (Deltyba®) Tbl (bei MDR-TB)

2.7 Antiviralia (Virostatika, Virustatika)

2.7.1 Viren

Viren benötigen für ihre Vermehrung eine Wirtszelle, da sie keinen eigenen Stoffwechsel haben. Sie bestehen lediglich aus Erbmaterial (RNA oder DNA) und einer Proteinhülle. Sie schleusen ihre RNA oder DNA in die DNA der Wirtszelle ein und zwingen die Zelle zur Herstellung von Kopien. Das führt zu ihrer Vermehrung. Bei RNA-Viren sorgt eine viruseigene reverse Transkriptase dafür, dass die RNA in DNA umgeschrieben wird, um in die DNA der Wirtszelle eingeschleust zu werden. Ein- und Ausschleusung in die Wirtszelle erfolgen mithilfe des Enzyms Neuraminidase. Bei der Ausschleusung der Viren aus den Zellen wird entweder die Zellmembran aufgelöst oder zum großen Teil als Virushülle mitgenommen, sodass die Wirtszelle stirbt.

Man unterscheidet je nach ihrem Erbmaterial folgende Viren (Beispiele):

- DNA-Viren:
  - Adenoviren: u. a. Infektionen der Atemwege, des Auges, des Gastrointestinaltrakts – Diarrhoe, urogenitale Infektionen
  - Herpesviren:
    - Herpes simplex Typ 1 (HSV-1): z. B. Herpes labialis
    - Herpes simplex Typ 2 (HSV-2): z. B. Herpes genitalis
    - Varizella-Zoster-Virus (VZV), humanes Herpesvirus Typ 3 (HHV-3): Windpocken, Herpes zoster
    - Epstein-Barr-Virus (EBV), humanes Herpesvirus Typ 4 (HHV-4): z. B. Mononukleose, Burkitt-Lymphom
    - Zytomegalievirus (CMV), humanes Herpesvirus Typ 5 (HHV-5): z. B. Pneumonie, Kolitis, Transplantatabstoßung
    - humanes Herpesvirus Typ 6 (HHV-6): 3-Tage-Fieber, Enzephalitis
    - humanes Herpesvirus Typ 8 (HHV-8): z. B. assoziiert mit Kaposi-Sarkom
- RNA-Viren:
  - Reoviren („respiratory enteric orphan"): Infektionen des Respirations- und Gastrointestinaltrakts
  - Picornaviren: z. B. Enteroviren (Polio, Coxsackie), Rhinoviren
  - Orthomyxoviren: Influenza A, B, C
  - Paramyxoviren: Masernvirus, Respiratory-Syncytial-Virus
  - Togaviren:
    - Flaviviren: Gelbfieber, Hepatitis-C-Virus (HCV), Frühsommer-Meningoenzephalitis (FSME), Dengue-Fieber, Zika
    - Rötelnviren
  - Coronaviren: z. B. schweres akutes respiratorisches Syndrom (SARS)
  - Rhabdoviren: Tollwut
  - Retroviren: Sonderform der RNA-Viren, humanes Immundefizienz-Virus (HIV)

Im Jahr 2012 ist die Erzeugung von onkolytischen Viren gelungen, die gezielt Tumorzellen abtöten (im Tiermodell).

Die Virusvermehrung erfolgt in 8 Phasen (▶ **Abb. 2.2**):

- Anlagerung
- Aufnahme (unterstützt durch die virale Neuraminidase) in die Zelle
- Freisetzung der Virus-RNA oder -DNA (Uncoating)
- Penetration der Virus-RNA oder -DNA in die Zell-DNA
- Transkription (unterstützt durch die reverse Transkriptase bei RNA-Viren)
- Translation
- Vermehrung, Reifung
- Freisetzung (unterstützt durch die Neuraminidase) der neuen Viren

Die Virusreplikation erfolgt entweder im Zellkern oder im Zytoplasma.

2.7.2 Wirkung der Antiviralia

Virostatika wirken, indem sie in den Einschleusungs-, Vermehrungs- und Freisetzungsprozess von Viren eingreifen. Sie können zu Therapie und Prävention eingesetzt werden.

Es werden folgende Virostatika unterschieden:

- Reverse-Transkriptase-Hemmer (RTI) hemmen die reverse Transkriptase und verhindern die Replikation: z. B. Emtricitabin (Emtriva®), insgesamt gegen HIV und Hepatitis B.
- Nukleosidanaloga (ähneln den natürlichen Nukleosiden) sorgen durch Hemmung der Polymerasen dafür, dass die DNA- oder RNA-Ketten nicht verlängert werden: z. B. Lamivudin (Epivir®) gegen HIV, chronisches Hepatitis-B-Virus (HBV); Ribavirin (Rebetol®) gegen HCV, Herpesviren, Influenzaviren, Adenoviren; Tenofovir (Viread®) gegen HIV, HBV; Aciclovir (Zovirax®) gegen Herpesviren.
- Neuraminidasehemmer hemmen die Anheftung und damit Einschleusung der Viren in die Zelle und deren Ausschleusung: Zanamivir (Relenza™) Inhalationspulver; Oseltamivir (Tamiflu®) Tbl und Inhalationspulver gegen Influenzaviren und zur Postexpositionsprophylaxe.
- Proteaseinhibitoren hemmen die virale HIV-Protease, sodass sich nichtinfektiöse Virusanteile entwickeln.
- Hemmung der Freisetzung des viralen Erbguts (Uncoating): Amantadin gegen Influenza-A-Viren, bei Parkinson-Syndrom

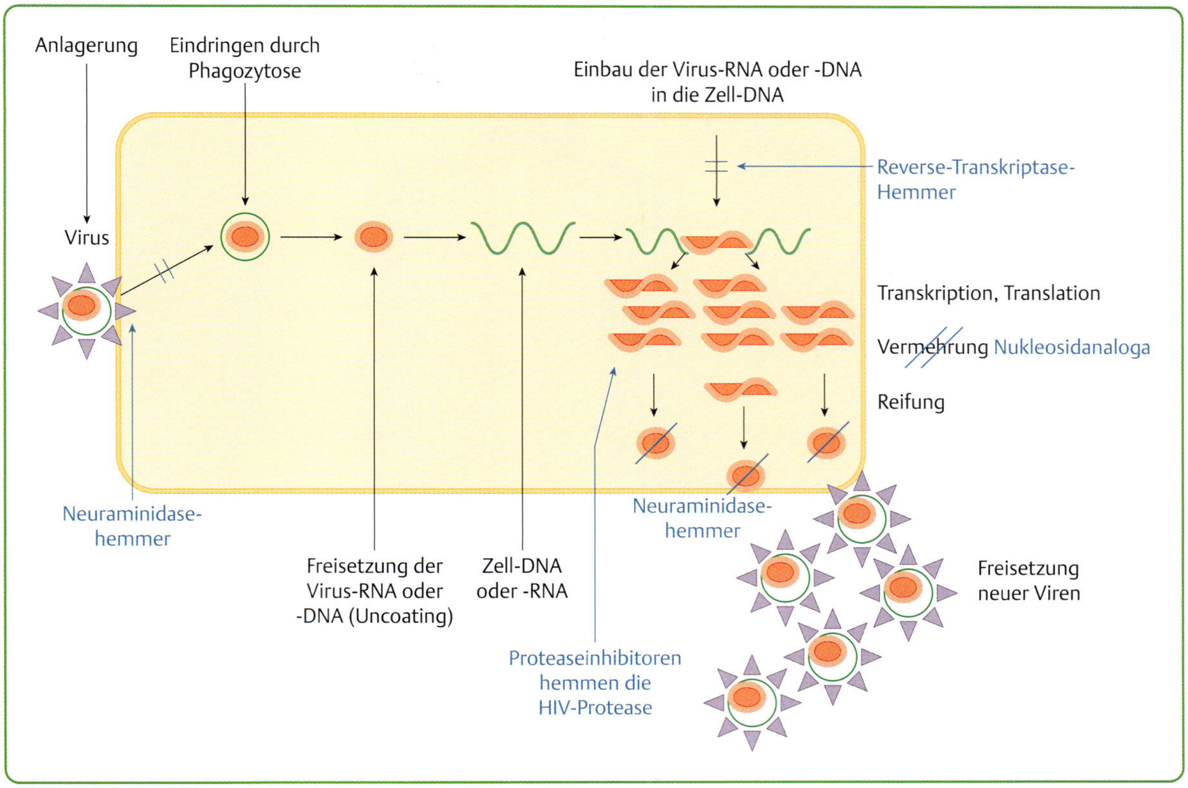

▶ **Abb. 2.2** Lebenszyklus der Viren. Streichungen kennzeichnen die physiologischen Prozesse, die durch die Arzneimittel gehemmt werden.

2.7.3 Übersicht der Antiviralia

Info

Äußerlich angewendet (Slb) führen Virostatika nicht zu NW, evtl. entstehen Hautreizungen am Anwendungsgebiet. Bei oraler und i. v. Gabe können Übelkeit, Erbrechen, Durchfall, Kopfschmerzen, hepatotoxische Wirkungen, Pankreatitis, Müdigkeit, Parästhesien, Muskel- und Gelenkschmerzen auftreten. In seltenen Fällen kann es zum Tod kommen.
Da viele Virustatika noch nicht so lange auf dem Markt sind, sind ihre NW nicht bekannt. Deshalb ist ein Einsatz nur bei bedrohlichen Krankheiten gerechtfertigt. Mittel, die speziell für einen bestimmten Erreger wirksam sind, sind besser verträglich als breit wirkende Virostatika.

In der ▶ **Tab. 2.20** sind Antiviralia aufgeführt.

Beeinflussung der Mikronährstoffe

Bei HIV-Patienten findet sich folgender Mangel: z. B. Vitamine A, B, C, D, E und Spurenelemente wie Selen, Zink, Coenzym Q_{10} sowie Magnesium. Eine Substitution wird empfohlen, zusätzlich die von L-Carnitin.

Therapieempfehlungen

Je nach Indikation ist die Einnahme unverzichtbar (z. B. HIV, CMV, Influenzaviren).

► **Tab. 2.20** Beispiele für Antiviralia.

Frei-, Handelsname	Wirkung	Indikation
Abacavir (Ziagen®) p. o.	Nukleosidanalogon; Hemmung der reversen Transkriptase	Kombinationstherapie HIV/AIDS
Aciclovir (Zovirax®) Slb	Hemmung viraler DNA-Polymerase	HSV-1, HSV-2, VZV
Amantadin (Amantadin-neuraxpharm® Tbl (Tregor®) Tbl	hemmt die Freisetzung der Virus-RNA oder Virus-DNA	Prophylaxe Influenza A; **2. Wahl** hinter Neuraminidaseinhibitoren wie Zanamvirir
Efavirenz (Sustiva®) p. o.	nichtnukleosidischer Hemmer der reversen Transkriptase	HIV-Kombinationstherapie
Emtricitabin (Emtriva®) p. o.	Nukleosidanalogon; Hemmung der reversen Transkriptase	Kombinationstherapie HIV/AIDS
Entecavir (Baraclude®) p. o.	Nukleosidanalogon	chronische Hepatitis B
Famciclovir (Famvir®) Tbl	Hemmung viraler DNA-Polymerase	HSV-2; VZV akut
Foscarnet (Foscavir®) i. v.	Hemmung viraler Polymerase	lebensbedrohende CMV-Infekte
Ganciclovir (Cymeven®) i. v.	Hemmung viraler Polymerase	lebensbedrohende CMV-Infekte
Indinavir (Crixivan®) p. o.	Proteaseinhibitor	Anwendung nur in Kombination mit anderen antiviralen Medikamenten
Lamivudin (Epivir®) p. o.	Nukleosidanalogon	chronische Hepatitis C
Nevirapin (Viramune®) p. o.	nichtnukleosidischer Hemmer der reversen Transkriptase	HIV-Kombinationstherapie
Oseltamivir (Tamiflu®) p. o.	Neuroaminidaseinhibitor	Influenza Typ A und B, Vogelgrippe, Schweinegrippe
Ribavirin (Rebetol®) p. o.	Nukleosidanalogon	chronische Hepatitis C
Rotinavir (Norvir®) p. o.	Proteaseinhibitor	Anwendung nur in Kombination mit anderen antiviralen Medikamenten
Sanquinavir (Invirase®) p. o.	Proteaseinhibitor	Anwendung nur in Kombination mit anderen antiviralen Medikamenten
Telbivudin (Sebivo®) p. o.	Nukleosidanalogon	chronische Hepatitis B
Trifluridin (Lonsurf) Tbl	Hemmung viraler DNA-Polymerase	HSV am Auge
Valaciclovir (Valtrex®) Tbl	Hemmung viraler DNA-Polymerase	VZV
Zanamvirir (Relenza®) i. v.	Neuroaminidaseinhibitor	Influenza Typ A und B, Vogelgrippe, Schweinegrippe
Zidovudin (Retrovir®) p. o.	Nukleosidanalogon; Hemmung der reversen Transkriptase	Kombinationstherapie HIV/AIDS

2.8 Diuretika (Entwässerungsmittel)

Diuretika (griech. „den Harn befördern") erhöhen an den Nieren eine vermehrte Wasser- (Aquaretika und Osmodiuretika) und Elektrolytausscheidung (Saluretika, v. a. Na^+, K^+, Cl^-, HCO^{3-}), nicht aber die Ausscheidung harnpflichtiger Substanzen.

Die Entwässerungsfunktion macht man sich bei verschiedenen Erkrankungen zunutze, so z. B. bei verschiedenen Ödemen wie Knöchel-, Bauch-, Lungenödem oder Herzinsuffizienz, indem sie durch Medikamente forciert werden kann und zur Entlastung des Organismus führt.

Bei einer Diuretikatherapie sind regelmäßige Kontrollen der Mineralien, der harnpflichtigen Substanzen und der Glukose notwendig.

Es werden folgende Diurtikatypen unterschieden:

- Aquaretika
- Osmodiuretika
- Saluretika
- kaliumsparende Diuretika
- Schleifendiuretika
- Aldosteronantagonisten

Info

Allgemeine NW der Diuretika

- Störungen des Mineralienhaushalts
- Herzrhythmusstörungen
- allergische Reaktionen auf die Inhaltsstoffe
- Blutbildveränderungen (Zytopenie)

Die spezifischen Wirkungen der Diuretikatypen sind in ▶ **Abb. 2.3** und ▶ **Tab. 2.21** aufgeführt. Gerne werden die Thiazide kombiniert mit kaliumsparenden Mitteln wie Amilorid oder Triamteren (▶ **Tab. 2.21**) oder mit Angiotensin-Converting-Enzym-Hemmern (ACE-Hemmern) und AT_1-Blockern (Angiotensin-II-Rezeptor-Subtyp-1-Antagonisten) zur Blutdrucksenkung (Kap. 2.12.2).

Beeinflussung der Mikronährstoffe

- Zinkverlust (Substitution empfehlenswert)
- Thiazide und Schleifendiuretika: Kalium, Magnesium (regelmäßige Einnahme von Magnesium empfohlen)
- Thiazide: Anstieg des Homocysteins, Verminderung von Folsäure, Vitamin B_6 und B_{12}, deshalb Substitution empfohlen
- Furosemid: Thiaminmangel (verschlechtert die Herzmuskelfunktion)
- Begünstigung einer Laktatazidose
- Spironolacton: Risiko der Hyperkaliämie (Bradykardie, atrioventrikulärer Block [AV-Block])
- Triamteren: Folsäuremangel (makrozytäre Anämie)

Therapieempfehlungen

Die Therapie richtet sich nach der Krankheitsursache. Eventuell bietet sich ein langsames Ausschleichen mit vorübergehendem naturheilkundlichem Ersatz an. Eine regelmäßige Blutbildkontrolle wird empfohlen.

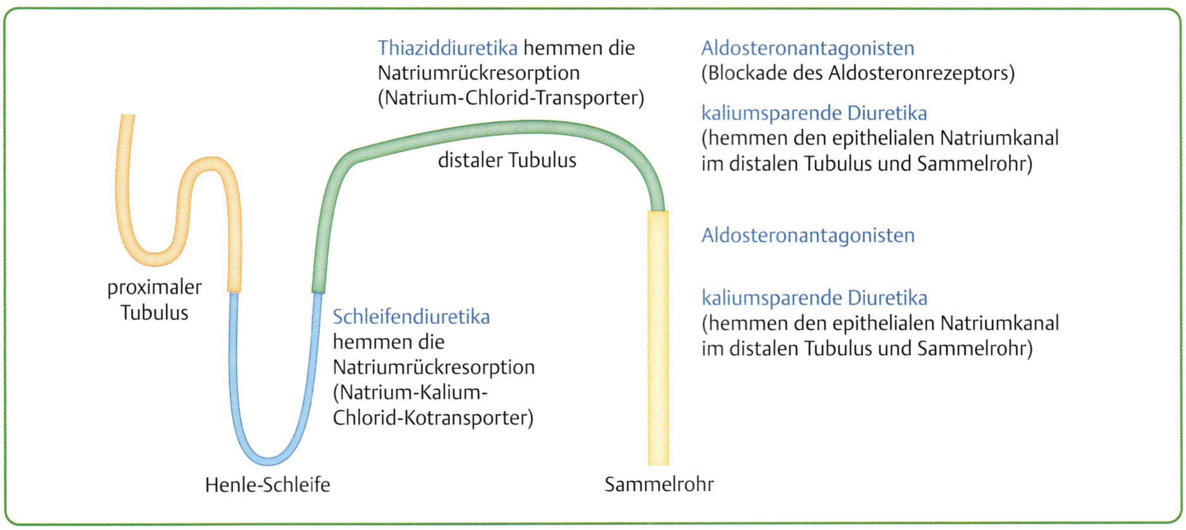

▶ **Abb. 2.3** Angriffspunkte der Diuretika am Tubulusapparat und Sammelrohr.

▸ **Tab. 2.21** Diuretika (↑ = erhöht; ↓ = erniedrigt).

Frei-, Handelsname	Wirkung	Indikation	Nebenwirkungen	Kontraindikationen	Interaktionen
Aquaretikum					
Tolvaptan (Samsca®) p. o.	hemmt ADH an seinem Rezeptor in den Sammelrohren	Hyponatriämie (aufgrund zu großer Produktion von ADH) durch z. B. Ödembildung bei Herzinsuffizienz, Paraneoplasien, Alkoholschädigung, durch Medikamente wie Thiazide, Cyclophosphamid, Amitriptylin	Mundtrockenheit, Hyperkaliämie, Übelkeit	Mundtrockenheit, Hyperkaliämie, Übelkeit	Wirkungsverstärkung z. B. durch Makrolide, Diltiazem, Grapefruit*; Wirkverlust z. B. durch Rifampicin, Barbiturate
Osmodiuretikum					
Mannitol (Osmofundin) i. v.	Der Wirkmechanismus entspricht dem der Glukosurie bei Diabetes mellitus. Die osmotisch wirkenden Substanzen Mannitol und Sorbitol werden nicht in die Zelle aufgenommen und binden große Mengen Wasser bei der Filtration. Sie führen zu einem isotonen, relativ natriumarmen Harn. Der Mineralienverlust ist gering.	Prophylaxe eines akuten Nierenversagens; Hirnödem, akuter Glaukomanfall	akute Volumenbelastung des Kreislaufs	Herzinsuffizienz; Lungenödem, Anurie, intrakranielle Blutung	
Saluretikum					
Carboanhydrase-hemmer **Acetazolamid** (Diamox®)	Die Carboanhydrase stellt Protonen bereit, damit Bicarbonat resobiert werden kann. Eine Hemmung führt zu bicarbonatreichem Harn. Am Auge wird die Bildung des Kammerwassers reduziert.	nur noch akutes Glaukom; keine weitere therapeutische Relevanz als Diuretikum	Kaliumverlust als indirekte Folge der erhöhten Natriumausscheidung im proximalen Tubulus (s. Wirkung Thiaziddiuretika); metabolische Azidose (durch Protonenretention und erhöhte Bicarbonatausscheidung); Übelkeit, Erbrechen; allergische Reaktion auf Sulfonamide	Schwangerschaft, Stillzeit	

▶ **Tab. 2.21** Fortsetzung.

Frei-, Handelsname	Wirkung	Indikation	Nebenwirkungen	Kontraindikationen	Interaktionen
Thiaziddiuretika					
Chlortalidon (Hygroton®) p. o. **Hydrochlorothiazid** (Esidrix®) p. o. **Indapamid** (Natrilix®) p. o.	verminderte Natrium- und Chloridrückresorption am ersten Abschnitt des distalen Tubulus, dadurch vermehrte Ausscheidung von Natrium → durch den veränderten osmotischen Druck vermehrte Wasserausscheidung mit sinkendem Kaliumgehalt im Harn; Nachstrom von Kalium über Kaliumkanäle aus den Tubuluszellen ins Sammelrohr, Ausgleich in den Zellen aus dem Blut – langfristige Folge: Hypokaliämie; verminderte Ausscheidung von Calcium; unter höheren Dosen zusätzliche Hemmung der Carboanhydrase (durch den Sulfidanteil im Molekül)	chronische kardiale, renale und hepatogene Ödeme; arterielle Hypertonie; renaler Diabetes insipidus	Kaliumverlust (Kalium ↓), Magnesiumverlust (Magnesium ↓), Calciumretention (Calcium ↑), Harnsäureretention (Harnsäure ↑), Glukose ↑, LDL-Cholesterin ↑ („low density lipoproteins"), Triglyzeride ↑; allergische Reaktion auf Sulfonamide	Sulfonamidallergie; schwere Leber- oder Nierenstörung; schwere Hypokaliäme, Hyponatriämie, Hypovolämie, Hyperkalzämie; Schwangerschaft, Stillzeit	Antihypertensiva, Glukokortikoide, Laxanzien (additive Ausscheidung von Kalium); NSAID (Prostaglandine hemmen die epithelialen Natriumkanäle); Digitalis (verstärkte Digitaliswirkung); Lithium, verstärkte Wirkung von Zytostatika; abgeschwächte Wirkung oraler Antidiabetika
kaliumsparende Diuretika					
Amilorid (Amiloretik®) Tbl **Triamteren** (Dehydro Sanol Tri®) Kombination mit Thiaziden: **Hydrochlorothiazid + Triamteren** (Dytide®, Triampur® comp, Triamteren® comp) Tbl **Triamteren + Hydrochlorothiazid + Propranolol** (Dociteren®)	Blockade der epithelialen Natriumkanäle im distalen Tubulus und Sammelrohr; verhindert die Natriumrückresorption und vermindert die Kaliumsekretion – langfristige Folge: Hyperkaliämie; die Diurese ist unabhängig von den Aldosteronrezeptoren.	kardiale, renale und hepatische Ödeme	Hyperkaliämie (Kalium ↑); gastrointestinale Beschwerden, Blutbildveränderungen (megaloblastäre Anämie durch Triamteren)	Hyperkaliämie; schwere Niereninsuffizienz; schwere Leberfunktionsstörungen; Hyponatriämie, Hypovolämie; Schwangerschaft, Stillzeit	Blutdrucksenker; kaliumsparende Arzneimittel (erhöhter Kaliumspiegel); NSAID (Prostaglandine hemmen die epithelialen Natriumkanäle); Digitalis (verminderte Digitaliswirkung); verstärkte Wirkung von Lithium, verminderte renale Elimination

► **Tab. 2.21** Fortsetzung.

Frei-, Handelsname	Wirkung	Indikation	Nebenwirkungen	Kontraindikationen	Interaktionen
Schleifendiuretika					
Furosemid (Lasix®) p. o., i. v. zur **schnellen Entlastung** z. B. bei Lungenödem **Piretamid + Ramipril** (Arelix®) p. o.	hemmen die Natriumresorption im aufsteigenden Ast der Henle-Schleife durch Hemmung des Natrium-Kalium-Chlorid-Kotransporters; geeignet für die akute Entwässerung	akute und chronische Herzinsuffizienz, akutes Lungenödem, arterielle Hypertonie, Ödeme, chronische Niereninsuffizienz mit Flüssigkeitsretention, Hyperkaliämie, Hyperkalzämie, Aszites	Hypokaliämie (Kalium ↓), Hypokalzämie (Calcium ↓), Hyponatriämie (Natrium ↓), Hypomagnesiämie (Magnesium ↓); metabolische Alkalose durch Chloridverlust, Glukose ↑, Harnsäure ↑; Dehydratation; Thromboseneigung; gastrointestinale Beschwerden; Allergie gegen Sulfonamide	Überempfindlichkeit gegenüber Sulfonamiden; schwere Leber- und Niereninsuffizienz; Hypokaliämien, Hyponatriämien, Hypokalzämien, Hypovolämien; strenge Indikationsstellung in der Schwangerschaft, kontraindiziert in der Stillzeit	Blutdrucksenker; Digitalis (verstärkte Digitaliswirkung); Glukokortikoide (verstärkt die Kaliumausscheidung); NSAID (Prostaglandine hemmen die epithelialen Natriumkanäle); Lithium, Theophyllin (Wirkungsverstärkung durch verringerte renale Elimination); abgeschwächte Wirkung oraler Antidiabetika
Aldosteronantagonisten					
Spironolacton (Aldactone®) i. v., p. o. **Eplerenon** (Elecor, Inspra®) p. o.	verhindern den Einbau epithelialer Natriumkanäle durch Blockade des Aldosteronrezeptors im distalen Tubulus und Sammelrohr, sodass die Natriumrückresorption unterbunden wird, dadurch unterbundene Kaliumsekretion mit Gefahr einer Hyperkaliämie	hauptsächlich Herzinsuffizienz (nur Eplerenon zugelassen); primärer Hyperaldosteronismus (nur Spironolacton zugelassen); kardiale, nephrotische, zirrhotisch bedingte Ödeme (nur Spironolacton zugelassen); Leberzirrhose mit Aszites (Spironolacton Mittel der Wahl bei Leberzirrhose mit Aszites)	Hyperkaliämie (Kalium ↑), Hyponatriämie (Natrium ↓), metabolische Azidose; Gynäkomastie, Impotenz, Amenorrhoe, Hirsutismus, Brustspannungen (durch die Strukturverwandschaft des Aldosterons mit den Steroidhormonen)	Hyperkaliämie; schwere Nierenfunktionsstörung; Hypovolämie, Hyponatriämie; Schwangerschaft, Stillzeit	ACE-Hemmer, AT_1-Rezeptorantagonisten (Gefahr der Hyperkaliämie); Blutdrucksenker, Diuretika (führen zu starkem Blutdruckabfall); Acetylsalicylsäure (hemmt die Wirkung von Spironolacton); Digoxin (Erhöhung des Wirkspiegels des Herzglykosids)

* Grapefruit inaktiviert ein Enzym (Cytochrom-P450-Isoenzym, CYP), beeinflusst damit den oxidativen Metabolismus vieler p. o. eingenommener Arzneistoffe und ihre Absorption über die Darmschleimhaut. Die Bioverfügbarkeit des Wirkstoffs nimmt zu.

2.9 Fiebersenkende Arzneimittel

Fieber ist die Erhöhung der Körperkerntemperatur als Begleiterscheinung von Situationen, die den Körper bedrohen, wie beim Befall durch Mikroorganismen, bei Entzündungen, Traumata oder Tumoren. Durch diese Situationen werden Pyrogene aktiviert, die den Hypothalamus dahin gehend beeinflussen, die Kerntemperatur zu erhöhen.

Fieber kommt bei Säugetieren, Reptilien, Amphibien bis hin zu Insekten vor und ist eine Reaktion auf und keine Ursache für eine Krankheit. Es erfüllt eine wichtige Abwehrreaktion auf das krank machende Agens und hilft, Infektionen auszuheilen.

2.9.1 Physiologie des Fiebers

Die normale Körpertemperatur eines Menschen liegt im Bereich zwischen 36 °C und 37,2 °C. Bis zu einem Wert von 38 °C spricht man von subfebrilen Temperaturen, ab 38 °C von Fieber, ab einer Temperatur von 39 °C von hohem Fieber. Das Fieber kann Werte bis 41 °C erreichen, wobei die kritische Temperatur ab 41,2 °C erreicht ist, weil durch sie Eiweißstrukturen im Organismus zerstört werden. Bakterielle Eiweißstrukturen werden ab einer Temperatur von 39 °C zerstört.

Im Hypothalamus befinden sich wärmesensitive Neurone (ca. 30 %), Neurone, die nicht auf Temperaturveränderungen reagieren (nicht sensitive Neurone, ca. 60 %), sowie kältesensitive Neurone (ca. 5 %; ▶ **Abb. 2.4**). Man vermutet, dass die sensitiven und nicht sensitiven Neurone ihre Aktivitäten gegeneinander abgleichen und dadurch ein Wärmegleichgewicht erzeugen, wobei die wärmesensitiven Neurone v. a. auf die peripheren Informationen reagieren. Die kältesensitiven Neurone reagieren bremsend oder erregend auf Informationen benachbarter Neurone.

Wärmesensitive und nicht sensitive Neurone werden durch Pyrogene (Interleukine, Prostaglandine, Tumornekrosefaktor; Kap. 2.13) gehemmt, was das regulatorische Gleichgewicht stört.

2.9.2 Fieberverlauf

Bestimmte Interleukine führen zu einem 1. Fiebergipfel, der ca. 30–60 min dauert. Wiederum andere Interleukine regen die Bildung der Cyclooxygenase-2 (COX-2) in den Makrophagen an. Diese bildet dann Prostaglandin E_2 (PGE_2), das im Hypothalamus den 2. Fiebergipfel bewirkt (▶ **Abb. 2.4**).

2.9.3 Körpereigene Regulation und Begrenzung des Fiebers

Der Organismus reguliert und begrenzt seine Fieberreaktionen mithilfe von Antipyrogenen. Dazu gehört u. a. Interleukin-10 (IL-10). Antipyrogene hemmen den Tumornekrosefaktor, andere pyrogene Interleukine, Monozyten und dendritische Zellen stören damit die Aktivierung von T-Lymphozyten. Die Bildung der COX-2 wird ebenfalls unterbunden.

Daneben erfolgt die Regulation durch weitere fiebersenkende Stoffe. Prostaglandin J_2 führt zu einer Fieberhemmung. Ebenso wirkt Stickstoffmonoxid (NO; entsteht physiologisch aus dem Aminosäurestoffwechsel, Kap. 2.12.3) im Gehirn fiebersenkend, weil es die Wärmebildung hemmt und die Wärmeverteilung fördert. Zudem wirken verschiedene Hormone einem Fieber entgegen, z. B. Glukokortikoide, melanozytenstimulierendes Hormon (MSH), adrenokortikotropes Hormon (ACTH), ADH, Melatonin, Östrogen und Progesteron.

2.9.4 Medikamentöse Fieberbehandlung

Besteht erhöhtes Fieber über eine längere Zeit oder/und ist die Ursache unklar, sollte das Fieber medikamentös gesenkt werden, um einer Zellzerstörung vorzubeugen. Die fiebersenkenden Mittel wirken, indem sie die Bildung der Prostaglandine blockieren.

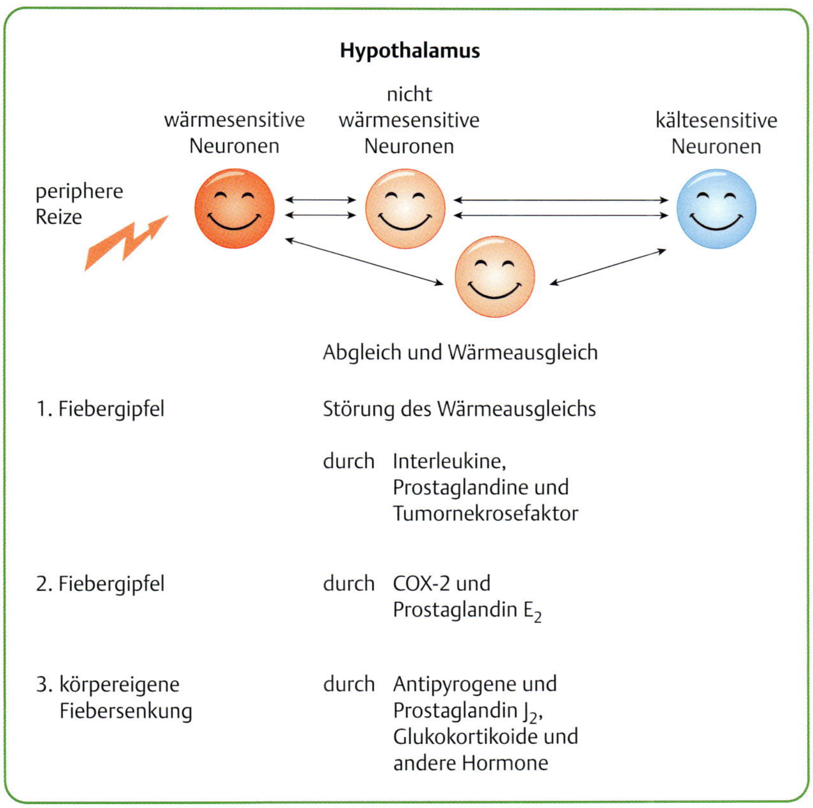

▶ **Abb. 2.4** Körpereigene Fieberregulation.

Folgende Ursachen für behandlungsbedürftiges Fieber können bestehen:

- Infekte durch Bakterien, Viren, Pilze
- Medikamente wie Antiepileptika, ACE-Hemmer, einige Antibiotika
- OP
- Schilddrüsenüberfunktion
- bösartige Tumoren

Zu den häufigsten Erkrankungen gehören:

- grippale Infekte wie Erkältung und Bronchitis
- Blasen-, Niereninfektionen
- Magen-Darm-Infekte
- Zahnen bei Säuglingen
- rheumatische Erkrankungen
- Infektionskrankheiten wie Masern, Mumps, Scharlach, Malaria

2.9.5 Übersicht fiebersenkender Arzneimittel

Je nach Ursache des Fiebers wird zum einen die Hintergrunderkrankung mit z. B. Antibiotika oder Kortikoiden behandelt, zum anderen werden NSAID eingesetzt, die gleichzeitig schmerzlindernd wirken (▶ **Tab. 2.22**).

▶ **Tab. 2.22** NSAID (fiebersenkend und schmerzlindernd; s. auch Kap. 2.19).

Frei-, Handelsname	Indikation	Kinder und Jugendliche
Acetylsalicylsäure (Aspirin®, ASS-ratiopharm®) p. o.	Fieber, Schmerzen jeder Art, Entzündungen, Blutverdünnung	bei fieberhaften Erkrankungen nur, wenn andere Mittel nicht wirken (Gefahr eines Reye-Syndroms) und nur auf Anweisung des Arztes
Acetylsalicylsäure + Koffein (Aspirin® Coffein) p. o.	Fieber, Kopf- und Gliederschmerzen	s. Acetylsalicylsäure
Acetylsalicylsäure + Pseudoephedrin (Aspirin complex®) p. o.	Fieber, Schnupfen, Kopf- und Gliederschmerzen	s. Acetylsalicylsäure
Acetylsalicylsäure + Vitamin C (Aspirin® plus C) p. o.	Fieber, Kopf- und Gliederschmerzen, Entzündungen, stärkt die Abwehrkräfte	s. Acetylsalicylsäure
Acetylsalicylsäure + Paracetamol + Koffein (Thomapyrin®) p. o.	Fieber, Reizhusten, Schnupfen, Kopf- und Gliederschmerzen, stärkt die Abwehrkräfte	s. Acetylsalicylsäure
Diclofenac (Voltaren®, Diclo-CT®) p. o., Supp	Fieber bei entzündlich-rheumatischen Beschwerden und anderen Schmerzen	bei Kindern < 6 Jahre kontraindiziert
Ibuprofen (Dolormin®, Aktren®, IBU-ratiopharm®) p. o.	Fieber, Kopf-, Glieder-, Regel-, Zahnschmerzen, rheumatische Beschwerden	bei Kindern ab 6 Monaten Saft, > 6 Jahre Tbl
Metamizol (Novalgin®, Novaminsulfon-ratiopharm®) p. o., supp	hohes Fieber, starke bis sehr starke Schmerzen	bei Kindern < 10 Jahre keine Tbl, < 4 Jahre auch keine Supp (300 mg Metamizol), 1000 mg Metamizol erst ab 15 Jahren Tropfen oder Injektionen sind verboten bei Neugeborenen und Säuglingen < 3 Monate oder < 5 kg Körpergewicht; ab dem 3. Monat Injektion ausschließlich i. m. (Gefahr der Anaphylaxie).
Paracetamol (Ben-u-ron®, Paracetamol-ratiopharm®) p. o., Supp	Fieber, Reizhusten, Schnupfen, Kopf- und Gliederschmerzen Packungen > 10 g sind rezeptpflichtig.	**1. Wahl** bei Neugeborenen und Kindern sowie in der Schwangerschaft
Paracetamol + Phenylephrin (Doregrippin®) p. o.	Fieber, Schnupfen, Kopf- und Gliederschmerzen	Einnahme < 11 Jahre nicht gestattet
Paracetamol + Koffein + Vitamin C + Chlorphenamin (Grippostad C®) p. o.	Fieber, Kopf- und Gliederschmerzen	Einnahme < 12 Jahre nicht gestattet

2.10 Gerinnungshemmer

Patienten mit dem Risiko, Thromben zu bilden, benötigen zur Prophylaxe sog. Gerinnungshemmer. Dazu gehören Patienten mit wiederholten Thrombosen, Lungenembolien, Herzinfarkt, Apoplex, Herzerkrankungen wie Vorhofflimmern, künstlichen Herzklappen, Herzfehlern. Zur Gerinnungshemmung werden Cumarine, Thrombozytenaggregationshemmer, Heparine und neue Gerinnungshemmer, die nicht-Vitamin-K-antagonistischen oralen Antikoagulanzien (NOAK), eingesetzt.

2.10.1 Blutgerinnung (Hämostase)

Die Blutgerinnung unterteilt sich in 2 Phasen, die Phase der Blutstillung (primäre Hämostase, Blutungszeit 1–3 min) und die Phase der Blutgerinnung (sekundäre Hämostase, Dauer 6–10 min).

Blutstillung Die Blutstillung erfolgt in 3 Schritten:

- Vasokonstriktion der verletzten Gefäße durch u. a. Serotonin und Thromboxan (TXA_2)
- Thrombozytenadhäsion an den Gefäßwänden (1. Schritt der Thrombozytenaktivierung mit Zellveränderung der Thrombozyten und Degranulation verschiedener Gerinnungsfaktoren)
- Thrombozytenaggregation (Zusammenballung der Thrombozyten und Aktivierung von Faktor X)

Blutgerinnung Die Blutgerinnung führt zu einem Verschluss des Gefäßes durch Ausbildung eines Thrombus. Je nach Verletzung der Gefäße werden ein extrinsisches und ein intrinsisches System unterschieden, um eine Blutgerinnung herbeizuführen. In jedem System aktivieren sich kaskardenartig Gerinnungsfaktoren (I–XIII). Ab der Aktivierung von Faktor X verlaufen beide Wege identisch bis zur Ausbildung des Thrombus (▶ **Abb. 2.5**). Bei beiden Systemen finden aber Wechselwirkungen statt. Viele Aktivierungsschritte benötigen zur Aktivierung Calcium (Faktor IV).

Hinweis: Durch Vitamin-K-Mangel kann Osteoporose entstehen, deshalb sollte der Vitamin-D-Gehalt ausgeglichen sein. Coenzym Q_{10} ist ein Antagonist von Vitamin K. Ebenso hat Vitamin E einen Einfluss auf die Synthese von Gerinnungsfaktoren. Omega-3-Fettsäuren verringern die Plättchenaggregation sowie die Wirkung von Tromboxan und senken den Spiegel der Faktoren VII und I. Deshalb muss bei gleichzeitiger Einnahme von Gerinnungshemmern Coenzym Q_{10} oder Vitamin E oder ω-3-Fettsäuren

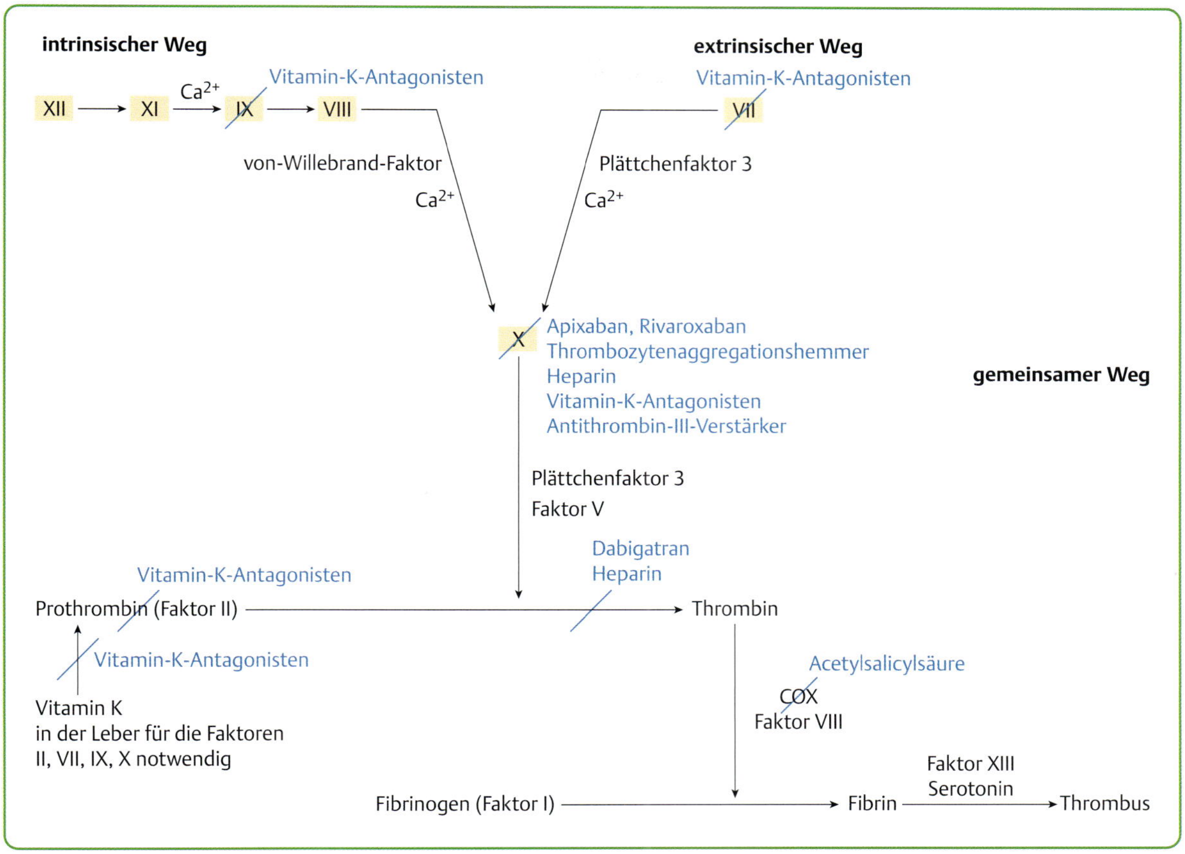

▶ **Abb. 2.5** Gerinnungskaskade und Gerinnungshemmer (blau). Streichungen kennzeichnen die physiologischen Prozesse, die durch die Arzneimittel gehemmt werden.

der INR-Wert (International Normalized Ratio) kontrolliert werden.

2.10.2 Wirkung der Gerinnungshemmer und ihre Antidote

- **Thrombozytenaggregationshemmer:**
  - durch Acetylsalicylsäure zusätzlich Hemmung der COX (s. auch Kap. 2.19.2, NSAID)
  - Antidot für alle in ▶ **Tab. 2.23** genannten Thrombozytenaggregationshemmer: Vitamin K Konakion®
- **Prostaglandinanaloga:**
  - zusätzliche Wirkung: Vasodilatation, Endothelstabilisierung, günstige Fettstoffwechseleffekte, erhöhte Fibrinolyse
- **Antithrombin-III-Verstärker:**
  - Hemmung des Gerinnungsfaktors Xa
- **Vitamin-K-Antagonisten:**
  - verhindern die Bildung von funktionsfähigem Vitamin K
  - Antidot: Vitamin K (Konakion®)
- **Heparine:**
  - Wirkungsverstärkung durch Komplexbildung mit Antithrombinmolekülen; hemmen bevorzugt die Aktivierung der Faktoren II, IX, X, XII und dadurch die Bildung von Thrombin
  - Antidot: Protamin ME Injektionslsg
- **topische heparinhaltige Gerinnungshemmer:**
  - beschleunigte Resorption von Blutergüssen durch heparinhaltige Saben, Gele oder Cremes
- **NOAK:**
  - Apixaban: Hemmung von Faktor X und Hemmung der Freisetzung von TXA_2
  - Rivaroxaban: Hemmung von Faktor X
  - Antidot: für Apixaban und Rivaroxaban kein Antidot vorhanden
  - Dabigatran: Hemmung von Thrombin, Thrombozytenaggregationshemmung
  - Antidot: Idarucizumab (Praxbind®)
- **Fibrinolysemittel:**
  - Aktivierung von Plasminogen zu Plasmin durch Enzyme oder Streptokinase; Auflösen der Fibrinnetze durch Plasmin
  - Applikation: peripher venöser Zugang oder mittels Katheter, der zum Thrombus vorgeschoben wird
  - Antidot: kein Antidot vorhanden

2.10.3 Übersicht der Gerinnungshemmer

In der ▶ **Tab. 2.23** sind die Gerinnungshemmer aufgelistet.

▶ **Tab. 2.23** Gerinnungshemmer.

Frei-, Handelsname	Indikation	Bemerkungen	Nebenwirkungen	Kontraindikationen	Interaktionen
Thrombozytenaggregationshemmer					
Acetylsalicylsäure (ASS-CT TAH, Herz-ASS-ratiopharm®, Aspirin® N 100 mg) p. o.	Mittel der Wahl (eher aus Kostengründen); Vorhofflimmern, künstliche Herzklappen, Angina pectoris, Apoplex, Herzinfarkt; Nachsorge nach Stentimplantation oder anderer koronarchirurgischer OP	Thrombozyttenaggregation besonders im arteriellen System; nicht ausreichend zur Vorbeugung von Thromben im venösen System; Hemmung der COX	für alle: Blutungen; gastrointestinale Ulzera, Leukopenie, Ödeme, Diarrhoe; Blutdruckveränderungen, Vorhofflimmern, Bradykardie; Kopfschmerzen, Verwirrtheit	Thrombozytopenie, Gerinnungsstörungen, Verletzungen, OP, Nieren-, Leberfunktionsstörungen; Stillzeit, Kinder, Jugendliche	Thrombozytenaggregationshemmer; keine gleichzeitige Gabe von Tirofiban und Abciximab!
Clopidogrel (Iscover®, Plavix®) p. o.	Alternative, wenn Acetylsalicylsäure unverträglich oder kontraindiziert; instabile Angina pectoris, in Kombination mit Acetylsalicylsäure bei Vorhofflimmern				
Ticagrelor (Brilique®) p. o.					
Ticlopidin (Tiklyd®)	Sekundärprophylaxe eines ischämischen Insults nach z. B. transitorischer ischämischer Attacke (TIA) bzw. schwerwiegender Minderdurchblutung; bei Hämodialysepatienten; nur bei Acetylsalicylsäureunverträglichkeit				

► **Tab. 2.23** Fortsetzung.

Frei-, Handelsname	Indikation	Bemerkungen	Neben-wirkungen	Kontraindi-kationen	Interaktionen
Abciximab (Reopro®) i. v.	Zusätzlich zu Heparin und Acetylsalicylsäure bei instabiler Angina pectoris und koronarer Intervention	potenteste Thrombozyten-aggregations-hemmung; Einsatz nur gezielt und akut; NW (Blutungen) gegenüber Standardtherapie zu hoch, Wirkung bei Dauertherapie gegenüber Standardtherapie zu gering			
Eptifibatid (Integrilin®) i. v.	Anwendung bei stationären Patienten				
Tirofiban (Aggrastat®) i. v.	Anwendung nur bei stationären Patienten				
Prostaglandinanaloga (Kap. 2.16)					
Prostaglandin I_2 (PGI_2): Prostaglandine, Thrombozytenaggregationshemmer	nur für die Kinderklinik bei angeborenen Herzfehlern; periphere arterielle Verschlusskrankheit (pAVK) Stadium III und IV	Kreislaufüberwachung bei Infusion wegen der Blutungsgefahr			
Iloprost (Ilomedin®) i. v. (Ventavis) Inhalationslsg					
Antithrombin-III-Verstärker					
Fondaparinux (Arixtra®) s. c.	tiefe Beinvenenthrombose, Thrombophlebitis, Prävention venöser Thromboembolien, akutes Koronarsyndrom, akuter Myokardinfarkt, akute Lungenembolie				
Vitamin-K-Antagonisten					
Phenprocoumon (Marcumar®) p. o.	**Mittel der Wahl**; Vorhofflimmern, künstliche Herzklappen, Angina pectoris, Apoplex, Herzinfarkt	hocheffektiv, jedoch große Schwankungen der Wirkung in Abhängigkeit von Faktoren wie Nahrungsmitteln, Medikamenten, körperlicher Aktivität etc.; regelmäßige Blutkontrolle der Blutverdünnung; verspäteter Wirkungseintritt, ebenso verzögerte Auflösung nach Absetzen des Medikaments	Cumarin-Embryopathie, Blutungen	i. m. Injektionen; Schwangerschaft; gastroduodenale Ulzera, Apoplexie, Schädel-Hirn-Trauma, Hirnarterienaneurysma, Malignome	Verstärkung der Wirkung durch NSAID, Tetracycline, Erythromycin, Allopurinol, Levothyroxin, Sulfonamide, Chloramphenicol; Abschwächung der Wirkung durch Rifampicin, Azathioprin, Carbamazepin, Colestyramin, Glukokortikoide, Alkohol, Vitamin-K-haltige Nahrungsmittel; verminderte Wirkung durch **Johanniskraut***
Warfarin (Coumadin®) p. o.					

► **Tab. 2.23** Fortsetzung.

Frei-, Handelsname	Indikation	Bemerkungen	Nebenwirkungen	Kontraindikationen	Interaktionen
Heparine					
Nadroparin (Fraxiparin®) i. v., s. c.	Prophylaxe und Therapie bei Thrombosen, Embolien; kurzfristige Gerinnungsherabsetzung bei langen Reisen, Immobilität	Es existieren hoch- und niedermolekulare Heparine als i. v., s. c. und äußerlich anwendbare Präparate. Die Anwendung hochmolekularer Heparine muss kontinuierlich überwacht werden. Der Einsatz niedermolekularer Heparine ist einfacher, zeigt eine höhere Bioverfügbarkeit und geht mit einem verminderten Risiko der Ausbildung einer Thrombozytopenie (HIT = heparininduzierte Thrombozytopenie) einher.	HIT; Blutungsneigung, Haarausfall, Osteoporose; gesteigertes Osteoporoserisiko durch Erhöhung des Parathormonspiegels		
Tinzaparin (Innohep®)					
Enoxaparin (Clexane®)					
topische heparinhaltige Gerinnungshemmer					
Heparin (Contractubex®, Exhirud Heparin®, Hepa-Gel, Hepathrombin®, Hirudoid®, Medunasal Heparin, Thrombophob®, Thrombareduct®, Venalitan®) Slb, Creme	Blutergüsse	äußerliche Anwendung			
neue orale Antikoagulanzien (NOAK)					
Apixaban (Eliquis®) p. o.	Vorhofflimmern, künstliche Herzklappen, wenn Vitamin-K-Antagonisten versagen; Vorbeugung von Apoplex bei Vorhofflimmern, Vorbeugung von Venenthrombosen und Lungenembolien bei Hüft- und Knie-OP; Behandlung von venösen Thromboembolien	zuverlässige Wirkung, schneller Wirkungseintritt und rasches Abklingen der Wirkung nach Absetzen; kein Monitoring nötig; Nachteil: noch keine Antidote bei Blutungen (außer zu Dabigatran)	Blutungsrisiko, Anämie		Interaktion mit Tacrolimus, Ketoconazol, Rifampicin, Carbamazepin, Verapamil, Johanniskraut*
Dabigatran (Pradaxa®) p. o.			gastrointestinale Blutungen, Dyspepsien	Niereninsuffizienz, Leberfunktionsstörungen, akute Blutungen, künstliche Herzklappen	
Rivaroxaban (Xarelto®)					

▸ **Tab. 2.23** Fortsetzung.

Frei-, Handelsname	Indikation	Bemerkungen	Nebenwirkungen	Kontraindikationen	Interaktionen
Fibrinolytika					
1. Generation					
Urokinase (Urokinase Medac)	akute oder subakute venöse oder arterielle Thromben; Lungenembolie, Herzinfarkt, Apoplex, pAVK	Fibrinolytika der 1. Generation wirken systemisch und lokal durch Plasminaktivierung.			
Streptokinase (Streptase®)					
2. Generation					
Alteplase (Actilyse®)	akute oder subakute venöse oder arterielle Thromben; Lungenembolie, Herzinfarkt, Apoplex, pAVK	Fibrinolytika der 2. Generation sind Gewebeplasminaktivatoren, die eine zusätzliche Bindung an Fibrin benötigen, um eine Plasminaktivierung zu erreichen. Sie wirken lokal auf den Thrombus bezogen.			
Reteplase (Rapilysin®)					
Tenecteplase (Metalyse®)					

* Johanniskraut führt durch die Beeinflussung des arzneimittelabbauenden Enzyms CYP3A4 zu einer verminderten Wirkung.

2.11 Glukokortikoide

Glukokortikoide sind Hormone der Nebennierenrinde (Bildung in der Zona fasciculata aus Cholesterin). Ihre Bildung unterliegt dem hypothalamisch-hypophysären Regelkreis. Ihr Abbau erfolgt in der Leber, ihre Ausscheidung über die Nieren. Circa 90 % des Wirkstoffs sind nach 2 Tagen eliminiert. Sie hemmen die körpereigene Immunabwehr.

2.11.1 Wirkung der Glukokortikoide

Das Wirkspektrum der Glukokortikoide ist vielfältig:

- **Energie-, Glukosebereitstellung:** Glukokortikoide dienen entwicklungsgeschichtlich der Bereitstellung von Glukose und Energie für den Tagesbeginn und in Hungerzeiten. Die Glukosebereitstellung erfolgt durch:
  - Abbau von Eiweißen und Umwandlung der entstehenden Aminosäuren in der Leber zu Glukose (Glukoneogenese, kataboler Effekt) → Muskelatrophie, Hautatrophie, Striae, Teleangiektasien, Katarakt, Störung des Wachstums
  - Aktivierung von Enzymen zur Steigerung der Glukoneogenese und Glykogensynthese → s. o.
  - Verminderung der Insulinempfindlichkeit → Steroiddiabetes
  - Herabsetzen der Nierenschwelle für Glukose → Steroiddiabetes
- **Einfluss auf den Fettstoffwechsel:**
  - fördern die Lipolyse → Anstieg freier Fettsäuren im Blut
  - vermindern die Wirkung von Leptin → steigern dadurch das Hungergefühl, fördern die Glukagonwirkung → Steroiddiabetes
  - Umverteilung von Körperfett → Stammfettsucht, Stiernacken, Mondgesicht
- **Einfluss auf den Hormonhaushalt:**
  - Negativfeedback auf den Hypothalamus und den Hypophysenvorderlappen
  - reduzieren die Freisetzung von thyreoideastimulierendem Hormon (TSH), follikelstimulierendem Hormon (FSH), luteinisierendem Hormon (LH), Prolaktin, Wachstumshormon („growth hormone“, GH) → Hormonmangel
  - reduzieren die Umwandlung von Thyroxin zu Trijodthyronin → Minderung der Schilddrüsenfunktion
  - vermindern die ADH-Aktivität
  - reduzieren die Funktion der Osteoblasten → verminderter Knochenaufbau, Osteoporose

- **Einfluss auf das Immunsystem und die Blutzellen** (Hemmung der Proteinbiosynthese, Proteinabbau):
  - hemmen frühe und späte Entzündungsreaktionen → vermindern Entzündungsreaktionen
  - hemmen die Synthese von Entzündungsmediatoren wie Prostaglandinen, Leukotrienen
  - hemmen die Bildung und Funktion von Interleukinen, Tumornekrosefaktor α (TNF-α), Makrophagen, Lymphozyten, Zelloberflächenrezeptoren (Haupthistokompatibilitätskomplex Klasse II [MCH II])
  - hemmen die Einwanderung von Makrophagen ins Gewebe
  - hemmen die Gewebsinfiltration von neutrophilen Granulozyten bei Zunahme der Zellzahl (Leukozytose)
  - vermindern die Anzahl der eosinophilen Granulozyten in Blut und Gewebe
  - vermindern die Anzahl der Mastzellen und hemmen ihre Degranulation, d. h. die Histaminausschüttung
  - vermindern die Anzahl von Lymphozyten im Blut → mangelnde Antikörperbildung
  - Abnahme des lymphatischen Gewebes
  - Zunahme der Erythrozyten (Polyglobulie) und Thrombozyten (durch Stimulation der Erythropoese und Thrombopoese) → Thromboseneigung
- **Einfluss auf den Gastrointestinaltrakt:**
  - erhöhen den Appetit (s. Einfluss auf den Fettstoffwechsel)
  - steigern die Produktion von Magensäure, verändern die Schleimbeschaffenheit, verringern die Neubildung von Schleimhautzellen, hemmen die Prostaglandinsynthese → Ulkusbildung
  - sorgen für vermehrte Einlagerung von Fett und Glykogen in die Leberzellen → Fettleber
  - erhöhen Leberenzyme, z. B. Glutamat-Pyruvat-Transaminase (GPT), γ-Glutamyltransferase (GGT), alkalische Phosphatase (AP)
- **Einfluss auf das ZNS:**
  - depressive oder euphorisierende, aber auch aggressive Wesensveränderungen
- **Mineralokortikoide Wirkungen** treten verstärkt bei den körpereigenen Cortisolen (Cortisol = Hydrocortison und Cortison) auf. Bei synthetischen Präparaten wie Prednison und Prednisolon finden sich noch leichte Auswirkungen:
  - steigern die Natrium- und Chloridrückresorption → Ödeme, Hypertonie
  - verstärken die Kalium- und Wasserstoffausscheidung → Hypokaliämie, Alkalose
  - verstärken die glomeruläre Filtrationsrate (GFR)
- **weiterer Einfluss auf Elektrolyte:**
  - hemmen die Resorption von Calcium und Phosphat aus dem Darm → Osteoporose
  - fördern die Ausscheidung beider Minerale an der Niere durch Hemmung der Rückresorption (sekundärer Hyperparathyreoidismus) → Osteoporose

2.11.2 Regulation der Ausschüttung der Glukokortikoide

Die Regulation der Ausschüttung erfolgt in einem zirkadianen Rhythmus über die Konzentration des freien Cortisols im Blut. Circa 85 % des Cortisols liegen an Transcortin (α-Globulin) und 10 % an Albumin gebunden vor und sind damit inaktiv. Lediglich 5 % verbleiben als freies und damit aktives Cortisol. Ein Eiweißmangel kann zu einem erhöhten Gehalt von aktivem Cortison im Blut führen. Durch Absinken des freien Cortisolspiegels im Serum wird im Hypothalamus die Bildung von Corticotropin-Releasing-Hormon (CRH) angeregt, das seinerseits im Hypophysenvorderlappen die Ausschüttung von ACTH fördert (Feedbackmechanismus, s. Einfluss auf den Hormonhaushalt, Kap. 2.11.1).

In den frühen Morgenstunden zwischen 6 und 8 Uhr ist die Plasmakonzentration am höchsten, zwischen 18 und 24 Uhr am niedrigsten. Über den Tag verteilt kommt es zu 7–10 stoßartigen Freisetzungen.

Belastende Situationen, z. B. Krankheit, emotionaler Stress, Schmerzen, Schock, führen zu einem erhöhten Cortisolwert (bis auf das 10-Fache). Zugleich wird vermehrt Adrenalin ausgeschüttet. Cortisol unterstützt Adrenalin in seiner vasokonstriktorischen und blutzuckersteigernden Wirkung (Glukoneogenese), sodass sich kurzfristig der Blutdruck und der Zuckergehalt im Blut erhöhen. Sind die belastenden Situationen vorbei, sinkt der Cortisolspiegel relativ schnell und es entsteht eine immunologische Mangelsituation. Das erklärt, warum die Menschen in der belastenden Situation nicht erkranken, sondern erst hinterher.

2.11.3 Indikationen

Zu den Indikationen gehören Autoimmunkrankheiten wie Rheuma, Morbus Crohn, Colitis ulcerosa, allergisch-hyperergische Reaktionen sowie Hirn- und angioneurotische Ödeme.

2.11.4 Medikamente

Man unterscheidet physiologische (Cortisol = Hydrocortison und Cortison) und synthetische Arzneimittel. Sie zeigen deutliche Unterschiede in ihrer Wirkstärke und Wirkdauer.

Die synthetischen Glukokortikoide werden ebenfalls in der Leber abgebaut, dann aber sowohl biliär als auch über die Nieren ausgeschieden.

2.11.5 Wirkstärken der Glukokortikoide

Die Wirkung der Glukokortikoide wird über einen plasmatischen Rezeptor vermittelt, wobei die einzelnen Glukokortikoide unterschiedliche Rezeptoraffinitäten und damit Bindungsstärken aufweisen. Zudem haben die einzelnen Substanzen aufgrund ihres unterschiedlichen chemischen Aufbaus unterschiedliche Plasmahalbwertszeiten. Das erklärt die unterschiedliche Wirkstärke und Wirkdauer der Arzneimittel.

Die Wirkstärken beziehen sich auf die entzündungshemmende Wirkung, wobei die Wirkstärke von Cortisol = 1 beträgt (Äquivalenzdosis). In der Regel werden täglich 25–30 mg Cortisol produziert.

2.11.6 Cushing-Schwelle

Die Cushing-Schwellendosis bezeichnet die Tagesdosis (TD) des Glukokortikoids, die über einen längeren Zeitraum gegeben ein Cushing-Syndrom auslösen würde. Die tägliche Erhaltungsdosis sollte unter dieser Schwelle liegen. Die Cushing-Schwellendosis ist bei den Medikamenten individuell sehr unterschiedlich, sodass es keine sichere Dosis gibt, bei der kein Cushing-Syndrom auftreten kann. Entsprechende Angaben werden lediglich als Richtwerte angesehen.

Eine langfristige Therapie oberhalb der Cushing-Schwellendosis führt zur Atrophie der Nebennierenrinde. Wird die Cortisontherapie abrupt abgesetzt, besteht eine Nebennierenrindeninsuffizienz, die zu einer Addison-Krise führen kann. Um das zu vermeiden, ist jede Cortisontherapie nur langsam ausschleichend zu beenden.

2.11.7 Übersicht der Glukokortikoide

Info

Allgemeine NW der Glukokortikoide

- Einmalgaben:
  - Bei Einmalgaben, auch in hohen Dosen, sind so gut wie keine NW zu erwarten, besonders nicht die der Langzeittherapie.
- Langzeittherapie:
  - Akne
  - Magenulkus
  - Infektanfälligkeit
  - Appetitsteigerung
  - Hypokaliämie
  - Herzrhythmusstörungen
  - Muskelschwäche, Muskelbeschwerden
  - Hyperglykämie
  - Striae rubrae
  - Osteoporose
  - Pergamenthaut
  - s. c. Hautblutungen
  - Katarakt, Glaukom
  - psychische Veränderungen
  - Cushing-Syndrom: Da die Mittel große Unterschiede in ihrer Wirkstärke und -dauer sowie unterschiedliche Cushing-Schwellen (z. B. bei Prednisolon 1–10 mg/d) haben, ist die Gefahr der NW sehr individuell zu beurteilen.
  - sekundäre Nebennierenrindeninsuffizienz
  - durch Glukokortikoidentzug: **Addison-Krise**

Die ▸ **Tab. 2.24** enthält glukokortikoidhaltige Arzneimittel verschiedenster Applikationen (i. v., oral, Supp, lokal [Lunge, Nase, Auge, Gelenke, Haut]).

Beeinflussung der Mikronährstoffe

- Da das Serumcalcium erniedrigt und das Parathormon erhöht sind, sollten Vitamin D_3 und Calcium sowie andere knochenwirksame Mikronährstoffe wie Vitamin K, Vitamin C und Zink begleitend gegeben werden.
- Bei mineralokortikoiden Wirkungen sind die Kalium- und Magnesiumspiegel erniedrigt (Ödeme, Muskelschwäche), deshalb erfolgt ggf. eine Kalium- und Magnesiumsubstitution.
- Selen und ω-3-Fettsäuren wirken entzündungshemmend und immunmodulierend. Eine begleitende Gabe kann den Glukokortikoidbedarf senken.
- Bei Asthmatikern mit zusätzlicher Theophyllingabe liegen deutlich erniedrigte Vitamin-B_6-Spiegel vor, daher wird eine zusätzliche Gabe von Vitamin B_6, Folsäure und Vitamin B_{12} empfohlen.

Therapieempfehlungen

Das Hauptziel ist „so viel wie nötig, so wenig wie möglich“, um bei gutem klinischem Effekt eine Nebenniereninsuffizienz zu vermeiden:

- zirkadiane (einmalige Gabe morgens zwischen 6 und 8 Uhr) oder alternierende Therapie (jeden 2. Tag die doppelte Menge der sonst täglichen Dosis)
- Therapiedauer so kurz und niedrig dosiert wie möglich
- keine i. m. Präparate wegen Fett- und Muskelatrophiegefahr, unsicherer Dosierung und unsicherer Auswirkungen auf die Hypothalamus-Hypophysen-Nebennierenrinden-Achse
- keine Kombinationspräparate z. B. mit NSAID, da sich z. B. die magenschleimhautschädigende Wirkung der NSAID verstärkt und das Risiko von Magen-Darm-Blutungen erhöht
- Absetzen der Präparate bei langfristiger Einnahme nur durch Ausschleichen (nicht erforderlich bei hoch dosierter kurzfristiger Gabe über 2–3 Tage)

Eine Therapie mit Glukokortikoiden darf nicht abrupt abgebrochen, sondern muss langsam ausgeschlichen werden (Addison-Krise). Eine Ausnahme besteht bei der kurzfristigen Stoßtherapie über 2–3 Tage, da bei dieser der Feedbackmechanismus noch nicht wirksam ist.
Die Reduktion erfolgt in der Regel in 7- bis 14-tägigen 5-mg-Reduktionsschritten, wobei genau überprüft werden muss, wie der Patient darauf reagiert. Entwickelt er heftige „Entzugserscheinungen“ durch die Nebenniereninsuffizienz, muss wieder zur ursprünglichen Dosierung zurückgekehrt werden. Gelingt die Reduktion, kann kontinuierlich weiter reduziert werden.

▸ **Tab. 2.24** Beispiele cortisonhaltiger Arzneimittel (Tbl, i. v. Lsg, Supp, AT, Nasentr, Rektalkps).

Frei-, Handelsname	Indikation	Wirkdauer, Wirkstärke (Äquivalenzdosis)	Cushing-Schwellendosis (mg/d)	Nebenwirkungen	Kontraindikationen	Interaktionen
Hydrocortison (Cortisol) (Hydrocortison Hoechst®) p. o.	zur Substitution einer Nebennierenrindeninsuffizienz in Dosen unterhalb der Cushing Schwelle (15–25 mg/d); androgenitales Syndrom; lokal bei Morbus Crohn, Colitis ulcerosa, Proktosigmoiditis; Bindehautentzündung; Hauterkrankungen	kurz (8–12 h) 1 (25–30 mg)	30	bei Anwendung auf der Haut: Hautatrophie, Dehnungsstreifen, Teleangiektasien	virusbedingte Hauterkrankungen (z. B. Herpes), Krätze, Verlausung, syphilitische und tuberkulöse Hauterscheinungen; sonst s. Prednisolon	
Prednison (Decortin®) Tbl (Rectodelt® 100) Supp (Prednison-ratiopharm®) Tbl	wird metabolisiert zu Prednisolon; allergische Erkrankungen; Pseudokrupp, rheumatische Erkrankungen; Erkrankungen des Gastrointestinaltrakts; nephrotisches Syndrom, Nebennierenrindeninsuffizienz; Anaphylaxie; Tumorbehandlung (NW der Chemotherapie werden gemildert); Hörsturz; nach Transplantation	mittellang (12–36 h) 4 (5–7,5 mg)	7,5		Herpeserkrankungen, chronisch aktive Hepatitis B, 8 Wochen vor und 2 Wochen nach Schutzimpfungen, Osteoporose, Psychose, Glaukom, Hypertonie, Diabetes mellitus	Digitalis (Verstärkung der Digitaliswirkung durch Hypokaliämie); orale Antidiabetika (verminderte blutzuckersenkende Wirkung); Magen-Darm-Blutungen durch Einnahme von Acetylsalicylsäure, Ibuprofen oder Indometazin; Chloroquin, Mefloquin (Verstärkung der Schädigung des Herzmuskels); Ciclosporin (verstärkte NW von Ciclosporin); Blutbildveränderungen durch Ramipril, Enalapril und Captopril
Prednisolon (Decortin H®) Tbl (Solu-Decortin H®) i. v. (Dontisolon® D) Paste, (Inflanefran® forte) AT (Klismacort®) Rektalkps	**Goldstandard**; Asthma bronchiale, COPD, chronisch entzündliche Darmerkrankungen, Pseudokrupp; Lupus erythematodes, Tumorbehandlung	mittellang (12–36 h) 4 (5–7,5 mg)	7,5		s. Prednison	s. Prednison

▶ **Tab. 2.24** Fortsetzung.

Frei-, Handelsname	Indikation	Wirkdauer, Wirkstärke (Äquivalenzdosis)	Cushing-Schwellendosis (mg/d)	Nebenwirkungen	Kontraindikationen	Interaktionen
Methylprednisolon (Urbason®, Advantan®) Creme, Slb, Lsg, Tbl, i. v.	Morbus Addison; allergische Rhinitis, Asthma bronchiale, COPD, Sarkoidose, rheumatische Erkrankungen; Vaskulitis, Nephritiden	mittellang (12–36 h) 5 (4–6 mg)	6		Hepatitis, Osteoporose, infektiöse Hauterkrankungen, schwer behandelbarer Hypertonus und Diabetes mellitus; Psychosen; Schwangerschaft und Stillzeit (besser Prednison oder Prednisolon)	abgeschwächte Wirkung durch Rifampicin, Phenytoin, Barbiturate; verstärkte Wirkung durch Östrogen-Gestagen-Kombination, Ketoconazol; verstärkte NW von Digitalis, Schleifendiuretika, Abführmitteln, Indometazin, Ibuprofen etc. (s. o.); verringerte Wirkung oraler Antidiabetika, Salicylate, Isoniazid
Fluocortolon + Lidocain (Doloproct®) Rektalcreme, Supp	chronische Lungenerkrankungen wie Asthma bronchiale, therapieresistente COPD (nur ein begrenzter Anwendungszeitraum von 10 Tagen)	mittellang (12–36 h) 5 (5–7,5 mg)	7,5		Hepatitis, infektiöse Erkrankungen durch Bakterien, Viren, Pilze, Glaukom, Myasthenia gravis; Schwangerschaft, Stillzeit (besser Prednison oder Prednisolon); Psychosen	s. Prednison
Triamcinolon (Volon®, Volonimat®, Volon A) Slb, Tbl, i. v.	auch intraartikulär anwendbar; Asthma bronchiale, COPD, allergische Rhinitis; rheumatische Erkrankungen, schwere Nephritiden, Arthrose, Gicht	mittellang (12–36 h) 5 (4–6 mg)	6		Hepatitis, Osteoporose, akute Geschwüre im Gastrointestinaltrakt, Infektionen mit Viren, Pilzen oder Bakterien (z. B. Tuberkulose, Windpocken, Herpes zoster); Myasthenia gravis; Schwangerschaft, Stillzeit (besser Prednison oder Prednisolon); Psychosen	s. Methylprednisolon
Betamethason (Celestan®) Slb., i. v. (Celestaimine®) p. o. (Betnesol®) Creme, Lotion, Rektallsg	rheumatische Erkrankungen, besonders rheumatische Endokarditis; Asthma bronchiale, allergische Erkrankungen; Darment-	lang (> 48 h) 25 (1,2 mg)	1		Ulzera im Gastrointestinaltrakt, Osteoporose, Myasthenia gravis, Erkrankungen durch	verminderte Wirkung durch Rifampicin, Phenytoin, Carbamazepin, Phenobarbital; verstärkte Wirkung durch Ketoconazol

► **Tab. 2.24** Fortsetzung.

Frei-, Handelsname	Indikation	Wirkdauer, Wirkstärke (Äquivalenzdosis)	Cushing-Schwellendosis (mg/d)	Nebenwirkungen	Kontraindikationen	Interaktionen
(Diprosone®) Creme, Lsg, Slb, i. v. Kombination: **Betamethason + Gentamycin** (Diprogenta®) Creme	zündungen, Nephritis, Riesenzellarteriitis, Periarteriitis nodosa; Sarkoidose, septischer und anaphylaktischer Schock; Tumorerkrankungen; Iritis, Retinitis, Entzündung des N. opticus; Hirnödem; zur Lungenreife bei drohender Frühgeburt				Bakterien, Viren, Pilze, Polio, Hepatitis, Glaukom; keine Anwendung in der Schwangerschaft und Stillzeit (besser Prednison oder Prednisolon)	und Itraconazol; Blutbildveränderungen durch Ramipril, Enalapril und Lisinopril; Magen-Darm-Blutungen durch Einnahme von Acetylsalicylsäure, Ibuprofen oder Indometazin
Dexamethason (Fortecortin®) Tbl, i. v. (Dexamethason-ratiopharm®) Tbl, AS, AT, Creme	stärkste Wirkung; toxisches Lungenödem, Hirnödem, Meningitis, Hirnabszess; Status asthmaticus; akute Schübe rheumatischer Erkrankungen; Tuberkulose in Kombination mit Antibiotika, Darmentzündungen, palliativ bei Tumorerkrankung, Übelkeit und Erbrechen bei Zytostatikatherapie	lang (> 48 h) 30 (0,75–1 mg)	1,5		Impfungen mit Lebendimpfstoffen, virale, bakterielle oder Pilzerkrankungen, Polio, Tuberkulose, Magen-Darm-Geschwüre; Kinder (Wachstumshemmung) und alte Menschen (Osteoporosegefahr); in der Schwangerschaft und Stillzeit besser Prednison oder Prednisolon	verstärkte Wirkung durch Ketoconazol und Itraconazol; verminderte Wirkung durch Rifampicin, Phenytoin, Carbamazepin; Digitalis (Verstärkung der Digitaliswirkung durch Hypokaliämie); Blutbildveränderungen durch Ramipril, Enalapril und Captopril; Antidiabetika (verminderte blutzuckersenkende Wirkung), Diuretika, Cumarine; Magen-Darm-Blutungen durch Einnahme von Acetylsalicylsäure, Ibuprofen oder Indometazin; Kaliummangel durch Dexamethason
Budesonid (Pulmicort®) Turbohaler, Nasenspray (Budenofalk®) Kps, Rektalschaum, Granulat (Entocort®) Rektaltbl, Susp	Langzeittherapeutikum bei Asthma bronchiale, COPD; Sinusitis, Heuschnupfen; Morbus Crohn, Colitis ulcerosa, Autoimmunhepatitis				bei Infektionen und Mykosen der Atemwege und des Darms Anwendung nur in Kombination mit Antibiotika; Leberzirrhose	
Amcinonid (Amciderm®) Creme, Fettslb, Lotion	Hauterkrankungen wie Neurodermitis, Psoriasis vulgaris, Lichen ruber planus			Trockenheit der Haut, Juckreiz, Petechien, Striae, Steroidakne	Überempfindlichkeit, infektiöse Hauterkrankungen durch Viren, Bakterien, Pilze, Rosazea, Herpes zoster; Schwangerschaft, Stillzeit	

Inhalative Glukokortikoide

Inhalative Glukokortikoide werden durch einen ausgeprägten First-Pass-Metabolismus schnell inaktiviert, sodass keine relevanten systemischen Effekte auftreten (▶ Tab. 2.25).

Topische Glukokortikoide

Die ▶ Tab. 2.26 zeigt eine Auswahl topischer Glukokortikoide.

▶ **Tab. 2.25** Auswahl der am häufigsten eingesetzten inhalativen Glukokortikoide.

Frei-, Handelsname	Indikation	Nebenwirkungen	Kontraindikationen	Interaktionen
Beclometason (Sanasthmax®, Ventolair®, Beclomet) Inh	Asthma bronchiale, chronische Bronchitis, COPD; allergische Rhinitis	Mundsoor, Heiserkeit, Kopfschmerzen, Bronchospasmus, Husten, Mundtrockenheit	Schwangerschaft, Stillzeit; unbehandelte Infektionen der Atemwege und der Augen	gegenseitige Wirkungsverstärkung durch Sympathomimetika
Budesonid (Pulmicort®) Nasenslb, Inh	Langzeittherapeutikum bei Asthma bronchiale, COPD; Sinusitis, Heuschnupfen; Morbus Crohn, Colitis ulcerosa, Autoimmunhepatitis	Heiserkeit, Husten, Pilzefall des Mund-Rachen-Raumes, Nasenbluten	bei Infektionen und Mykosen der Atemwege und des Darms Anwendung nur in Kombination mit Antibiotika; Leberzirrhose	gegenseitige Wirkungsverstärkung durch Sympathomimetika; verstärkte Wirkung durch Ketoconazol, Itraconazol, Ritonavir, Nelfinavir, Erythromycin, Ciclosporin, Grapefruitsaft (hemmen den Abbau); verminderte Wirkung durch Carbamazepin, Rifampicin (fördern den Abbau); verstärkte Wirkung durch Östrogene oder Östrogen-Gestagen-Kombination; gesteigerte Wirkung von Herzglykosiden
Ciclesonid (Alvesco®) Inhalationslsg	Asthma bronchiale	Bronchospasmus, Infektionen der Mundschleimhaut, Katarakt (systemische NW nicht ausgeschlossen)	keine Zulassung für Kinder < 18 Jahre; Schwangerschaft; Infektionen der Lunge (z. B. Pneumonie), Immunsuppression	Aufgrund der niedrigen Plasmakonzentration ist nicht mit Interaktionen zu rechnen.
Fluticason (Flutide®) Dosier-Aerosol, Nasenslb (Avamys®) Nasenslb	therapieresistentes Asthma bronchiale, chronische Bronchitis, COPD; allergische Rhinitis, Polypen (deutlich verbesserte Nasenatmung)	Entzündungen im Mund-Rachen-Raum, Pilzbefall, Nasenbluten, Schwindel, Beschwerden im Magen-Darm-Trakt	keine Zulassung für Kinder < 4 Jahre; Infektionen durch Bakterien, Viren, Pilze (z. B. Tuberkulose); Schwangerschaft, Stillzeit	Ritonavir (hemmt das den Wirkstoff abbauende Enzym)
Flunisolid (Syntaris®) Nasenspray	allergische Rhinitis	Brennen in der Nase, Infektionen im Mund-Rachen-Raum, Pilzbefall, Nasenbluten	keine Zulassung für Kinder < 5 Jahre; Erkrankungen durch Bakterien, Viren, Pilze; Schwangerschaft, Stillzeit	bei oraler Inhalation Übertritt ins Blut; bei zusätzlicher systemischer Glukokortikoidtherapie: Cushing-Syndrom

▸ **Tab. 2.26** Auswahl topischer Glukokortikoide, Einteilung nach Wirkstärke I–IV.

Wirkstärke	Frei-, Handelsname	Indikationen	Wirkung	Nebenwirkungen	Kontraindikationen
I = schwach	**Dexamethason** (Solutio Cordes®, Dexamethason®) Lsg	Alopecia areata; Kontaktdermatitis, atopische Dermatitis; Lichen ruber (planus, scelerosus et atrophicus); Lupus erythematodes cutaneus discoides; Psoriasis; bei allergischen Dermatosen mit systemischer Beteiligung (z. B. Quincke-Ödem, akute Urtikaria), bei ausgedehnten entzündlichen Dermatosen (z. B. Erythema exudativa multiforme) und Autoimmunerkrankungen (z. B. systemischer Lupus erythematodes, Vaskulitiden) Gabe **systemischer Glukokortikoide**	entzündungshemmend, immunsupprimierend, hemmt die Gewebevermehrung, juckreizstillend	bei längerer Anwendung (nach ca. 2 Wochen) Hautatrophie, Steroidakne, Striae, Teleangiektasien, verzögerte Wundheilung; erhöhte NW bei Regionen mit erhöhter Penetration	strenge Indikationsstellung bei Anwendung im Gesicht; am Auge/Augenlid nur schwach wirksame Mittel anwenden; nicht mehr als 20 % der Körperoberfläche behandeln; strenge Indikationsstellung in der Schwangerschaft und Stillzeit; keine topischen Glukokortikoide bei bakteriellen, viralen oder mykotischen Hautinfektionen; bei Kindern Anwendung nur kurzfristig und kleinflächig
	Hydrocortisonacetat (Ebenol®) Creme, Lsg (Soventol-Hydrocort®) Creme				
	Hydrocortison (Systral Hydrocort®) Lotion (Hydrogalen®) Creme, Slb, Lotion (Linolacort Hydro®) Creme				
	Prednisolon (Linola-H® Fett N, Linola-H® N) Creme				
	Methylprednisolon (Advantan®) Creme, Fett-, Slb, Lsg				
II = mittel	**Flumethasonpivalat** (Locacorten®) Creme, Slb (Cerson®) Creme, Lsg				
	Flupredniden (Decoderm®) Slb, Creme,				
	Hydrocortisonbutyrat (Laticort®) Creme, Slb (Alfason®) Creme				
	Prednicarbat (Dermatop®) Lsg				
	Triamcinolonacetonid (Volonimat®, Delphicort®) Creme, Slb (Volon A®) Creme, Slb, Lsg				
III = stark	**Amcinonid** (Amciderm®) Creme, Fett-, Slb, Lotion				
	Betamethasondipropionat (Diprosone®) Creme, Slb, Gel				
	Desoximethason (Topisolon®) Slb				
	Diflucortolonpentanoat (Nerisona) Creme, Fett-, Slb				
	Fluocinolonacetonid (Jellin®) Creme, Slb				
	Momethasonfuroat (Ecural-MINI®) Lsg, Slb				
IV = sehr stark	**Clobetasol** (Dermoxin®) Creme, Slb, Lsg (Karison) Creme, Fett-, Slb, Lsg				

2.12 Herz-Kreislauf-Medikamente

Die Medikation bei Herz-Kreislauf-Erkrankungen erfolgt mit unterschiedlichen Medikamentengruppen. Eingesetzt werden z. B. Herzglykoside zur Steigerung der Herzkraft bei Herzinsuffizienz und zur Bradykardisierung bei Tachykardien, diverse „Kanalblocker" (Antiarrhythmika Klasse I, III und IV) bei Angina pectoris, Herzrhythmusstörungen und Hypertonie, Nitrate zur Verringerung der Herzarbeit und Senkung des Sauerstoffbedarfs am Herzen, ACE-Hemmer, AT_1-Blocker und Diuretika zur Blutdrucksenkung sowie Medikamente, die das Vegetativum beeinflussen, z. B. β-Blocker (Antiarrhythmika Klasse II) zur Senkung des Blutdrucks und Herabsetzung der Herzfrequenz.

Alle Medikamentengruppen greifen an verschiedenen Stellen in den physiologischen Ablauf des Herz-Kreislauf-Systems ein.

Im Folgenden werden die Wirkmechanismen dargestellt.

2.12.1 Physiologische Aktionsphasen der Herztätigkeit (Aktionspotenzial)

Das Aktionspotenzial des Herzens wird in 4 Phasen eingeteilt (▸ **Abb. 2.6**, ▸ **Abb. 2.7**):

1. Phase: Depolarisation
2. Phase: Plateauphase
3. Phase: Repolarisation
4. Phase: Ruhepotenzial

Ruhepotenzial

Das Ruhepotenzial wird erhalten durch den Austausch von Natrium- und Kaliumionen über die Natrium-Kalium-Pumpe, gesteuert durch das Enzym Natrium-Kalium-ATPase (Na^+-K^+-ATPase). In dieser Phase ist die Zelle erregbar. Durch den Einstrom von Chloridionen entsteht im Intrazellularraum eine negative Ladung von ungefähr −90 mV, im Extrazellularraum herrscht eine positive Ladung.

Durch kontinuierlichen Ausstrom von Kaliumionen über Kaliumkanäle aus dem Intrazellularraum nach außen und Natriumionen über HCN-Kanäle („hyperpolarization-activated cyclic nucleotide-gated channels"), die sich im Sinus- und AV-Knoten befinden, aus dem Extrazellularraum nach innen wird die Spannung im Intrazellularraum immer weniger negativ. Je weniger negativ sie ist, desto durchlässiger wird die Zellmembran für Natriumionen. Ab ca. −50 mV wird die Membran schlagartig durchlässig für Natriumionen. Es kommt zu einem großen Einstrom und einer Spannungsumkehr (+ 30 mV gegenüber dem Zelläußeren), der **Depolarisation**.

Durch **herzwirksame Glykoside** wird die Na^+-K^+-ATPase gehemmt und es verbleibt mehr Natrium in der Zelle. Die hohe intrazelluläre Natriumkonzentration hemmt in der Repolarisationsphase den Natrium-Calcium-Austauscher, wodurch mehr Calcium in der Zelle vorliegt und sowohl die Kontraktionskraft erhöht als auch die Plateauphase verlängert wird (s. u.).

Durch **HCN-Kanalblocker** wird der kontinuierliche Natriumeinstrom in der Ruhephase gehemmt. Dadurch erhöht sich die Depolarisierungsschwelle und die Herzfrequenz verringert sich. Andere Herzfunktionen werden nicht beeinflusst.

Depolarisation (entspricht einem Natriumeinstrom)

Durch schnelle Natriumkanäle strömt viel Natrium in die Zelle. Die Natrium-Kalium-Pumpe ist inaktiv, Kalium wird aus der Zelle durch einen Kaliumkanal ausgeschleust, Calcium gelangt durch einen L-Typ-Calciumkanal langsam in das Zellinnere.

Natriumkanalblocker der Klasse IC blockieren die schnellen Natriumkanäle, wodurch die Erregbarkeit der Zelle herabsetzt wird.

Plateauphase

Nach der Spitze von +30 mV sinkt der Wert auf ca. 0 mV (Plateauphase) und verbleibt dort eine Zeit lang. Es kommt zur Kontraktion der Muskelzelle (elektromechanische Kopplung).

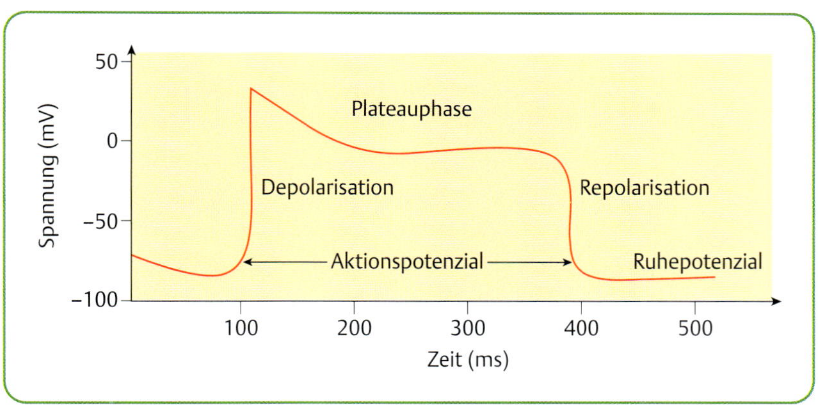

▸ **Abb. 2.6** Physiologische Aktionsphasen der Herztätigkeit (Aktionspotenzial).

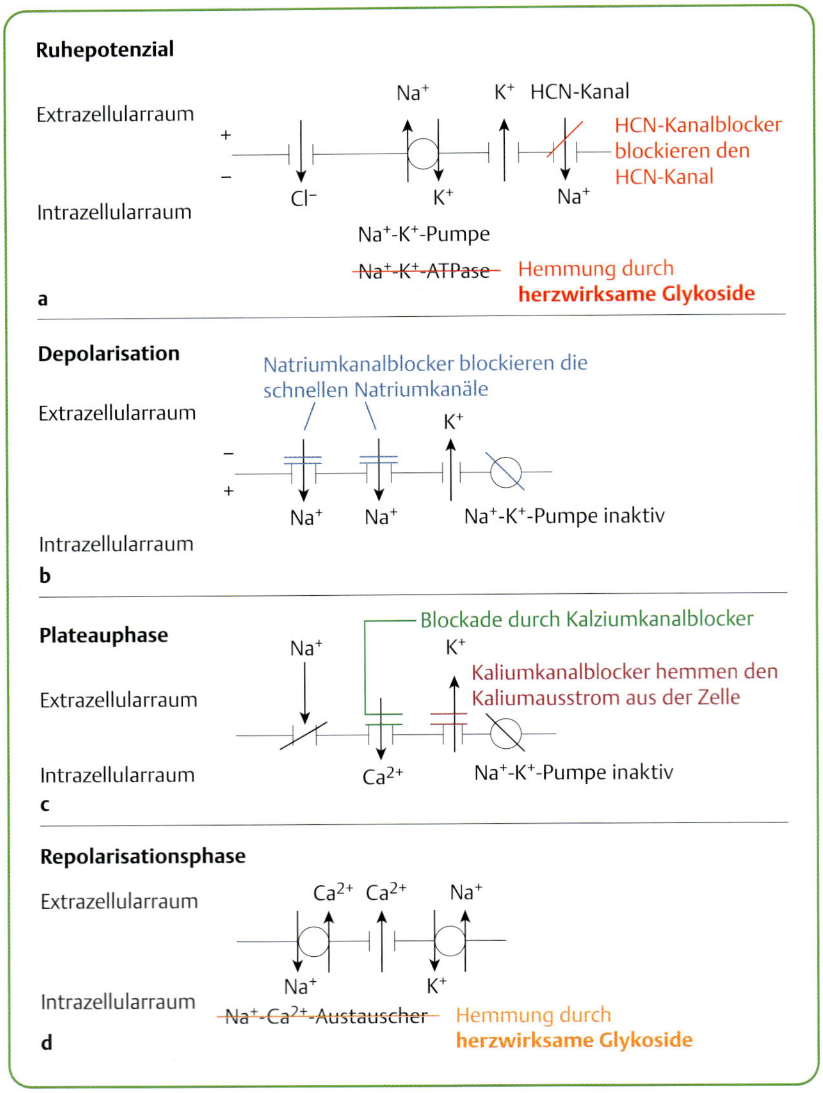

▸ **Abb. 2.7** Schematische Darstellung der physiologischen Aktionspotenziale an der Membran und ihre Hemmung durch Arzneimittel (Streichungen). **a** Ruhepotenzial, **b** Depolarisation, **c** Plateauphase, **d** Repolarisation.

Durch die Ladungsumkehr schließen sich die Natriumkanäle, L-Typ-Calciumkanäle öffnen sich und es strömen Calciumionen in den Intrazellularraum. Gleichzeitig strömt kontinuierlich Kalium aus der Zelle. Das führt zur Öffnung von Calciumkanälen im sarkoplasmatischen Retikulum und zur Freisetzung des Calciums. Die Calciumionen binden an das Troponin C des Aktins, es werden Bindungsstellen für die Myosinköpfchen frei, die sich unter Einwirkung von Adenosintriphosphat (ATP) – unter Mithilfe der ATPase – mit den Aktinmolekülen verbinden (Querbrückenbildung). Die Herzmuskelzelle kontrahiert. Die intrazelluläre Calciumkonzentration ist verantwortlich für die Kontraktionskraft des Herzmuskels.

Calciumkanalblocker blockieren selektiv den L-Typ-Calciumkanal und reduzieren den Calciumeinstrom in die Zelle. Das führt zur Reduktion der intrazellulären Calciumkonzentration, Verminderung der Kontraktionskraft, Erniedrigung des Gefäßtonus sowie Vasodilatation und Reduktion der Nachlast.

Kaliumkanalblocker hemmen den Kaliumausstrom aus der Zelle. Das verlangsamt die Repolarisation und verlängert so das Aktionspotenzial. Gleichzeitig führen sie zu einer mäßigen Hemmung der Calcium- und Natriumkanäle.

Repolarisation (entspricht einem Kaliumausstrom)

Durch erneute Wirkung von ATP unter Mitwirkung von Magnesium löst sich das Myosinköpfchen vom Aktin und die Kontraktion ist beendet. Es folgt die Repolarisationsphase, in der unter Mithilfe eines Natrium-Calcium-Austauschers Natrium in die Zelle strömt und Calcium aus der Zelle herausgeschleust wird. Das überschüssige Calcium wird wieder in das sarkoplasmatische Retikulum aufgenommen.

Durch die hohe Natriumkonzentration im Zellinneren durch die Wirkung der **herzwirksamen Glykoside** wird der Natrium-Calcium-Austauscher gehemmt, was zu einer vermehrten Ansammlung von Calcium in der Zelle führt. Das verstärkt die Kontraktionskraft und verlängert die Plateauphase.

Der Kaliumausstrom wird gehemmt durch **Kaliumkanalblocker** und **Natriumkanalblocker der Klasse IA**.

Nach der Repolarisation erfolgt über die HCN-Kanäle sofort ein Einstrom von Natriumionen, sodass eine nächste Depolarisation vorbereitet wird.

2.12.2 Wirkung der ACE-Hemmer und AT_1-Rezeptorenblocker

ACE-Hemmer und AT_1-Blocker greifen in das Renin-Angiotensin-Aldosteron-System (RAAS) ein (▶ **Abb. 2.8**; Kap. 2.8).

2.12.3 Übersicht der Herz-Kreislauf-Medikamente

Herzwirksame Glykoside

Die Dosierung der herzwirksamen Glykoside gestaltet sich insofern schwierig, als die positiv inotrope Wirkung eng bei den NW liegt. Die Herzglykoside haben eine sehr geringe therapeutische Breite. Die tägliche Erhaltungsdosis liegt bei 0,05–0,1 mg Digitoxin (▶ **Tab. 2.27**). Andere Therapeutika (ACE-Hemmer, β-Blocker etc.) haben den Einsatz von herzwirksamen Glykosiden aus obigen Gründen verdrängt. Sie sollten nur noch angewendet werden, wenn andere Therapeutika nicht die gewünschte Wirkung gezeigt haben.

Nitrate

Nitrate werden im Organismus durch eine Schwefelverbindung aus dem Cystin reduziert zu Nitrit und NO. NO bewirkt eine Abnahme des intrazellulären Calciumgehalts, eine Abnahme des Gefäßtonus (deshalb keine Gabe bei einem systolischen Blutdruck < 110 mmHg), eine Erweiterung der Venen (Vorlastsenkung) und eine Erweiterung der Arterien (Nachlastsenkung).

Die Schwefelverbindung steht nicht unbegrenzt zur Verfügung (Wirkdauer 8–12 h), sodass sich bei Dauergebrauch, z. B. eines Nitratpflasters, die Schwefelverbindung und damit auch der NO-Gehalt im Blut erschöpft und die Medikation unwirksam wird (▶ **Tab. 2.27**).

Im Endothel der Gefäße wird NO durch den sog. EDR-Faktor („endothelium derived relaxing factor") gebildet, der am Gefäßtonus beteiligt ist. Durch eine Schädigung (Mikroläsionen) des Endothels ist der Gefäßtonus nicht mehr regelmäßig und es kommt zu Spasmen (Angina pectoris). Nitrate heben die Spasmen auf.

Beeinflussung der Mikronährstoffe

Herzglykoside

- Kaliummangel (Diuretika) verstärkt die Wirkung und Toxizität von Herzglykosiden, eine Hyperkaliämie verringert die Wirkung. Magnesium verbessert die Kaliumverwertung und Glykosidtoleranz und schützt die Herzmuskelzelle vor einer Überladung mit Calciumionen. Deshalb sollten der Kalium- und Magnesiumspiegel überwacht werden.
- Herzglykoside beeinträchtigen die Thiaminaufnahme in die Herzmuskelzellen, was zu einem Thiaminmangel mit Verschlechterung der Herzmuskelfunktion führt. Deshalb sollte ein Vitamin-B-Komplex (Vitamin B_1, B_6, B_{12}, Folsäure) gegeben werden.

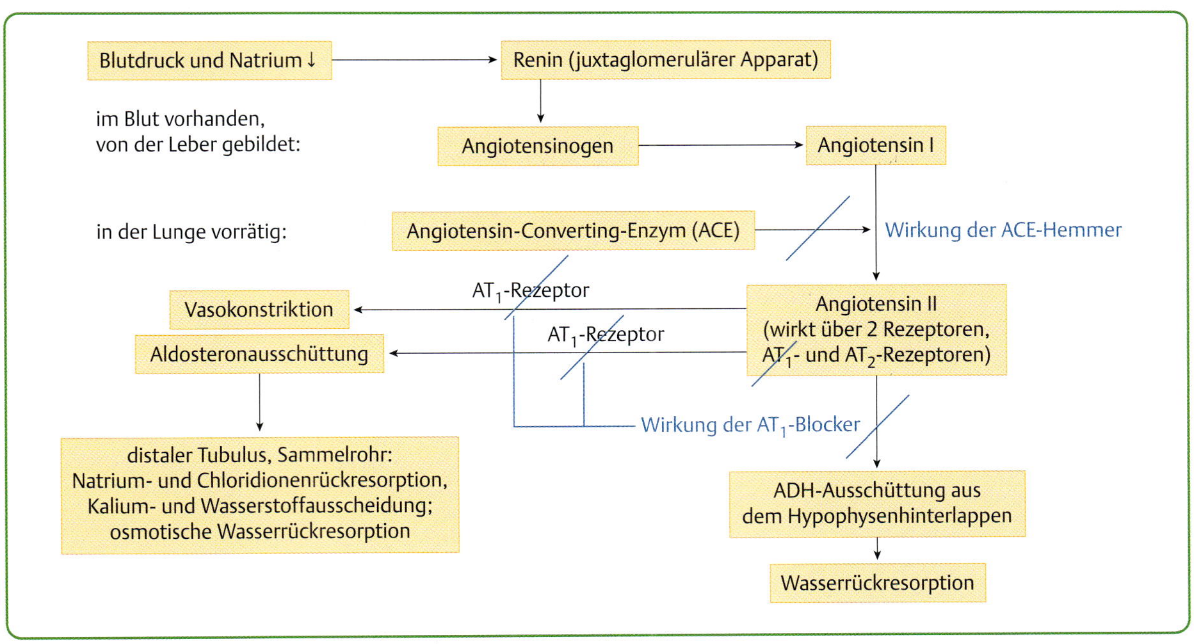

▶ **Abb. 2.8** Wirkung der ACE-Hemmer und AT_1-Blocker. Streichungen kennzeichnen die physiologischen Prozesse, die durch die Arzneimittel gehemmt werden.

▶ **Tab. 2.27** Herz-Kreislauf-Medikamente.

Frei-, Handelsname	Wirkung	Indikation	Nebenwirkungen	Kontraindikationen	Interaktionen
Herzwirksame Glykoside					
Digitoxin (Digimerck®) Tbl, i. v. **Digoxin** (bevorzugtes Präparat) (Digacin®) p. o., (Lanicor®) Tbl, i. v. Lenoxin® mite) p. o.	durch Hemmung der Na^+-K^+-ATPase erhöhte intrazelluläre Natrium- und dadurch erhöhte Calciumkonzentration (Kap. 2.12.1), dadurch verstärkte Kontraktion der Herzmuskelzelle: positiv inotrop (gesteigerte Herzkraft), negativ chronotrop (gesenkte Herzfrequenz), negativ dromotrop (gesteigerte AV-Überleitung), positiv bathmotrop (gesteigerte Erregbarkeit); erhöhter peripherer Gefäßwiderstand; gesenkter myokardialer Sauerstoffverbrauch	chronische Herzinsuffizienz NYHA (New York Heart Association) II–IV; frühzeitig bei Vorhofflattern, -flimmern; paroxysmale supraventrikuläre Tachykardie; **2. Wahl nach β-Blockern:** entweder in Kombination oder wenn β-Blocker unzureichend sind oder bei β-Blocker-Unverträglichkeit	durch Hemmung des intrazellulären Kaliumeinstroms (s. Wirkung) Hyperkaliämie mit Herzrhythmusstörungen (AV-Block) bei Intoxikation; **gastrointestinale Beschwerden:** Übelkeit, Erbrechen, Bauchschmerzen, Diarrhoe durch Reizung von Triggerzonen in der Medulla oblongata; **neurotoxische Reizungen:** Kopfschmerzen, Sehstörungen, Farbensehen (gelb-grün), Halluzinationen, Delir, Krämpfe, Koma	Sick-Sinus-Syndrom, Karotissinussyndrom, AV-Block I. und II. Grades, Hypokaliämie, Hyperkalzämie, hypertrophe obstruktive Kardiomyopathie; Niereninsuffizienz für Digoxin (hier ist Digitoxin zu bevorzugen); Leber- und Niereninsuffizienz in Kombination für Digitoxin	keine parenterale Gabe von Calcium (fördert die Digitaliswirkung), keine Gabe von Kalium (hemmt die Digitaliswirkung); kaliumausscheidende Diuretika, Laxanzien, Amphotericin B, Glukokortikoide, Penicillin; verstärkter Digitaliseffekt durch Salicylate, verminderter Effekt durch Aktivkohle, Colestyramin; Katecholamine; trizyklische Antidepressiva (Gefahr von Herzrhythmusstörungen); erhöhter Digoxineffekt durch Calciumantagonisten, Captopril, Amiodaron, Propafenon, Tetracycline, Erythromycin; erhöhter Digitoxineffekt durch Verapamil, Diltiazem; Hemmung der Digitaliswirkung durch Phenytoin, Phenobarbital, Spironolacton
Kaliumkanalblocker (Klasse-III-Antiarrhythmika)					
Amiodaron Leitsubstanz (eines der wichtigsten Antiarrhythmika) (Cordarex®) p. o. **Sotalol** (Sotalex®, Darob®, Rentibloc®) p. o.	hemmen den Kaliumausstrom aus der Zelle, verzögern die Repolarisation, verlängern die Aktionspotenzialdauer in den Sinus- und AV-Knoten durch gleichzeitige Blockade der Natrium- und Calciumkanäle	Herzrhythmusstörungen, Vorhofflimmern, Herzinsuffizienz	**Blutdruckabfall** durch Vasodilatation, reflektorische Herzfrequenzsteigerung, **Kopfschmerz**, Schwindel, Übelkeit, teratogene Wirkung; Amiodaron: Lungenfibrose, Photosensibilität, Leberschäden; durch in Amiodaron befindliche Iodatome Gefahr der Schilddrüsenüberfunktion	Herzinsuffizienz NYHA IV, akuter Herzinfarkt, Bradykardie (< 50 Schläge/ min), Hypotonie, metabolische Azidose	Antiarrhythmika vom Verapamil- und Diltiazem-Typ (i. v.)

► **Tab. 2.27** Fortsetzung.

Frei-, Handelsname	Wirkung	Indikation	Nebenwirkungen	Kontraindikationen	Interaktionen
Calciumkanalblocker (Klasse-IV-Antiarrhythmika)					
Nifedipin (Adalat®, Aprical®) p. o.	vermindern die Depolarisierungsgeschwindigkeit; verlängern die AV-Überleitung; erhöhen die Refraktärzeit, dadurch Abnahme der intrazellulären Calciumionenkonzentration, Hemmung des Einstroms; Erniedrigung des Gefäßmuskeltonus an der Gefäßmuskulatur mit Vasodilatation → indirekte Entlastung des Herzens → Reduktion der Nachlast; Abnahme des Sauerstoffbedarfs → direkte Verringerung der Herzarbeit → negativ inotrop; Beeinflussung der Erregungsbildung im Sinusknoten; Beeinflussung der Erregungsleitung im AV-Knoten	KHK, Angina pectoris, Hypertonie		Herzinsuffizienz, normofrequente Patienten, kardiogener Schock, instabile Angina pectoris, akuter Herzinfarkt; Schwangerschaft, Stillzeit	NSAID, COX-2-Hemmer (führen zu Natrium- und Wasserretention, verschlechtern die Nierenfunktion); bei ACE-Hemmern, Aldosteronantagonisten Gefahr der Hyperkaliämie; parenterale Calciumgaben, Grapefruitsaft
Verapamil (Isoptin®, Tarka®, Veramex®) p. o.		**Mittel der Wahl** bei supraventrikulären Tachykardien und vorbeugend bei Clusterkopfschmerz; sonst bei KHK, Angina pectoris, Hypertonie		dekompensierte Herzinsuffizienz, AV-Block, Vorhofflattern, -flimmern, Präexzitationssyndrom, Sick-Sinus-Syndrom, kardiogener Schock	β-Blocker, andere Antiarrhythmika, NSAID (schwächen die blutdrucksenkende Wirkung ab); Antihypertensiva, Narkotika (verstärken die blutdrucksenkende Wirkung)
Diltiazem (Dilzem®, Diltiagamma®, Dilta Hexal®) p. o.		Hypertonie, Herzrhythmusstörungen, Angina pectoris, Ösophagusspasmus, Analfissur		Herzinsuffizienz, Sick-Sinus-Syndrom, sinuatrialer Block (SA-Block), AV-Block, Vorhofflimmern, Herzinfarkt, Schwangerschaft, Stillzeit	s. Verapamil
Amlodipin (Nifedipin-Typ) (Norvasc®) p. o.		essenzieller Bluthochdruck, chronisch stabile und spastische Angina pectoris, Herzinsuffizienz NYHA III und IV		akuter Herzinfarkt, Aortenstenose, instabile Angina pectoris, schwere Leber-, Nierenerkrankungen, dekompensierte Herzinsuffizienz, systolischer Blutdruck < 90 mmHg; Schwangerschaft, Stillzeit	β-Blocker i. v., Blutdrucksenker, trizyklische Antidepressiva (verstärken die blutdrucksenkende Wirkung); gleichzeitige Gabe von Amiodaron und Chinidin (führt zu verstärkter Herzkraftschwächung); verstärkte Wirkung durch Ketoconazol, Itraconazol, Diltiazem, Clarithromycin, Erythromycin, Nefazodon; abgeschwächte Wirkung durch Rifampicin, Nevirapin, Johanniskraut, Dexamethason, Phenobarbital, Phenytoin, Carbamazepin

► **Tab. 2.27** Fortsetzung.

Frei-, Handelsname	Wirkung	Indikation	Nebenwirkungen	Kontraindikationen	Interaktionen
Felodipin (Nifedipin-Typ) (Delmuno®, Felocor®, Modip®) p. o.		essenzieller Bluthochdruck, Herzinsuffizienz NYHA III und IV		s. Amlodipin	s. Amlodipin; verstärkte Wirkung durch Diuretika, Cimetidin, Ranitidin, Grapefruitsaft; Theophyllinwerte in Kombination mit Felodipin möglicherweise stark schwankend; verstärkte Wirkung von Muskelrelaxanzien durch Felodipin; Prazosin (verstärkt die Blutdrucksenkung)
Natriumkanalblocker (Klasse-I-Antiarrhythmika)					
Chinidin (Klasse IA) + Verapamil (Cordichin®) p. o. wird nicht zur Dauertherapie empfohlen, zweckmäßiger ist **Verapamil** (s. Calciumkanalblocker)	wirken antagonistisch auf spannungsabhängige und nicht spannungsabhängige Natriumkanäle; Blocker nicht spannungsabhängiger Natriumkanäle (epitheliale Natriumkanäle an der Niere): kaliumsparenden Diuretika (Amilorid, Triamteren; Kap. 2.8); Blocker spannungsabhängiger Natriumkanäle: Lokalänästhetika (z. B. Lidocain, auch als ventrikuläres Antiarrhythmikum eingesetzt), Antikonvulsiva (Kap. 2.17) und Antiarrhythmika; antiarrhythmische Wirkung: **negativ inotrop**, Verlängerung der Dauer des Aktionspotenzials durch Blockade der Natriumkanäle bei der Depolarisation (Erhöhung der Depolarisationsschwelle)	tachykarde Rhythmusstörungen, supraventrikuläre Tachykardie bei Wolff-Parkinson-White-Syndrom (WPW-Syndrom), paroxysmales Vorhofflimmern	bradykarde Rhythmusstörungen, Blutdruckabfall, Atemstillstand bei schneller i. v. Injektion; gastrointestinale Beschwerden	Herzinsuffizienz, nach frischem Herzinfarkt, AV-Block Grad II und III; Vergiftungen mit herzwirksamen Glykosiden, Myasthenia gravis, hypertrophe Kardiomyopathie; Schwangerschaft, Stillzeit, Kinder	
akut: **Propafenon (Klasse IC)** (Rytmonorm®) p. o.					
Flecainid (Klasse IC) (Flecadura® p. o., Tambocor®) i. v., p. o.					
Ajmalin (Klasse IA) (Gilurytmal® i. v.)					

▸ **Tab. 2.27** Fortsetzung.

Frei-, Handelsname	Wirkung	Indikation	Nebenwirkungen	Kontraindikationen	Interaktionen
	und Hemmung des Kaliumausstroms in der Repolarisation (Klasse IA) → Zunahme der Gesamtrefraktärzeit (**negativ chronotrop**); durch Klasse-IC-Antiarrhythmika keine Hemmung des Kaliumausstroms (kein Einfluss auf das Aktionspotenzial)				
HCN-Blocker					
Ivabradin (Implicor®, Procoralan®) Tbl	verringerte Herzfrequenz durch Hemmung der HCN-Kanäle, andere Herzfunktionen werden nicht beeinträchtigt; bei empfohlener Dosierung Senkung der Herzfrequenz um ca. 10 Schläge/min	Herzinsuffizienz, Angina pectoris, bei β-Blocker-Unverträglichkeit oder nicht erfolgte Besserung durch gängige Medikation ohne Vorliegen weiterer Herzrhythmusstörungen	Sehstörungen (auch in der Retina befinden sich HCN-Kanäle); Kopfschmerzen, Schwindel, AV-Block Grad I, Blutdruckveränderungen	bei Pulsfrequenzen < 60 Schlägen/min	Antiarrhythmika (z. B. Diltiazem, Verapamil); Blutdrucksenker (z. B. Chinidin, Sotalol, Amiodoron); QT-Strecken verlängernde Medikamente wie Ziprasidon, Sertinol (Psychopharmaka), Mefloquin (Malaria), Erythromycin (i. v.); gesteigerte Wirkung durch Ketoconazol, Itraconazol, Fluconazol (Antimykotika), Grapefruitsaft, Clarithromycin (Antibiotikum); herabgesetzte Wirkung durch Phenytoin (Antiepileptikum), Rifampicin (Tuberkulosemittel), Johanniskraut (Depressionen)
Nitrate					
Akutbehandlung bei Angina pectoris und akuter Linksherzinsuffizenz: **Glyzeroltrinitrat** (Nitrolingual®) Spray **chronische Behandlung:** 1. Pflaster: **Glyzeroltrinitrat** (Nitroderm TTS)	Bei Pflastern erfolgt die Resorption über die Haut (Wirkungseintritt langsam, Wirkdauer 8–12 h). Die Herzarbeit wird verringert und der Sauerstoffbedarf gesenkt.	akute und chronische Angina pectoris, akute Linksherzinsuffizienz, chronische Linksherzinsuffizienz mit Koronarinsuffizienz	Kopfschmerzen, Schwindel, Somnolenz, Übelkeit, Schwäche, Ruhelosigkeit, Tachykardie (reflektorische Pulserhöhung), Hypoxie des Herzmuskels, Hypotonie bis Kollaps		

▸ **Tab. 2.27** Fortsetzung.

Frei-, Handelsname	Wirkung	Indikation	Nebenwirkungen	Kontraindikationen	Interaktionen
2. oral: **Isosorbitmononitrat** (ISMN® Heumann®, Ismo®, Monoclair®)	Nitrate dürfen nicht mehr gegeben werden, wenn der systolische Blutdruck 110 mmHg und weniger beträgt.				
Isosorbitdinitrat (ISDN-CT, Isoket®)					
ACE-Hemmer					
Captopril (Capto comp®, Captobeta®) p. o. **Captopril + Hydrochlorothiazid** (Dytide H®)	ACE überführt Angiotensin I in Angiotensin II. Durch die Hemmung des Enzyms wird die Bildung von Angiotensin II gehemmt und dessen vasokonstriktorische Wirkung verhindert. Zudem wird die Ausschüttung des Aldosterons gedrosselt, was zur verstärkten Diurese führt.	**Goldstandard** bei chronischer Herzinsuffizienz und Herzinsuffizienz nach Herzinfarkt; günstig in Kombination mit Thiaziden, β-Blockern und Aldosteronantagonisten	Hyperkaliämie, Azidose durch die vermehrte Natriumausscheidung; trockener Reizhusten (verlangsamter Abbau von Bradykinin in der Lunge), Dyspnoe, Stimmungsänderungen, Konjunktivitis, Hypotonie/Orthostase, Angina pectoris; Empfehlung zur Verhinderung einer Hyperkaliämie: Kombination der ACE-Hemmer mit Thiaziden	angioneurotisches Ödem, Nierenarterienstenose, Niereninsuffizienz, Leberinsuffizienz, Herzinsuffizienz NYHA IV, hämodynamisch relevante Aorten- oder Mitralklappenstenose, klinisch relevante Elektrolytstörungen; Schwangerschaft, Stillzeit	andere ACE-Hemmer und Blutdrucksenker, Diuretika; bei gleichzeitiger Gabe von Allopurinol immunologische Reaktionen möglich; Lithiumpräparate (verminderte Ausscheidung von Lithium, der Spiegel erhöht sich)
Enalapril (Benalapril®, Corvo®) p. o. **Enabeta + Hydrochlorothiazid** (Enabeta comp®)					
Fosinoprol (Fosinorm®) p. o. **Fosinoprol + Hydrochlorothiazid** (Fosinopril Actavis comp®)					
Lisinopril (Lisibeta comp) p. o. **Lisinopril + Hydrochlorothiazid** (Acercomp®)					
Ramipril (Arelix®, Delix®, Ramigamma®) p. o. **Ramipril + Hydrochlorothiazid** (Delix plus®)					
AT_1-Rezeptorantagonist					
Olmesartan (Olmetec®) p. o. **Olmesartan + Amlodipin** (Vocado 40/10®, Olmetec plus® 20/12,5) **Olmesartan + Amlodipin + Hydrochlorothiazid** (Vocado HCT® 20/5/12,5)	Durch den Mangel an Angiotensin II kommt es zur Vasodilatation, verminderten Aldosteronsekretion und verminderten Natrium- und Wasserretention (s. ACE-Hemmer). Sie beeinflussen nicht den Bradikininstoffwechsel, sodass der trockene Reizhusten des ACE-Hemmers entfällt.	Anwendung bei arterieller Hypertonie; bei Herzinsuffizienz nur Losartan zugelassen! Bevorzugt sind bei chronischer Herzinsuffizienz ACE-Hemmer einzusetzen.	Hyperkaliämie, Azidose (Reduktion der Hyperkaliämie durch Kombination mit Thiaziden, s. ACE-Hemmer); Müdigkeit, Schwindel, Schlaflosigkeit, gastrointestinale Beschwerden; Kreatininerhöhung, Leberfunktionsstörungen	Schwangerschaft, Stillzeit; beidseitige Nierenarterienstenose, Aorten- und MItralklappenstenosen, Hyperkaliämie	Diuretika, Blutdrucksenker, Lithiumpräparate (verminderte Ausscheidung von Lithium, der Spiegel erhöht sich)
Candesartan (Atacand®) **Candesartan + Hydrochlorothiazid** (Atacand plus® 16/12,5)					
Losartan (Lorzaar®)					

▶ **Tab. 2.27** Fortsetzung.

Frei-, Handelsname	Wirkung	Indikation	Nebenwirkungen	Kontraindikationen	Interaktionen
Losartan + Hydrochlorothiazid (Lorzaar plus® 50/12,5)	Da Angiotensin II ein Wachstumsfaktor für Fibroblasten und Myozyten ist, führt eine Hemmung zu geringerer Verdickung des Herzmuskels.				
Valsartan (Diovan®) **Amlodipin + Valsartan** (Amlodipin/Valsartan-ratiopharm® 10/160)					
Diuretika					
s. Kap. 2.8	Durch die Diurese wird die Vorlast gesenkt.	Hypertonie, Ödeme, jede Form der Herzinsuffizienz mit Flüssigkeitsretention; möglichst immer in Kombination mit ACE-Hemmern			
Sympatholytika/Parasympathomimetika					
s. Kap. 2.20, z. B. β-Blocker (Klasse-II-Antiarrhythmika)	Durch die Vasodilatation wird die Nachlast gesenkt.	arterielle Hypertonie, Herzrhythmusstörungen			

Kaliumkanalblocker

- L-Carnitin kann den Bedarf an herzwirksamen Medikamenten senken, da es die Belastungstoleranz steigert und die Auswurfleistung verbessert.
- Coenzym Q_{10} verbessert die Herzfunktion.
- Vitamin D wirkt antihypertensiv und kann den Bedarf an Antihypertonika verringern.
- L-Arginin unterstützt die blutdrucksenkende Wirkung.
- Zink wird vermehrt ausgeschieden, daher ist die Zugabe von Zink empfehlenswert.

Calciumkanalblocker

- s. Kaliumkanalblocker
- Zugabe von Magnesium wird empfohlen. Es kann die Dosierung der Antihypertonika verringern, verbessert die kardiale Funktion und wirkt der Ausscheidung durch Diuretika entgegen.
- Grapefruit vermindert die Metabolisierung der Calciumantagonisten und erhöht damit den Wirkspiegel und die NW-Rate.

Natriumkanalblocker

- s. Kaliumkanalblocker

HCN-Blocker

- s. Kaliumkanalblocker

Nitrate

- Bei einer Dauertherapie mit Nitraten wird eine Abschwächung der Nitrattoleranz beobachtet. Antioxidanzien wie Vitamin C, Coenzym Q_{10}, Vitamin E können einer Abschwächung vorbeugen.

ACE-Hemmer

- s. auch Kaliumkanalblocker
- Durch Retention von Kalium kann es zu einer Hyperkaliämie kommen, deshalb sollten keine weiteren Kaliumpräparate zugeführt werden.
- Da Lithium vermindert ausgeschieden wird, sollte die Lithiumdosierung angepasst werden.
- Eine Zugabe von Magnesium wird empfohlen. Es kann die Dosierung der Antihypertonika verringern, verbessert die kardiale Funktion und wirkt der Ausscheidung durch Diuretika entgegen.
- Vitamin D wirkt antihypertensiv und kann den Bedarf an Antihypertonika verringern.
- Zink wird vermehrt ausgeschieden, deshalb ist dessen Zugabe empfehlenswert.
- Bei Kombination mit Diuretika wird vermehrt Vitamin B_6 ausgeschieden.

AT_1-Rezeptorantagonisten
- Durch Retention von Kalium kann es zu einer Hyperkaliämie kommen, sodass keine weitere Zufuhr von Kaliumpräparaten erfolgen sollte.
- Da Lithium vermindert ausgeschieden wird, sollte die Lithiumdosierung angepasst werden.
- Zink wird vermehrt ausgeschieden, deshalb ist dessen Zugabe empfehlenswert.
- Vitamin D wirkt antihypertensiv und kann den Bedarf an Antihypertonika verringern.

2.13 Immunsystembeeinflussende Medikamente

2.13.1 Reaktion des Immunsystems auf Zellbeschädigung

Die Reaktion des Immunsystems auf eine Beschädigung von Zellen ist vielfältig. Durch die Beschädigung oder Nekrose von Geweben oder Zellen werden folgende Zelltypen angesprochen:
- **Makrophagen**
- Mastzellen
- Lymphozyten
- Endothelzellen
- Herzmuskelzellen
- Fibroblasten
- Nervenzellen

Diese schütten folgende Botenstoffe (Zytokine) aus:
- Zytokine (z. B. TNF-α und -β)
- Interleukine (IL-1 bis IL-23)
- Interferone (IFN-α, -β, -γ)
- Granulozyten- (G-CSF) und Granulozyten-Makrophagen-Kolonie-stimulierender Faktoren (MG-CSF)
- epidermalen Wachstumsfaktor (EGF)

Diese lösen Entzündungsprozesse und Autoimmunreaktionen aus, was zu folgenden weiteren Reaktionen führt:
a) Apoptose, Zellproliferation, Zelldifferenzierung, Ausschüttung weiterer Zytokine
b) Aktivierung von ca. 30 verschiedenen Akute-Phase-Proteinen (u. a. C-reaktives Protein [CRP], Ferritin, Fibrinogen, Hepzidin, Plasminogen, Thrombopoetin) in der Leber unter Mithilfe von Cortison
c) Ausschüttung von CRH → Cortisolanstieg (Kap. 2.11.1)
d) Freisetzen von Entzündungsmediatoren Histamin, Bradykinin, Prostaglandine, Leukotriene, eosinophil-chemotaktischer Faktor (ECF)
e) Verminderung der Insulinausschüttung im Pankreas und Steigerung der Insulinresistenz im Gewebe → Hyperglykämie
f) Stimulierung der Phagozytose in den Makrophagen
g) Appetitminderung

Aufgabe der Akute-Phase-Proteine
- suchen den Entzündungsort
- verhindern die Ausbreitung der Entzündung
- unterstützen das Immunsystem bei der Bekämpfung der Entzündung

Wirkung der Akute-Phase-Proteine
- Aktivierung des Komplementsystems und der Gerinnungskaskade
- Fieber
- Leukozytose (Neutrophilie)
- verstärkte Glukoneogenese
- verstärkter Proteinabbau
- Veränderung des Fettstoffwechsels

2.13.2 Naturheilkundliche Therapie bei geschwächtem Immunsystem

Wir stellen an dieser Stelle stellvertretend 2 naturheilkundliche Arzneimittel vor, die gerne eingesetzt werden, um das Immunsystem zu unterstützen, und die vor Infektionen schützen sollen. Wir halten es für wichtig, diese Mittel vorzustellen, weil sie bei zusätzlicher Gabe von Immunsuppressiva oder anderen Arzneimitteln kontraproduktiv wirken können. Das hier ebenfalls einsetzbare Johanniskraut wird ausführlicher in Kap. 2.17 besprochen.

Bei geschwächtem Immunsystem mit Symptomen wie häufigen Entzündungen, Erschöpfung und Schwäche sowie gehäuft auftretenden Infektionen werden oftmals immunsystemstabilisierende Präparate eingenommen. Dazu gehören u. a.
- Vitamine und Mineralien (z. B. Vitamin C, Eisen, Selen, Zink),
- eine mikrobiologische Therapie des Darms sowie
- die Einnahme von Phytotherapeutika wie Echinacea und Eleuterococcus (► **Tab. 2.28**).

▶ **Tab. 2.28** Phytotherapeutika zu Unterstützung und Stablisierung des Immunsystems (Echinacea: EMA 2017 [10], ESCOP 2009 [12]; Eleutherococcus: Bachmann 2010 [2])

Art-, Handelsname	Indikation/Wirkung	Nebenwirkungen	Kontraindikationen	Interaktionen
Echinacea purpurea (L.) (Purpur-Sonnenhut) (Echinacin®, Immunobion®; Kombinationspräparat: Esberitox®)	Echinacea stimuliert die Aktivität der Makrophagen und natürlichen Killerzellen, hat aber offensichtlich keinen Einfluss auf T- und B-Lymphozyten. Es wird als orales Präparat eingesetzt zur Stärkung des Immunsystems und zur Behandlung von grippalen Infekten sowie äußerlich bei oberflächlichen Wunden (Slb). Die erfolgreiche Behandlung bei Tumorpatienten ist bisher nicht eindeutig belegt. Auch fehlen eindeutige Aussagen über eine positive Auswirkung bei Krebspatienten unter Chemotherapie. Es wird empfohlen, Echinacea als Kurzzeittherapie einzusetzen. Zur Langzeittherapie fehlen Studien.	laut verschiedenen Studien gute Verträglichkeit; Hautausschläge und gastrointestinale Probleme, bei Allergikern auf Korbblüter erhöhtes Allergierisiko; Reaktionen auf Injektionen: Fieber, Schüttelfrost, Muskelschmerzen	keine Empfehlung bei Kindern < 12 Jahre; kontraindiziert bei Säuglingen sowie in der Schwangerschaft und Stillzeit (ungenügende Studienlage); Autoimmunerkrankungen, progressiv systemische Erkrankungen, Immunsuppression des leukozytären Systems	erhöht bei u. a. Paracetamol, Amitriptylin, Diazepam, Östradiol, Ondnasetron, Propranolol, Theophyllin, Warfarin, Koffein die Konzentration durch Hemmung des metabolisierenden Enzyms CYP1A2; durch Beeinflussung des Enzyms CYP3A4 vermutlich Beeinträchtigung von Arzneimitteln wie Lovastatin (Cholesterinsenker), Clarithromycin (Antibiotikum), Ciclosporin (Kalzineurinhemmer), Östrogene (Hormon); durch die immunstimulierende Wirkung generell Wechselwirkungen mit immunsupprimierenden Arzneimitteln möglich
Eleutherococcus senticosus (Taigawurzel)	Eleutherococcus ist eine aus Russland, Japan, China und Korea stammende Wurzel, die immunstabilisierend zur Kräftigung bei Müdigkeit und Schwäche eingesetzt wird. Sie ist vergleichbar mit den verwandten chinesischen und amerikanischen Ginseng-Arten. In Studien wurde gezeigt, dass unter Einnahme die Aktivität der Makrophagen gesteigert und die Vermehrung der T- und B-Lymphozyten angeregt wurde. Es wird auch eine antivirale Wirkung diskutiert, z. B. gegen Herpes simplex. In einer Studie konnte gezeigt werden, dass Influenzaverläufe durch Einnahme von Taigawurzel gemildert werden. Ebenso verbesserten sich Müdigkeit und Leistungsfähigkeit. Da es keine Langzeitstudien gibt, sollte die Einnahme nur kurzfristig erfolgen.	keine bekannt	Schwangerschaft und Stillzeit, Kinder < 12 Jahre; Bluthochdruck (fehlende Studien)	durch die immunstimulierende Wirkung generell Wechselwirkungen mit immunsupprimierenden Arzneimitteln möglich

2.13.3 Therapie mit Immunsuppressiva

Bei den Immunsuppressiva handelt es sich um verschiedene chemische und pharmakologische Stoffklassen, die keinen einheitlichen Wirkmechanismus zeigen. Sie unterdrücken an verschiedenen Stellen die Reaktionsfähigkeit des Immunsystems. Niedrig dosiert wirken sie immunmodulierend, wobei die Reaktionsfähigkeit des Immunsystems erhalten bleibt. Eine Immunsuppression birgt das Risiko viraler, bakterieller oder mykotischer Infektionen und für die Ausbildung von Neoplasien, macht aber Organtransplantationen und die Hemmung autoimmunologischer Prozesse möglich. Zu den Immunsuppressiva gehören folgende:

- Kalzineurinhemmer
- Zellproliferationshemmer
- Zytostatika
- DMARD („disease-modifying anti-rheumatic drug"), TNF-α-Inhibitoren (monoklonale Antikörper, neue Biologicals)
- Glukokortikoide (Kap. 2.11)

2.13.4 Kalzineurinhemmer

Kalzineurin ist ein Enzym vieler Körperzellen, auch verschiedener Zellen des Immunsystems. Es spielt eine große Rolle bei der Signalweiterleitung z. B. der T-Lymphozyten. Kalzineurinhemmer verhindern die Signalübertragung, sodass das Immunsystem (T-Lymphozyten) nicht aktiviert wird.

Beispiele für Kalzineurinhemmer sind in ▸ **Tab. 2.29** aufgeführt.

2.13.5 Zellteilungshemmer (Zellproliferationsinhibitoren)

Bei einer Abwehrreaktion werden in hohem Maße neue Immunzellen gebildet. Zellproliferationsinhibitoren verhindern die Vermehrung der Zellen des Abwehrsystems.

Beispiele für Zellteilungshemmer sind in der ▸ **Tab. 2.30** aufgeführt.

2.13.6 Zytostatika

Zytostatika werden in der Chemotherapie bei Krebserkrankungen eingesetzt. Sie verhindern die Teilung und Verbreitung der Tumorzellen. Sie wirken gezielt auf sich schnell teilende Zellen und erreichen dadurch in der Hauptsache Tumorzellen, die sich durch schnelles Wachstum auszeichnen. Sie schädigen aber auch sich schnell teilende gesunde Zellen wie Blutzellen, Schleimhautzellen des Verdauungstrakts, Haarwurzelzellen oder Zellen der Keimdrüsen. Durch spezifische kleinmolekulare Substanzen (Signaltransduktionsinhibitoren) und monoklonale Antikörper (Kap. 2.13.8) gibt es seit einigen Jahren die Möglichkeit, zielgerichtet gegen Tumorzellen vorzugehen.

▸ **Tab. 2.29** Kalzineurinhemmer.

Frei-, Handelsname	Wirkung	Indikation	Nebenwirkungen	Kontraindikationen	Interaktionen
Ciclosporin A (Sandimmun®) Kps, Lsg, i. v. (Immunosporin®) Kps	hemmen Zytokine und die Aktivierung und Vermehrung von Lymphozyten	Organtransplantationen; Autoimmunerkrankungen, chronische Entzündungen wie Colitis ulcerosa, Psoriasis; lokal bei chronischen Hornhaut- und Bindehautentzündungen	Niereninsuffizienz, Leberfunktionsstörungen; Ödeme, Bluthochdruck, Magen-Darm-Probleme; bei langer, hoch dosierter Einnahme erhöhtes Krebsrisiko	Schwangerschaft und Stillzeit; nicht kontrollierter Bluthochdruck, Psoriasis mit Leberfunktionsstörungen, erhöhte Harnsäure- und Kaliumspiegel im Blut; nicht begleitend zu einer Lichttherapie oder bei Gabe von Retinoiden	verstärkte Nierenschädigung durch Glukokortikoide (Krampfanfälle), Amphotericin B, Trimethoprim, Vancomycin, Aminoglykosidantibiotika, NSAID, Bezafibrat, Fenofibrat; Rhabdomyolyse durch Statine; kaliumsparende Diuretika, ACE-Hemmer, AT_1-Rezeptorenblocker (beeinflussen den Kaliumhaushalt)
Tacrolimus (Prograf®) Kps, i. v. (Protopic®) Slb	hemmen die Aktivierung der T-Lymphozyten	Organtransplantationen; atopisches Ekzem	nierentoxisch, Hautkrebs, begünstigt Herpesinfektionen	Schwangerschaft und Stillzeit (schwere Schäden des Kindes)	wenn äußerlich, sicherheitshalber nicht gemeinsam mit Erythromycin, Itraconazol, Ketoconazol, Diltiazem; Vancomycin, Cotrimoxazol, Gaciclovir, Aciclovir (Gefahr von Nerven- und Nierenschäden); kein Grapefruitsaft

► **Tab. 2.30** Zellteilungshemmer. Da bei bestimmten Arzneimitteln die NW von großer Relevanz sind, werden zusätzlich die Wertigkeiten angegeben (+ + + = stark ausgeprägt).

Frei-, Handelsname	Wirkung	Indikation	Nebenwirkungen	Kontraindikationen	Interaktionen
Azathioprin (Imurek®) p. o.	hemmt die Entwicklung einiger Immunzellen	Organtransplantationen; Autoimmunerkrankungen wie multiple Sklerose (MS), Lupus erythematodes, rheumatoide Arthritis, Myasthenia gravis; chronische Entzündungen, z. B. bei Morbus Crohn, Colitis ulcerosa	Durchfall, Übelkeit, Erbrechen; Leukopenie, Anämie, Thrombozytopenie	Leber- und Nierenfunktionsstörungen, Tuberkulose, Sepsis, Schwangerschaft; keine starke Sonnenbestrahlung, Gefahr von Hautkrebs	Wirkungsverstärkung durch Ciclosporin, Tacrolimus, Furosemid, Allopurinol; gehemmte Wirkung von Totimpfstoffen; verstärkte NW durch Mesalazin, Sulfasalazin, Zytostatika, Captopril, Cimetidin, Trimethoprim, Indometazin
Mykophenolat (Cellcept®, Myfortic®) p. o.	hemmen die Aktivierung der B- und T-Lymphozyten	Transplantationen	Durchfall, Übelkeit, Erbrechen; Herpes simplex, Herpes zoster; Anämie, Thrombozytopenie; bei Langzeittherapie Hautkrebs, Sepsis	Sonnenbaden; Immunschwäche; Schwangerschaft und Stillzeit	fast 3-fache Verstärkung der Tacrolimuswirkung; verstärkte Wirkung von Aciclovir, Valaciclovir; erniedrigte Wirkung von Mykophenolsäure durch Antazida und Colestyramin; erhöhte Gefahr einer Infektion durch Lebendimpfstoffe; Verringerung der Wirkung von Mykophenolsäure durch verschiedene Antibiotika
Everolimus (Certican®, Afinitor®) p. o.	gehört in die Gruppe der Makrolidantibiotika; hemmt die Botenstoffe, die die B- und T-Lymphozyten aktivieren; verhindert die Zellteilung	in Kombination mit Ciclosporin oder Cortison gegen Transplantatabstoßung; Zweitlinientherapeutikum bei metastasierendem Nierenzellkarzinom nach Vorbehandlung	Durchfall, Übelkeit, Erbrechen	Leberfunktionsstörung; keine Sonnenbestrahlung; Schwangerschaft	Antimykotika, bestimmte Antibiotika und Virustatika
Sirolimus (Rapamune®) p. o.	gehört in die Gruppe der Makrolidantibiotika; hemmt die Botenstoffe, die die B- und T-Lymphozyten aktivieren	in Kombination mit Ciclosporin oder Cortison gegen Transplantatabstoßung	Durchfall, Übelkeit, Erbrechen + + +	Leberfunktionsstörung; keine Sonnenbestrahlung; Schwangerschaft	Antimykotika, bestimmte Antibiotika und Virustatika

Die Arzneimittel bilden eine große Gruppe verschiedener chemischer Substanzen: So finden sich z. B. Alkylanzien (Carmustin, Cyclophosphamid), Folsäureantagonisten (Methotrexat), Pyrimidin- (Azacitidin, Gemcitabin) und Purinanaloga (Azathioprin, Mercaptopurin), Mitosehemmstoffe (Vincristin, Vinblastin), Antibiotika (Bleomycin, Mitomycin) und Platinverbindungen (Carboplatin, Cisplatin; ► Tab. 2.31).

Beeinflussung der Mikronährstoffe

- Einen guten Einfluss auf die NW durch Ciclosporin und andere Immunsuppressiva (nephrotoxisch, Hypertonie, Hypertriglyzeridämie) haben ω-3-Fettsäuren.
- Vitamin D hat gute immunmodulierende und endothelschützende Wirkung. Es wirkt zudem blutdrucksenkend und senkt die Triglyzeride. Es wirkt einer Transplantatabstoßung entgegen.

► **Tab. 2.31** Zytostatika. Da bei bestimmten Arzneimitteln die NW von großer Relevanz sind, werden zusätzlich die Wertigkeiten angegeben (+ = mäßig ausgeprägt; + + = ausgeprägt; + + + = stark ausgeprägt; + + + + = sehr stark ausgeprägt).

Frei-, Handelsname	Wirkung/ Bemerkung	Indikation	Nebenwirkungen	Kontraindikationen	Interaktionen
Alkylanzien					
Chlorambucil (Leukeran®) Tbl	schädigen die Zell-DNA, Stickstoff-Lost-Derivat	CLL, Non-Hodgkin-Lymphom, Morbus Hodgkin, multiples Myelom	Knochenmarksschädigung + + +, Magen-Darm-Trakt-Schädigung + +, Haarausfall + +, Zystitis +, Mykosen + +, Lungenentzündungen + +, Sepsis + +, Virusinfektionen + +, Krampfanfälle + +	Leber- und Niereninsuffizienz; schwere Blutbildveränderungen; Schwangerschaft, Stillzeit	Röntgenstrahlen (verstärken die Knochemarksschädigung); Gelbfieberimpfung
Cyclophosphamid (Endoxan®) Tbl, i. v.		Leukämien, Lymphome, Ovarial-, Mamma-, Bronchialkarzinom, Ewing-, Ovarial-, Osteosarkom; schwere Form von Lupus-Nephritis, Wegener Granulomatose			
Ifosfamid (Holoxan) i. v.		Kombinationspräparat bei Hodenkarzinom ab Stadium II, Zervixkarzinom FIGO IV, Bronchialkarzinom, Osteosarkom, Lymphome			
Busulfan (Myleran®) Tbl		palliativ bei CML; vor Stammzelltransplantation	Blutbildveränderungen + +		
Melphalan (Alkeran®) i. v.		multiples Myelom, Induktionstherapie mit Prednisolon	Leukämie	s. Alkylanzien; absolute KI: Schwangerschaft, Stillzeit	
Temozolomid (Temodal®) p. o.	besser verträglich als Nitroseharnstoffe, fehlende Lungen- und Knochenmarkstoxizität	gute Wirksamkeit bei Erst- und Rezidivtherapien hochmaligner Gliome	Hautallergie, die einen Therapieabbruch notwendig macht + + + +, Blutbildveränderungen + +, Kopfschmerzen + + + +, nervale Probleme + + +, Infektionen + + +	s. Alylanzien	

▶ **Tab. 2.31** Fortsetzung.

Frei-, Handelsname	Wirkung/ Bemerkung	Indikation	Nebenwirkungen	Kontraindikationen	Interaktionen
Procarbazin (Natulan®) Kps	Einsatz im Rahmen einer Kombinationstherapie (Polychemo- und Strahlentherapie) mit Procarbazin und dem Mitosehemmstoff Vincristin	Morbus Hodgkin	Herpes zoster + + +, Knochenmarksdepression + + + +, interstitielle Pneumonie + +, gastrointestinale Beschwerden + + + +, Infertilität + + + +		
Bendamustin (Levact®, Bendamustin Beta) i. v.	Monotherapie oder in Kombination mit Rituximab	Non-Hodgkin-Lymphom, CLL, multiples Myelom	Blutbildveränderungen + + +, Infektionen + +, Schlaflosigkeit + + +, Arrhythmien, gastrointestinale Beschwerden + + + +, Nierenprobleme		
Nitroseharnstoffe, Alkylanzien: **Carmustin (BCNU)** (Gliadel) Implantat	eher seltener Einsatz wegen hoher NW	Gliome, Glioblastom	Knochenmarksdepression; Diarrhoe; nephro-, hepato-, pulmotoxisch		
Lomustin (CCNU) (Cecenu®) p. o.	im Rahmen der Kombinationstherapie	Hirntumoren, Hirnmetastasen, maligne Melanome, kleinzelliges Bronchialkarzinom (SCLC)	Leukämierisiko, Harnblasenkarzinom, nephrotoxisch, Knochenmarksdepression; Fibrose, Dyspnoe, Haarausfall, gastrointestinale Beschwerden		
Folsäureantagonisten/-analoga					
Methotrexat (Bendatrexat, Lantarel®, MTX®) p. o., i. v. in Kombination mit Folsäure	Folsäureantagonist; hemmt die Pyrimidinsynthese, z. B. Thymin	akute lymphatische Leukämie (ALL), Non-Hodgkin-Lymphom, Malignome im Kopf-/Halsbereich, Ovarial-, Mammakarzinom, Osteosarkom	Knochenmarksschädigung + + +, Magen-Darm-Trakt-Schädigung + +, Haarausfall +, Anstieg der Leberenzyme +	schwere Nieren- und Leberfunktionsstörung, schwere Erkrankung des Knochenmarks, erhöhter Alkoholkonsum, Magen- und Darmgeschwüre; Schwangerschaft (fetale Fehlbildungen)	verstärkte Wirkung durch Acetylsalicylsäure, NSAID, Barbiturate, Benzodiazepine, Sulfonamide, Chloramphenicol, Probenecid, einige Penicilline; verminderte Wirkung durch Glukokortikoide, Bleomycin, Penicillin, Triamteren, Allopurinol, Vitaminpräparate und Medikamente, die einen Folatmangel erzeugen
Pemetrexed (Alimta) i. v.	Folsäureanalogon; hemmt eine Reihe von Enzymen (z. B. Dihydrofolatreduktase), sodass keine Nukleotide (Thymidin und Purin) aufgebaut werden können	**Monotherapie (2. Linie)** bei nichtkleinzelligem Bronchialkarzinom (NSCLC) mit Metastasen oder im fortgeschritten Stadium oder wenn die Therapie mit Paclitaxel, Docetaxel und Gemcitabin als Erhaltungstherapie nicht ausreicht	s. Methotrexat, zudem Müdigkeit, Appetitmangel, Übelkeit	s. Methotrexat, zudem Gelbfieberimpfung	

► **Tab. 2.31** Fortsetzung.

Frei-, Handelsname	Wirkung/ Bemerkung	Indikation	Nebenwirkungen	Kontraindikationen	Interaktionen
		Kombinationspräparat (1. Linie) bei inoperablem Pleuramesotheliom, fokal fortgeschrittenem NSCLC: Pemetrexed + Cisplatin			
Pyrimidinanaloga					
Azacitidin (Vidaza®) i. v.	DNA-Polymerasehemmer; werden anstelle von Cytosin in die DNA eingebaut (Pyrimidinanalogon)	metastasierende Karzinome: in Kombination mit Cisplatin gegen Harnblasenkrebs, **nicht** SCLC, Adenokarzinom des Pankreas; in Kombination mit Carboplatin gegen Ovarialkarzinom; in Kombination mit Paclitaxel gegen Mammakarzinom	Knochenmarksschädigung + + +, Magen-Darm-Trakt-Schädigung + +, Haarausfall +	Lebererkrankung, Alkoholismus, Niereninsuffizienz, Strahlentherapie, Herz-Kreislauf-Erkrankung; Schwangerschaft	Strahlentherapie; Lebendimpfstoffe (Risiko einer tödlichen Infektion)
Gemcitabin (Bendacitabin, Gemcitabin Hexal®) i. v.					
Fluorouracil (5-FU) (Benda-5 FU, Ribofluor®) i. v.		5-FU in Kombination mit Leukovorin + Oxaliplatin (FOLFOX) oder mit Leukovorin + Irinotecan (FOLFIRI) gegen Rektum- und Kolonkarzinom			
Capecitabin (Xeloda®, Ecansya) p. o.		Capecitabin in Kombination mit Oxaliplatin gegen Rektum- und Kolonkarzinom (XELOX)			
Cytarabin (Depocyte®, Alexan®) i. v.	Zytostatikum und Virostatikum	akute myeloische Leukämie (AML), ALL, Non-Hodgkin-Lymphome, myelodysplastische Syndrome (MDS), Gliome	s. Azacitidin, zudem verzögert eintretende Übelkeit		
Purinanaloga					
Mercaptopurin (Puri-Nethol®) p. o.	Purinanalogon; hemmen die Synthese der Purine und werden an deren Stelle eingebaut	ALL	Knochenmarksschädigung + + +, Magen-Darm-Trakt-Schädigung + +, Haarausfall +	Leber-, Gallenerkrankungen, Nierenfunktionsstörungen; Schwangerschaft und Stillzeit	verstärkte Wirkung durch Allopurinol; Impfungen mit Lebendimpfstoff
Fludarabin (Fludara®) i. v.		CLL			

▶ **Tab. 2.31** Fortsetzung.

Frei-, Handelsname	Wirkung/ Bemerkung	Indikation	Nebenwirkungen	Kontraindikationen	Interaktionen
Mitosehemmstoffe					
Vincristin (Vincristinsulfat-Teva®, Cellcristin®) i. v.	hemmen die Mitose	akute Leukämie, Morbus Hodgkin, Non-Hodgkin-Lymphom, Neuroblastom, Osteosarkom, Wilms-Tumor, Ewing-Sarkom, Zervixkarzinom, Morbus Werlhof	Knochenmarksschädigung + +, Magen-Darm-Trakt-Schädigung + +, Haarausfall + +; neurotoxisch (Polyneuropathie)	Schwangerschaft und Stillzeit	verstärkte Wirkung durch andere Mitosehemmer (Colchicin, Podophyllotoxin, Taxane)
Vinblastin (Vinblastinsulfat-Teva) i. v.					
Antibiotika					
Bleomycin (Bleomedac®) i. v.	zytotoxisch durch Verhinderung der Replikation	Kopf-, Hals-, Penis-, Hoden-, Zervix-, Hodgkin- und Non-Hodgkin-Tumoren	Knochenmarksschädigung + + +, Magen-Darm-Trakt-Schädigung + +, Haarausfall + + +	Leber- und Nierenschäden, akute Infekte, Knochemarksdepression; Schwangerschaft, Stillzeit	andere Immunsuppressiva
Mitomycin (Mitem®) i. v.		Blasen-, Magen-, Bronchial-, Pankreas-, Rektum-, Mamma-, Leberzell-, Zervix-, Ösophaguskarzinome, Kopf-, Hals-Tumoren, CML, Osteosarkom	s. Bleomycin, zudem Pneumonie, nierentoxisch		
Anthracycline					
Daunorubicin (Daunoblastin) i. v.	Hemmung der DNA und RNA-Polymerase, keine Synthese der RNA und DNA	ALL, AML	Infektionen + + +, Blutbildveränderungen + + +, Depressionen + +, Kopfschmerzen + + +, Schwindel + +, Kardiomyopathie + + +, Blutungen + + +, Dyspnoe + +, gastrointestinale Beschwerden + +	Schwangerschaft, Stillzeit; Impfungen mit Lebendimpfstoff; schwere Herz-, Leber- und Nierenerkrankungen; Windpocken- oder Herpes-zoster-Infektion; Kinder < 12 Monate	Heparin (führt zu Fällungsreaktionen); abgeschwächte Wirkung von Ciprofloxacin
Dactinomycin (Lyovac-Cosmegen) i. v.		Wilms-Tumor, Ewing-Sarkom, kindliches Rhabdomyosarkom; Chorionkarzinom			
Doxorubicin (Adrimedac®) i. v.		SCLC, Mamma-, Ovarial-, Harnblasen-, Schilddrüsenkarzinom, Osteo-, Ewing-Sarkom, Hodgkin-, Non-Hodgkin-Lymphom, ALL, AML, Plasmozytom, Wilms-Tumor, Neuroblastom			
Epirubicinhydrochlorid (Farmorubicin®) i. v.		fortgeschrittenes Mamma-, Ovarial-, Magenkarzinom, Weichteilsarkom, SCLC			

▶ **Tab. 2.31** Fortsetzung.

Frei-, Handelsname	Wirkung/ Bemerkung	Indikation	Nebenwirkungen	Kontraindikationen	Interaktionen
Platinverbindungen					
Carboplatin (Axicarb®, Carbomedac®) i. v.	verhindern die Transkription der DNS	**1. Linie** beim Ovarialkarzinom; beim SCLC in Kombination mit anderen Chemotherapeutika	Knochenmarksschädigung + +, Magen-Darm-Trakt-Schädigung +, Haarausfall +, nephrotoxisch	Schwangerschaft, Stillzeit (Gefahr von Missbildungen); Nieren-, Leber-, Lungenerkrankung; Blutungsneigung	verstärkte Wirkung durch Vinblastin, Vincristin, Bleomycin; abgeschwächte Wirkung durch Vitamin B_6; nicht mit Lebendimpfstoff (lebensgefährliche Reaktionen)
Cisplatin (Cisplatin-Teva®) i. v.		Hodenkarzinom, SCLC, NSCLC, Ösophagus-, Zervix-, Endometrium-, Harnblasen-, Kopf-/Halstumoren, Osteosarkom			
Oxaliplatin (Axiplatin®, Medoxa®, Riboxatin®) i. v.		in Kombination mit Capecitabin (Xeloda®) (XELOX) oder mit 5-FU + Folinsäure (FOLFOX) gegen Rektum- und Kolonkarzinom Stadium III, Dukes C und bei Metastasenbildung			
Taxane					
Docetaxel (Ribodocel®, Taxeus®, Taxotan) i. v.	hemmen die Mitose	metastasierendes Ovarial-, Mamma-, Prostata-, Magen-, Hals-, Kopfkarzinoms; SCLC, NSCLC; Kombination mit Trastuzumab bei metastasierendem Mammakarzinom mit positivem HER2 („human epidermal growth factor receptor 2", Kap. 2.13.8), wenn noch keine Behandlung gegen Metastasen erfolgt; Kombination mit Capecitabin bei Mammakarzinom nach Versagen anderer Therapien; Kombination mit Cisplatin bei fortgeschrittenem SCLC	Anämie + + +, Neutropenie +, Fieber + + +, Übelkeit, Erbrechen, Diarrhoe + + +, Haarausfall + + +, Pneumonie + + +, Herzrhythmusstörungen + +, Anstieg der Leberwerte + +	Blutbildungsstörungen, blutende Karzinome; schwere Nierenfunktionsstörung	Impfung mit Lebendimpfstoff (z. B. Gelbfieber) oder abgeschwächten Viren; Erhöhung der NW (Nieren oder Innenohr) durch Aminoglykosidantibiotika, Furosemid; Ciclosporin, Tacrolimus (kann zu Krebs führen); Beeinträchtigung der Wirkung durch aluminiumhaltige Infusionsbestecke, Spritzen, Injektionsnadeln

▶ **Tab. 2.31** Fortsetzung.

Frei-, Handelsname	Wirkung/ Bemerkung	Indikation	Nebenwirkungen	Kontraindikationen	Interaktionen
Paclitaxel (Abraxane)		Monotherapie bei Mammakarzinom, wenn Erstlinientherapie ohne Wirkung; **Erstlinientherapie** bei metastasierendem Pankreasadenokarzinom in Kombination mit Gemcitabin sowie bei NSCLC, wenn andere Therapien nicht möglich sind, in Kombination mit Carboplatin	Lippenherpes + + +, Anämie + + +, Übelkeit, Erbrechen, Diarrhoe + + +, Haarausfall + + +, Depression + + +, Akne, Juckreiz + + +		
Topoisomerase-II-Hemmer					
Etoposid (Vepesid®K) p. o. (Riboposid) i. v.	Hemmung des Enzyms Topoisomerase II, das für die Reparatur und Vermehrung der DNA zuständig ist	Ewing-Sarkom, rezidivierendes Hodenkarzinom, Bronchialkarzinom, Lymphome, AML; palliativ bei SCLC, NSCLC, Ovarialkarzinom	Übelkeit, Erbrechen, Haarausfall + + +; Fieber, Durchfall, Ermüdung, Leberschäden + +; Blutbildveränderungen + + +	Herzinfarkt, Gicht, Knochenmarksdepression; Schwangerschaft, Stillzeit	erhöhte Knochenmarksschädigung durch Cyclophosphamid, Vinblastin, Cisplatin; gesteigerte Wirkung von Etoposid durch Phenylbutazon, Acetylsalicylsäure, Ciclosporin (zudem verstärkte NW durch Ciclosporin); verstärkte Wirkung von Warfarin
Mitoxantron (Novantron®, Onkotrone®, Ralenova®) i. v.		metastasierendes Mammakarzinom, Non-Hodgkin-Lymphom, akute Leukämien, Blastenschub bei CML, Ovarialkarzinom, hormonresistentes Prostatakarzinom; sekundär-progrediente oder progressiv-schubförmige MS			
Topoisomerase-I-Hemmer					
Irinotecan (Axinotecan, Campto®) i. v.	hemmt die DNA-Replikation durch Hemmung der dafür benötigten Topoisomerase I	bei fortgeschrittenem Kolonkarzinom in Kombination mit 5-FU + Folinsäure; bei Kolon- oder Rektumkarzinom in Kombination mit 5-FU + Folinsäure + Bevacizumab; **2. Wahl** bei MS	s. Eposid	Niereninsuffizienz, chronisch entzündliche Darmerkrankung; Schwangerschaft, Stillzeit; Hyperbilirubinämie, Dialyse	abgeschwächte Wirkung durch Phenobarbital, Phenytoin, Carbamazepin, Dexamethason, Johanniskraut

► **Tab. 2.31** Fortsetzung.

Frei-, Handelsname	Wirkung/ Bemerkung	Indikation	Nebenwirkungen	Kontraindikationen	Interaktionen
Topotecan (Hycamtin®, Potactasol) i. v., p. o.		metastasierendes Ovarialkarzinom, SCLC; Kombination mit Cisplatin bei Zervixkarzinom Stadium IVB und bei Rezidiv nach Bestrahlung	s. Eposid, zudem Schwindel, Leukämie, Bradykardie, Nasen- und Tränenfluss	Herzinsuffizienz, Kardiomyopathie; Schwangerschaft, Stillzeit	s. o.
Tyrosinkinasehemmer					
1. Generation: **Imatinib** (Glivec®, Imanivec®) p. o.	hemmen die Aktivität der Tyrosinkinasen und damit die Rezeptoren für den Wachstumsfaktor, Unterbindung des Zellwachstums; keine Chemotherapeutika im herkömmlichen Sinne, sondern Mittel zur zielgerichteten Therapie (**Target-Therapie**)	Standardtherapeutikum bei **CML**, ALL; Pankreaskarzinom, Lungenkarzinom	Zytopenie, Ödeme, gastrointestinale Beschwerden, Knochen-, Muskelschmerzen, Kopfschmerzen, chronische Müdigkeit, Juckreiz, Hautausschlag	Schwangerschaft	verstärkte Wirkung durch Amiodaron, Ciprofloxacin, Clarithromycin, Erythromycin, Cimetidin, Diltiazem, Verapamil, Ketoconazol, Ritonavir, Valproat, Pfefferminzöl, Grapefruitsaft; verringerte Wirkung durch Brokkoli, Rosenkohl, Johanniskraut, Tabak, Barbiturate, Carbamazepin, Phenytoin, Rifampicin; Vorsicht bei Kombinationen der Tyrosinkinasehemmer!
2. Generation: **Dasatinib** (Sprycel®) p. o.		CML, ALL			
Erlotinib (Tarceva®) p. o.		**Erstlinienbehandlung** bei metastasierendem NSCLC; bei Pankreaskarzinom in Kombination mit Gemcitabin			
Gefitinib (Iressa®)		metastasierendes NSCLC			
Crizotinib (Xalkori®)					
Afatinib (Giotrif®)					
Ibrutinib (Imbruvica®)		CLL, Morbus Waldenström			
Lapatinib (Tyverb®)p. o.		in Kombination mit Capecitabin bei fortgeschrittenem oder metastasierendem Mammakarzinom			
Nilotinib (Tasigna®) p. o.		chronische Phase bei CML, Philadelphia-Chromosom-positiv			
Ruxolitinib (Jakavi®)		Polycythaemia vera			
Sorafenib (Nexavar®)		Leberzellkarzinom und fortgeschrittenes Nierenzell- und Schilddrüsenkarzinom			
Sunitinib (Sutent®)		fortgeschrittenes Nierenzellkarzinom			

Grundlagen

▶ **Tab. 2.31** Fortsetzung.

Frei-, Handelsname	Wirkung/ Bemerkung	Indikation	Nebenwirkungen	Kontraindikationen	Interaktionen
Axitinib (Inlyta) p. o.		**Zweitlinienpräparate** bei metastasierendem Nierenzellkarzinom bei Versagen von Sunitinib	s. o., zudem Hypertonie, Diarrhoe, Fatigue, Hypothyreose		
Pazopanib (Votrient®) p. o.		Nierenzellkarzinom, Weichteilsarkom	s. o.		
Immunmodulatoren/Glutaminsäurederivate					
Thalidomid (Thalodomide Celegene) p. o.	zentral dämpfend, immunsuppressiv, entzündungshemmend (Hemmung entzündungsfördernder Zytokine, z. B. TNF-α); Verbesserung der Immunität gegen Tumorzellen (Stimulation von T-Zellen und natürlichen Killerzellen), blutgefäßneubildungshemmend	multiples Myelom bei Patienten > 65 Jahre	Hautausschlag, Durchfall, Muskelkrämpfe, Ödeme, Übelkeit, Müdigkeit, Anämie, Neutropenie, Thrombozytopenie; teratogen, deshalb keine Verordnung, wenn keine Verhütungsmaßnahmen erfolgen	Schwangerschaft	
Lenalidomid (Revlimid®) p. o.		multiples Myelom, evtl. in Kombination mit Dexamethason; MDS, Mantelzelllymphom			
Pomalidomid (Imnovid®) p. o.		bei multiplem Myelom in Kombination mit Dexamethason			
Proteasomhemmer					
Bortezomib (Velcade®) s. c., i. v.	Proteasomen sind in der Tumorzelle für den Abbau von bestimmten Eiweißen verantwortlich. Hemmer blockieren bestimmte Signalwege und den DNA-Reparaturmechanismus in der Tumorzelle. Das führt zur verbesserten Wirkung der Zytostatika.	bei multiplem Myelom als Monotherapie oder in Kombination mit Doxorubicin oder Dexamethason; Kombination mit Melphalan + Prednison; Kombination mit Dexamethason + Thalidomid; beim Mantelzelllymphom Kombination mit Rituximab, Cyclophosphamid, Doxorubicin + Prednison	Anämie, ausgeprägte Erschöpfung, Thrombozytopenie, akute Herzschwäche; Polyneuropathie + + +	Schwangerschaft, Stillzeit	
Carfilzomib (Kyprolis®) i. v.		bei multiplem Myelom in Kombination mit Lenalidomid + Dexamethason	Carfilzomib und Ixazomib haben weniger nervenschädigende NW, Ixazomib führt selten zu Durchfall und ist wegen der Tablettenform gut für eine Erhaltungstherapie geeignet.		
Ixazomib (Ninlaro®) p. o.					

▶ **Tab. 2.31** Fortsetzung.

Frei-, Handelsname	Wirkung/ Bemerkung	Indikation	Nebenwirkungen	Kontraindikationen	Interaktionen
Aromatasehemmer					
Anastrozol (Arimidex®) Tbl	Das Enzym Aromatase fördert bevorzugt im Fettgewebe die Bildung von Östrogen aus Vorstufen. Hemmer blockieren die Umwandlung.	hormonempfindlicher Mammatumor	Hitzewallungen, Hypercholesterinämie, gastrointestinale Beschwerden, Müdigkeit, Juckreiz	prämenopausal (da unwirksam), schwere Nierenfunktionsstörungen, Lebererkrankungen; Schwangerschaft, Stillzeit	Östrogene und Kombinationen damit; verringerte Wirkung durch Tamoxifen
Letrozol (Femara®) Tbl		**Erstlinientherapie** des hormonabhängigen fortgeschrittenen Mammakarzinoms bei postmenopausalen Frauen			
Exemestan (Aromasin®) Tbl		adjuvante Therapie des Mammakarzinoms, das 2–3 Jahre mit Tamoxifen behandelt worden ist			
Antiöstrogene					
Tamoxifen (Nolvadex®) p. o.	Blockade der Hormonrezeptoren für Östrogen an den Krebszellen	hormonabhängiges Mammakarzinom, metastasierendes Mammakarzinom	vorübergehende Anämie + +, Anstieg der Serumtriglyzeride + +, Benommenheit, Kopfschmerzen + + +, Kataraktrisiko + +, Thromboemboliegefahr + + +, Ischämien + + +, Zyklusveränderungen bis hin zu Amenorrhoe + + + +, Endometriumveränderungen + +, Hitzewallungen + + + +, Knochenschmerzen + +	Kinder und Jungendliche, Schwangerschaft, Stillzeit; Vorsicht bei schweren Thromboembolien, regelmäßige Blutbildkontrollen notwendig	
Gonadotropin-Releasing-Hormon-Analoga (GnRH-Analoga)					
Goserelin (Zoladex®) Implantat	Durch die Gabe der GnRH-Agonisten werden nach einem 2- bis 3-wöchigen Hormonanstieg keine weiteren glandotropen Hormone wie LH und FSH sowie Sexualhormone gebildet.	fortgeschrittenes Prostata-, Mammakarzinom	verminderte Libido + + + +, Depressionen + + +, Parästhesien + + +, Kopfschmerzen + + +, Blutdruckveränderungen + +; Männer: Herzinfarkt + +, Hyperhidrose, erektile Dysfunktion; Frauen: Scheidentrockenheit + +	Kinder, Schwangerschaft, Stillzeit	

► **Tab. 2.31** Fortsetzung.

Frei-, Handelsname	Wirkung/ Bemerkung	Indikation	Nebenwirkungen	Kontraindikationen	Interaktionen
Buserelin (Metrelef®) Nasenspray		Endometriose, Myome	Kopfschmerzen + + +, Libidoverlust + + +, Hitzewallungen + + +; Männer: Impotenz + + +, Hodenatrophie + + +	Hormonunempfindlichkeit des Tumors, nach Orchiektomie	
(Profact®) i. v. (Suprefact®) 3-Monats-Implantat		Endometriose, In-vitro-Fertilisation			
Leuprorelin (Eligard®) i. v.		hormonabhängiges Prostatakarzinom		s. o., zudem Schwangerschaft, Stillzeit, Veränderungen des Endometriums	
(Enantone®) Depotimplantat		hormonabhängiges Prostatakarzinom; Mammakarzinom, Endometriose, In-vitro-Fertilisation, Pubertas praecox			

- Der Mineralienhaushalt muss überprüft werden, da es unter der Behandlung häufig zu Hyperkaliämien kommt. Eine Kaliumsubstitution ist kontraindiziert.
- Eine zusätzliche Behandlung mit Folsäure, Vitamin B_6 und B_{12} wird empfohlen, da nach Transplantationen häufig der Homocysteinspiegel erhöht ist. Zudem entwickelt sich bei manchen Mitteln eine Anämie (► **Tab. 2.32**).
- Bei einer Therapie mit Ciclosporin sollte kein Grapefruitsaft getrunken werden, da die Inhaltsstoffe den Abbau des Ciclosporins vermindern.

2.13.7 Disease-modifying anti-rheumatic drug (DMARD)

Die Behandlung mit DMARD gilt als Basistherapie bei entzündlichen rheumatischen Erkrankungen. Es sind sog. langsam wirkende Zweitlinienmedikamente, die über einen längeren Zeitraum eingesetzt werden müssen. Sie hemmen die Entzündungsreaktionen und beugen Deformationen und Zerstörungen der Gelenke vor (► **Tab. 2.32**).

Im Gegensatz dazu stehen die Erstlinienmedikamente wie Analgetika, NSAID und Glukokortikoide, die nur über kurze Zeiträume verabreicht werden (Kap. 2.19).

Beeinflussung der Mikronährstoffe

- Bei der Behandlung mit Methotrexat kommt es zu einem Folsäuremangel, weshalb Folsäure immer substituiert werden sollte.
- Vitamin E (täglich 500 I.E.) unterstützt die entzündungshemmende Wirkung der NSAID und verringert die gastrointestinalen NW.
- NSAID erhöhen den Serumkaliumspiegel, weshalb keine zusätzlichen Kaliumpräparate eingenommen werden sollen.
- Die gastrointestinalen Beschwerden von NSAID können abgemildert werden durch Einnahme von L-Glutamin (5–10 g), ca. 30 min vor der NSAID-Gabe.
- Bei einer Gabe von Sulfasalazin empfiehlt sich die Einnahme von Folsäure sowie Vitamin B_6 und B_{12}.
- D-Penicillamin senkt den Vitamin-B_6-Spiegel. Eine Einnahme von Vitamin B_6 (25–100 mg/d) wird empfohlen. Sind schon Neuropathien vorhanden, sollte zusätzlich Vitamin B_{12} verabreicht werden.
- Weiterhin unterstützen regelmäßige Einnahmen von ω-3-Fettsäuren, Vitamin C, Selen und Zink die antirheumatische Therapie.

Therapieempfehlungen

Die schulmedizinische Behandlung bei rheumatischen Erkrankungen sollte zunächst nicht unterbrochen oder reduziert werden. Eine naturheilkundliche Therapie kann parallel erfolgen. Verbessern sich die Beschwerden, kann darüber in Absprache mit dem Arzt und Patienten nachgedacht werden, die Medikation langsam zu reduzieren. Dabei müssen immer die klinischen Symptome und Laborparameter überprüft werden. Verschlimmern sich die Symptome, ist sofort zur Ausgangsmedikation zurückzukehren. Glukokortikoide werden in kleinen Schritten über einen langen Zeitraum ausgeschlichen (Kap. 2.11).

▶ **Tab. 2.32** Auswahl der DMARD.

Frei-, Handelsname	Indikation	Nebenwirkungen	Kontraindikationen	Interaktionen
Methotrexat (MTX®, Lantarel®) in Kombination mit Folsäure	**1. Wahl** bei rheumatoider Arthritis, Morbus Bechterew, Psoriasis-Arthritis, Riesenzellarteriitis; auch bei reaktiver Arthritis, wenn Sulfasalazin nicht wirkt	nephro-, hepato-, kardiotoxisch, Leukopenie, Thrombopenie, Agranulozytose Methotrexat gehört zu den **dosiskritischen Wirkstoffen**: Zu wenig führt zur Verschlechterung der Erkrankung, zu viel zu lebensbedrohlichen NW.	Leberschaden, Nierenschaden, Alkoholabusus, Immunschwäche; Schwangerschaft, Stillzeit	erhöhte Toxizität von Methotrexat durch Alkohol, NSAID, Phenobarbital, Benzodiazepine, Tetracycline, Sulfonamide, Erythromycin; abgeschwächte Wirkung durch Allopurinol; obligatorische Gabe von Folsäure (Methotrexat wird wie Folsäure vom Körper verwendet und in die Zelle eingebaut)
Azathioprin (Imurek®) i. v., p. o.	**1. Wahl** bei enteropathischer Arthritis, wenn Steroide nicht wirksam sind; bei rheumatoider Arthritis, Lupus erythematodes; auch bei reaktiver Arthritis, wenn Sulfasalazin nicht wirkt; Autoimmunhepatitis, Myasthenia gravis etc.	Knochenmarksschädigung durch die Hemmung der Nukleinsäurebildung; Leukopenie (Gefahr schwerer Infektionen); teratogene Schäden; Anämie	Schwangerschaft; strenge Indikationsstellung in der Stillzeit	Wirkungsverstärkung durch Ciclosporin, Tacrolimus, Furosemid, Allopurinol; verringerte Wirkung von Muskelrelaxanzien, Warfarin; Erhöhung der NW durch Penicillamin, Mesalazin, Sulfasalazin, Captopril, Cimetidin, Indometazin
Chloroquin (Resochin®) p. o. **Hydroxychloroquin** (Quensyl®) p. o.	rheumatoide Arthritis, Malaria; auch bei systemischem Lupus erythematodes	Juckreiz, Schwindel, Polyneuropathien, Kopfschmerzen, Übelkeit, Erbrechen, Reizbarkeit, erhöhte Empfindlichkeit gegenüber Sonnenlicht; Sehstörungen durch Retinopathien oder Hornhauttrübungen (regelmäßige Augenkontrolle)	Schwangerschaft (außer Malariaprophylaxe und -therapie), Stillzeit	hepatotoxische Stoffe (verstärkte Wirkung der Toxizität); Insulin, orale Antidiabetika (Blutzuckerschwankungen); Glukokortikoide (erhöhtes Kardiomyopathierisiko); Digoxin, Methotrexat (erhöhte Toxizität der Stoffe)
D-Penicillamin (Metalcaptase®) p. o.	rheumatoide Arthritis	**Nephropathien**, gastrointestinale Beschwerden, Leukopenie, Agranulozytose, Thrombopenie, Hämatopoese gestört, Knochenmarksdepression, Neuropathien, Vitamin-B_6-Mangel, Hautausschläge	Leber-, Nierenschäden, aplastische Anämie, Myasthenia gravis; Schwangerschaft, Stillzeit	Azathioprin (schlechtere Verträglichkeit von D-Penicillamin, erhöhte Knochenmarkstoxizität)
Sulfasalazin (Azulfidine®) p. o.	**1. Wahl** bei reaktiver Arthritis und enteropathischer Arthritis; auch bei rheumatoider Arthritis, Morbus Bechterew, Psoriasis-Arthritis	gastrointestinale Beschwerden, Juckreiz	Kinder < 2 Jahre; Leber-, Nierenschäden; Schwangerschaft, strenge Indikationsstellung in der Stillzeit	Antibiotika, Digoxin, Folsäure, Eisen (verminderte Sulfasalazinwirkung)

► **Tab. 2.32** Fortsetzung.

Frei-, Handelsname	Indikation	Nebenwirkungen	Kontraindikationen	Interaktionen
Mesalazin (Salofalk®) p. o., Supp, Schaum		Diarrhoe, Kopfschmerzen, Schwindel, Transaminaseerhöhung, Blutbildungsstörungen	schwere Leber- und Nierenfunktionsstörungen, bestehende peptische Ulzera, Blutungsneigung; Schwangerschaft, Stillzeit	verstärkte Wirkung von Antikoagulanzien; Magengeschwüre bei gleichzeitiger Kortikoidgabe; Verstärkung der blutzuckersenkenden Wirkung von Sulfonylharnstoffen; erhöhte Krebsgefahr bei gleichzeitiger Gabe von Methotrexat; Verschlechterung der Nierenfunktion durch Gabe einiger Diuretika, z. B. Spironolacton + Furosemid
Leflunomid (Arava®) p. o.	rheumatoide Arthritis	gastrointestinale Beschwerden, Panzytopenie	eingeschränkte Leberfunktion; Stillzeit, strenge Indikationsstellung in der Schwangerschaft	verminderte Wirkung durch Colestyramin, Aktivkohle; Impfstoffe (verminderte Immunisierung); hepatotoxische Stoffe (verstärkte Wirkung der Toxizität)
Ciclosporin A (Cicloral®, Immunosporin®) p. o. (Sandimmun®) i. v., p. o.	Psoriasis-Arthritis; effektivstes Mittel bei der Organtransplantation	nephro-, neuro-, hepatotoxisch; Hypertonie; gesteigerter Kaliumgehalt, Harnsäureanstieg	Nierenfunktionsstörungen; Schwangerschaft, Stillzeit	keine Kombination mit nephrotoxischen Substanzen (Aminoglykoside, Amphotericin B)

2.13.8 Biologika (Biopharmazeutika), monoklonale Antikörper

Biologika sind biotechnologisch und gentechnisch hergestellte Arzneimittel. Sie gelten ebenfalls als Basistherapeutika. Zu ihnen gehören monoklonale Antikörper, z. B. Infliximab, Golimumab, oder zytokinbindende Stoffe wie Etanercept.

Die **Nomenklatur** der Biologika gestaltet sich wie folgt:

- mab → monoklonaler Antikörper
- cept → Fusionsprotein
- omab → Antikörper von der Maus
- imab → Antikörper von Primaten
- ximab → Teil des Antikörpers aus einem Mausprotein
- zumab → humanisierter Antikörper, Antigenbindungsstellen aus Mausproteinen
- mumab → humaner Antikörper
- li → gegen Entzündungen

Beispiele: Inf-li-xi-mab, Ada-li-mu-mab, Etaner-cept

Monoklonale Antikörper

Auf der Oberfläche von Viren, Bakterien und anderen Erregern befinden sich vielfältige Strukturen (Determinanten), gegen die der Organismus als Abwehrreaktion ein Gemisch aus verschiedenen Antikörpern bildet (polyklonal). Durch ein kompliziertes gentechnisches Verfahren (Hybridomtechnik) werden Antikörper hergestellt, die nur auf ein bestimmtes Merkmal oder eine bestimmte Determinante spezialisiert sind (monoklonal). Die Herstellung humaner monoklonaler Antikörper ist schwierig, sodass die Maus hierbei eine bedeutende Rolle spielt, da ihre Antikörper eine große strukturelle Verwandtschaft zu humanen Antikörpern aufweist.

Herstellung monoklonaler Antikörper

Reine Antigene werden der Maus injiziert, die gebildeten Antikörper werden mit Myelomzellen (entartete B-Lymphozyten) verschmolzen und es entstehen sog. Hybridzellen (Lymphozyten, die unsterblich sind und die die gleichen Antikörper bilden). Die Zellen wachsen auf einem Nährmedium, bilden Antikörper und geben sie ins Nährmedium ab, aus dem die Antikörper isoliert werden können.

Monoklonale Antikörper werden heute u. a. bei autoimmunologischen Erkrankungen, in der Transplantationsmedizin, Krebstherapie, Neurologie sowie Augenheilkunde Erfolg versprechend eingesetzt.

Wirkung der monoklonalen Antikörper

Werden monoklonale Antikörper in der Diagnostik und in der Therapie, z. B. als Immunsuppressiva, eingesetzt, werden sie auch Biologika genannt. Die Biologika erkennen und binden bestimmte, für die Abwehrreaktion wichtige Moleküle, die als Oberflächenmerkmale von Zellen fungieren, z. B. TNF-α, B- und T-Lymphozyten, Interleukine, Immunglobulin E (IgE) oder membrangebundene Glykoproteine (Cluster of Differentiation = CD) und blockieren sie.

Übersicht monoklonaler Antikörper

Info

Allgemeine NW monoklonaler Antikörper

- Blutarmut, Bluthochdruck, Erhöhung der Blutfette, veränderte Blutwerte, Blutvergiftung
- Kopfschmerzen, Schwindel, Benommenheit
- Infektionen der oberen Luftwege
- Halsschmerzen, Halsentzündung
- Aufstoßen, Übelkeit, Erbrechen, Durchfall, Bauchschmerzen, Verstopfung, Magenschleimhautentzündung, Darmentzündung
- Blasenentzündung, Pilzbesiedlung der Scheide
- Hautausschlag, Juckreiz, Nesselsucht, Ekzeme, Herpesinfektion
- Gewichtsabnahme, vermehrtes Schwitzen, Fieber, grippeartige Erscheinungen
- Taubheit, Nervenschmerzen, Zittern
- Gelenkschmerzen, Muskelschmerzen, Gelenkentzündung
- Bildung von **Antikörpern** (v. a., wenn sie nicht in Kombination mit Methotrexat angewendet werden)
- Reaktionen an der Einstichstelle, allergische Reaktionen
- gelegentlich gestörte Wundheilung
- Bindehautentzündung der Augen, Sehstörungen

Bei Autoimmunerkrankungen und Transplantatabstoßung werden die in ▶ **Tab. 2.33** aufgeführten monoklonalen Antikörper eingesetzt, zur Krebsbehandlung diejenigen in ▶ **Tab. 2.34**.

Beeinflussung der Mikronährstoffe

Bei Makuladegeneration ist eine Ergänzung von Zink, Kupfer, Vitamin C, β-Karotin, Vitamin B_6, B_{12} sowie Folsäure empfehlenswert.

Therapieempfehlungen

Echinacin®, Arnika, Traumeel®, Johanniskraut, Eigenblut etc. sind kontraindiziert, da sie das Immunsystem anregen und bei Tumoren und autoimmunologischen Prozessen kontraproduktiv wirken.

▶ **Tab. 2.33** Monoklonale Antikörper bei Autoimmunerkrankungen und Transplantatabstoßung.

Frei-, Handelsname	Zielstruktur	Indikation	Nebenwirkungen	Kontraindikationen	Interaktionen
Adalimumab (Humira®) s. c. nur in Kombination mit Methotrexat, wenn Methotrexat oder andere allein keine ausreichende Wirkung zeigten (Bildung von Antikörpern gegen Adalimumab deutlich geringer)	TNF-α	rheumatoide Arthritis, Morbus Bechterew, juvenile idiopathische Arthritis; Psoriasis-Arthritis, Morbus Crohn, Colitis ulcerosa (grundsätzlich nur, wenn andere Therapien unzureichend waren); bei Morbus Crohn und Colitis ulcerosa zu Beginn in Kombination mit Cortison	systemische Hautreaktion, anaphylaktische Reaktionen, Infektionen des Respirationstrakts, Hypertonie, Rigor, Lymphome, Panzytopenie, aplastische Anämie	Kinder < 4 Jahre oder < 15 kg Körpergewicht; Sepsis, manifeste Infektionen, chronische Herzinsuffizienz, demyelinisierende Erkrankungen; Tuberkulose, AIDS, Hepatitis B; Schwangerschaft, Stillzeit	Lebendimpfstoffe; in Kombination mit Anakinra oder Abatacept schwere NW
Alemtuzumab (Lemtrada) i. v., s. c.	B- und T-Lymphozyten	MS; CLL vom B-Zell-Typ	erhöhte Infektanfälligkeit, Hypotonie, Fieber, akutes Lungenschädigungs-Syndrom (ARDS), Arrhythmien, Herzinfarkt		keine Lebendimpfstoffe

► **Tab. 2.33** Fortsetzung.

Frei-, Handelsname	Zielstruktur	Indikation	Nebenwirkungen	Kontraindikationen	Interaktionen
Anakinra (Kineret) s. c.	IL-Rezeptor (schwächer als TNF-Blocker)	rheumatoide Arthritis	Erythem, Entzündung, Schmerzen an der Einstichstelle, Kopfschmerzen, Neutropenien, Infektionen	schwere Nierenfunktionsstörung, GFR < 30 ml/min; starke Leukopenie	bei gleichzeitiger Einnahme von Etanercept schwerwiegende Infektionen
Belimumab (Benlysta®) i. v.	B-Lymphozyten-Stimulator (BLyS)	systemischer Lupus erythematodes	Durchfall, Übelkeit, Erbrechen, Fieber, Erythem, Entzündung, Schmerzen an der Einstichstelle, Kopfschmerzen, Neutropenien, Infektanfälligkeit, Depression, Schlaflosigkeit		keine Lebendimpfstoffe
Bevacizumab (Avastin®) Injektion in den Glaskörper	EGF	altersbedingte Makuladegeneration (Wirksamkeit bestätigt, aber noch ohne Zulassung), Hauptpräparat Ranibizumab; Darm-, Bronchial-, Nierenzell-, Ovarialkarzinom, Glioblastom (► **Tab. 2.34**)	Darmperforation, Proteinurie, Hypertonie, Thromboembolien (Apoplex, Herzinfarkt), Thrombosen, Übelkeit, Erbrechen, Kopfschmerzen, Anaphylaxie	epileptische Anfälle, metastasierter Dickdarmkrebs, Fisteln im Bereich der Speise- und Luftröhre, Bluthochdruck	schwere Blutbildveränderungen durch Carboplatin, Cisplatin, Docetaxel, Paclitaxel (Neutropenie); verminderte Wirkung durch Glukoselsg (5 %); erhöhte Nekrose der Kieferknochen durch Bisphosphonate
Certolizumab (Cimzia®) s. c.	TNF-α	rheumatoide Arthritis, Morbus Crohn	Infektionen, Kopfschmerzen, Reaktion an der Injektionsstelle, Tuberkulose, Malignome, Herzversagen	schwere Infektionen oder Tuberkulose	Anakinra, Abatacept, Rituximab (erhöhte Gefahr schwerer Infektionen)
Daclizumab (Zinbryta®)	IL-2-Rezeptor; Förderung der natürlichen Killerzellen	schubförmige MS; Anwendung nur, wenn andere Therapien versagen	Erhöhung der Leberwerte; Infektionen, Hautreaktionen		
Golimumab (Simponi®) i. v.	TNF-α	rheumatoide Arthritis, juvenile idiopathische Arthritis; Morbus Bechterew, Psoriasis-Arthritis	systemische Hautreaktion, anaphylaktische Reaktionen, Infektionen des Respirationstrakts, Hypertonie, Rigor, Lymphome, Panzytopenie, aplastische Anämie	Sepsis, manifeste Infektionen, chronische Herzinsuffizienz, demyelinisierende Erkrankungen	

► **Tab. 2.33** Fortsetzung.

Frei-, Handelsname	Zielstruktur	Indikation	Nebenwirkungen	Kontraindikationen	Interaktionen
Infliximab (Remicade®) i. v. in Kombination mit Methotrexat	TNF-α	rheumatoide Arthritis, juvenile idiopathische Arthritis; Morbus Bechterew, Psoriasis-Arthritis, Psoriasis, chronisch entzündliche Darmerkrankungen	systemische Hautreaktion, anaphylaktische Reaktionen, Infektionen des Respirationstrakts, Hypertonie, Rigor, Lymphome, Panzytopenie, aplastische Anämie, Reaktivierung einer Tuberkulose, septische Reaktionen	Sepsis, manifeste Infektionen, chronische Herzinsuffizienz, demyelinisierende Erkrankungen	
Natalizumab (Tysabri®) i. v.	Lymphozyten	MS	Schwindel, Übelkeit, Infektionen, Fieber, Depression, Anaphylaxie	bei Überempfindlichkeit, wenn IFN-β bzw. Glatirameracetat angewendet werden	IFN-β bzw. Glatirameracetat
Omalizumab (Xolair®) i. v.	IgE	schweres Asthma bronchiale	Fieber, Kopfschmerzen, Juckreiz, gastrointestinale Störungen, Haarausfall	akuter Asthmaanfall, IgE-Überschuss; allergische Aspergillose, Neurodermitis	
Ranibizumab (Lucentis®) Injektion in den Glaskörper	EGF	feuchte, altersbedingte Makuladegeneration, Makulaödem	Reaktionen am Auge mit Entzündung, Schmerzen, Druckerhöhung, Sehstörungen etc.; Kopfschmerzen, Anämie	Gabe anderer Antikörper, starke Verminderung der Sehschärfe, Augeninnendruckerhöhung > 30 mmHg, Netzhautriss, -ablösung; Einblutungen im Auge	
Rituximab (MabThera®) i. v.	B-Zelle	aktive rheumatoide Arthritis, wenn TNF-α-Blocker versagen; Neuromyelitis optica; Kombination mit Methotrexat	Bluthochdruck, Hautausschlag, Schüttelfrost, Infektionen der Harn- und Luftwege, Dyspepsie, Parästhesien	aktive Infektionen; Herzinsuffizienz NYHA IV	keine Lebendimpfstoffe
Secukinumab (Cosentyx®) i. v.	IL-Rezeptor	Vaskulitis; Riesenzellarteriitis, Plaque-Psoriasis	Infektionen der oberen Atemwege	Schwangerschaft und Stillzeit; Infektionen, aktive Tuberkulose	keine Lebendimpfstoffe
Tocilizumab (RoActemra®) i. v., s. c.	IL-Rezeptor (wirkt auch bei Versagen von DMARD und TNF-Blockern)	rheumatoide Arthritis, juvenile idiopathische Arthritis	Erythem, Entzündung, Schmerzen an der Einstichstelle, Kopfschmerzen, Neutropenien, Infektionen der oberen Atemwege	chronische Infekte, Divertikulitis, Diabetes mellitus, interstielle Pneumonie, Leberfunktionsstörungen, nach vorheriger Behandlung mit monoklonalen Antikörpern (Neutropenie), Hypertonie, Fettstoffwechselstörungen; Schwangerschaft und Stillzeit	verstärkte Verstoffwechselung von Atorvastatin, Calciumkanalblockern, Theophyllin, Warfarin, Phenytoin, Ciclosporin, Benzodiazepinen
Trastuzumab (Herceptin®) i. v.	Wachstumsfaktorrezeptor HER2	metastasierendes Magenkarzinom, Mammakarzinom	grippale Symptome, gastrointestinale Symptome, Kopfschmerzen, Hypertonie, Juckreiz, Herzmuskelschwäche, Depression	Pneumonie, bei gleichzeitiger Gabe von Paclitaxel oder Docetaxel; nach vorheriger Behandlung mit Cyclophosphamid (Zytostatikum); Herzmuskelschwäche, Angina pectoris, Hypertonie; Kinder < 18 Jahre	Cyclophosphamid, Paclitaxel, Docetaxel

► **Tab. 2.33** Fortsetzung.

Frei-, Handelsname	Zielstruktur	Indikation	Nebenwirkungen	Kontraindikationen	Interaktionen
Vedolizumab (Entyvio) i. v.	IgG	Morbus Crohn, Colitis ulcerosa	Kopfschmerzen, Grippe, Hypertonie, Obstipation, Blähungen, Hämorrhoiden, Akne, Fieber, Erhöhung des Risikos für Krebserkrankungen	aktive Infektionen wie Tuberkulose oder mit CMV oder Listerien; nach vorheriger Behandlung mit anderen monoklonalen Antikörpern; Schwangerschaft und Stillzeit; Kinder < 17 Jahre (nicht geprüft)	Vorsicht bei Lebendimpfstoffen
Abatacept (Orencia®) i. v.	T-Zelle	aktive rheumatoide Arthritis, wenn TNF-α-Blocker versagen; juvenile idiopathische Arthritis, wenn DMARD und TNF-α-Blocker versagen	Bluthochdruck, Hautausschlag, Schüttelfrost, Infektionen der Harn- und Luftwege, Dyspepsie, Parästhesien	aktive Infektionen, Sepsis, opportunistische Infektionen; Herzinsuffizienz NYHA IV	TNF-α-Inhibitoren, Impfstoffe und Immunsuppressiva
Etanercept (Enbrel®) s. c.	TNF-α	rheumatoide Arthritis, juvenile idiopathische Arthritis; Morbus Bechterew, Psoriasis-Arthritis	Reaktionen an der Einstichstelle, Infektionen des Respirationstrakts, Antikörperbildung, Panzytopenie, aplastische Anämie	Sepsis, manifeste Infektionen, chronische Herzinsuffizienz, demyelinisierende Erkrankungen	schwere NW bei Kombination mit Adalimumab, Anakinra, Enbrel; Methotrexat, Sulfasalazin (Neutropenie); Lebendimpfstoffe

► **Tab. 2.34** Monoklonale Antikörper zur Krebsbehandlung.

Frei-, Handelsname	Wirkung	Indikation
Alemtuzumab (Lemtrada) i. v.	Lymphozytendepression	ALL, T-Zell-Lymphome; Eskalationstherapie bei MS
Bevacizumab (Avastin®) i. v.	EGF-Bindung	Darm-, Bronchial-, Nierenzell-, Ovarialkarzinom, Glioblastom, Makuladegeneration (► **Tab. 2.33**), Mammakarzinom
Cetuximab (Erbitux®) i. v.	EGF-Bindung	Darmkrebs, Kopf- und Halstumoren
Daratumumab (Darzalex) i. v.	CD 38	multiples Myelom
Ipilimumab (Yervoy®) i. v.	T-Lymphozyten-Depression	malignes Melanom
Nivolumab (Opdivo®) i. v.	PD-1-Inhibitor	metastasierendes Melanom
Obinutuzumab (Gazyvaro® i. v.)	Lymphozytendepression	CLL, maligne Lymphome
Pertuzumab (Perjeta®) i. v.	B-Lymphozyten-Depression	Non-Hodgkin-Lymphom, Mammakarzinom
Rituximab (MabThera®) i. v., s. c.	EGF-Bindung	Ovarial-, Mamma-, Bronchial-, Prostatakarzinom, Non-Hodgkin-Lymphom
Trastuzumab (Herceptin®) i. v.	HER2/neu	Magen-, Mammakarzinom

2.14
Lipidsenker

Unter dem Begriff Lipide werden Fette und fettähnliche Substanzen zusammengefasst. Sie sind in polaren Lösungen (Wasser) schlecht und in unpolaren (fetthaltigen) Lösungen gut löslich. Zu den Lipiden gehören Triglyzeride, fettlösliche Vitamine (Vitamin A, D, E, K), Phospholipide (z. B. Lecithin) und Cholesterin.

Triglyzeride und Cholesterin werden über die Nahrung aufgenommen oder in der Leber synthetisiert. Cholesterin wird mit der Gallenflüssigkeit in den Darm ausgeschieden und zum Teil über den enterohepatischen Kreislauf rückresorbiert.

Cholesterin, Phospholipide und Triglyzeride werden in Form von Lipoproteinen im Blut transportiert. Es gibt folgende Lipoproteine:

- „very low density lipoproteins“ (VLDL)
- „intermediate density lipoproteins“ (IDL)
- „low density lipoproteins“ (LDL)
- „high density lipoproteins“ (HDL)
- Lipoprotein (a)
- Chylomikronen

Lipidsenker werden eingesetzt bei Fettstoffwechselstörungen und zur Senkung der Cholsterin- und Triglyzeridspiegel.

Eine Hyperlipidämie hat viele Ursachen. So kann ein Diabetes mellitus, Übergewicht, Alkoholismus, Hypothyreose, Pankreatitis, Lebererkrankungen oder auch eine Schwangerschaft eine Fettstoffwechselstörung hervorrufen. Auch genetische Faktoren oder Medikamente (z. B. Glukokortikoide) spielen eine Rolle.

Als Lipidsenker (▸ Tab. 2.35) werden eingesetzt:

- 3-Hydroxy-3-Methylglutaryl-Coenzym-A-Reduktasehemmer (HMG-CoA-Reduktasehemmer) bzw. Cholesterin-Synthese-Enzym-Hemmer (CSE-Hemmer), sog. Statine
- Fibrate (Senkung der Triglyzeride)
- Ionenaustauscher (Bindung des Cholesterins an Gallensäuren)
- Niacin
- Phytopharmaka, z. B. β-Sitosterin, Knoblauch

▸ **Tab. 2.35** Lipidsenker.

Frei-, Handelsname	Wirkung	Indikation	Nebenwirkungen	Kontraindikationen	Interaktionen
Statine					
Atorvastatin (Sortis®) p. o.	Hemmung der Neusynthese von Cholesterin in den Leberzellen und Bildung von mehr LDL-Rezeptoren an den Hepatozyten mit dem Erfolg der Reduktion der LDL-Konzentration im Blut um ca. 40 %; Erhöhung der HDL-Konzentration und Senkung des Triglyzeridgehalts Hinweis: Therapiestopp bei Dosiserhöhung um das 3-Fache der Norm!	**1. Wahl** bei Hypercholesterinämie Bei **akutem Koronarsyndrom** scheint die sofortige Gabe von CSE-Hemmern zu einer Plaquestabilisierung und Besserung der Prognose zu führen (weitgehend unabhängig vom Lipidstatus).	Kopfschmerzen, gastrointestinale Beschwerden, Transaminaseanstieg; Myopathie	Leber-, Muskelerkrankungen; Schwangerschaft, Stillzeit; Kinder < 18 Jahre	Atorvastatin, Lovastatin, Simvastatin + Clarithromycin, Erythromyin, Ketoconazol, Itraconazol, Verapamil, HIV-Proteaseinhibitoren (führen zu erhöhtem Myopathierisiko bis Rhabdomyolyse); erhöhte Phenytoinwirkung durch Kombination von Fluvastatin + Phenytoin; verminderte Lipidsenkung durch Kombination von Fluvastatin + Rifampicin; alle (mit Ausnahme von Pravastin): verstärkte Antikoagulation bei zusätzlicher Gabe von Antikoagulanzien
Fluvastatin (Locol®) p. o.					
Lovastatin (Lovabeta®) p. o.					
Pravastatin (Pravasin® protect) p. o.					
Rosuvastatin (Crestor®) p. o.				s. o., zudem generell bei Kindern; nicht mit Ciclosporin A kombinieren	
Simvastatin (Zocor®) p. o.				s. o., zudem generell bei Kindern	

► **Tab. 2.35** Fortsetzung.

Frei-, Handelsname	Wirkung	Indikation	Nebenwirkungen	Kontraindikationen	Interaktionen
Cholesterinabsorptionshemmer					
Ezetimib (Ezetrol®)	Hemmung der Cholesterinresorption im Dünndarm	Hypercholesterinämie	Kopfschmerzen, Bauchschmerzen; Diarrhoe, Schwindel, Bluthochdruck	Lebererkrankungen, Erhöhung der Transaminasen; Kinder < 10 Jahre; Stillzeit	in der Schwangerschaft und Stillzeit keine Kombination mit Statinen; Zusatz von Ionenaustauschern 2 h zwischen Arzneigaben; in Kombination mit Ciclosporin erhöhte Wirkung beider Arzneimttel; **keine Kombination mit Fibraten!**
Ezetimib + Simvastatin (Inegy®)	Anwendung in Kombination mit einem Statin; Senkung der Cholesterinkonzentration in der Galle und damit Verringerung des Gallensteinrisikos; Senkung der CRP-Konzentration im Blut; Senkung der Insulinresistenz peripherer Körperzellen und damit Senkung des Risikos einer nichtalkoholische Steatohepatitis (NASH)		zusätzlich Myalgie, Transaminaseerhöhung, Ödeme		
Fibrate					
Bezafibrat (Befibrat®) **Fenofibrat** (Lipidil®) **Gemfibrozol** (Gevilon®)	wahrscheinlicher Wirkmechanismus: Blockade der Cholesterinsynthese und Freisetzung von VLDL; Verstärkung des Enzyms Lipoproteinlipase, das VLDL in LDL umwandelt; Steigerung des Triglyzerid- und LDL-Abbaus, Abnahme der VLDL-Synthese	Hypercholesterinämie, Hypertriglyzeridämie Ihr Einsatz ist umstritten! Sie zeigen keine signifikante Steigerung der Lebensverlängerung, deshalb werden eher Statine eingesetzt.	verändern die Zusammensetzung der Gallenflüssigkeit, dadurch erhöhtes Risiko für **Gallensteinbildung**; gastrointestinale Beschwerden; Myalgien, Myositis	Gallensteinleiden, schwere Leber-, Nierenschädigung; Schwangerschaft, Stillzeit	verstärkte Wirkung von Gerinnungshemmern; Verstärkung der blutzuckersenkenden Wirkung bei Einnahme von Antidiabetika und Insulin; in Kombination mit Gemfibrozil + Ciclosporin A oder Statinen erhöhtes Myopathierisiko; verminderte Lipidsenkung durch Antazida, Colestipol, Colestyramin; keine Kombination mit Ezetimib!
Ionenaustauscher					
Colestyramin (Quantalan®) **Colesevelam** (Cholestagel®)	Unterbrechung des enterohepatischen Kreislaufs durch Resorptionsverhinderung; dadurch vermehrter Verbrauch von Cholesterin zur Neubildung von Gallensäuren; Zunahme der LDL-Rezeptoren an den Hepatozyten	Hypercholesterinämie; bevorzugt als Kombination mit Statinen, wenn die Wirkung der Statine unzureichend ist; bei Digitalisintoxikation und Pruritus; bei partiellem Gallengangsverschluss	gastrointestinale Beschwerden, Obstipation, verstärkte VLDL-Synthese, verminderte Resorption fettlöslicher Vitamine	Ileus, Gallengangsverschluss	Verminderung der Resorption aller oral verabreichten Pharmaka, deshalb 2 h Pause zwischen den Einnahmezeiten

► Tab. 2.35 Fortsetzung.

Frei-, Handelsname	Wirkung	Indikation	Neben-wirkungen	Kontraindi-kationen	Interaktionen
Vitamine					
Niacin Nikotinsäure (Vitamin B_3)	Die Europäische Arzneimittel-Agentur (EMA) hat 2013 die klinische Wirksamkeit nicht bestätigt, bei gleichzeitig starken NW. Niacin wird nur noch in niedrigen Dosen als Vitamin verabreicht.				
Phytopharmaka					
β-Sitosterin in Lebensmitteln: Schwarzkümmel-, Nachtkerzenöl, Weizenkeimöl, Weißdorn u. a.	Verringerung der Cholesterinresorption				

Beeinflussung der Mikronährstoffe

- Durch die Statine werden Coenzym Q_{10}, fettlösliche Vitamine und Selen im Serum erheblich reduziert. Es sollte eine Substitution erfolgen.
- Grapefruitsaft reduziert die Metabolisierung der Statine im Darm, sodass der Wirkspiegel deutlich ansteigt, was zur Verstärkung der NW führt. Deshalb sollte Grapefruitsaft vermieden werden.
- Da Nikotinsäure den HDL-Spiegel erhöht und den Triglyzeridspiegel senkt, kann eine Einnahme von Nikotinsäure zur Reduktion der Dosis der Statinsenker führen. Günstig wirkt sich die gleichzeitige Einnahme von Vitamin B_6 und B_{12} aus, die den durch Nikotinsäure ansteigenden Homocysteinspiegel absenken, ohne die positive Wirkung der Nikotinsäure zu blockieren. Ebenso führt Folsäure zur Absenkung des Homocysteinspiegels.
- Omega-3-Fettsäuren führen zur Senkung des Triglyzeridspiegels.
- Vitamin D wirkt sich positiv auf Herz und Gehirn aus und reduziert die Herzinfarkt- und Schlaganfallgefahr.

Therapieempfehlungen

Bei der Therapie der Hypercholesterinämie müssen die Ursachen berücksichtigt werden. Erkrankungen, die eine Fettstoffwechselstörung nach sich ziehen, müssen behandelt werden. Handelt es sich allerdings um eine Hypercholesterinämie ohne gravierende Grundertkrankung, kann mit Veränderung des Lebensstils viel erreicht werden, z. B. durch Sport, Gewichtsreduktion und Ernährungsumstellung. Dadurch kann die Einnahme der Lipidsenker reduziert oder beendet werden.

2.15 Magenschleimhautschützende Arzneimittel

Die Hauptproblematik im oberen Verdauungstrakt liegt in der Salzsäureproduktion des Magens, die – im Übermaß gebildet – zu Schleimhautschäden führen kann. Hintergrund der Bildungsstörung können viele Faktoren sein.

Die Medikation zielt darauf ab, die Salzsäureproduktion zu reduzieren und die Schleimhaut vor der Salzsäure zu schützen (► **Tab. 2.36**). Weitergehende Therapien beziehen sich auf die Behandlung der Grunderkrankungen.

Bildung der Magensäure Die Magensäure wird gebildet, indem zunächst 3 Rezeptoren stimuliert werden (Acetylcholin-, Gastrin-, H_2-Rezeptor). Durch die Stimulation wird eine Protonen-Kalium-Pumpe (H^+-K^+-ATPase) generiert, die Wasserstoffionen ins Magenlumen befördert.

Beeinflussung der Mikronährstoffe

- Durch die Anhebung des pH-Wertes und Komplexbildung der **Antazida** mit den Mikronährstoffen kommt es zur Verringerung von Eisen, Zink, Calcium und Phosphat. Bei regelmäßiger Einnahme sollten Folsäure, Vitamin B_6, B_{12}, D, Eisen und Zink verabreicht werden. Der Einnahmeabstand sollte mindestens 2 h betragen.
- Eine regelmäßige Einnahme von **H_2-Blockern** führt zu einem Zink-, Eisen-, B_{12}- und Folsäuremangel. Eine Substitution ist empfehlenswert. Der Homocysteinspiegel sollte überwacht werden.

► **Tab. 2.36** Magenschleimhautschützende Arzneimittel.

Frei-, Handelsname	Wirkung	Indikation	Nebenwirkungen	Kontraindikationen	Interaktionen
Antazida					
Algedrat (Aluminium- und Magnesiumhydroxid) (Maaloxan®) **Mittel der Wahl**	Antazida binden Protonen und neutralisieren so die Magensäure. Sie hemmen allerdings nicht die Säuresekretion. Sie stimulieren die Bicarbonatsekretion, fördern die Schleimbildung und binden Gallensäuren. Die meisten angebotenen Präparate sind Kombinationen aus Magnesium- und Aluminiumsalzen (**Mittel der Wahl**). Calciumverbindungen werden nicht empfohlen. Antazida sollten ca. 1 h nach der Mahlzeit und zur Nacht, aber **nicht zusammen** mit anderen Medikamenten eingenommen werden, weil sie deren Resorption hemmen.	Sodbrennen, Aufstoßen; keine Empfehlung bei Ulzera oder Refluxösophagitis, hier sind H_2-Blocker oder Protonenpumpenhemmer besser wirksam	reaktive Hyperazidität gering bei Aluminiumpräparaten, hoch bei calciumhaltigen Präparaten durch die Stimulation der Gastrinsekretion; Resorptionshemmung anderer Arzneimittel durch z. B. Adsorption oder Komplexbildung; Burnett-Syndrom (Milch-Alkali-Syndrom): bei einem Überangebot von calciumhaltigen Antazida und Milch Calciumüberschuss mit Hyperkalzämie, Nephrokalzinose und Niereninsuffizienz	Nierenfunktionsstörungen	Eine Vielzahl anderer Medikamente wird in ihrer Resorption behindert. Deshalb gilt grundsätzlich ein Einnahmeabstand von ca. 2 h zwischen dem Antazidum und anderen Medikamenten.
Magaldrat (Aluminium-Magnesium-Schichtgitter) (Riopan®) **Mittel der Wahl**					
Hydrotalcid (Magnesium-Aluminium-Carbonat-Hydrat) (Talcid®) keine Empfehlung					
Aluminiumphosphat (Phosphalu-gel®) Susp					
Calcium- und Magnesiumcarbonat (Rennie®) keine Empfehlung, Gefahr der Hyperkalzämie bei Überdosierung; Stimulation der Gastrinsekretion					
Natriumcarbonat (BullrichSalz) obsolet, da vermehrt reaktive Säurebildung			mit Zitronensäure in einigen Brausetbl enthalten (z. B. Aspirin®, Alka-Seltzer®)		
Magnesiumsalze	zusätzlich laxierende Wirkung	lange Wirkdauer	Diarrhoe; Resorption von ca. 10 %, deshalb Gefahr einer Hypermagnesiämie mit neuromuskulären Lähmungen und Herz-Kreislauf-Beeinträchtigungen; Gefahr der Steinbildung		
Aluminiumsalze	eher obstipierende Wirkung, fördern die Prostaglandinwirkung, lange Wirkdauer, zusätzliche Bindung von Gallensäuren		Obstipation; bei Niereninsuffizienz und fortwährender Einnahme Gefahr einer Enzephalopathie (diskutiert wird auch Morbus Alzheimer), da eine geringfügige Resorption besteht		Resorptionshemmung bei z. B. Tetracyclinen, Digoxin, Phosphat; führt zu Phosphatverarmung mit Knochenabbau
Calciumverbindungen werden nicht empfohlen (s. Calcium- und Magnesiumcarbonat)	eher obstipierende Wirkung				

► **Tab. 2.36** Fortsetzung.

Frei-, Handelsname	Wirkung	Indikation	Nebenwirkungen	Kontraindikationen	Interaktionen
Anticholinergika (Parasympatholytika)					
Pirenzepin (Gastrozepin®)	Anticholinergika hemmen die Acetylcholinwirkung an den intramuralen Ganglien, was zur Hemmung der Säurebildung durch den N. vagus führt. Gleichzeitig erhöhen sich die Prostaglandin-, Bicarbonat- und Schleimbildung.	Sodbrennen; keine Indikation bei Refluxösophagitis oder Ulzera, hier wirken die H_2-Blocker oder Protonenpumpenhemmer besser	bei hoher Dosierung Mundtrockenheit, Miktionsstörungen, Akkommodationsstörungen	Glaukom, Pylorusstenose, Prostatahypertrophie; Schwangerschaft, Stillzeit	Resorptionsstörungen von u. a. Eisensalzen, Vitamin B_{12} durch pH-Anhebung im Magen
Prostaglandine					
Misoprostol (Cytotec®) **Misoprostol + Diclofenac** (Arthtotec forte®)	hemmen die Säuresekretion durch Hemmung der Adenylatcyclase und fördern die Sekretion von Bicarbonat und Schleim	NSAID-induzierte Gastropathie und Ulzera, jedoch werden H_2-Blocker und Protonenpumpenhemmer eher empfohlen	Diarrhoe, Bauchschmerzen durch erhöhten Uterustonus (typisch für Prostaglandine), Übelkeit, Kopfschmerzen	Schwangerschaft	
H_2-Rezeptorantagonisten					
Cimetidin (Tagamet) **Ranitidin** (Zantic®) **Famotidin** (Pepdul®)	hemmen den H_2-Rezeptor an den Belegzellen der Magenschleimhaut, sodass es nicht zur histaminvermittelten Säuresekretion kommt; Unterdrückung der Säurefreisetzung durch den N. vagus und Gastrin; **2. Wahl** gegenüber Protonenpumpenhemmern	**2. Wahl** bei Ulcus ventriculi und Ulcus duodeni, Refluxösophagitis, Zollinger-Ellison-Syndrom; allergisches Asthma	Übelkeit, Diarrhoe, Obstipation, Kopfschmerz, Schwindel, Leberbelastung, Cholestase; antiandrogene Wirkung von Cimetidin: Gynäkomastie, Libidoverlust, Amenorrhoe, Impotenz beim Mann (durch Steigerung der Prolaktinausschüttung, Hemmung der Bindung von Dihydrotestosteron an den Rezeptoren)	Schwangerschaft, Stillzeit, Kinder und Jugendliche bis zum 14. LJ	z. B. Eisensalze, Ketoconazol, Langzeittherapie mit Vitamin B_{12}, da verminderte Resorption der Substanzen durch pH-Anstieg im Magen; durch Cimetidin und Ranitidin verlangsamte Elimination von z. B. Diazepam, Theophyllin. Phenytoin, Lidocain, Warfarin, Propranolol
Protonenpumpenhemmer					
Omeprazol (Antra MUPS®) **Lansoprazol** (Agopton®) **Pantoprazol** (Pantozol®) **Esomeprazol** (Nexium®)	Hemmung der Protonenpumpe (H^+-K^+-ATPase) durch Besetzen aller beteiligten Rezeptoren (s. o.) und damit Hemmung der Protonensekretion; den H_2-Blockern deutlich überlegen. Protonenpumpenhemmer sind Prodrugs und können nur im sauren Milieu zum aktiven	**1. Wahl** bei Refluxösophagitis, Ulcus duodeni, Ulcus ventriculi, Helicobacter-pylori-Eradikation (Kap. 3.3.3), NSAID-Gastropathie, Zollinger-Ellison-Syndrom	gastrointestinale Beschwerden mit Übelkeit, Diarrhoe etc.; Schwindel, Kopfschmerzen, verschwommenes Sehen, Hörstörungen; Hypergastrinämie; verdoppeltes Risiko einer Clostridium-difficile-Infektion; Pneumonien	Schwangerschaft, Stillzeit, Kinder	Resorptionsstörungen s. H_2-Blocker; gehemmter Abbau von Diazepam, Phenytoin, Citalopram und trizyklischen Antidepressiva durch Omeprazol und Esomeprazol (Wirkungsverstärkung der Arzneimittel); vermutliche

▶ **Tab. 2.36** Fortsetzung.

Frei-, Handelsname	Wirkung	Indikation	Nebenwirkungen	Kontraindikationen	Interaktionen
	Hemmstoff der Protonenpumpe werden. Je niedriger der pH-Wert ist, desto mehr Substanz wird in die aktive Form überführt.				Hemmung der renalen Elimination von Methotrexat durch Omeprazol (verstärkte Methotrexatwirkung)
Sonstige					
Bismut (Wismut)	hat keine antazide Wirkung und hemmt nicht die Säuresekretion; bakterizide Eigenschaften und Einsatz gegen Helicobacter pylori, fördert die Schleim- und Bicarbonatbildung sowie die Epithelregeneration	Reservetherapeutikum bei der Helicobacter-pylori-Eradikationstherapie mit Bismut-Kalium-Salz + Metronidazol + Tetracyclinhydrochlorid (Pylera®, Kap. 3.3.3); ohne Bedeutung für Ulcus ventriculi und Ulcus duodeni	Schwarzfärbung des Stuhls, gastrointestinale Beschwerden, Enzephalopathie bei Kumulation	Niereninsuffizienz; Schwangerschaft, Stillzeit, Kinder < 14 Jahre	

- **Protonenpumpenhemmer** vermindern die Vitamin-B_{12}-, Vitamin-D-, Vitamin-C-, Folsäure-, Calcium-, Magnesium- und Eisenresorption. Eine generelle begleitende Einnahme der Vitamine und Mineralien wird empfohlen, um eine knochenschädigende Wirkung zu verhindern. Der Homocysteinspiegel ist erhöht und sollte durch Gaben von Vitamin B_{12} und Folsäure normalisiert werden.

Therapieempfehlungen

- **Antazida** können erfolgreich naturheilkundlich ersetzt werden.
- Bei Einnahme eines **Protonenpumpenhemmers** im Rahmen der Behandlung von Ulzera sollte das Medikament nicht abrupt abgesetzt werden, da es zu einem Rebound-Effekt mit starker Salzsäureproduktion und Schmerzen kommt. Protonenpumpenhemmer sollten immer ausgeschlichen werden.
- Bei einer **Eradikationstherapie** ist die Einnahme der Antibiotika unbedingt zu Ende zu führen. Eine Unterbrechung der Therapie fördert die Resistenzentwicklung der Bakterien und die Verschlimmerung der Erkrankung.

2.16 Prostaglandinanaloga

Prostaglandine sind Botenstoffe (auch oft Gewebshormone genannt), die vielfältige Funktionen im Körper innehaben. Sie werden an den verschiedensten Stellen im Organismus gebildet und wirken in der Nähe der Bildungsstätte oder in der Bildungszelle. Die ersten Prostaglandine wurden aus dem Prostatasekret isoliert, worauf ihr Name zurückzuführen ist. Sie entstehen mithilfe der Enzyme COX-1 und COX-2 aus verschiedenen Säuren. In der Hauptsache bezieht sich die Pharmaforschung auf die Bildung aus Arachidonsäure. Diese Prostaglandine sind u. a. für die Schmerzempfindung, Blutgerinnung und Entzündungsreaktionen zuständig (Kap. 2.19).

Die verschiedensten Prostaglandinanaloga werden medikamentös bei unterschiedlichsten Erkrankungen angewendet, z. B. in der Angiologie zur Verbesserung der Durchblutung, im Magen-Darm-Trakt zum Schutz der Magenschleimhaut bei Einnahme von NSAID, zur Wehenauslösung sowie zur Schmerzbehandlung (▶ **Tab. 2.37**).

▶ **Tab. 2.37** Prostaglandinanaloga.

Frei-, Handelsname	Indikation	Nebenwirkungen	Kontraindikationen
Prostaglandin E_1 (PGE_1)			
Alprostadil (Prostavasin®) i. v.	pAVK Stadien III und IV (erweitern die peripheren Arterien); Raynaud-Syndrom; erektile Dysfunktion	Schmerzen (Penis), Juckreiz, Ödeme, Entzündungen der männlichen Genitale, Blutungen	Leberfunktionsstörungen, chronische Lungenerkrankungen, Schwellkörperimplantate, Herz-Kreislauf-Erkrankungen, peptische Ulzera
Misoprostol (Misodel®) Vaginalstäbchen (Cytotec®) p. o.	peptische Ulzera, Weheneinleitung, Blutungskomplikationen bei der Geburt	Diarrhoe, Übelkeit, Bauchschmerzen, Schwindel, Kopfschmerzen	Schwangerschaft
Misoprostol + Diclofenac (Arthotec®) p. o.	vorbeugend bei rheumatischen Beschwerden und anderen Schmerzzuständen	Blähungen, Obstipation, Diarrhoe; Kopfschmerzen, Schwindel; verlängerte Regelblutung	Asthma, Nesselsucht, allergische Reaktionen; peptische Ulzera, Magen-Darm-Blutungen, schwere Nieren- und Leberfunktionsstörungen; Herzmuskelschwäche, chronisch entzündliche Darmerkrankungen, Hypertonie, Ödeme; Kinder < 18 Jahre
Gemeprost in Kombination mit einem Antigestagen **Mifepriston** (Mifegyne®) Abgabe nur an Einrichtungen und die dort tätigen Ärzte, nicht über Apotheken	Schwangerschaftsabbruch		
Prostaglandin E_2 (PGE_2)			
Dinoproston (Minprostin®) Vaginalgel	Förderung der Wehentätigkeit		
Sulproston (Nalador®) i. v.	Förderung der Wehentätigkeit, Tonisierung der Uterusmuskulatur bei atonischer Uterusblutung		
Prostaglandin $F_{2\alpha}$ ($PGF_{2\alpha}$)			
Bimatoprost (Lumigan®) AT	Glaukomtherapie		
Lanatoprost (Xalatan®) AT			
Tafluprost (Taflotan®) AT			
Travoprost (Travatan®) AT			
Kombinationen: **Timolol + Bimatoprost** (Ganfort®) AT **Timolol + Lanatoprost** (Xalacom®) AT **Timolol + Travoprost** (DuoTrav®) AT			
Prostaglandin I_2 (PGI_2), Prostacyclin			
Prostaglandine, Thrombozytenaggregationshemmer (Kap. 2.10) **Iloprost** (Ilomedin®) i. v. (Ventavis) Inhalationslsg	Endangitis obliterans, pulmonale Hypertonie; **2. Wahl** bei sekundärem Raynaud-Syndrom		

2.17 Psychopharmaka

Psychopharmaka sind Substanzen, die bestimmte Stoffwechselvorgänge im ZNS beeinflussen. Dadurch wird die psychische Verfassung, z. B. im Sinne der Stimmung, des Verhaltens und der Wahrnehmung, verändert (sog. psychotrope Substanzen).

Sie werden eingesetzt bei verschiedensten psychischen Störungen wie Depressionen, Schizophrenien, Angststörungen, Schlafstörungen, in der Schmerztherapie oder beim Alkoholentzug.

Psychopharmaka können unterteilt werden in folgende Gruppen:

- Neuroleptika
- Antidepressiva (inkl. Phasenprophylaktika und antidepressiv wirkender Antikonvulsiva)
- Tranquillanzien (inkl. naturheilkundlich eingesetzte Arzneimittel)
- Antikonvulsiva (s. auch Antidepressiva, Tranquillanzien)
- Antidementiva

Im weiteren Sinne gehören zu den Psychopharmaka ebenfalls

- Schlaf- und Beruhigungsmittel (Kap. 2.18),
- Opiate und andere Schmerzmittel (Kap. 2.19) sowie
- Halluzinogene (z. B. Lysergsäurediethylamid = LSD).

2.17.1 Neuroleptika (Antipsychotika)

Neuroleptika beeinflussen den Dopaminhaushalt (Sympathomimetika). Nach initialer Gabe wird zunächst Dopamin vermehrt ausgeschüttet, bei Dauermedikation kommt es zur Hemmung der dopaminergen Neurone. Lithium hemmt die Dopaminsynthese.

Dopamin ist ein zentral wirkender Neurotransmitter (Katecholamin) im Gehirn, der z. B. auf die Wachheit, Konzentration, Wahrnehmung und Bewegung einen Einfluss hat. Dopamin findet u. a. Verwendung in der Notfall- und Schocktherapie, bei Herzinsuffizienz und Herz-Kreislauf-Versagen (Kap. 2.20.2).

Neuroleptika werden eingesetzt bei psychotischen Erkrankungen wie Schizophrenien, schizoaffektiven Störungen und Manien mit Wahnvorstellungen und Halluzinationen sowie bei organisch bedingten Störungen, großer Unruhe, in der Geriatrie bei demenziellen Erkrankungen mit Verwirrtheit, bei Depressionen und chronischen Schmerzen. Sie wirken beruhigend und dämpfend.

Bei depressiven Störungen mit Wahnvorstellungen und Zwangshandlungen werden Neuroleptika mit Antidepressiva kombiniert verabreicht.

Neuroleptika werden eingeteilt in typische (ältere, klassische), atypische (neuere) Neuroleptika und Lithium.

Typische Neuroleptika

Typische Neuroleptika sind ältere Arzneimittel mit in vielen Fällen starken NW. Dabei unterscheidet man die hochpotenten Mittel (wirken stark antipsychotisch und weniger sedierend) von den mittelpotenten (mittlere Wirkstärke, wirken sowohl antipsychotisch als auch sedierend) und den niedrigpotenten (wirken weniger antipsychotisch, dafür aber stark sedierend) Mitteln.

Sie blockieren in der Hauptsache die postsynaptischen Dopamin-2-Rezeptoren im ZNS. Das führt im mesolimbischen System zur antipsychotischen Wirkung, im Striatum zur psychomotorischen Dämpfung und Sedierung. Insgesamt beeinflussen sie dadurch die Plus-Symptomatik der Schizophrenie (Wahnideen, Halluzinationen), jedoch nicht die Minus-Symptomatik (Gefühls- und Kontaktarmut und autistische Symptome).

Zusätzlich können Neuroleptika die Muscarin- (m-Cholin-), α-Adreno-, Histamin- und Serotoninrezeptoren blockieren. Das führt zu weiteren Wirkungen:

- antiemetisch: Hemmung des Brechzentrums
- antihistaminerg: Blockade der Histaminrezeptoren, besonders durch das Medikament Promethazin (Atosil®)
- hypotherm: Ausschaltung des Wärmeregulationszentrums im Hypothalamus
- schmerzlindernd:
  - durch Verstärkung der Wirkung der Analgetika und Distanzierung des Schmerzes
  - Verhinderung der Toleranzentwicklung von Analgetika (selber haben sie keine analgetische Wirkung!)

Der Wirkungseintritt wird in 3 Phasen unterteilt:

1. sedierend, schlafanstoßend, psychomotorisch dämpfend
2. Abnahme vegetativer NW bei erhaltener Antriebsminderung
3. Distanzierung von psychotischen Erlebnissen, emotionale Ausgeglichenheit, zunehmende Krankheitseinsicht

Atypische Neuroleptika

Die atypischen Neuroleptika blockieren im Wesentlichen die Dopamin-4-Rezeptoren, sodass das Dopamin nicht zur Wirkung kommt. Ihr maximaler antipsychotischer Effekt tritt erst nach Monaten ein.

Lithium

Lithiumsalze werden als Medikament schon lange verschrieben und zeigen als einziges Medikament eine eindeutig nachgewiesene suizidverhütende Wirkung bei mono- und bipolaren Störungen.

Der Wirkmechanismus ist noch nicht geklärt. Es wird vermutet, dass Lithium die Natriumkanäle aktiviert, sodass der Natriumgradient abflacht und dadurch die Serotonin- und Noradrenalinwiederaufnahme in die Präsynapse beeinträchtigt wird. Unter Umständen unterstützt ein vorhandener niedriger Dopaminspiegel die Wirkung. Lithium und Natrium stehen in Konkurrenz zueinander. Bei einer Hyponatriämie wird vermehrt an der Niere Lithium rückresorbiert. Eine Hypernatriämie führt zu einer vermehrten Lithiumausscheidung. Deshalb wird eine natriumreiche Kost empfohlen, um eine erhöhte Lithiumrückresorption zu verhindern. Der Natriumhaushalt muss bei einer Lithiumtherapie beobachtet werden.

Lithiumsalze sind gut verträglich, haben aber eine sehr geringe therapeutische Breite. Der Lithiumspiegel im Blut muss regelmäßig kontrolliert werden.

Die Verordnung erfolgt bei akuten manischen und hypomanischen Episoden, zur Vorbeugung bipolarer oder unipolarer affektiver Psychosen, bei schwerer chronischer Aggressivität, bei Clusterkopfschmerz. Zur Behandlung von Depressionen werden Lithium und Antidepressiva kombiniert.

Übersicht der Neuroleptika

Info

Allgemeine NW typischer und atypischer Neuroleptika

- typische Neuroleptika:
  - extrapyramidal-motorische Störungen wie Dyskinesien (z. B. unwillkürliche Arm- und Beinbewegungen), Zucken, Bewegungsunruhe, Parkinson-Symptome (z. B. Starre, Zittern)
  - weiterhin Müdigkeit, eingeschränkte Reaktionsfähigkeit, Herz-, Leber- und Nierenfunktionsstörungen, sexuelle Funktionsstörungen
- atypische Neuroleptika:
  - wenn überhaupt nur geringe extrapyramidal-motorische NW, Müdigkeit, Gewichtszunahme, sexuelle Funktionsstörungen, Herz- und Leberfunktionsstörungen

Eine Übersicht der Neuroleptika zeigt ▸ **Tab. 2.38.**

▸ **Tab. 2.38** Neuroleptika (Antipsychotika).

<table>
<tr><th>Frei-, Handelsname</th><th>Indikation/Wirkung</th><th>Nebenwirkungen</th><th>Kontraindikationen</th><th>Interaktionen</th></tr>
<tr><td colspan="5">typische (klassische) Neuroleptika</td></tr>
<tr><td colspan="5">starke antipsychotische Wirkung</td></tr>
<tr><td>Benperidol
(Glianimon®) p. o., Injektionslsg</td><td rowspan="4">Akutphase bei schwerer Schizophrenie oder Manie; später dann Wechsel zu atypischen Neuroleptika; ausgleichende, sedierende, beruhigende Wirkung, besserer Schlaf, keine Abhängigkeit; keine Empfehlung mehr als Koanalgetikum; für Kinder ab 3 Jahren zugelassen; Depotpräparate zur ambulanten Langzeittherapie und Rezidivprophylaxe</td><td rowspan="7">extrapyramidal-motorische Störungen, z. B. Früh- und Spätdyskinesien, Parkinson-Syndrom, Schlundkrämpfe, Blickkrämpfe (hier Gabe von Biperiden, Kap. 12.2), Krampfanfälle, Mundtrockenheit, Hypotonie, Gesichtsödem, Anstieg des Prolaktinspiegels, sexuelle Dysfunktion; Reaktionsfähigkeit beachten, Alkoholkonsum beachten, ausreichend trinken</td><td rowspan="7">Alkohol-, Antidepressiva-, Tranquilizer-, Hypnotika-, Analgetikaabusus; Parkinsonismus, malignes neurologisches Syndrom, Epilepsie, Glaukom, Prostatahyperplasie, Pylorusstenose</td><td rowspan="7">alle Substanzen mit atemdepressiver und sedierender Wirkung; Blutdrucksenker, Adrenalin, trizyklische Antidepressiva, Phenytoin, orale Antikoagulanzien, Cimetidin, Fluoxetin (gesteigerter Neuroleptikumeffekt), MAO-Hemmer, Lithium (gegenseitige Spiegelerhöhung), Levodopa, Dopaminantagonisten (gegenseitige Wirkungsabschwächung)</td></tr>
<tr><td>Droperidol
(Xomolix) Injektionslsg</td></tr>
<tr><td>Flupentixol
(Fluanxol®) Injektionslsg
(Fluanxol® Depot) i. m.</td></tr>
<tr><td>Fluphenazin
(Lyogen®) p. o.</td></tr>
<tr><td>Haloperidol
(Haldol®) p. o.
(Haldol® Depot) i. m.</td><td>Standardneuroleptikum; stark antipsychotisch, gering sedierend; 1. Wahl bei akuten psychotischen Syndromen und psychomotorischen Erregungszuständen</td></tr>
<tr><td>Fluspirilen
(Imap®) i. m., mit Depotwirkung</td><td></td></tr>
<tr><td>Perphenazin
(Perphenazin® Neurax) p. o.</td><td></td></tr>
</table>

▶ **Tab. 2.38** Fortsetzung.

Frei-, Handelsname	Indikation/Wirkung	Nebenwirkungen	Kontraindikationen	Interaktionen
schwache antipsychotische Wirkung				
Chlorprothixen (Chlorprothixen-neuraxpharm®) p. o.		s. o.	s. o.	
Levomepromazin (Neurocil®) p. o.				
Melperon (Melneurin®) p. o.	schwach antipsychotisch, stärker sedativ wirkend; bevorzugt bei Schlafstörungen und psychomotorischen Erregungszuständen			
Perazin (Taxilan®) p. o.				
Pipamperon (Dipiperon) p. o.	schwach antipsychotisch, stärker sedativ wirkend; bevorzugt bei Schlafstörungen und psychomotorischen Erregungszuständen			
Promethazin (Atosil®) p. o., Injektionslsg	Antihistaminikum; nicht antipsychotisch wirksam, ausgeprägt dämpfend, bei starken Schlafstörungen und als Sedativum, deutliche vegetative NW			
Sulpirid (Dogmatil®) p. o.				
Thioridazin (Melleril®) p. o.				
Zuclopenthixol (Ciatyl®) p. o. (Ciatyl-Z® Depot) i. m.				
atypische Neuroleptika				
Amisulprid (Solian®) p. o.	auch bei Negativsymptomatik der Schizophrenie einsetzbar; bipolare Störung; in besonderen Fällen für Kinder ab 5 Jahren zugelassen; keine Beeinträchtigung der intellektuellen Funktion	Parkinsonismus, Reaktionsfähigkeit dringend beobachten	Alkohol-, Antidepressiva-, Tranquilizer-, Hypnotika-, Analgetikaabusus; hirnorganische Schäden, Glaukom; schwere Nieren- und Leberstörungen	alle Substanzen mit atemdepressiver und sedierender Wirkung
Aripiprazol (Abilify®) p. o.				Adrenalin, Fluvoxamin, Cimetidin, Erythromycin, Clarithromycin, Sertralin, Paroxetin, Fluoxetin, Ciprofloxacin (gesteigerter Neuroleptikumeffekt), Carbamazepin, Barbiturate, Phenytoin, Rifampicin, Tabakrauch (verringerte Neuroleptikumwirkung)

▸ **Tab. 2.38** Fortsetzung.

Frei-, Handelsname	Indikation/Wirkung	Nebenwirkungen	Kontraindikationen	Interaktionen
Clozapin (Leponex®) p. o.	**nur** bei chronischer Schizophrenie	Agranulozytose (regelmäßige Blutkontrolle notwendig)	Prostatahypertrophie, Pylorusstenose	Fluvoxamin, Ciprofloxacin u. a. (verstärkte Neuroleptikumwirkung), Carbamazepin, Tabakrauch (reduzierte Neuroleptikumwirkung)
Olanzapin (Zyprexa®) p. o.	auch bei Manie		Prostatahypertrophie, Pylorusstenose	
Quetiapin (Seroquel®) p. o.	auch bei Manie			
Risperidon (Risperdal®) p. o., Injektionslsg	bei chronischer Schizophrenie, chronischer Aggressivität, psychischen Symptomen einer Demenz; auch bei Manie	extrapyramidal-motorische Störungen, wenn hoch dosiert		Fluoxetin (gesteigerte Neuroleptikumwirkung)
Ziprasidon (Zeldox®) p. o.	auch bei Manie			
Tiaprid (Tiapridex®, Tiaprid-ratiopharm®)	**1. Wahl** bei Tic-Störungen und Tourette-Syndrom; kaum antipsychotische Effekte	sehr selten extrapyramidal-motorische Störungen		
Lithiumsalze				
Litiumcarbonat (Quilonum® retard, Hypnorex® retard) p. o.	bipolare und unipolare Störungen, Prophylaxe bipolarer Störungen; behandelbare akute Depressionen, Clusterkopfschmerz	gastrointestinale Beschwerden, Kopfschmerzen, lebertoxisch, Muskelschmerzen; Tremor (durch β-Blocker zu verbessern), Ataxie, Krampfanfälle, funktioneller Diabetes insipidus, Hyperparathyreoidismus, euthyreote Struma, da Lithium die Jodaufnahme in die Schilddrüse hemmt; nicht suchterregend; **geringe therapeutische Breite**, regelmäßige Kontrolle der Konzentration im Blut notwendig, Natriumspiegel beachten!	Hyponatriämie; schwere Niereninsuffizienz; schwere Herzinsuffizienz und akuter Herzinfarkt; Schwangerschaft; Alkohol (verstärkte Alkoholwirkung)	Antiepileptika, Antidepressiva, Diuretika, Metronidazol, nichtsteroidale Antirheumatika (NSAR); erhöhter Lithiumspiegel durch ACE-Hemmer, erniedrigter Lithiumspiegel durch Carboanhydrasehemmer, Harnstoff, Säurebinder, Theophyllin; nicht in Kombination mit Antidepressiva

Beeinflussung der Mikronährstoffe

- Neuroleptika senken den Vitamin-B_2-Spiegel und das Coenzym Q_{10}, sodass es zu Mangelerscheinungen kommen kann. Eine Substitution ist empfehlenswert.
- Vitamin E kann die Verträglichkeit und therapeutische Breite von Haloperidol steigern. Es empfiehlt sich die Einnahme von Vitamin E, Vitamin C, Coenzym Q_{10} und Selen bei Einnahme von Haloperidol.
- Natrium setzt die Lithiumwirkung herab, deshalb sollte auf die Kochsalzzufuhr geachtet werden.
- Lithium blockiert u. a. die Jodaufnahme in die Schilddrüse, deshalb muss die Schilddrüsenfunktion beobachtet werden (Kap. 11.1.2).

Therapieempfehlungen

Therapien sollten nie eigenständig abgebrochen werden, da die Suizidgefahr zu groß ist. In Absprache mit und unter Kontrolle der behandelnden Ärzte können parallel zur naturheilkundlichen Therapie Neuroleptika evtl. in ihrer Dosis herabgesetzt werden.

2.17.2 Antidepressiva

Physiologische Wirkung der Monoamine

Monoamine (z. B. Adrenalin, Noradrenalin, Serotonin, Dopamin, Histamin) werden aus dem axonalen Endknöpfchen in den synaptischen Spalt entlassen und bewirken an der postsynaptischen Membran durch Kontakt mit dem Rezeptor ihre Wirkung an der Erfolgszelle. Die Monoamine werden zum einen enzymatisch abgebaut durch die MAO, zum anderen wieder in das axonale Endknöpfchen aufgenommen. Die MAO-Hemmer hemmen das abbauende Enzym (MAO).

Wiederaufnahmehemmer hemmen selektiv oder nichtselektiv die Wiederaufnahme in das axonale Endknöpfchen, sodass die Monoamine länger im synaptischen Spalt verbleiben, um eine bessere und längere Wirkung zu erzielen.

Indikation und Wirkung der Antidepressiva

Antidepressiva werden zur Behandlung von Depressionen, sozialen und anderen Phobien, Zwangsstörungen, Unruhezuständen, Apathien, aber auch in der Schmerztherapie eingesetzt. Es zeigen sich 2 Wirkarten:

- Direkt nach der Ersteinnahme haben sie sedierende Effekte.
- Bei Dauereinnahme zeigen sie eine antidepressive Wirkung bei erkrankten Patienten.

Die Wirkung der Antidepressiva beruht im Wesentlichen auf der Wiederaufnahmehemmung von Monoaminen (Serotonin, Noradrenalin, Dopamin) aus dem synaptischen Spalt zurück in die Präsynapse. Die depressionslösende Wirkung wird erklärt durch die Verstärkung der Aktivität der γ-Aminobuttersäure (GABA), da vermutet wird, dass diese bei Depressionen vermindert ist.

Es werden verschiedene Wirkstoffgruppen unterschieden:

- selektive Serotoninwiederaufnahmehemmer (SSRI)
- selektive Serotonin-Noradrenalin-Wiederaufnahmehemmer (SSNRI)
- MAO-Hemmer
- trizyklische Antidepressiva
- tetrazyklische Antidepressiva
- Phasenprophylaktika
- Johanniskraut (Kap. 2.17.3)

Info

Beim Einsatz von SSRI/SSNRI und MAO-Hemmern kann begleitend ein **Serotoninsyndrom** auftreten, das sich durch folgende Trias auszeichnet: Fieber, neuromuskuläre Symptome (z. B. Hyperreflexie, Myoklonie, Tremor, Hyperrigidität) und psychische Symptome (z. B. ist der Patient delirant, verwirrt, desorientiert, bewusstseins- und aufmerksamkeitsgestört). Daneben können folgende Symptome auftreten: gastrointestinale Beschwerden (Übelkeit, Erbrechen, Diarrhoe), Krampfanfälle, Arrhythmien, Schock, Bewusstseinsstörungen bis zum Koma.

Übersicht der Antidepressiva

Die Antidepressiva sind in der ▸ **Tab. 2.39** aufgelistet.

▸ **Tab. 2.39** Antidepressiva.

Frei-, Handelsname	Indikation	Wirkung	Nebenwirkungen	Kontraindikationen	Interaktionen
selektive Serotoninwiederaufnahmehemmer (SSRI)					
allgemein	**1. Wahl** bei Depressionen, gemeinsam mit Venlafaxin und Mirtazapin (atypische Antidepressiva, s. u.); **Mittel der Wahl** bei Angst- und Zwangsstörungen; Einsatz, wenn die Erkrankung durch Serotoninmangel verursacht ist; ebenso bei Bulimie, vorzeitigem Samenerguss	Blockade der Wiederaufnahme des Serotonins in die Präsynapse; nicht sedierend; bessere Verträglichkeit als trizyklische Antidepressiva und geringe Toxizität	zu Beginn Kopfschmerzen, Übelkeit, Unruhe, Schlafstörungen, Verdauungsbeschwerden; irreversibel: Anorgasmie, erektile Dysfunktion; erhöhte Suizidgefahr bei Kindern und Jugendlichen (nicht bestätigt in neuesten Studien), Aggressionen; höheres Osteoporoserisiko, da Serotonin auf Osteoklasten und Osteoblasten einwirkt	akute Manie; Vorsicht bei Diabetkern (Blutzuckerschwankungen) und Epileptikern (erniedrigte Krampfschwelle); < 18 Jahre bei Depressionen, Angst- und Zwangsstörungen	nie mit Triptanen, Tramadol, MAO-Hemmern, Johanniskraut gemeinsam, da die Gefahr des Serotoninsyndroms besteht

▸ **Tab. 2.39** Fortsetzung.

Frei-, Handelsname	Indikation	Wirkung	Nebenwirkungen	Kontraindikationen	Interaktionen
Citalopram (Cipramil®) p. o., Injektion	Depression, Panikstörung, Sozialphobie		s. o., zudem QZ-Verlängerung		
Escitalopram (Cipralex®) p. o.	Depression, Zwangsstörung, Bulimie		s. o.		
Fluoxetin (Fluoxetin-ratiopharm®) p. o.	Depression, Panikstörung, Zwangsstörung; **Standardsubstanz** und erster zugelassener SSRI		s. o., zudem Hypoglykämieneigung bei Diabetikern		
Fluvoxamin (Fevarin®) p. o.	Depression, Panikstörung, Zwangsstörung		s. o.	s. o., zusätzlich Kinder und Jugendliche < 18 Jahre bei Zwangsstörungen	
Paroxetin (Paroxetin-ratiopharm®) p. o.	Depression			s. o.	
Sertralin (Zoloft®) p. o.	Panikstörung, soziale Phobie				
selektive-Serotonin-Noradrenalin-Wiederaufnahmehemmer (SSNRI)					
atypische Antidepressiva, da selektive Wirkung auf die Wiederaufnahmemechanismen	Depression, soziale Phobien, Zwangsstörungen; zusätzlich Schmerzen bei Polyneuropathie	Hemmung der Wiederaufnahme von Noradrenalin, Serotonin und Dopamin in die Präsynapse	gastrointestinale Beschwerden; Schlaflosigkeit, Müdigkeit, Angst, Verlust der Libido; Kopfschmerzen, Schwindel, Ödeme, Schläfrigkeit, Lethargie; zusätzlich Schwitzen, Mundtrockenheit, Schlaflosigkeit, Libidoabnahme	zentral dämpfende Pharmaka, Alkohol; Kinder und Jugendliche < 18 Jahre; bei Einnahme von Tradozon und Venlafaxin, MAO-Hemmern	atemdepressiv mierende Pharmaka, MAO-Hemmer
Duloxetin (Cymbalta®) p. o.	SSNRI, bevorzugt mit SSRI kombiniert; Depression; generalisierte Angststörung, Panikstörung, soziale Phobie; diabetische Polyneuropathie				
Mirtazapin (Remergil SolTab®) p. o.	Episode einer Major Depression	indirekte Wirkung auf den Serotonin- und Noradrenalingehalt im synaptischen Spalt (SSNRI)			
Reboxetin (Edronax®, Solvex®) p. o.	SSNRI (Noradrenalin), bevorzugt mit SSRI kombiniert; Major Depression	antidepressive Wirkung			
Venlafaxin (Trevilor®) p. o.	SSNRI; Major Depression (inkl. Rezidivprophylaxe); generalisierte Angststörung, soziale Angststörung, Panikstörung		gastrointestinale Blutungen, kleinflächige Hautblutungen, Agranulozytose, Hypercholesterinämie, Kopfschmerz, Parästhesien, Tremor, Augen- und Ohrenprobleme	MAO-Hemmer	

▸ **Tab. 2.39** Fortsetzung.

Frei-, Handelsname	Indikation	Wirkung	Nebenwirkungen	Kontraindikationen	Interaktionen
MAO-Hemmer					
Moclobemid (Aurorix®) p. o.	nur bei therapieresistenter Depression angezeigt; soziale Phobie	vermindert den Abbau der Monoamine, z. B. von Adrenalin, Noradrenalin, Serotonin, Dopamin; reversible MAO-Blockade	hypertensive Krisen, sympathomimetische Wirkung; Serotoninsyndrom; nicht suchterregend	Phäochromozytom, thyreotoxische Krise; Kinder	Kombination mit anderen Antidepressiva
Tranylzypromin (Jatrosom®) p. o.		irreversible MAO-Blockade, deshalb bevorzugt Moclobemid			
trizyklische Antidepressiva					
allgemein	endogene Depression; eher **2. Wahl** hinter SSRI, Venlafaxin und Mirtazapin	bei **kurzfristiger** Gabe Hemmung der Wiederaufnahme der Monoamine (Serotonin, Dopamin, Noradrenalin) aus dem synaptischen Spalt; bei **langfristiger** Gabe Veränderung der zentralnervösen Rezeptoren (Down-Regulation zentraler β-Rezeptoren, Aktivierung postsynaptischer α-Rezeptoren) mit Antriebssteigerung; Depressionslöser: Verstärkung der GABAergen Aktivität im Frontalhirn	Gefahr der Suizidalität zu Beginn der Behandlung, deshalb stationäre Überwachung bei akuter endogener Depression; Krampfanfälle, Tremor, Herz-Kreislauf-Probleme, gastrointestinale Beschwerden, Unruhe, Müdigkeit	akutes Delir, akute Manie, unbehandeltes Engwinkelglaukom, paralytischer Ileus, Prostatahyperplasie, AV-Block Grad III	alle Mittel mit atemdepressiver Wirkung; Anticholinergika, Sympathomimetika; MAO-Hemmer; Antiarrhythmika Klasse 1
Amitriptylin (Saroten®) p. o.	in der langfristigen Schmerztherapie bei neuropathischen Schmerzen	stimmungsaufhellend, psychomotorisch dämpfend, beruhigend; bei depressiver Verstimmung, Erregtheit und Unruhe			
Clomipramin (z. B. Anafranil®)	in der langfristigen Schmerztherapie bei neuropathischen Schmerzen; bei Panikstörung, Zwangsstörung (Kap. 13)	stimmungsaufhellend, depressionslösend, angstlösend			
Doxepin (Aponal®) p. o.	bei depressiver Verstimmung, Erregtheit und Unruhe, Angststörung	stimmungsaufhellend, psychomotorisch dämpfend, beruhigend			

▸ **Tab. 2.39** Fortsetzung.

Frei-, Handelsname	Indikation	Wirkung	Nebenwirkungen	Kontraindikationen	Interaktionen
Imipramin (Imipramin-neuraxpharm®) p. o.	in der langfristigen Schmerztherapie bei neuropathischen Schmerzen	stimmungsaufhellend, psychomotorisch aktivierend, antriebssteigernd bei depressiver Verstimmung, Apathie, Antriebsschwäche			
Nortryptilin (Nortrilen®) p. o.		stimmungsaufhellend, psychomotorisch dämpfend, beruhigend; bei depressiver Verstimmung, Erregtheit und Unruhe, somatoforme Störungen			
Opipramol (Insidon®) p. o.		stimmungsaufhellend, psychomotorisch dämpfend, beruhigend; bei depressiver Verstimmung, Erregtheit und Unruhe			
Trimipramin (Stangyl®) p. o.		generell gilt: ab 1. Woche beruhigend; ab 2. Woche antriebssteigernd; ab 3. Woche stimmungsaufhellend			
tetrazyklische Antidepressiva					
allgemein	Einsatz bei langfristiger Schmerztherapie	hemmen die Wiederaufnahme von v. a. Noradrenalin in die Präsynapse			
Maprotilin (Ludiomil®) p. o.	Depression, Angststörung, psychosomatische oder somatische Symptome begleitet von Angststörungen	stimmungsaufhellend und sedierend	Stomatitis, Aggressionen, Suizidalität	akute Manie, suizidale Gedanken; Schwangerschaft, Stillzeit	
Mianserin (Mianserin-neuraxpharm®) p. o.	Depression	stimmungsaufhellend und sedierend	Agranulozytose	Leber- und Nierenschäden; Kinder, Schwangerschaft, Stillzeit	
Phasenprophylaktika					
Lithiumsalze	Stimmungsstabilisierer (Kap. 13); Einsatz bei bipolaren Störungen, um Rezidive zu vermeiden	generell gute antidepressive Wirkung (Kap. 2.17.1)			
atypische Neuroleptika z. B. Olanzapin, Quetiapin (Quentiax) p. o., Risperidon, Ziprasidon					
Antikonvulsiva z. B. Carbamazepin, Gabapentin, Lamotrigen, Topiramat					
Benzodiazepine z. B. Clonazepam, Lorazepam					

Beeinflussung der Mikronährstoffe

- S-Adenosylmethionin (SAM) steigert die Verfügbarkeit von Serotonin und Noradrenalin und hat in Kombination mit Folsäure und Vitamin B_{12} eine gute antidepressive Wirksamkeit. Das kann die notwendige Dosis trizyklischer Antidepressiva herabsenken.
- Omega-3-Fettsäuren nehmen Einfluss auf die Synthese, Aufnahme und Wiederaufnahme von Dopamin und Serotonin. Sie steigern die Stabilität der Nervenzellmembranen und wirken stimmungsaufhellend. Die Wirksamkeit der SSRI kann bei Dosisreduzierung durch zusätzliche Gabe von ω-3-Fettsäuren verbessert werden.
- 5-Hydroxytryptophan (5-HTP) ist ein Zwischenprodukt der Serotoninsynthese. Eine zusätzliche Gabe zu MAO-Hemmern und SSRI ist zu vermeiden. Es kann zum Serotoninsyndrom kommen. Andererseits sorgt 5-HTP für einen erhöhten Serotoninspiegel, sodass Antidepressiva in ihrer Dosis gesenkt werden können.
- Trizyklische Antidepressiva senken den Vitamin-B_2-Spiegel und das Coenzym Q_{10}, sodass es zu Mangelerscheinungen kommen kann. Eine Substitution ist empfehlenswert.
- Nahrungsmittel mit einem hohen Gehalt an biogenen Aminen wie Hartkäse, Innereien und Hefeextrakte sollten bei einer Therapie mit MAO-Hemmern vermieden werden, da sie den Abbau von Serotonin, Adrenalin und Dopamin hemmen.

Therapieempfehlungen

Therapien sollten nie eigenständig abgebrochen werden, da die Suizidgefahr zu groß ist. In Absprache mit und unter Kontrolle der behandelnden Ärzte können parallel zur naturheilkundlichen Therapie Antidepressiva evtl. in ihrer Dosis herabgesetzt werden.

2.17.3 Tranquillanzien (Anxiolytika)

Tranquilizer sind Arzneimittel, die beruhigende, angstlösende, sedierende, schlafördernde, muskelerschlaffende und krampflösende Wirkungen haben. Die am häufigsten verordneten Medikamente sind Benzodiazepin und benzodiazepinähnliche Derivate.

Zudem werden angewendet:

- leichte Antikonvulsiva
- schwach dosierte Neuroleptika
- zentral wirkende Antihistaminika
- Antidepressiva
- Phytopharmaka

Benzodiazepine und benzodiazepinähnliche Substanzen

Die Hauptgruppe der Anxiolytika sind die **Benzodiazepine**, die neben der angstlösenden und beruhigenden Wirkung auch bei Ein- und Durchschlafstörungen wirksam sind und als Antikonvulsivum bei Krampfanfällen und teilweise zur Prämedikation bei operativen oder diagnostischen Eingriffen eingesetzt werden. Sie wirken nicht bei endogenen Psychosen. Durch ihr breites Wirkspektrum gehören sie zu den am häufigsten verordneten Arzneimitteln.

Die Benzodiazepine wirken, indem sie an einen $GABA_A$-Rezeptor binden und die inhibitorische Wirkung von GABA verstärken. Das führt schon bei geringer Dosierung im limbischen System zur Lösung von Ängsten und im Rückenmark zur Muskelrelaxation, bei mittlerer Dosierung am Cortex cerebri und in den Basalganglien zur Krampflösung, bei hoher Dosierung in der im Hirnstamm gelegenen Formatio reticularis zur Sedierung und Schlafregulierung und im Hippokampus zur Amnesie.

Die Medikamente unterscheiden sich erheblich in ihrer Wirkdauer und damit in ihrer Dosierung. Das ist besonders dann wichtig, wenn die Präparate aus irgendeinem Grund (z. B. Entzug) gewechselt werden sollen.

Die Wirkdauer der Medikamente ist abhängig von der Geschwindigkeit ihres Abbaus, der sog. **Halbwertszeit**, sowie ihrer Elimination. Eine Halbwertszeit von z. B. 50 h bedeutet, dass nach 50 h noch die Hälfte des aktiven Wirkstoffs im Blut nachweisbar ist. Wird dies bei der Dosierung nicht berücksichtigt, kommt es bei langen Halbwertszeiten zur Kumulation mit u. U. lebensbedrohlichen Folgen. So können sich nach wenigen Tagen der Einnahme Müdigkeit, Konzentrationsmangel oder Gedächtnisstörungen entwickeln, mit der Gefahr von Verletzungen und Stürzen. Die Halbwertszeit und Elimination verlängern sich mit zunehmendem Alter.

Cave

Benzodiazepine führen zu Abhängigkeit und sollten nicht länger als 2–4 Wochen eingenommen werden. Ein Absetzen der Medikamente muss ausschleichend durchgeführt werden, da es sonst zu Entzugssymptomen mit Delir und Krampfanfällen kommen kann.

Benzodiazepinähnliche Substanzen wirken wie Benzodiazepine, weil sie ebenfalls Einfluss auf den $GABA_A$-Rezeptor nehmen. Sie haben den Vorteil, dass sie eine kurze Wirkdauer mit geringerer Suchtgefahr haben und gut verträglich/absetzbar sind.

Benzodiazepine und benzodiazepinähnliche Substanzen (▶ **Tab. 2.40**) werden bei folgenden Indikationen eingesetzt:

- Angstzustände, Angststörungen
- Erregungs- und Spannungszuständen
- schweren Schlafstörungen
- Prämedikation und Narkoseeinleitung
- Krampfanfällen

► **Tab. 2.40** Benzodiazepine und benzodiazepinähnliche Substanzen.

Frei-, Handelsname	Halbwertzeit/ Dosisäquivalent	Indikation	Nebenwirkungen	Kontraindikationen	Interaktionen
Benzodiazepine					
kurz wirkend					
Midazolam (Dormicum®) i. v., Tbl	1–3 h	Prämedikation bei operativen und diagnostischen Eingriffen, z. B. Endoskopie, Intensivmedizin; lebensbedrohliches Alkoholentzugsdelir	Missbrauch, Abhängigkeit (bei kurz wirksamen Benzodiazepinen schon nach 1–2 Wochen; häufig in Kombination mit Alkoholabusus); paradoxe Erregung; vermehrte Schlaflosigkeit (nach plötzlichem Absetzen durch Rebound-Effekt)	Schwangerschaft (führt zu Problemen des Neugeborenen wie Muskelschwäche, Atmendepression, Trinkschwäche, erniedrigten Apgar-Werten); intraarterielle Injektionen (Gefahr des Extremitätenverlusts); Ataxie, akutes Engwinkelglaukom, Atemwegsobstruktionen, Schlafapnoe-Syndrom, Myasthenia gravis; Alkohol	alle sedierenden und atemdepressiven Substanzen, Antihypertensiva (verringerter Blutdruck); verstärkte Wirkung durch z. B. Cimetidin, Diltiazem, Erythromycin, Clarithromycin, Ketoconazol
Tiazolam (Halcion®) Tbl	2–3 h	Schlafstörungen			
Brotizolam (Lendormin®) Tbl	3–6 h	Schlafstörungen			
mittellang wirkend					
Temazepam (Planum®) Tbl	5–13 h/20 mg	Schlafstörungen		s. o., Kinder und Jugendliche < 18 Jahre	s. o.
Oxazepam (Adumbran®) Tbl	5–15 h/20 mg	Angststörungen, langsamer Wirkungseintritt			
Lormetazepam (Noctamid®) Tbl	8–16 h/1 mg	Schlafstörungen			
lang wirkend					
Alprazolam (Tafil®) Tbl	12–15 h/0,5 mg	Angststörungen, Panikstörungen	s. o.	s. o.	s. o.
Bromazepam (Bromazanil®, Normoc®) Tbl	15–28 h/5–6 mg	Angst-, Spannungs- und Erregungszustände; Schlafstörungen			
Chlordiazepoxid (Librium®) Tbl erstes Benzodiazepin	10–18 h/25 mg	Angststörungen			
Clobazam (Frisium®) Tbl	18–42 h/20 mg	Angststörungen, Begleitbehandlung bei Anfallsleiden			
Clonazepam (Rivotril®) Tbl, i. v.	40 h/0,5 mg	Anfallsleiden, Status epilepticus			
Clorazepat (Tranxilium®) Tbl, i. v.	48 h/15 mg	Angst-, Spannungs- und Erregungszustände; Prämedikation			
Diazepam (Diazepam-ratiopharm®) p. o., i. v., i. m., Supp Standardbenzodiazepin	20–40 h/10 mg	Anfallsleiden, Fieberkrämpfe, Status epilepticus; Angst-, Schlafstörungen, erhöhter Muskeltonus, Alkoholentzugsdelir,		s. o., zudem Verdacht auf Häufung der Lippen-Kiefer-Gaumenspalte bei Gabe in der Schwangerschaft	s. o., zudem abgeschwächte Wirkung durch Phenytoin, Barbiturate

▶ **Tab. 2.40** Fortsetzung.

Frei-, Handelsname	Halbwertzeit/ Dosisäquivalent	Indikation	Nebenwirkungen	Kontraindikationen	Interaktionen
		Prämedikation bei operativen Eingriffen			
Flunitrazepam (Rohypnol®) Tbl	10–25 h/1 mg	Schlafstörungen, Prämedikation bei operativen Eingriffen, Narkoseeinleitung		s. o., zudem orale Gabe bei Kindern < 14 Jahre, i. v. Gabe < 6 Jahre	s. o.
Lorazepam (Tavor®) Tbl, i. v.	10–18 h/1 mg	oral bei Angststörungen; i. v. bei Status epilepticus, Prämedikation		s. o., Kinder < 6 Jahre	
Medazepam (Rudotel®) Tbl	30–80 h/10 mg	Angststörungen		s. o.	
Nitrazepam (Mogadan®) Tbl	20–50 h/10 mg	Schlafstörungen			
Prazepam (Demetrin®) Tbl	30–80 h/ 10–20 mg	Angststörungen, langsamer Wirkungseintritt			
benzodiazepinähnliche Substanzen					
Zolpidem (Stilnox®, Bikalm®) Tbl	1–3,5 h	Schlafstörungen	s. o.	s. o.	s. o.
Zopiclon (Ximovan®) Tbl	5 h	Schlafstörungen			

Weitere Tranquillanzien

▶ **Tab. 2.41** Weitere Tranquillanzien.

Arzneimittelgruppe	Frei-, Handelsname
leichte Antikonvulsiva (▶ Tab. 2.43)	**Lamotrigen** (Lamictal®)
schwach wirkende Neuroleptika (▶ Tab. 2.38)	**Chlorprothixen** (Chlorprothixen-neuraxpharm®) **Melperon** (Melperon-ratiopharm®) **Pipamperon** (Dipiperon®)
zentral wirkende Antihistaminika (▶ Tab. 2.12)	**Diphenhydramin** (Sediat®) **Doxylamin** (Hoggar®)
schlafanstoßende Antidepressiva (▶ Tab. 2.39)	**Amitriptylin** (Saroten®) **Doxepin** (Aponal®) **Maprotilin** (Ludiomil®) **Trimipramin** (Stangyl®)
andere (▶ Tab. 2.45)	**Chloralhydrat** (Chloraldurat®) **Melatonin** (Circadin) **Buspiron** (Anxut®) p. o.

► **Tab. 2.42** Phytopharmaka und Lichttherapie.

	Indikation/ Wirkung	**Nebenwirkungen**	**Kontraindikationen**	**Interaktionen**
Johanniskraut	leichte bis mittelschwere Depression; bei Kindern empfohlen (bei der Diagnose mittelschwere Depression verschreibungspflichtig); Hemmung der Serotoninwiederaufnahme in die Präsynapse (ähnlich den SSRI) durch Inhaltsstoffe des Johanniskrauts	erhöhte Hautempfindlichkeit gegenüber Sonnenbestrahlung (Sonnenbrand)	Patienten mit transplantierten Organen oder autoimmunologischen Erkrankungen	Johanniskraut in Dosierungen von 600–900 mg/d: bei gleichzeitiger Einnahme von trizyklischen Antidepressiva und SSRI Gefahr eines Serotoninüberschusses und damit Entwicklung eines Serotoninsyndroms, besonders bei Paroxetin, Sertralin, Trazodon; bei trizyklischen Antidepressiva wie Amytriptylin und Nortriptylin Senkung der Plasmakonzentration (verminderte Wirksamkeit); laut Bundesinstitut für Arzneimittel und Medizinprodukte: Immunsuppressiva (Ciclosporin, Tacrolimus, Sirolimus); Zytostatika (Imatinib, Irinotecan); Antikoagulanzien (Phenprocoumon, Warfarin); hormonelle Kontrazeptiva; verminderte Wirkung von Theophyllin, Digoxin, Verapamil, Simvastatin, Midazolam, Sulfonylharnstoff, Omeprazol; durch Hyperforin (Inhaltsstoff des Johanniskrauts) gesteigerte Aktivität abbauender Enzyme (Medikamente werden schneller um- und abgebaut)
Baldrian	Verstärkung der hemmenden GABA-ergen Synapsen; beruhigend (durch Valeriansäure und Sesquiterpene), angstlösend, schlaffördernd	gastrointestinale Beschwerden, Kopfschmerzen, Unruhe		Verstärkung der Wirkung von Beruhigungs- und Schlafmitteln sowie Alkohol
Hopfen	beruhigend, angstlösend, schlaffördernd, antibakteriell, magensaftanregend, krebshemmend durch deren flüchtige Bitterstoffe; wird gerne in Kombination mit Baldrian und Passionsblume als Alternative zu Benzodiazepinen verwendet	libidodämpfend		
Passionsblume	beruhigend, angstlösend, krampflösend, blutdrucksenkend durch u. a. Flavonoide, Kaffee- und Benzoesäure			
Lichttherapie	durch Licht Förderung der Synthese von Serotonin und Hemmung der Bildung von Melatonin; beruhigend, angstlösend, schlaffördernd, **antidepressiv**		nicht zusammen mit Johanniskraut (s. o.)	

2.17.4 Antikonvulsiva

Antikonvulsiva unterstützen die GABAergen Wirkungen (Hemmung der Aktionspotenziale), hemmen die glutamatergen Effekte (Erregung der Aktionspotenziale) direkt oder über die Beeinflussung der Ionenkanäle (Natrium- oder Calciumkanäle).

Da jede Gruppe der Antikonvulsiva (▸ **Tab. 2.43**) einen spezifischen Wirkmechanismus hat, sollte zunächst als antiepileptische Therapie immer eine Monotherapie durchgeführt werden. Leichte Antikonvulsiva haben eine antidepressive, beruhigende und dämpfende Wirkung und werden ebenfalls als Antidepressivum (Kap. 2.17.2) und Tranquillans (Kap. 2.17.3) eingesetzt.

Info

Allgemeine NW der Antikonvulsiva

- Schwindel, Konzentrationsstörungen, Müdigkeit, Gangunsicherheit, Doppelbilder
- Arzneimittelexanthem, Leukopenien, gastrointestinale Beschwerden, hepatotoxisch, Blutbildveränderungen, Ernährungsstörungen

Cave

Vorsicht ist geboten bei Gaben von Schmerzmitteln wie Acetylsalicylsäure, Ibuprofen, Paracetamol, Phenylbutazon.

▸ **Tab. 2.43** Antikonvulsiva.

Frei-, Handelsname	Therapeutische Relevanz	Indikation	Wirkung	Nebenwirkungen	Interaktionen
klassische Arzneimittel (p. o., i. v.)					
Carbamazepin (Tegretal®, Timonil®) und Abkömmlinge	häufig eingesetztes Mittel; verhindert die Reizweiterleitung durch Hemmung des Natriumeinstroms in die Nervenzelle	Monotherapie bei fokalen Anfällen; gute antidepressive Wirkung	unwirksam bei Absencen, Myoklonien und primär generalisierten tonisch-klonischen Anfällen	Leukopenie, Nystagmus, kann Anfälle bei generalisierter Epilepsie provozieren	erhöhter Wirkspiegel durch Clarithromycin, Erythromycin und Isoniazid, erniedrigter Wirkspiegel durch Doxycyclin (Antibiotika); erhöhter Wirkspiegel durch Ketoconazol und Miconazol (Antimykotika); abgeschwächte Wirkung von Kontrazeptiva
Oxcarbazepin (Trileptal®)					
Valproat (Ergenyl®, Orfiril®, Convulex)	**1. Wahl**; hemmt den Abbau von GABA	Monotherapie bei generalisierten Anfällen; **i. v. im Status epilepticus**		Tremor; erhöhte Fehlbildungsrisiken, deshalb nur anwenden in der Schwangerschaft und bei Frauen in gebärfähigem Alter, wenn kein anderes Mittel wirkt	erhöhter Wirkspiegel durch Erythromycin und Isoniazid
Phenytoin (Phenhydan®)	MIttel der **2. Wahl** bei Dauertherapie; verhindert die Reizweiterleitung durch Hemmung des Natriumeinstroms in die Nervenzelle	Monotherapeutikum bei fokalen Anfälle; **i. v. im Status epilepticus**	kann Anfälle bei generalisierter Epilepsie provozieren	Gingivahyperplasie, Hirsutismus (v. a. bei jungen Mädchen)	erhöhter Wirkspiegel durch Clarithromycin, Isoniazid, Trimethoprim (Antibiotika) und Fluconazol (Antimykotikum); abgeschwächte Wirkung von Kontrazeptiva

▶ **Tab. 2.43** Fortsetzung.

Frei-, Handelsname	Therapeutische Relevanz	Indikation	Wirkung	Nebenwirkungen	Interaktionen
Phenobarbital (Luminal®, Luminaletten®)	Barbiturat, **2. Wahl** bei Dauertherapie; aktiviert den GABA-Rezeptor auch ohne GABA	i. v. im Status epilepticus; fokale und generalisierte Anfälle	sedierend		erhöhter Wirkspiegel durch Isoniazid, erniedrigter Wirkspiegel durch Doxycyclin (Antibiotikum); abgeschwächte Wirkung von Kontrazeptiva; senkt den Wirkspiegel von Erythromycin
Ethosuximid (Petnidan®, Suxilep®) Kombination häufig mit **Valproat**	Mittel der **2. Wahl** bei Dauertherapie; blockiert die Calciumkanäle im Thalamus und reduziert die Aktionspotenziale durch verringerte Glutamatausschüttung	**Mittel der Wahl** bei Absencen	unwirksam bei generalisierten tonisch-klonischen und fokalen Anfällen		erhöhter Wirkspiegel durch Isoniazid (Antibiotikum); abgeschwächte Wirkung von Kontrazeptiva
Primidon (Mylepsinum®)	Reservetherapeutikum bei unzureichender Wirkung der oben genannten Mittel; zählt zur Wirkstoffgruppe der Barbiturate; wird zu Phenobarbital abgebaut	fokale und generalisierte Anfälle	selten eingesetzt, schlecht verträglich		erhöhter Wirkspiegel durch Isoniazid, erniedrigter Wirkspiegel durch Doxycyclin (Antibiotika); Phenobarbital senkt den Wirkspiegel von Erythromycin; erhöhter Wirkspiegel durch Miconazol (Antimykotikum); abgeschwächte Wirkung von Kontrazeptiva
Diazepam (Diazepam-ratiopharm®)	Reservetherapeutika; GABA-Wiederaufnahmehemmer; verstärken die sedative und anxiolytische Wirkung von GABA	**1. Wahl** (i. v.) im akuten Anfall	**ebenfalls** dämpfend, beruhigend, antidepressiv		
Clonazepam (Rivotril®)					
Lorazepam (Tavor®)					
neuere Arzneimittel (besser verträglich)					
Gabapentin (Neurontin®)	Zusatztherapeutikum; ähnelt chemisch dem GABA und bewirkt eine Erhöhung der GABA-Ausschüttung	Monotherapeutikum	unwirksam bei Absencen, Myoklonien und sekundären generalisierten tonisch-klonischen Anfällen	kann Anfälle bei generalisierter Epilepsie provozieren	
Lamotrigen (Lamictal®)	**1. Wahl**; verhindert die Freisetzung von Glutamat und damit die Reizweiterleitung	Monotherapie bei fokalen Anfällen; dämpfend, beruhigend, antidepressiv; bei bipolaren Störungen; auch zur Prävention	alternativ bei generalisierten Anfällen	Aggressivität, Kopfschmerzen, Schwindel	herabgesetzte Wirkung durch Kontrazeptiva

▶ **Tab. 2.43** Fortsetzung.

Frei-, Handelsname	Therapeutische Relevanz	Indikation	Wirkung	Nebenwirkungen	Interaktionen
Levetiracetam (Keppra®)	**1. Wahl**; Wirkmechanismus nicht genau bekannt (es wird eine GABA-Beeinflussung vermutet)	Monotherapie bei fokalen Anfällen	auch wirksam bei Monoklonien und Absencen, i. v. im Status epilepticus	Depression, Angst	
Pregabalin (Lyrica®)	Zusatztherapeutikum; blockiert die Calciumkanäle und reduziert die Aktionspotenziale durch verringerte Glutamatausschüttung	bei Anwendung als Antiepileptikum zusammen mit anderen Antiepileptika	neuropathische Schmerzen (Polyneuropathie, Nervenverletzungen, Nervenentzündungen, Fibromyalgie); Anxiolytikum	Schwindel, Ödeme	
Topiramat (Topamax®)	Zusatztherapeutikum; Wirkmechanismus nicht genau bekannt, ähnelt dem von Phenytoin oder Carbamazepin	Monotherapie bei fokalen und generalisierten Anfällen	auch zur Migränetherapie		abgeschwächte Wirkung von Kontrazeptiva
Vigabatrin (Sabril®)	Zusatztherapeutikum; hemmt den Abbau von GABA	nur West-Syndrom	selten eingesetzt, schlecht verträglich	Gesichtsfeldausfälle	
Zonisamid (Zonegran®)	Zusatztherapeutikum; wirkt hemmend auf Natrium- und Calciumkanäle und hemmt die Glutamatwirkung	Monotherapeutikum		Angst, Depression, Verwirrung, Schwindel	
Felbamat (Taloxa® p. o.)	Mittel letzter Wahl, wenn alle anderen Therapeutika versagen	Hauptindikationen: Lennox-Gastaut-Syndrom, West-Syndrom; ebenfalls fokale und generalisierte Anfälle, wenn andere Therapien versagen		Somnolenz, Schwindel, Gleichgewichtsstörungen, aplastische Anämien; insgesamt hohes Sterblichkeitsrisiko aufgrund der NW	

Beeinflussung der Mikronährstoffe

- Carbamazepin, Phenytoin, Phenobarbital, Primidon führen zu einem Vitamin-D- und damit zum Calciummangel. Gleichzeitig kommt es zu einem Vitamin-K-, Vitamin-C- und Zinkmangel. Es wird eine tägliche Substitution von Vitamin D, Calcium, Vitamin K, Vitamin C und Zink empfohlen. Die Knochendichte sollte regelmäßig kontrolliert werden. Eine Kombination mit Valproat führt zu einer Erhöhung des Serumspiegels oben genannter Antikonvulsiva.
- Die Spiegel von Folsäure und anderer B-Vitamine sinken. Das führt zu einem erhöhten Homocysteinspiegel. Es sollte ein Vitamin-B-Komplex eingesetzt werden.
- Vitamin E kann die antiepileptische Wirkung verbessern.
- Valproate führen zu einem Verlust von L-Carnitin. Das führt zu Störungen des Stoffwechsels in den Mitochondrien, sodass die Leberschädigung durch Valproate verstärkt wird. Es sollte L-Carnitin substituiert werden.

Therapieempfehlungen

Es sollte keine Therapieveränderung ohne Mitwirkung des behandelnden Arztes erfolgen.

2.17.5 Antidementiva

Die Demenz ist definiert als eine Folge chronischer bzw. fortschreitender Hirnerkrankungen mit Abnahme des Gedächtnisses, Denkens, der Orientierung, Auffassung, Sprache und des Rechnens über mindestens 6 Monate. Es besteht keine Beeinträchtigung des Bewusstseins oder der Sinne. Häufig verändern sich die emotionale Kontrolle, das Sozialverhalten und die Motivation.

Man unterscheidet die primäre und sekundäre Demenz sowie Mischformen.

Primäre Demenz

Primäre Demenzformen haben ihren Ursprung im Gehirn, wo kontinuierlich Nervenzellen absterben. Die häufigste primäre Demenz ist die Alzheimer-Krankheit, die zweithäufigste die vaskuläre Demenz (Mangeldurchblutung, Durchblutungsstörungen, Schädigungen der Hirngefäße). Weiterhin gibt es Morbus Pick und die Lewy-Körperchen-Demenz.

Eine pathophysiologische Erklärung könnte in einem Mangel an Acetylcholin liegen. Dieser spielt zumindest bei der Alzheimer-, Parkinson- und Lewy-Körperchen-Demenz eine große Rolle. Deshalb sollten Psychopharmaka mit anticholinerger Wirkung hier nicht verordnet werden.

Bei der **Alzheimer-Krankheit** finden sich sog. Plaques im Gehirn, die die Hirnsubstanz zerstören. Diabetiker haben ein höheres Risiko, an Alzheimer zu erkranken. Patienten, die Blutdrucksenker einnehmen, erkranken seltener an dieser Krankheit.

Vaskuläre Demenz entwickelt sich hauptsächlich durch Durchblutungsstörungen des Gehirns. Häufig sind es schwer einstellbare arterielle Hypertonien, die zerebrale Mikroangiopathien verursachen. Zum anderen können Gefäßschäden der Hintergrund sein. Hierbei kommt es zu Verkalkungsprozessen, die die Gefäße verschließen, sodass Zellen absterben. Präventiv wird Acetylsalicylsäure (100 mg/d) verordnet.

Morbus Pick (frontotemporale Demenz) führt zu Veränderungen der Persönlichkeitsstruktur (Enthemmung, Taktverlust, Empathieverlust) und stellt eine Schädigung des Frontal- und Temporalhirns dar.

Bei der **Lewy-Körperchen-Demenz** lagern sich Eiweißreste in den Hirnnervenzellen ab, die nicht wieder abgebaut werden können. Es kommt sehr früh zu Sinnestäuschungen.

Sekundäre Demenz

Sekundäre Demenzen sind eher selten und entstehen u. a. durch Erkrankungen wie Alkoholsucht (Wernicke-Korsakow-Syndrom), andere Drogensucht, Morbus Parkinson, Hypothyreose, Depressionen, Creutzfeldt-Jakob-Krankheit, HIV-Enzephalopathie, Neuroborelliose, Schädel-Hirn-Trauma, Epilepsie, MS, Meningitis/Enzephalitis oder Vitaminmangel (Vitamin B_3, B_{12}).

Einteilung der Demenz nach Schweregraden

- leichte Demenz: noch völlig selbstständiges Leben möglich (Vergesslichkeit, zeitliche Orientierungsprobleme, Antriebsmagel)
- mittelschwere Demenz: zunehmender Verlust an geistigen Fähigkeiten; nur noch eingeschränkte Selbstständigkeit
- schwere Demenz: völlige Pflegeabhängigkeit

Grundsätzlich bleiben Empfindungen wie Angst, Zorn, Scham, Bedürfnis nach Nähe und Intimsphäre erhalten.

Reversible Demenz

Demenzielle Symptome sind reversibel bei erfolgreicher Behandlung u. a. der Enzephalitis, einer Vaskulitis, einer Überfunktion der Nebenschilddrüse, der Unterfunktion der Schilddrüse, einer Zöliakie, einem Vitamin-B_{12}-Mangel oder Alkoholmissbrauch.

Behandlung der Demenz

Neben vielen nichtmedikamentösen Behandlungsmöglichkeiten (Gedächtnistraining, Alltagsfähigkeitstraining, sensorische Wahrnehmung, körperliche Aktivitäten, z. B. Tanzen, Musik oder Massage) werden die Arzneimittel in ▸ **Tab. 2.44** eingesetzt.

Beeinflussung der Mikronährstoffe

- Cholinesterasehemmer stabilisieren und verbessern die kognitiven Fähigkeiten bei leichter und mittelschwerer Demenz.
- Zusätzlich sollte der Homocysteinspiegel kontrolliert und eine Erhöhung ggf. mit Vitamin-B_{12}- und Folsäuregaben kompensiert werden.

Therapieempfehlungen

Es ist keine Therapieveränderung ohne den behandelnden Arzt angeraten.

► **Tab. 2.44** Antidementiva.

Frei-, Handelsname	Wirkung	Nebenwirkungen	Kontraindikationen	Interaktionen
leichte bis mittlere Alzheimer-Demenz				
Donepezil (Aricept®) p. o.	Cholinesterase-hemmer	gastrointestinale Beschwerden, Kopfschmerzen, Juckreiz, Erregungszustände, Aggressivität, Halluzinationen, Schwindel	peptische Ulzera, Herzrhythmusstörungen, Astma, COPD; Schwangerschaft, Stillzeit, Kinder	NSAR
Galantamin (Reminyl®) p. o.	Cholinesterase-hemmer	gastrointestinale Beschwerden, Schlafstörungen, Kopfschmerzen, Harnwegsinfekte	schwere Leber- und Nierenstörungen, Iritis, Thyreotoxikose, Ileus, Schock, Epilepsie; Schwangerschaft, Stillzeit, Kinder	verminderte Wirkung durch Opioide, Schmerzmittel, Schlafmittel, β-Blocker (Bradykardie), Anticholinergika und Glukokortikoide; verstärkte Wirkung und NW durch Cimetidin, Ranitidin, Antidepressiva, Ketoconazol, Erythromycin; Verstärkung von Herzrhythmusstörungen durch Citalopram
Rivastigmin (Exelon®) p. o.	Cholinesterase-hemmer	gastrointestinale Beschwerden, Kopfschmerzen, Depressionen, Angina pectoris, Harnwegsinfekte, Herzrhythmusstörungen, Hypertonie	peptische Ulzera, Herzrhythmusstörungen, Asthma, COPD; Schwangerschaft, Stillzeit, Kinder	Wirkverstärkung cholinerger Wirkstoffe; Beeinträchtigung von Anticholinergika
mittelschwere bis schwere Alzheimer-Demenz				
Memantin (Axura®, Ebixa) p. o.	Beeinflussung des Glutamatrezeptors	Schwindel, Kopfschmerzen, Schläfrigkeit, Verstopfung	Epilepsie, frischer Herzinfarkt, Harnwegsinfekt, Herzmuskelschwäche, unkontrollierter Bluthochdruck; Kinder und Jugendliche < 18 Jahre, Schwangerschaft, Stillzeit	verstärkte Wirkung von Dopaminrezeptor- und Muscarinrezeptorantagonisten möglich; Abschwächung von Neuroleptika und Hydrochlorothiaziden; erhöhtes Risiko von Psychosen durch Amantadin, Ketamin, Dextromethorphan; erhöhter Memantinspiegel durch Antiarrhythmika, H_2-Blocker, Chinidin, Nikotin
Andere				
Nimodipin (Nimotop®) p. o.	Hemmung des Einstroms von Calcium in die Hirnzellen (Calciumkanalblocker)	Flush, Hitzewallungen, Kopfschmerzen. Tachykardie, Übelkeit, Ödeme; **auch Einsatz** nach Subarachnoidalblutung (**1. Wahl**); zerebrale Vasospasmen, bei ischämischen Insulten	instabile Angina pectoris, Myokardinfarkt, schwere Hypotensionen	

► **Tab. 2.44** Fortsetzung.

Frei-, Handelsname	Wirkung	Nebenwirkungen	Kontraindikationen	Interaktionen
Zusatztherapie				
Neuroleptika (z. B. Risperison, Melperon, Pipamperon) **Antidepressiva** (z. B. Sertralin, Citalopram, Mirtazapin) **Tranquilizer** (z. B. Zolpidem, Zopiclon)	Einsatz nur in geringen Dosen; wenn möglich, alsbald absetzen; nur Mittel, die mit der Gebrechlichkeit und der Multimorbidität des alten Patienten verträglich sind			

2.18
Schlafstörungen

2.18.1 Physiologische Grundlagen

Der Schlaf wird in verschiedene **Stadien** eingeteilt:

- Stadium I: Einschlafstadium
- Stadium II: Leichtschlafstadium (ca. 50% der Schlafdauer)
- Stadium III und IV: Tiefschlafstadien (orthodoxer Schlaf, Non-REM-Schlaf)

Diese Stadien werden unterbrochen durch sog. REM-Phasen (REM = „rapid eye movements“), in denen der Mensch träumt. Diese umfassen ca. 25% der Schlafdauer. Für die Gesunderhaltung des Menschen sind die sich abwechselnden Phasen unerlässlich.

Im Alter verändert sich der Schlaf, wobei die Schlaftiefe ab- und orthodoxe Phasen zunehmen. Es erfolgt ein häufigeres Erwachen in den frühen Morgenstunden.

Am Schlaf sind verschiedene Nervenzellgruppen des Gehirns beteiligt. So produzieren die im Hirnstamm gelegenen Raphe-Kerne bei Lichteinfall durch Netzhautreizung Serotonin. Weiterhin werden Adrenalin und Noradrenalin sekretiert, die den Thalamus erregen, der die Erregung an die Großhirnrinde weitergibt. Der Hypothalamus ist mit der Sehbahn verbunden und produziert bei Lichteinfall vermehrt Histamin und Orexin. Diese Faktoren führen zum Aufwachen.

Beim Einschlafen wirkt GABA hemmend auf den Thalamus ein, die Netzhaut des Auges wird weniger gereizt, Histamin und Orexin werden bei Dunkelheit vermindert gebildet. Mangelnder Lichteinfall vermindert die Bildung von Serotonin und fördert stattdessen die Bildung von Melatonin. Melatonin wirkt schlaffördernd durch Bindung an die Melatoninrezeptoren (MT_1, MT_2).

2.18.2 Schlafstörungen

Zu den Schlafstörungen werden folgende gezählt:

- mangelhafter bzw. nicht erholsamer Schlaf/Ein- oder Durchschlafstörungen (Insomnien)
- abnorm hohes Schlafbedürfnis (Hypersomnien)
- Störungen des Schlaf-Wach-Rhythmus
- Schlafwandeln, Nachtangst (Pavor nocturnus), Albträume (Parasomnien)

Bei den Insomnien finden sich verschiedene Auslöser:

- idiopathisch (keine sichtbaren Auslöser, evtl. genetische Disposition)
- Reaktion auf emotionale Belastung
- Umgebungsreize wie Licht, Lärm, Wetterwechsel, Schichtarbeit etc.
- Begleitsymptom einer psychischen oder organischen Erkrankung
- Einnahme erregender Substanzen
- Schlafapnoe-Syndrom

2.18.3 Schlafmittel (Hypnotika)

Leider gibt es nach wie vor noch keine Schlafmittel,

- die einen Zustand hervorrufen, der dem physiologischen Schlaf ähnelt,
- deren Überdosierung nicht das Nervensystem nachteilig beeinflusst,
- die nicht kumulieren,
- die am Morgen zu keinen nachhaltigen Beeinträchtigungen führen,
- die bei längerer Anwendung keinen Wirkverlust aufweisen.

Deshalb gilt es, verhaltensmedizinische Strategien wie Schlafhygiene (schlaffördernde Verhaltensweisen) und Entspannungstechniken (z. B. autogenes Training, Meditation, progressive Muskelentspannung) einzuüben. Eine medikamentöse Therapie sollte nicht länger als 4 Wochen durchgeführt werden. Intermittierend kann eine Einnahme an 4–6 Nächten im Monat erfolgen.

Bei Schlafstörungen, die durch eine Grunderkrankung hervorgerufen werden (sekundäre Schlafstörungen), ist die Grunderkrankung zu behandeln.

Folgende Wirkstoffe kommen zur Anwendung:

- Benzodiazepine und deren Derivate
- Non-Benzodiazepine
- H_1-Antihistaminika

- Chloralhydrat
- Melatonin
- Phytopharmaka

Barbiturate sind seit Einführung der Benzodiazepine nicht mehr als Schlafmittel im Handel. Der Einsatz von Thiopental (Trapanal®) erfolgt zur Narkoseeinleitung und von Phenobarbital (Luminal®, Luminaletten®) bei Epilepsien wie Grand-mal-, Impulsiv-Petit-mal-Epilepsie (Kap. 2.17.4).

Die einzelnen Arzneimittel sind in der ▶ **Tab. 2.45** aufgeführt.

▶ **Tab. 2.45** Schlafmittel.

Frei-, Handelsname	Wirkung	Indikation	Nebenwirkungen	Kontraindikationen	Interaktionen
Benzodiazepine					
Azepame					
Flurazepam (Dalmadorm®, Staurodorm®) **Nitrazepam** (Mogadan®) **Diazepam** **Lorazepam** **Oxazepam** (Adumbran®)	geringe Beeinflussung der REM-Phasen, evtl. leichte Abnahme; Abnahme des Tiefschlafs (Phase III und IV); Förderung des Durchschlafens durch die Verstärkung der GABAergen Neurone in ihrer hemmenden Wirkung und Dämpfung bestimmter Bereiche im ZNS; müssen ausschleichend abgesetzt werden, sonst Gefahr zerebraler Krämpfe (Kap. 2.17.3)	Durchschlafprobleme	Gangunsicherheit, Stürze bei älteren Patienten; nach längerer Anwendung und nach plötzlichem Absetzen Schlaflosigkeit, Angstzustände, Schwindel, Übelkeit und andere zentralnervöse Störungen möglich (Ausschleichen!); großes Suchtpotenzial	Ataxien, Myasthenia gravis, Alkohol-, Opioid- und Schlafmittelintoxikation	verstärkte Wirkung durch Alkohol, Hypnotika, Neuroleptika; erhöhte Wirkung von Muskelrelaxanzien
Zolame					
Brotizolam **Midazolam**	s. Azepame	s. Azepame	s. Azepame	s. Azepame	s. Azepame
Non-Benzodiazepine					
Zolpidem **Zopiclon**	**1. Wahl**; vergleichbar mit den Benzodiazepinen mit niedrigerem Abhängigkeitspotenzial	s. Benzodiazepine	s. Benzodiazepine	s. Benzodiazepine; Kinder und Jugendliche < 18 Jahre; strenge Indikationsstellung in der Schwangerschaft und Stillzeit; schwere Leberinsuffizienz	s. Benzodiazepine
H_1-Antihistaminika					
Diphenhydramin (Dolestan®) **Doxylamin** (Hoggar®)	sedierender und hypnotischer Effekt durch die Blockade von H_1-Rezeptoren; apothekenpflichtige Arzneimittel (frei verkäuflich), dennoch nicht unkritisch zu verabreichen	Einschlafprobleme	im Alter Unruhe und Verwirrtheit		

▶ **Tab. 2.45** Fortsetzung.

Frei-, Handelsname	Wirkung	Indikation	Nebenwirkungen	Kontraindikationen	Interaktionen
Chloralhydrat					
Chloralhydrat (Chloraldurat®)	schlaffördernde und beruhigende Wirkung durch die Beeinflussung der GABAergen Neurone; eher Einsatz als Antikonvulsivum im akuten Zustand (Rektiole; Kap. 12.4); nur Kurzzeitbehandlung bei Schlafstörungen	Krampfanfälle	Verwirrtheit, Übelkeit, Herzrhythmusstörungen, allergische Reaktionen; bei längerer Anwendung Suchtpotenzial	schwere Leberfunktionsstörungen; Kumulationsgefahr bei Herz- und Niereninsuffizienz; Kinder, Jugendliche, Schwangerschaft, Stillzeit	Psychopharmaka, Antikoagulanzien, Alkohol, Furosemid
Melatonin					
Melatonin (Circadin)	Wirkung an den Melatoninrezeptoren MT_1 und MT_2; zugelassen für Patienten > 55 Jahre; kontinuierliche Einnahme erforderlich, um die schlaffördernde Wirkung zu entfalten, deutliche Verbesserung des Schlafproblems nach 3 Wochen	Einschlafstörungen	Kopfschmerzen, Schwindel, Benommenheit, gastrointestinale Beschwerden; selten Müdigkeit (eingeschränkte Verkehrstüchtigkeit)	generell Autoimmunerkrankungen	herabgesetzte Wirkung durch Alkohol; Verstärkung der sedierenden Wirkung von Benzodiazepinen und Non-Benzodiazepinen; erhöhter Melatoninspiegel durch Östrogene (Hormonersatz), erniedrigte Wirkung durch Nikotin
Agomelatin (Valdoxan®)	Einsatz bei **depressiven Verstimmungen**, weil es zusätzlich die Serotoninrezeptoren blockiert	bei leichten bis mittleren Depressionen mit Schlafstörungen, nicht bei alleinigen Schlafstörungen	kann die Leber schädigen (regelmäßige Leberkontrollen)		
L-Tryptophan					
L-Tryptophan (Kalma®)	biologische Vorstufe von Serotonin; schlafsteuernder, antidepressiver Effekt	Schlafstörungen, depressives Syndrom	Schwindel, Kopfschmerzen, Übelkeit	schwere Leber- und Niereninsuffizienz, Karzinoidsyndrom	bei Kombination mit MAO-Hemmern und SSRI, SSNRI Gefahr des Serotoninsyndroms
Phytopharmaka					
Valepotriate Baldrian	sedierend	depressive Verstimmungen; als Schlafmittel fraglich			
Hopfen (Kap. 2.17.3)					

2.19

Allgemeine Schmerztherapie

2.19.1 Physiologische Grundlagen des Schmerzes

Schmerzwahrnehmung

Schmerz ist eine komplexe subjektive Wahrnehmung, die in manchen Situationen auch fehlen kann, obwohl aufgrund der Ursache ein starker Schmerz vorhanden sein müsste. So können zerebrale Filterprozesse durch Ausschüttung sog. Endorphine dafür sorgen, dass bei Verletzungen, z. B. durch einen Unfall, bei einem Wettkampf oder in einer anderen Stresssituation, keine Schmerzen spürbar sind (**Stessanalgesie**). Andererseits können Schmerzen spürbar sein, obwohl keine körperlichen Schäden bestehen, z. B. beim **Phantomschmerz**. Schmerzen können akut und vorübergehend sein. Sie können lange im Gedächtnis bleiben und chronifizieren.

Die Schmerzwahrnehmung erfolgt durch Schmerzrezeptoren (Nozizeptoren), die als freie Nervenendigungen auf Kälte, Hitze, mechanische oder chemische Reizungen reagieren. Die sensiblen Bahnen der Nozizeptoren enden zum Teil in der Formatio reticularis. Deren Informationen werden zum Thalamus und von da zur sensiblen Großhirnrinde weitergeleitet und machen den Schmerz bewusst. Zusätzlich wird der Hypothalamus informiert und reagiert mit vegetativen Symptomen, z. B. Schweißbildung und Pulserhöhung. Daneben aktivieren sog. Raphe-Kerne im Hirnstamm über Serotoninsynapsen opioide Interneurone zur Schmerzkontrolle oder -unterdrückung. Auf dieses Bahnsystem wirken ebenfalls die als Medikamente verabreichten Opioide, z. B. Morphin.

Schmerzentstehung

Durch die Verletzung eines Gewebes (physikalische oder chemische Noxen, Bakterien, andere Mikroorganismen oder Parasiten) entstehen eine Entzündung und u. U. Fieber. Dadurch verändert sich die Durchblutung und es entwickeln sich die typischen Entzündungssymptome Rötung, Schwellung, Überwärmung, Schmerz und gestörte Funktion. Zusätzlich werden Entzündungs- und Schmerzmediatoren ausgeschüttet, die die Nozizeptoren erregen und sensibilisieren.

Schmerzauslösende Faktoren

Prostaglandine, Histamin, Zytokine, Bradykinin, Protonen, Kalium- und Natriumionen bezeichnet man als **Schmerzmediatoren**. Sie lösen den Schmerz aus, indem sie die Nozizeptoren erregen, sobald eine bestimmte Reizschwelle überschritten wird. Diese wiederum schütten den Nervenwachstumsfaktor (NGF) aus, der seinerseits andere Nozizeptoren erregt und schlafende Rezeptoren weckt. Es kommt zu einer Schmerzverstärkung und zum Einwachsen der Nervenfasern in das umliegende Gewebe, sodass nun auch das angrenzende Gewebe schmerzempfindlich wird.

In der ▶ **Tab. 2.46** sind die entsprechenden Entzündungs- und Schmerzmediatoren sowie Botenstoffe aufgelistet.

▶ **Tab. 2.46** Entzündungs- und Schmerzmediatoren, Botenstoffe.

Mediatoren/Zytokine	Herkunft	Wirkung
Histamin	Haut, Lunge, Magen-Darm-Schleimhaut, Hypothalamus, Mastzellen, enterochromaffinähnliche Zellen (ECL-Zellen) der Magenschleimhaut	Wirkung über H_1-Rezeptoren: Vasodilatation, Erhöhung der Gefäßpermeabilität, Senkung des arteriellen Blutdrucks, Bildung von Adrenalin, Ödembildung, Juckreiz, Bronchokonstriktion; Wirkung über H_2-Rezeptoren: Anregung der Magensaftsekretion an der Belegzelle; Wirkung im ZNS: als Neurotransmitter, Wirkung an H_3-Rezeptoren, regulatorischer Einfluss auf noradrenerge, serotoninerge, cholinerge, domaminerge und glutaminerge Rezeptoren, Regulation des Schlaf-Wach-Rhythmus
Serotonin	95 % im Gastrointestinaltrakt (davon 90 % durch enterochromaffine Zellen der Darmschleimhaut, 10 % im enterischen Nervensystem und in den Thrombozyten) sowie 5 % im peripheren und zentralen Nervensystem, hauptsächlich in den Raphe-Kernen des Hirnstamms (kann die Blut-Hirn-Schranke nicht passieren, deshalb Bildung im Gehirn und Speicherung in den Endknöpfchen)	grundsätzliche Wirkung über 5-HT-Rezeptoren; einerseits Vasodilatation in der Skelettmuskulatur, andererseits Vasokonstriktion in Lunge und Nieren; Thrombozytenaggregation und Vasokonstriktion lokal bei der Blutgerinnung; Steigerung der Darmperistaltik; nerval beteiligt an der Schmerzempfindung, Thermoregulation, Gedächtnisleistung und an emotionalen Prozessen
Komplementfaktoren	einzelne Proteine (C 3, C 5) des Komplementsystems	Histaminfreisetzung aus Mastzellen, Erhöhung der Gefäßpermeabilität
Bradykinin	vasoaktives Kinin	steuert Entzündungsprozesse durch Erhöhung der Gefäßpermeabilität, Vasodilatation, Steigerung der Schmerzsensibilität

► **Tab. 2.46** Fortsetzung.

Mediatoren/Zytokine	Herkunft	Wirkung
Prostaglandine	in fast allen Zellen, die Zellkerne enthalten (Endothelzellen, Makrophagen, Granulozyten, Neurone)	
PGE_2	Bildung in Gefäßendothelzellen, Makrophagen und Monozyten	Verringerung der Magensaftbildung und -sekretion (Schleimhautschutz), bildet Magenschleim; verringert die Darmmotilität; erhöht die renale Natriumausscheidung an der Niere, steigert den Uterustonus, fördert die Thrombozytenaggregation und die Vasokonstriktion; **bei Entzündungen:** verstärken die Entzündungsreaktion, sensibilisieren die Nozizeptoren, führen zur Vasodilatation
$PGF_{2\alpha}$	Bildung v. a. im Uterus	fördert die Wehentätigkeit (mit PGE_2, sensibilisieren die Uterusmuskulatur für Oxytocin), Ovulation, Wundheilung und das Haarwachstum; Bronchokonstriktion; **bei Entzündungen:** fördert in den Entzündungsgebieten die Bildung von Prostaglandinen, verstärkt die Entzündungsreaktion; COX-2 wird physiologisch gebildet
PGD_2	Bildung in Mastzellen und im Gehirn	zusammen mit $PGF_{2\alpha}$ und TXA_2 Bronchokonstriktion, Verstärkung anderer Bronchokonstriktoren (Auslösen eines allergischen Asthmaanfalls) oder anderer allergischer Reaktionen; Körpertemperatursenkung, schlaffördernd, verstärktes Auftreten bei erblich bedingter Alopecia androgenetica bei Männern; vasodilatatorisch; **bei Entzündungen:** Mediator
PGI_2	Bildung in Gefäßendothelzellen, Thrombozyten	führt zu Vasodilatation, Erhöhung der Gefäßpermeabilität (lokale Ödeme), Fieber, verstärkter Schmerzempfindung; verhindert die Thrombozytenaktivierung und -aggregation
Thromboxan (TXA_2)	Bildung v. a. in den Thrombozyten	führt zu Vasokonstriktion und Bronchokonstriktion; aktiviert die Thrombozytenaggregation
Leukotriene	Mastzellen, Granulozyten, Makrophagen	reagiert chemotaktisch auf Leukozyten, starker Bronchokonstriktor, steigert die Kapillarpermeabilität; spielt eine große Rolle beim allergischen Asthma bronchiale; **Glukokortikoide** hemmen die Phospholipase A_2 und unterbrechen die Bronchokonstriktion; bei längerer **Einnahme von COX-Hemmern** vermehrte Leukotrienbildung durch die Unterdrückung der Prostaglandinsynthese
plättchenaktivierender Faktor (PAF)	Granulozyten, Mastzellen, Thrombozyten, Makrophagen	Erhöhung der Gefäßdurchlässigkeit, Aktivierung von Thrombozyten und Granulozyten
Stickstoffmonoxid (NO)	Makrophagen, Endothelzellen, Neurone	Vasodilatation
eosinophil-chemotaktischer Faktor (ECF)		stimuliert die Chemotaxis der eosinophilen Granulozyten
Interleukine (Gruppe der Zytokine)	Leukozyten, Makrophagen	IL-1: bewirkt akute Entzündungsreaktion, Fieberentstehung; IL-2 bis IL-5: regen die spezifische Abwehr an (T-Helfer- und B-Zellen, Bildung von Immunglobulinen, Stimulation eosinophiler Granulozyten); weitere Interleukine aktivieren das unspezifische humorale und zelluläre Abwehrsystem; Aktivierung der COX-2-Bildung, dadurch Bildung von Prostaglandinen
Interferone (Zytokin)	Monozyten, Fibroblasten, zytotoxische T-Lymphozyten	Bildung von MCH-Molekülen zur Erkennung von Antigenen
Tumornekrosefaktor (TNF) (Zytokin)	hauptsächlich Makrophagen	Aktivatoren der Akute-Phase-Proteine; Ausschüttung von CRH, Fieber, Anlocken neutrophiler Granulozyten, Phagozytosestimulation, Erhöhung der Insulinresistenz; Auslösen von Autoimmunprozessen

Schmerzunterdrückende Faktoren

Dem gegenüber stehen die endogenen Morphine (Endorphine). Dies sind Neuropeptide, die vom Körper selbst produziert werden und schmerzunterdrückend wirken, da sie an die Opiatrezeptoren binden. Endorphine werden in der Hypophyse und im Hypothalamus gebildet und im Notfall aktiviert. Das führt bei schweren Unfällen, in starken Angstzuständen oder in Stresssituationen dazu, dass zunächst keine Schmerzen gespürt werden. Aber auch bei positiven Emotionen werden Endorphine ausgeschüttet, weshalb man sie als Glückshormone bezeichnet.

Chronische Schmerzen

Besteht eine Schmerzsymptomatik mehr als 3 Monate, spricht man von chronischen Schmerzen, die dann die Warnfunktion verloren und sich zu einer Schmerzkrankheit entwickelt haben. Im Zentrum dessen steht das **Schmerzgedächtnis**.

Nervenzellen, die immer wieder Schmerzimpulse erhalten, verändern ihre Struktur und dadurch ihre Aktivität. Es bilden sich vermehrt Natriumkanäle und Rezeptoren aus, sodass jetzt nur noch leichte Impulse, z. B. Wärme oder Berührung, benötigt werden, um die Schmerzen als intensiv zu empfinden, ohne dass konkrete pathologische Ursachen vorliegen.

Daher ist die konsequente und frühe Schmerzunterdrückung die Therapie der Wahl, um die Ausbildung des Schmerzgedächtnisses zu unterbinden.

2.19.2 Medikamentöse Schmerzbehandlung

Die Schmerzempfindung kann auf unterschiedlichen Wegen beeinflusst werden:

- Glukokortikoide (Kap. 2.11) sowie nichtsteroidale Antirheumatika (NSAR) bzw. nichtsteroidale Entzündungshemmer (NSAID) hemmen die Entzündung (▶ **Tab. 2.48**).
- Spasmolytika (Kap. 2.19.7) und Metamizol entkrampfen die glatte Muskulatur.
- Gefäßerweiternde Mittel wie Nitrate und Molsidomin verbessern die Durchblutung und heben dadurch die Ischämieschmerzen auf (Kap. 8.1.1).
- Anästhetika (Lokal- oder Leitungsanästhetika) betäuben die Schmerzrezeptoren, sodass die Schmerzimpulse in peripheren und zentralen Nervenbahnen nicht weitergeleitet werden.
- Nicht-Opioid-Schmerzmittel setzen die Schmerzrezeptoren in ihrer Sensibilität herab.
- Opioide und Opiate hemmen die Weiterleitung von Schmerzimpulsen in Rückenmark und Gehirn durch Besetzen der Schmerzrezeptoren:
  - Opioide = natürliche oder synthetische Substanzen mit morphinartigen Eigenschaften
  - Opiate = natürliche Substanzen, die chemisch vom Opium abstammen (Morphin, Codein, Thebain, Noscapin, Papaverin)
- Psychopharmaka (z. B. Antidepressiva, Kap. 2.17.2) beeinflussen die Schmerzverarbeitung im Gehirn.

Schmerzeinteilung und deren Behandlung. Schmerzen können unterschiedlich eingeteilt werden:

- nach der Dauer: akut und chronisch
- nach der Pathogenese: Nozizeptorschmerz (oberflächlich, tief, viszeral), neuropathischer Schmerz (periphere oder zentrale Nervenläsionen), durch psychologische Mechanismen ausgelöster Schmerz (seelische Konflikte)
- nach dem WHO-Stufenschema (▶ **Tab. 2.47**) für akute Schmerzen und deren Behandlung (mit Einschränkungen bei chronischen Schmerzen) in Stufe 1 (leicht), Stufe 2 (mittelstark) und Stufe 3 (stark).

Folgende Darstellung der Schmerzbehandlung erfolgt nach dem WHO-Stufenschema (▶ **Tab. 2.47**).

▶ **Tab. 2.47** WHO-Stufenschema der Schmerztherapie.

Stufe 1	Stufe 2	Stufe 3
Antipyretika, Antiphlogistika, NSAR/NSAID	**schwach wirksame Oioide**	**stark wirksame Opioide oder Opiate**
Diclofenac, Ibuprofen, Paracetamol, Metamizol, Acetylsalicylsäure, Naproxen, COX-2-Hemmer	Dihydrocodein, Tramadol, Tilidin + Naloxon	Morphin, Buprenorphin, Levomethadon, Oxycodon, transdermales Fentanyl
Koanalgetika (s. u.)	+ NSAR/NSAID	+ NSAR/NSAID
Dexamethason (Glukokortikoid), trizyklische Antidepressiva, Antikonvulsiva, Sedativa	+ Koanalgetika	+ Koanalgetika
Begleitmedikamente wie Antiemetika, Protonenpumpenhemmer, Laxanzien (Lactulose Hexal®, Macrogol®)	+ Begleitmedikamente	+ Begleitmedikamente

Stufe 1 (leichte Schmerzen) – Antipyretika, Antiphlogistika, NSAR/NSAID

Medikamente, die gegen leichte Schmerzen eingesetzt werden, wirken in der Hauptsache am Ort des Geschehens. Die Hauptgruppe sind NSAR bzw. NSAID. Sie haben entzündungshemmende, schmerzstillende und fiebersenkende Eigenschaften und wirken besonders bei entzündlichen und nicht entzündlichen Beschwerden des Bewegungsapparats (▸ **Tab. 2.48**).

Wirkmechanismus der NSAR/NSAID. Es kommen 2 Formen von Cyclooxygenasen vor, die COX-1 und COX-2: Die COX-1 bildet auch im gesunden Zustand Prostaglandine (Schmerzmediatoren), besonders in der Magenwand und den Nieren. COX-2 tritt vermehrt bei Entzündungen auf und fördert in den Entzündungsgebieten die Bildung von Prostaglandinen, die die Entzündungsreaktion verstärken. COX-2 wird z. B. bei der Ovulation, Wehentätigkeit und Wundheilung physiologisch gebildet. Die herkömmlichen NSAID hemmen beide COX-Formen (▸ **Abb. 2.9**), die therapeutische Wirkung beruht jedoch weitgehend auf der COX-2-Hemmung, während die Hemmung von COX-1 für die NW (Magenschleimhautschutz, Nierendurchblutung etc.) verantwortlich gemacht wird. Durch die Entwicklung selektiver COX-2-Hemmer sind die NW bezüglich des Magen-Darm-Trakts deutlich verringert worden. Jedoch bleibt die Gefahr der vermehrten Thrombozytenaggregation, da COX-1 vermehrt Prostaglandine und TXA_2 bildet. Deshalb sind Herz-Kreislauf-Erkrankungen auch für diese Mittel eine KI.

Info

Allgemeine NW der NSAID:

- Blutungen der Magen- und Darmschleimhaut (Thrombozytenaggregationshemmer); **gastrointestinales Behandlungsrisiko:** Ibuprofen < Diclofenac < Naproxen < Acetylsalicylsäure < Indometazin < Piroxicam
- Diarrhoe, Nierenschädigung, dadurch Entwicklung von Hypernatriämien, Hyperkaliämien, Ödemen und letztlich einer Niereninsuffizienz
- weitere NW: Kopfschmerzen, Müdigkeit. Bronchokonstriktion, sog. „Aspirin-Asthma" durch Vermehrung der bronchokonstriktorischen Leukotriene und Verminderung der bronchodilatatorischen Prostaglandine (kann bei allen NSAID vorkommen, nicht nur bei der Acetylsalicylsäure)
- Kontraktionshemmung auf die Uterusmuskulatur, deshalb keine Gaben unter der Geburt (Wehen werden aufgehoben), in der Schwangerschaft (Verlängerung der Schwangerschaft aufgrund der Kontraktionshemmung) und nach der Geburt (verlängerte und verstärkte Nachblutungen aufgrund der Aggregationshemmung)
- Leberschäden (Acetylsalicylsäure)
- bei langfristiger Einnahme Gefahr des Apoplex oder Herzinfarkts

Die neueren COX-2-Hemmer sind deutlich magenverträglicher. Jedoch kann es bei langer und hoher Konzentration ebenso zu Magenblutungen kommen.
Aufgrund der **Magenreizung** wird die zusätzliche Einnahme von Protonenpumpenhemmern als Magenschleimhautschutz empfohlen, es besteht aber **keine Empfehlung für H_2-Blocker, Antazida oder Sucralfat.**

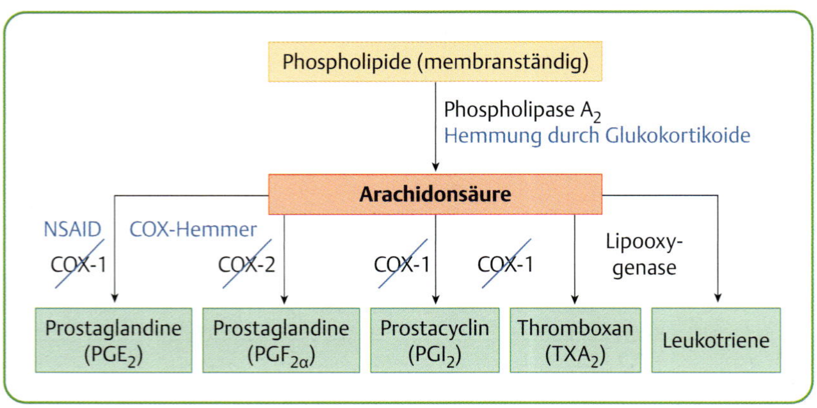

▸ **Abb. 2.9** Bildung und Wirkung der Prostaglandine, Thromboxane und Leukotriene; Wirkungen der Cortisone, NSAID und COX-Hemmer. Streichungen kennzeichnen die physiologischen Prozesse, die durch die Arzneimittel gehemmt werden.

▸ **Tab. 2.48** NSAID.

Frei-, Handelsname	Indikationen	Nebenwirkungen	Kontraindikationen	Interaktionen
Acetylsalicylsäure (ASS-CT TAH, Aspirin® N 100 mg) p. o.	schmerzlindernd, fiebersenkend, entzündungshemmend, blutverdünnend	Magen-Darm-Beschwerden, Übelkeit, Erbrechen, Durchfall, Magen-Darm-Blutungen (durch Anreicherung der sauren Acetylsalicylsäure im sauren Milieu der Magenschleimhautzellen und Verminderung der Prostaglandine, die die Schleimhaut schützen), Asthma; bei Gichtpatienten kann ein Anfall ausgelöst werden, Reye-Syndrom	Herz-Kreislauf-Erkrankungen, allergische Reaktionen auf den Inhaltsstoff; Schwangerschaft (besonders 3. Trimenon); akute peptische Ulzera, hämorrhagische Diathese; keine Gabe für Kinder bis zum 5. LJ (v. a. bei Virusinfektionen Reye-Syndrom mit Enzephalopathie und Leberzelldegeneration); bei Jugendlichen, die langfristig Acetylsalicylsäure einnehmen müssen (z. B. bei juveniler rheumatoider Arthritis) Impfung gegen Varizellen und Influenza empfehlenswert	verstärkte Wirkung von Clopidogrel, Warfarin (Antikoagulanzien); erhöhte Konzentration von Digoxin, Lithium, Barbituraten; Wirkungsverstärkung der Sulfonylharnstoffe, Methotrexat, Trijodthyronin, Sulfonamide, NSAID, Valproinsäure; Verringerung der Wirkung von Schleifendiuretika, Spironolacton, Blutdrucksenkern, Gichtmitteln; in Kombination mit Alkohol oder Cortison verstärkte Gefahr der Magen-Darm-Blutung; keine Kombination von Acetylsalicylsäure zur Blutverdünnung mit Ibuprofen (hebt die blutverdünnende Wirkung auf), hier Gabe von Diclofenac
Diclofenac (Voltaren®, Diclac®) p. o., i. v., Slb	leichte bis mittelschwere Entzündungen bei Rheuma, Zerrungen, Prellungen, Arthrose, Lumbago	Magen-Darm-Beschwerden, Müdigkeit, Schwindel, allergische Reaktionen; kann bei Morbus Crohn/Colitis ulcerosa einen Schub auslösen	Herz-Kreislauf-Erkrankungen, allergische Reaktionen auf den Inhaltsstoff; Morbus Crohn, Colitis ulcerosa, Asthma, Urtikaria; keine Anwendung < 15 Jahre	erhöht den Serumspiegel von Lithium, Phenytoin, Herzglykosiden; schwächt Wirkung von Blutdrucksenkern und Diuretika ab
Indometazin (Indomet-ratiopharm®, Indo-Paed®) p. o., Susp	rheumatische Erkrankungen, Hüftgelenks-OP, akuter Gichtanfall; Verschluss bei persistierendem Ductus arteriosus bei Frühgeborenen	bei langfristiger Gabe zentralnervöse NW; Magen-Darm-Ulzera, Kopfschmerzen, Schwindel, Appetitlosigkeit, psychische Veränderungen	Herz-Kreislauf-Erkrankungen, allergische Reaktionen auf den Inhaltsstoff	Verstärkung der Indometazinwirkung durch Probenecid und Glukagon
Ibuprofen (Dolormin®, Dolgit®, Imbun®) p. o., Supp, Creme	Schmerzen, Entzündungen, Fieber	allergische Reaktionen, Magen-Darm-Blutungen, Agranulozytose, Ödeme	Herz-Kreislauf-Erkrankungen, allergische Reaktionen auf den Inhaltsstoff; Morbus Crohn/Colitis ulcerosa (kann Schub auslösen); Einfluss auf die Blutgerinnung schwächer als bei Acetylsalicylsäure; schwere Leber- und Nierenfunktionsstörungen	verstärkt die Wirkung der Antikoagulanzien, steigert die Lithiumkonzentration, abgesenkte Wirksamkeit durch Zink
Phenylbutazon (Ambene®) p. o., i. v.	Ersatzpräparat **nur** bei akuten Schmerzen durch z. B. Rheumaschübe, Morbus Bechterew, akute Gichtanfälle	Agranulozytose, Ulkusbildung, Blutungen, Anämie, Ödeme	Herz-Kreislauf-Erkrankungen, allergische Reaktionen auf den Inhaltsstoff	verstärkt die Wirkung der Antikoagulanzien

▶ **Tab. 2.48** Fortsetzung.

Frei-, Handelsname	Indikationen	Nebenwirkungen	Kontraindikationen	Interaktionen
Ketoprofen (Effekton®, Alrheumun®) Gel, p. o.	leichte bis mäßig starke Schmerzen des Bewegungsapparats, Zahnschmerzen, Regelschmerzen, Spannungskopfschmerz	Kopfschmerzen, Schwindel, Übelkeit, Erbrechen, Bauchschmerzen, Durchfall	Herz-Kreislauf-Erkrankungen, allergische Reaktionen auf den Inhaltsstoff, Asthma; Magen-Darm-Blutungen, Leber-, Nierenfunktionseinschränkung, Blutungsneigung; Schwangerschaft, Stillzeit	verstärkt die Wirkung der Antikoagulanzien, wirkt Blutdrucksenkern und Diuretika entgegen
Naproxen (Naproxen® ratiopharm) p. o.	schmerzlindernd, fiebersenkend, entzündungshemmend; Menstruationsbeschwerden, Rheuma, Zahnextraktionen und andere OP	Leber-, Nierenstörungen, Magen-Darm-Ulzera und Blutungen, allergische Reaktionen bis Anaphylaxie, Asthma, Durchfall, Apoplexrisiko erhöht, Müdigkeit, Schwindel, Kopfschmerzen, Sehstörungen	Herz-Kreislauf-Erkrankungen, allergische Reaktionen auf den Inhaltsstoff, Leber- und Niereninsuffizienz	verstärkt die Wirkung der Antikoagulanzien
selektive COX-2-Hemmer, sog. Coxibe				
Celecoxib (Celebrex®) p. o. **Etoricoxib** (Arcoxia®) p. o. **Parecoxib** (Dynastat®) i. v., i. m.	hemmen selektiv die COX-2, was zu deutlich weniger NW führt; wirken auf alle Schmerzformen, aber nicht gegen Entzündungsschmerzen, weil sie nur schlecht in entzündetes Gewebe eindringen können	bei Langzeitgebrauch Blutungen im Magen-Darm-Trakt; Natrium- und Wasserretention (Ödeme, Blutdruckanstieg, Verschlechterung einer bestehenden Niereninsuffizienz), erhöhtes kardiovaskuläres Risiko	gastrointestinale Blutungen und Ulzera, schwere Leber- und Nierenfunktionsstörungen, kardiovaskuläre Erkrankungen (hier besser **Naproxen**), Herzinsuffizienz, entzündliche Darmerkrankungen, allergische Reaktionen auf den Inhaltsstoff	orale Antikoagulanzien (verstärkte Wirkung der Antikoagulation), Antihypertensiva (verminderte Senkung des Blutdrucks), ACE-Hemmer (schlechtere Nierenfunktion), Diuretika (verminderter diuretischer Effekt), Acetylsalicylsäure (verstärkte gastrointestinale NW)
weitere NSAID				
Paracetamol (Ben-u-ron®) p. o., Supp, Susp	leichtes Schmerzmittel; wirkt geringfügig analgetisch, deutlich fiebersenkend, aber nicht entzündungshemmend (s. Coxibe); **1. Wahl** bei degenerativen Gelenkerkrankungen	leber- und nierenschädigend ab 4 g/d; Packungen > 10 g verschreibungspflichtig; medikamenteninduzierter Kopfschmerz; Analgetikaasthma, Agranulozytose	strikte Indikationsstellung in der Schwangerschaft und Stillzeit; allergische Reaktionen auf den Inhaltsstoff; Leberinsuffizienz; chronisches Nierenversagen; COPD, Engwinkelglaukom, Hyperthyreose; chronischer Alkoholabusus	kann die Ausscheidung anderer über die Leber verstoffwechselter Arzneimittel beeinträchtigen; verstärkte Leberschädigung durch Alkohol, Carbamazepin, Barbiturate; reduzierte Aufnahme durch Colestyramin; verstärkte Wirkung von Antikoagulanzien; setzt die Wirkung von Impfstoffen herab
Metamizol (Novalgin®, Novaminsulfon®) p. o., Supp, i. v., i. m.	zeigt höchste analgetische und antipyretische Wirkung, wirkt auf Schmerzen des Bewegungsapparats und hat eine krampflösende Wirkung auf die Muskulatur des Magen-Darm-Trakts, wirkt nicht entzündungshemmend (s. Coxibe)	selten, bei längerem Gebrauch Leukopenie, Agranulozytose, allergische Reaktion; bei i. v. Injektionen Gefahr des anaphylaktischen Schocks bzw. Blutdruckabfalls bis zum Schock	Knochenmarksschäden mit Leukopenie und Agranulozytose	verstärkte Wirkung von Antikoagulanzien; wirkt Blutdrucksenkern und Diuretika entgegen

Beeinflussung der Mikronährstoffe

- Vitamin C verbessert die Wirkung und Verträglichkeit von Acetylsalicylsäure.
- Bei Einnahme von Diclofenac sollten zusätzlich Vitamin C und Vitamin E verabreicht werden.
- Folsäure- und Vitamin-B_{12}-Substitution bei Langzeiteinnahme von Acetylsalicylsäure
- Eisengabe bei Langzeiteinnahme von NSAID, jedoch immer erst 2–3 h nach NSAID und zusammen mit Vitamin C
- Leberzellschutz durch Gabe von N-Acetylcystein, Vitamin C, Nikotinamid sowie zu Paracetamol

Therapieempfehlungen

NSAID und COX-2-Hemmer sind gleich effektiv, aber in Bezug auf das kardiovaskuläre und gastrointestinale Risiko abzuwägen. Die Leitlinie bevorzugt konventionelle NSAID und Protonenpumpenhemmer; bei sehr hohem gastrointestinalem Risiko werden COX-2- und Protonenpumpenhemmer empfohlen.

Eine bestehende Schmerztherapie sollte niemals abrupt abgebrochen werden, sondern ausschleichend mit gleichzeitigem Einsatz naturheilkundlicher Mittel erfolgen. Ein besonderes Augenmerk gilt dabei den Koanalgetika. Das gilt ebenso für eine Begleittherapie mit Protonenpumpenhemmern.

Stufe 2 (mittelstarke Schmerzen) – Opioide

Mittelstarke Schmerzen beschreiben eine Schmerzintensität, durch die Einschränkungen verursacht und Tätigkeiten im täglichen Leben erschwert werden. Als Mittel sind Opioidanalgetika erfolgreicher als NSAR/NSAID.

Opioide sind natürliche oder synthetische Substanzen mit morphinartigen Eigenschaften. Durch ihre Unterschiede in Pharmakodynamik und -kinetik können sie von schwach bis stark wirksam eingeteilt werden (▶ **Tab. 2.49**). Sie beeinflussen die Schmerzweiterleitung und -verarbeitung an peripheren Nerven, im Rückenmark und im Gehirn, indem sie an die Opioidrezeptoren binden und die Rezeptoren entweder aktivieren oder hemmen. Neben dem wichtigsten μ-Opioid-Rezeptor (MOR) finden sich κ- (KOR) und δ-Opioid-Rezeptoren (DOR). Physiologisch greifen an MOR die körpereigenen Endorphine an, die z. B. bei Schmerzen und Entzündungen oder starker körperlicher Belastung ausgeschüttet werden. Ebenso greifen an MOR die Cannabinoide (Tetrahydrocannabinol [THC] aus Haschisch) an.

Der Abbau der Opioide geschieht in der Leber, die Ausscheidung der Abbauprodukte erfolgt weitgehend über die Nieren.

▶ **Tab. 2.49** Opioide.

Frei-, Handelsname	Wirkung	Nebenwirkungen	Kontraindikationen	Interaktionen
Tramadol (Tramal®) p. o., Supp, i. v., i. m., s. c.	Wirkung und NW gering im Vergleich zu Morphin, kaum Atemdepression	Übelkeit, Erbrechen, Schwindel, Kopfschmerzen	strenge Indikationsstellung in der Schwangerschaft und Stillzeit	Serotoninsyndrom mit Unruhe, Verwirrtheit, evtl. Fieber in Kombination mit einem Serotoninwiederaufnahmehemmer möglich, da Tramadol zusätzlich die Wiederaufnahme von Serotonin und Noradrenalin hemmt
Tilidin + Naloxon (Valoron N®) p. o., Kombination als Retardform	Prodrug: Verstoffwechselung von Tilidin über die Leber in das wirksame Nortilidin; durch die Kombination von Tilidin + Naloxon soll eine missbräuchliche Anwendung verhindert werden (vollständiger Abbau von Naloxon in der Leber, sodass die Wirkung ausschließlich durch Tilidin erfolgt), bei i. v. Injektion allerdings Hemmung der Opioidrezeptoren durch Naloxon mit der Folge von Entzugssymptomen; indiziert bei starken Schmerzen, Restless-Legs-Syndrom	Übelkeit, Erbrechen, Schwindel	Kinder < 2 Jahre, Stillzeit; strenge Indikationsstellung in der Schwangerschaft	

▶ **Tab. 2.49** Fortsetzung.

Frei-, Handelsname	Wirkung	Nebenwirkungen	Kontraindikationen	Interaktionen
Dihydrocodein (Paracodin®, DHC Mundipharma®) p. o.	Schmerzlinderung, Antitussivum; Präparate unter einer Konzentration von 2,5 % bzw. 100 g pro Dosis verschreibungs-, darüber BtM-pflichtig	Übelkeit, Erbrechen, Obstipation, Sedierung, Euphorie, Schwindel, Schlafstörungen, Sehstörungen, Miosis, Ödeme	Leberfunktionsstörungen, Asthma bronchiale, Pankreatitis, Koma; Kinder < 4 Jahre, Schwangerschaft, Stillzeit	keine gleichzeitige Gabe von MAO-Hemmern
Codein (Codicaps mono®) p. o.	geringe analgetische Potenz; Einsatz **nicht** 1. Wahl und nur in Kombination mit anderen Analgetika der Klasse 1, z. B. mit Paracetamol oder Diclofenac; dämpft das Hustenzentrum ohne Beeinträchtigung des Atemantriebs (hustenstillend); Präparate unter einer Konzentration von 2,5 % bzw. 100 g pro Dosis verschreibungs-, darüber BtM-pflichtig	sedierend, Übelkeit, Erbrechen, Obstipation, Kopfschmerzen, Somnolenz, Euphorie, Blutdruckabfall, Synkopen	bei Kindern < 12 Jahre; bei Kindern und Jugendlichen von 12–18 Jahren mit Atembeschwerden	

Beeinflussung der Mikronährstoffe

- Substitution von Vitaminen und Mineralien (Vitamin A, C, E, B_1, B_6, B_{12}, Folsäure, Selen, Zink)
- Gefahr der Malnutrition besonders bei Tumorpatienten

Therapieempfehlungen

Bei Obstipation wird in der Regel ein Laxans benötigt.
Eine Dosiserhöhung der Opioide erhöht lediglich die NW, nicht die Schmerzlinderung. Deshalb ist zur erhöhten Schmerzlinderung ein Medikamentenwechsel angezeigt.

Stufe 3 (starke Schmerzen) – Opiate

Mittel gegen starke Schmerzen können Opioide sein oder zur Gruppe der Opiate gehören. Opiate sind ausschließlich aus dem Schlafmohn (Papaver somniferum) stammende Substanzen wie Morphin und Codein. Codein muss als Prodrug erst in der Leber in wirksames Morphin umgewandelt werden und hat kaum zentrale Wirkung. Andere Mittel sind z. B. Narkotin, Papaverin, Thebain (▶ **Tab. 2.50**). Die Wirkung der Opiate erfolgt zentral durch die Blockade der Opiatrezeptoren.

Info

Allgemeine NW der Opiate:

- Vorübergehende NW sind Übelkeit, Erbrechen, Benommenheit, Müdigkeit, Schwindel, die nach 2 Wochen verschwinden, da diese Symptome nicht durch Organschäden entstehen, sondern durch die Wirkung auf das Gehirn.
- Organschäden wie Leber-, Nieren- oder Blutbildschädigungen sind bei Opioiden und Opiaten nicht bekannt. Die Fahrtauglichkeit ist eingeschränkt.
- Es besteht **Suchtgefahr**.
- Daneben treten Obstipation, Atemdepression, Halluzinationen und Hypotonie auf.

Beeinflussung der Mikronährstoffe

- Substitution von Vitaminen und Mineralien (Vitamin A, C, E, B_1, B_6, B_{12}, Folsäure, Selen, Zink)
- Gefahr der Malnutrition besonders bei Tumorpatienten

Therapieempfehlungen

Bei diesen Arzneimitteln ist das Missbrauchspotenzial deutlich erhöht. Sie unterliegen dem BtMG. Die Analgetika sollten grundsätzlich nach festem Zeitschema mit fixierten Dosisintervallen verabreicht werden. Sie müssen langsam ausgeschlichen werden. Beim Absetzen der Medikamente sind die Entzugserscheinungen zu beachten!
Die **Verstopfung** ist die häufigste NW bei der Behandlung mit Opioiden oder Opiaten. Deshalb sollten immer zusätzlich Laxanzien verordnet werden.
Bei Einsatz von naturheilkundlichen Arzneimitteln und Homöopathika kann u. U. die Dosis der allopathischen Medikamente reduziert werden. Allerdings gilt immer, dass keine Therapieänderungen ohne den behandelnden Arzt erfolgen sollte und fortwährend die Schmerzintensität zu kontrollieren ist!
Homöopathika (s. o.) sind in niedrigen Potenzen BtM- und rezeptpflichtig. Empfehlenswert ist eine C 12-Potenz (5 Globuli pro Gabe, Wiederholung bis zu 5 × am Tag).

▶ **Tab. 2.50** Opiate.

Frei-, Handelsname	Wirkung	Nebenwirkungen	Kontraindikationen	Interaktionen
Morphin (Capros, Morphanton®, Sevredol®) p. o., i. v., Supp, Pflaster	sehr starkes Analgetikum	Sedierung, Atemdepression, Miosis, Übelkeit, Erbrechen, Hirndruckanstieg durch Kohlendioxidanstieg, Muskelrigidität, Spasmen der glatten Muskulatur, Hypotonie, Bradykardie	Asthma bronchiale, Ateminsuffizienz, akutes Abdomen, akute Intoxikation mit Alkohol, Hypnotika, Psychopharmaka	alle Substanzen mit sedierender und atemdepressiver Wirkung
Fentanyl (Fentanyl Janssen®) i. v. (Abstral®) sublingual, Tbl (Instanyl®) nasal (Durogesic® SMAT) transdermal, Pflaster	Applikation nur über die Mund- oder Nasenschleimhaut (sublingual, nasal), über die Haut (transdermal) sowie i. v., da es bei der Leberpassage fast vollständig abgebaut wird; etwa 125-Fache analgetische Potenz wie Morphin	i. v. wie Morphin; transdermal: Übelkeit, Erbrechen, Obstipation, Kopfschmerzen, Schwindel, Somnolenz	Schwangerschaft, Stillzeit	
Levomethadon (L-Polamidon®) p. o.	Substitution bei Heroinabhängigkeit	s. Morphium	strenge Indikationsstellung in der Schwangerschaft und Stillzeit	
Pethidin (Dolantin®) p. o., i. v.	deutlich geringere Analgesiepotenz als Morphin, kurze Wirkdauer	s. Morphium, selten Obstipation	Kinder < 1 Jahr; strenge Indikationsstellung in der Schwangerschaft und Stillzeit	
Piritramid (Dipidolor®) i. v.	schwächere Analgesie, stärkere Sedierung als Morphin	seltener Übelkeit und Erbrechen, geringeres Suchtpotenzial, geringerer kreislaufdepressiver Effekt; sonst wie Morphin	Schwangerschaft; in der Stillzeit nach letzter Einnahme 24 h nicht stillen	
Buprenorphin (Temgesic®) i. v., sublingual	hat die höchste Rezeptoraffinität, längste Wirkdauer und ist nicht vom Rezeptor zu verdrängen	sedierend, Übelkeit, Erbrechen, Schwindel	je nach Applikationsform strenge Indikationsstellung in der Schwangerschaft und Stillzeit	
Oxycodon (Oxygesic®) p. o., i. v. **Oxycodon + Naloxon** (Targin®)	stärkere analgetische Wirkung als Morphin; verhinderter Missbrauch und reduzierte Obstipation durch Naloxon	wie alle Opiate	s. Morphin	
Homöopathika				
Opium (Papaver somniferum) bis D 5 BtM; ab D 6 einsetzbar für Heilpraktiker	wird verwendet, um Morphium, Codein als Arzneimittel herzustellen. Inhaltsstoffe v. a. Morphin, Papaverin, Codein, Narkotin; Krämpfe, Koliken besonders im Urogenitaltakt	Somnolenz, Schläfrigkeit, Reaktionsmangel	eingeschränkte Lungenfunktion, akute Pankreatitis, Hirndruck	Morphin und Derivate
Belladonna (Atropa belladonna) bis D 3 rezeptpflichtig; ab D 4 einsetzbar für Heilpraktiker	enthält v. a. Atropin, Hyoscyamin und Scopolamin; pochende, krampfartige Schmerzen mit und ohne Fieber, Nervenschmerzen wie Zahn- oder Trigeminusschmerzen; Mydriatikum; Herzrhythmusstörungen	Halluzinationen, Pupillenerweiterung, Mundtrockenheit, Verstopfung	psychotische Episoden	andere Anticholinergika

2.19.3 Medikation bei chronischen Schmerzen

Die Behandlung chronischer Schmerzen besteht nicht nur in der Gabe von schmerzlindernden Medikamenten, da sie allein keinen chronischen Schmerz bekämpfen können.

Bei chronischen Schmerzen muss eine dauerhafte Schmerzdämpfung erfolgen, die nur gewährleistet wird, wenn die Mittel kontinuierlich und regelmäßig eingenommen werden, um den Medikamentenspiegel im Blut aufrechtzuerhalten.

Hier sind von den NSAID lediglich Paracetamol und Metamizol geeignet. Reicht ihre schmerzdämpfenden Wirkung nicht aus, werden Opioide/Opiate verordnet. Zusätzlich helfen Koanalgetika.

2.19.4 Koanalgetika (Antidepressiva, Antikonvulsiva, Glukokortikoide)

Es werden trizyklische Antidepressiva und Antikonvulsiva in der Therapie neuropathischer Schmerzen eingesetzt, da die schmerzlindernde Wirkung wahrscheinlich durch noradrenerge Aktivierung des absteigenden schmerzhemmenden Systems im ZNS zustande kommt und nicht durch die antidepressive Wirkung (Kap. 2.17).

Glukokortikoide greifen hemmend in die Immunabwehr ein (Kap. 2.11).

2.19.5 Schmerzbehandlung bei Nervenschmerzen

Diese werden entweder systemisch oder topisch verabreicht, häufig in Kombination (▸ **Tab. 2.51**). Leider ist bei neuropathischen Schmerzen eine komplette Schmerzfreiheit selten zu realisieren.

2.19.6 Kopfschmerzen

Migräne

Durch Freisetzung gefäßwirksamer Neuropeptide (u. a. Serotonin und Noradrenalin) kommt es zur Ausschüttung von Entzündungsmediatoren wie Prostaglandin, Histamin und CGRP („calcitonin gene-related peptide"). Das führt einerseits zu einer aseptischen neurogenen Entzündung. Andererseits sorgt Serotonin an den Blutgefäßen der Dura mater für die Ausschüttung von NO (Kap. 2.12.3). NO und CGRP initiieren eine massive Vasodilatation, die wiederum starke pulsierende Schmerzen auslöst.

Der Migränekopfschmerz zeichnet sich aus durch plötzlich heftige, meist einseitig auftretende Attacken. Die Schmerzen sind pulsierend, pochend oder bohrend. Durch die Erregungsausbreitung werden im ZNS andere Strukturen weniger erregt, wodurch es zu Übelkeit und Erbrechen, aber auch Lärm- und Lichtempfindlichkeit kommt. Durch die Stimulation der Äste des N. trigeminus

▸ **Tab. 2.51** Arzneimittel bei Nervenschmerzen.

Arzneimittelgruppe	Frei-, Handelsname	Wirkung	Nebenwirkungen
systemische Therapie (p. o.)			
Antidepressiva	bevorzugt **Amitriptylin, Clomipramin, Doxepin**	Alle Arzneimittel beeinflussen die Schmerzleitungsbahnen im ZNS. Die Schmerzreduktion ist am effektivsten, wenn Antidepressiva, Antikonvulsiva mit Opioiden als Kombinationspartner eingesetzt werden. Die Opioide sind aber **nicht** die Mittel 1. Wahl.	s. Kap. 2.17.2
Antikonvulsiva	bevorzugt **Gabapentin, Carbamazepin, Pregabalin**		s. Kap. 2.17.4
Opiate	**Tramadol**		s. Kap. 2.19.2
	Oxycodon		
topische Therapie (Cremes, Pflaster)			
Sie eignet sich besonders, wenn die neuropathischen Beschwerden mit einer Überempfindlichkeit der Haut einhergehen (Kälte, Wärme, Berührung).	**Lidocain** (Xylocain®)	Lidocain hemmt die Natriumkanäle und damit die Reizweiterleitung und die Schmerzauslösung. Es wird als Oberflächen- oder Leitungsanästhetikum angewendet in Form von Injektionslsg oder Cremes, Slb und Gelen. Lidocain wirkt zudem gegen Herzrhythmusstörungen (Kap. 8).	Eine systemische Anwendung ist toxisch, da Natriumkanäle anderer Organe blockiert würden, z. B. am Herzen, an den zentralen Nervenzellen.
	Capsaicin aus Paprikasorten	Capsaicin ist ein lipophiler Stoff, wirkt desinfizierend und pilztötend. Es kommt lokal zu einer starken Vasodilatation, was die Durchblutung fördert und Wärme erzeugt. Zunächst folgt darauf ein starker Brennschmerz. Anschließend wird die Empfindlichkeit gegen Capsaicin reduziert und es kommt zu einer Desensibilisierung, wodurch die Schmerzen nachlassen.	extremes Brennen, Blasenbildung auf der Haut, starkes Augentränen; keine Anwendung bei Säuglingen und Kleinkindern

klagt der Patient zusätzlich über Nasenlaufen und Augentränen. Eine Attacke kann 3 h oder auch 3 Tage (Status migraenosus) andauern.

Ein Migräneanfall kann mit und ohne eine sog. Aura auftreten, wobei die Anfälle ohne Aura häufiger vertreten sind (85–90 %). Eine Aura zeigt sich dadurch, dass vor dem eigentlichen Kopfschmerz Lichtblitze, Sehstörungen und Gesichtsfeldausfälle auftreten, die in der Regel mit Eintreten der Kopfschmerzen verschwinden.

Frauen erkranken häufiger als Männer, Alkohol oder Hormonschwankungen sowie Stress fördern die Entstehung.

Die Migränetherapie richtet sich nach der Leitlinie der Deutschen Migräne- und Kopfschmerzgesellschaft (DMKG; ▶ **Tab. 2.52**).

Beeinflussung der Mikronährstoffe

Vitamin B_2, Magnesium, Coenzym Q_{10} sollten substituiert werden, da sie gute Prophylaxemittel sind.

Therapieempfehlungen

Bei Therapieumstellung lassen sich die Medikamente langsam ausschleichen und durch naturheilkundliche Mittel ersetzen.

▶ **Tab. 2.52** Migränetherapie nach der Leitlinie der DMKG.

Indikation	Bemerkung	Nebenwirkungen	KI	IA
Antiemetika				
Metoclopramid (Paspertin®) p. o., rektal, i. v., s. c. **Domperidon** (Motilium®) p. o.	zentral wirksam als Dopaminantagonisten; s. Antiemetika (Kap. 2.3)	s. Antiemetika (▶ **Tab. 2.10**)	s. Antiemetika (▶ **Tab. 2.10**)	s. Antiemetika (▶ **Tab. 2.10**)
Schmerzmittel				
NSAID/NSAR p. o. z. B. **Acetylsalicylsäure, Ibuprofen, Naproxen, Paracetamol**	COX-Hemmer (Kap. 2.19.2); in Kombination mit Koffein empfohlen; keine Opioidanalgetika!	s. NSAID (▶ **Tab. 2.48**)	s. NSAID (▶ **Tab. 2.48**)	s. NSAID (▶ **Tab. 2.48**)
Kotherapeutikum als Mittel der Wahl				
Triptane p. o., Nasenspray, rektal, s. c. **Sumatriptan** (Imigran®) sonst: **Almotriptan** (Dolortriptan) **Naratriptan** (Formigran®)	Serotoninantagonist; Unterdrückung der Vasokonstriktion im ZNS und Weiterleitung des Schmerzes, Entzündungsrückbildung; Einnahme sofort bei Beginn der Schmerzen empfohlen (keine Prophylaxe!); keine Kombination der Triptane; **Ergotamin** wegen der NW und Gefahr der Dauerkopfschmerzen bei häufiger Einnahme nicht mehr empfohlen!	Parästhesien an Extremitäten, Schwindel, Benommenheit, Müdigkeit	KHK, TIA, Apoplex, pAVK, Hypertonie, schwere Leber- und Niereninsuffizienz; Kinder < 18 Jahre	MAO-Hemmer, SSRI, Johanniskraut

Migräneprophylaxe

▸ **Tab. 2.53** Migräneprophylaxe.

Frei-, Handelsname	Bemerkung	NW	KI	IA
β-Blocker Propranolol, Metoprolol	**1. Wahl**; einschleichend beginnen und auf 100–200 mg/d dosieren; nach 9 Monaten ausschleichen und kontrollieren	Puls- und Blutdrucksenkung, Müdigkeit, Potenzstörungen, Depression	Asthma, Hypotonie	verstärkte periphere Ischämie durch Ergotaminpräparate; keine Triptane zusätzlich aufgrund der vasospastischen Reaktionen
trizyklische Antidepressiva Amitriptylin		Müdigkeit, Gewichtszunahme		
Antiepileptika Topiramat, Valproinsäure		Gewichtsabnahme, -zunahme, Übelkeit, Schwindel Parästhesien, Depression, Nephrolithiasis	Schwangerschaft, Stillzeit; Leber-, Pankreaserkrankung	
Magnesium		Durchfälle, Magen-Darm-Beschwerden		
Vitamin B_2 (Riboflavin)		Durchfall und leichte Magen-Darm-Beschwerden		
Coenzym Q_{10}				
Pestwurz Petasites Kps	laut amerikanischer Leitlinie	leichte Erhöhung der Leberwerte		

Andere Schmerzformen im Kopfbereich

▸ **Tab. 2.54** Andere Schmerzformen im Kopfbereich.

Form	Beschreibung/Therapie
Augenmigräne	Hier finden sich vorübergehende beidseitige Sehstörungen mit oder ohne Kopfschmerzen. Folgende Sehstörungen können auftreten: Flimmern, partielle Gesichtsfeldausfälle, Lichtblitze, Schwindel. Die Symptome halten oft nur 5–10 min, nicht länger als 1 h an. Eine Behandlung ist nicht notwendig. Sollten die Beschwerden häufiger auftreten, muss eine dahinterliegende Erkrankung (Netzhautablösung, TIA, Apoplex) ausgeschlossen werden.
Spannungskopfschmerz	Hier werden zunächst Ausdauersport und Entspannung empfohlen, evtl. mit Gaben von **Paracetamol** oder **Ibuprofen**. Es wird keine Therapie mit Triptanen empfohlen, da sie beim Spannungskopfschmerz unwirksam sind. Bei chronischem Schmerz werden ausschließlich trizyklische Antidepressiva wie **Amitriptylin** zur Nacht verabreicht; sollte keine Besserung eintreten, erfolgt evtl. ein Wechsel zu **Doxepin** (Kap. 2.17.2). Analgetika werden nicht empfohlen, weil die Gefahr eines medikamenteninduzierten Kopfschmerzes besteht.
Trigeminusneuralgie	**1. Wahl** ist das Antikonvulsivum **Carbamazepin**, **2. Wahl** das Antikonvulsivum **Phenytoin** (Kap. 2.17.4) oder das Muskelrelaxans **Baclofen** (Kap. 2.19.8).
medikamenteninduzierter Dauerkopfschmerz	Therapie der Wahl ist Medikamentenentzug, abrupt bei Nicht-Opioiden und ausschleichend bei Opioiden. Bestehen schwere Entzugssymptome, können **Acetylsalicylsäure** oder **Naproxen** gegeben werden.

2.19.7 Spasmolytika

Spasmolytika (Anticholinergika/Parasympatholytika) führen zur Erschlaffung der glatten Muskulatur, einige haben neurotrope anticholinerge spasmolytische Wirkung (neurotrope-muskulotrope Spasmolytika), Denaverin hat zusätzlich antikonvulsive und analgetische Effekte.

In der ▶ Tab. 2.55 sind die angewendeten Medikamente aufgelistet.

▶ **Tab. 2.55** Arzneimittel zur Behandlung von Spasmen des Gastrointestinal- und Urogenitaltrakts.

Frei-, Handelsname	Wirkung	Indikation	Nebenwirkungen	Kontraindikationen
Butylscopolamin (Buscopan®) p. o., Supp, i. v., i. m., s. c.	Hierbei handelt es sich um ein Anticholinergikum ohne zentrale Wirkung. Es hemmt den muscarinischen Acetylcholinrezeptor und wirkt dadurch krampflösend und motilitätshemmend auf die glatte Muskulatur und beruhigt die Peristaltik.	krampfartige Schmerzen im Bereich des gastrointestinalen Bereichs, der Galle, der ableitenden Harnwege und weiblichen Genitale; **1. Wahl:** Kombination mit **Metamizol** bei Gallen- und Nierenkoliken; daneben Kombination mit Paracetamol (Buscopan® plus)	Obstipation, Übelkeit, Tachykardie, Miktionsstörungen, Mundtrockenheit	Glaukom, Herzrhythmusstörungen, Thyreotoxikose, Megakolon, Prostatahyperplasie; Schwangerschaft, Stillzeit
Mebeverin (Duspatal®) p. o.	myotrop	Reizdarmsyndrom, Meteorismus	Mundtrockenheit, Übelkeit, Sodbrennen, Obstipation, Schwindel, Kopfschmerzen	paralytischer Ileus; strenge Indikationsstellung in der Schwangerschaft und Stillzeit
Oxybutynin (Dridase®) p. o.	myotrop, anticholinerg	Detrusorhyperaktivität mit Inkontinenz, imperativem Harndrang, Nykturie	Mundtrockenheit, Übelkeit, Sodbrennen, Obstipation, Schwindel, Kopfschmerzen	Pollakisurie, Nykturie bei Herz- oder Niereninsuffizienz, Harnwegsstenosen; Schwangerschaft, Stillzeit

2.19.8 Muskelrelaxanzien

▶ **Tab. 2.56** Zentral wirkende Muskelrelaxanzien.

Frei-, Handelsname	Wirkung	Nebenwirkungen	Kontraindikationen	Interaktionen
Baclofen (Lioresal®) p. o., i. v.	Spastiken durch spinale oder zerebrale Läsionen, z. B. bei MS, AML, Polio	Müdigkeit, Benommenheit, Desorientierung, Sprachstörungen, Halluzinationen, Muskelhypotonie		
Methocarbamol (Dolovisano®) p. o.	schmerzhafte Muskelverspannungen, besonders Lumbago	Kopfschmerzen, Fieber, Schwindel, Bindehautentzündung, Sehstörungen, gastrointestinale Beschwerden, Krämpfe, Unruhe, Angst, Anorexie	Schwangerschaft, Stillzeit, Kinder < 12 Jahre; Myasthenia gravis	verstärkte Wirkung von Benzodiazepinen, Zolpidem, trizyklischen Antidepressiva, Neuroleptika, Anästhetika; keine Gabe von Pyridostigmin (abgeschwächte Wirkung; Arzneimittel bei Myasthenia gravis)

► **Tab. 2.56** Fortsetzung.

Frei-, Handelsname	Wirkung	Nebenwirkungen	Kontraindikationen	Interaktionen
Tizanidin (Sirdalud®) p. o.	antispastisch, muskelrelaxierend, analgetisch; Verspannungen im Bereich der Wirbelsäule und des Knies; Spastik bei neurologischer Erkrankung (z. B. MS, ALL); Koanalgetikum bei Krankheiten, die mit Muskelkrämpfen einhergehen	Kopfschmerzen, Schwindel, Müdigkeit, Somnolenz, Hypotonie, Parästhesien, Halluzinationen, Schlafstörungen, Leberprobleme	schwere Leberfunktionsstörungen	Ciprofloxacin, Amiodaron, Propafenon, Cimetidin, orale Kontrazeptiva, Blutdrucksenker wie β-Blocker, Diuretika, Calciumkanalblocker, Digoxin, Sedativa, Narkotika
Tolperison (Mydocalm®) p. o.	Muskelkrämpfe der Skelettmuskulatur, Spastiken	Müdigkeit, Schwindel, gastrointestinale Beschwerden, Hypotonie, Tachykardie	schwere Leber- und Nierenstörungen, Myasthenia gravis, Hypotension; Schwangerschaft, Stillzeit	Vorsicht bei gleichzeitiger Gabe von Antihypertensiva und NSAR

2.20 Vegetatives Nervensystem

2.20.1 Medikamente mit Einfluss auf den Parasympathikus

Der Parasympathikus gehört zum vegetativen Nervensystem und ist zum größten Teil ein Antagonist des Sympathikus. Er dient überwiegend der Regeneration des Organismus, dem Energieaufbau und der Herstellung des inneren Gleichgewichts.

Die Kerngebiete liegen im ZNS und im Sakralmark. Folgende Hirnnerven enthalten parasympathische Fasern:

- Hirnnerv III (N. oculomotorius): innerviert den M. sphincter pupillae
- Hirnnerv V (N. trigeminus): Rami nasales des N. maxillaris (V_2) versorgen die Nasendrüsen
- Hirnnerv VII (N. facialis): innerviert die Glandulae mandibularis und submandibularis
- Hirnnerv IX (N. glossopharyngeus): innerviert die Glandula parotis
- Hirnnerv X (N. vagus): Regulation der inneren Organe des Thorax- und Bauchraumes

Im Sakralmark S 1–S 3 treten die Nn. splanchnici pelvici aus, die Teile des Dickdarms und die Strukturen des kleinen Beckens innervieren.

Der Neurotransmitter ist **Acetylcholin**, das spaltende Enzym heißt Cholinesterase, das Acetylcholin in Cholin und Essigsäure spaltet. Cholin wird wieder in die Präsynapse aufgenommen. Entsprechend ihrer Funktion unterscheidet man folgende Acetylcholinrezeptoren:

- nikotinische Acetylcholinrezeptoren (NACh-Rezeptoren): an autonomen Ganglien, im Nebennierenmark, an den muskulären Endplatten
- muscarinische Acetylcholinrezeptoren (MACh-Rezeptoren): postganglionär im ZNS, am Herzen, im Magen-Darm-Trakt

Medikamente, die den Effekt von Acetylcholin an den MACh-Rezeptoren verstärken, werden **Parasympathomimetika** (Cholinergika, Muscarinika) genannt:

- direkt: z. B. Acetylcholin, Carbachol, Pilocarpin, Muscarin
- indirekt – z. B. Distigmin, Physostigmin, Neostigmin, Pyridostigmin

Parasympatholytika (Anticholinergika, Antimuscarinika) heben die Acetylcholinwirkung auf, indem sie den MACh-Rezeptoren besetzen und dadurch die Wirkung von Acetylcholin aufheben (kompetetive Hemmung). Lipophile Substanzen (z. B. Atropin, Scopolamin) gelangen in den Liquor, gering fettlösliche Substanzen (Butylscopolamin, Ipratropiumbromid) sind nicht liquorgängig.

Parasympathomimetika

▶ **Tab. 2.57** Direkt und indirekt wirkende Parasympathomimetika.

Frei-, Handelsname	Wirkung	Indikation	Nebenwirkungen	Kontraindikationen	Interaktionen
direkt wirkende Parasympathomimetika (Cholinergika, Muscarinika)					
Pilocarpin (Pilomann®) AT	Senkung des Augeninnendrucks; Miosis	bei chronischem Weitwinkelglaukom, akutem und chronischem Engwinkelglaukom in Form von AT	Sehstörungen, Akkommodationsstörungen, Miosis, vermehrte Tränensekretion, Bindehautreizung, Kopfschmerzen	akute Augenentzündungen, wenn Miosis kontraindiziert ist	Muskelrelaxanzien, Herzglykoside
indirekt wirkende Parasympathomimetika					
Distigmin (Ubretid®) Tbl, i. v.		postoperative Blasen- oder Darmatonie, neurogene Blasenentleerungsstörungen mit hypotonem Muskel der Blasenwand (M. detrusor vesicae), Myasthenia gravis	Bradykardie, Bronchokonstriktion, Übelkeit, Erbrechen, Diarrhoe, Schweißausbruch, Speichelfluss, erhöhte Magensaftsekretion	myasthenieverstärkende Mittel, z. B. depolarisierende Muskelrelaxanzien, Chinidinderivate wie Tonicwater, Benzodiazepine, Tetracycline, Phenothiazine, Magnesiumverbindungen; Kinder und Jugendliche, Schwangerschaft, Stillzeit	verstärkte Wirkung von Opioiden und Barbituraten; Bradykardiegefahr durch gleichzeitige Gabe von Anticholinergika und β-Blocker
Neostigmin (Neostigmin-Rotexmedia) i. v.		Myasthenia gravis; Antagonisierung nicht-depolarisierender Muskelrelaxanzien	s. Distigmin	dekompensierte Herzinsuffizienz, Herzinfarkt, Magenulkus, Thyreotoxikose, Asthma bronchiale	s. Distigmin
Pyridostigmin (Mestinon®) Tbl, i. v.		paralytischer Ileus; Myasthenia gravis; Darmatonie, Harnverhalt, paralytischer Ileus in der Kinderheilkunde; Antagonisierung nicht-depolarisierender Muskelrelaxanzien	s. Distigmin	Schwangerschaft, Stillzeit	s. Distigmin

Parasympatholytika

Inhalative Parasympatholytika werden als Antiasthmatika angewendet. Sie führen zu einer Bronchodilatation. Sie gelten allerdings als weniger gut wirksam als β_2-Sympathomimetika (▶ **Tab. 2.61**), weshalb sie in der Regel als Kombinationspräparate mit β_2-Mimetika verordnet werden (▶ **Tab. 2.58**).

Parasympatholytika finden ebenfalls als AT (▶ **Tab. 2.59**) und systemisch (▶ **Tab. 2.60**) Anwendung.

▸ **Tab. 2.58** Inhalative Parasympatholytika.

Frei-, Handelsname	Indikation	Nebenwirkungen	Kontraindikationen	Interaktionen
kurz wirsam (3–6 h)				
Ipratropiumbromid (Atrovent®)	bei leichtem bis mittelschwerem Asthma bronchiale als Ergänzung zu β_2-Mimetika; COPD	Kopfschmerzen, Schwindel, Husten, Reizung des Rachens, trockener Mund, gastrointestinale Beschwerden	bei allergischen Reaktionen auf Ipratropiumbromid; Atropin oder Atropinderivate	verstärkte Wirkung durch β-Mimetika und Theophyllin; Verstärkung der Wirkung und NW durch Anticholinergika
länger wirksam (> 12 h)				
Aclidinium (Bretaris®)	COPD bei Erwachsenen	Schnupfen, Nasennenbenhöhlenentzündung, Durchfall, Husten, Kopfschmerzen, Herzrasen, trockener Mund	akuter Herzinfarkt, Angina pectoris, Herzrhythmusstörungen, Herzinsuffizienz NYHA III und IV; gutartige Prostatavergrößerung	nicht untersucht
lang wirksam (> 24 h)				
Tiotropium (Spiriva®)	Dauertherapie COPD	trockener Mund, Reizung, Entzündung des Rachens, Nasennenbenhöhlenentzündung, Nasenbluten, Durchfall, Juckreiz, Herzrhythmusstörungen	Kinder und Jugendliche < 18 Jahre, Schwangerschaft, Stillzeit; Engwinkelglaukom, Herzrhythmusstörungen, **nicht zur Notfallbehandlung!**	verstärkte Wirkung durch Muscarinrezeptorantagonisten und einige Muskelrelaxanzien
Umeclidinium (Incruse)	COPD; in der Regel als Kombinationspräparat (s. u.)	Vorhofflimmern, Tachykardie; **Achtung:** bei paradoxem Bronchospasmus sofortiger Therapieabbruch!	Asthma bronchiale (nicht untersucht), keine Akutbehandlung, Engwinkelglaukom, Harnverhalt; Schwangerschaft und Stillzeit (nicht untersucht)	nicht untersucht, s. andere Parasympatholytika
Kombinationspräparate Parasympatholytika und β_2-Mimetika				
Ipratropiumbromid + Fenoterol (Berodual®)	Vorbeugung und Behandlung von Asthma bronchiale, chronische Bronchitis, COPD; bei langfristiger Behandlung Kombination mit Glukokortikoiden	Tremor der Hände, Palpitationen, Unruhe, Haut- und Muskelentzündungen	Hyperthyreose, Phäochromozytom, Glaukom, hypertrophe obstruktive Kardiomyopathie, Herzinfarkt, Tachyarrhythmie, Angina pectoris; Schwangerschaft, Stillzeit	Wirkungsverstärkung durch Muscarinrezeptorantagonisten, β_2-Sympathomimetika, Theophyllin; Verengung der Bronchien durch β-Blocker; abgeschwächte Wirkung durch orale Antidiabetika möglich
Ipratropiumbromid + Salbutamol + Dexpanthenol (Ipramol® Teva)	Asthma, COPD, chronische Bronchitis	Händezittern, Kopfschmerzen, Tachykardie, Mundtrockenheit, lokale Reizungen	bei Allergien gegen einen der Inhaltsstoffe, Tachyarrhythmien, hypertrophe obstruktive Kardiomyopathie	verstärkte Wirkung durch Asthmamittel; Aufheben der Bronchodilatation durch β-Blocker und MAO-Hemmer; Gefahr von Herzrhythmusstörungen durch herzwirksame Glykoside; Kaliummangel durch gleichzeitige Einnahme von Diuretika bzw. Glukokortikoiden möglich

▶ **Tab. 2.58** Fortsetzung.

Frei-, Handelsname	Indikation	Nebenwirkungen	Kontraindikationen	Interaktionen
Umeclidinium + Vilanterol (Anoro®)	COPD	Infektionen der oberen Atemwege und Husten; Vorhofflimmern, Tachykardie	Harnverhalt, Engwinkelglaukom, schwere Herz- und Lebererkrankung	Aufheben der Bronchodilatation durch β-Blocker, MAO-Hemmer; Kaliummangel durch gleichzeitige Einnahme von Diuretika bzw. Glukokortikoiden möglich; erhöhte systemische Wirkung durch Clarithromycin, Itraconazol, Ritonavir
Glykopyrronium + Indacaterol (Seebri Breezhaler®)	COPD bei Erwachsenen	Nasen-, Rachenentzündung, Rachenreizung, Husten, Schwindel, Magen-Darm-Entzündung, Fieber, Karies, Glaukom, Vorhofflimmern; **Achtung:** bei Anzeichen einer allergischen Reaktion sofortiger Behandlungsabbruch!	Nierenbeschwerden, Engwinkelglaukom, Harnverhalt, Asthma bronchiale, Herzinfarkt, Herzrhythmusstörungen, Hypertonie, Diabetes mellitus, Hyperthyreose; keine Studien zu Schwangerschaft und Stillzeit	β-Blocker können die Wirkung abschwächen; verstärkte NW durch β-Mimetika; Kaliummangel durch gleichzeitige Einnahme von Diuretika bzw. Glukokortikoiden möglich; nicht geprüft sind Parkinsonmittel oder Antidementiva, evtl. starke NW

▶ **Tab. 2.59** Parasympatholytisch wirkende AT.

Frei-, Handelsname	Indikation	Nebenwirkungen	Kontraindikationen	Interaktionen
Atropin (Atropin-POS®) AT	Verhütung von Verklebungen und Verwachsungen bei akuter und chronischer Iritis; Ausschalten der Akkommodation zu diagnostischen Zwecken, Behandlung schielender Kinder	Reizbarkeit, geistige Verwirrung, Herzrasen, Mundtrockenheit, Verstopfung, Gesichtsröte, Erhöhung des Augeninnendrucks, verlängerte Erweiterung der Pupille	Glaukom, Herzrhythmusstörungen, Prostatavergrößerung mit Restharnbildung, Verstopfung, Alleinbehandlung von Myasthenia gravis	verstärkte Wirkung durch atropinähnliche Substanzen, trizyklische Antidepressiva, H_1-Antihistaminika, anticholinerge Antiparkinsonmittel, Phenothiazine, Neuroleptika; verringerte Wirkung durch Parasympathomimetika
Scopolamin (Boro-Scopol N®) AT	Mydriatikum	zentral dämpfend	schwere Zerebralsklerose	verminderte/aufgehobene Wirkung durch Pilocarpin und Carbachol
Zyklopentolat (Zyklolat EDO®) AT	Verhütung von Verklebungen und Verwachsungen bei akuter und chronischer Iritis; Ausschalten der Akkommodation zu diagnostischen Zwecken	Konjunktivitis, Augeninnendruckerhöhung; vorübergehende psychische Störungen bei Kindern	Engwinkelglaukom; Frühgeburt, neurologisch geschädigte Kinder	s. Scopolamin
Tropicamid (Mydrum®) AT	Ausschalten der Akkommodation zu diagnostischen Zwecken	Augeninnendruckerhöhung, Glaukomanfall, Tachykardie, Mundtrockenheit, Augenbrennen	Glaukom, Schwangerschaft, Stillzeit, Herzerkrankungen, Myasthenia gravis, Lungenödem	verstärkte anticholinerge Wirkung durch Antihistaminika, Phenothiazide, tri- und tetrazyklische Antidepressiva, Chinidin, Metoclopramid möglich

▶ **Tab. 2.60** Systemisch wirkende Parasympatholytika.

Frei-, Handelsname	Indikation	Nebenwirkungen	Kontraindikationen	Interaktionen
allgemein	je nach Mittel: bradykarde Herzrhythmusstörungen, Mydriasis, Spasmen der glatten Muskulatur	Mydriasis, Akkommodationslähmung, Auslösen eines Glaukomanfalls, Mundtrockenheit (verminderte Speichelsekretion), Hyperthermie (verminderte Schweißsekretion), Hautrötung (kutane Vasodilatation), Miktionsbeschwerden (Tonusabnahme der Blasenmuskulatur), Darmatonie (Tonusabnahme der Darmmuskulatur)	Engwinkelglaukom, Blasenentleerungsstörungen, Magen-Darm-Stenosen, Tachyarrhythmien, Hyperthyreose, Thyreotoxikose, akutes Lungenödem, Myasthenia gravis; Stillzeit, Vorsicht in der Schwangerschaft	verstärkte parasympatholytische Wirkung durch Amantadin, Chinidin, Antihistaminika, tri- und tetrazyklische Antidepressiva, Neuroleptika; abgeschwächte Wirkung durch Metoclopramid (Dopaminantagonist)
Atropin (Atropinsulfat) i. v.	aufgrund erheblicher NW eingeschränkte Anwendung: nur bei bradykarden Herzrhythmusstörungen, Prämedikation in der Anästhesie, als Antidot bei Phosphat- und Parasympathomimetikaintoxikation	zentral erregend	Schwangerschaft, Stillzeit	s. allgemeine IA
Biperiden (Akineton®) p. o.	Parkinsonismus	Euphorie, Delirium, Wahnvorstellungen, Kopfschmerzen, Schlaflosigkeit	Verengung der Harnröhre, Engwinkelglaukom, Herzrhythmusstörungen	verstärkte Wirkung von Pethidin, Neuroleptika, Antidepressiva, Amantadin, Levodopa und Alkohol; bei Gabe von Chinidin Herzrhythmusstörungen möglich; abschwächende/abgeschwächte Wirkung von Metoclopramid
Butylscopolamin (Buscopan®) p. o., i. v. **Butylscopolamin + Paracetamol** (Buscopan plus®) Supp	Spasmen der glatten Muskulatur (Gallen-, Nierenkoliken, weibliches Genitale); rektal oder parenterale Applikation empfohlen, da oral kaum wirksam	bei Injektionen: Blutdruckabfall, Schwindel, erhöhte Lichtempfindlichkeit	Verengung der Harnröhre, Engwinkelglaukom, Herzrhythmusstörungen	verstärkte Wirkung von Amantadin, trizyklischen Antidepressiva, Malariamitteln, Chinidin, H_1-Antihistaminika, β_2-Sympathomimetika; abschwächende/abgeschwächte Wirkung von Metoclopramid
Darifenazin (Emselex®) p. o.	Pollakisurie, imperativer Harndrang, Dranginkontinenz	s. allgemeine NW	Kinder und Jugendliche < 18 Jahre	s. allgemeine IA
Pirenzepin (Gastrozepin®) p. o.	Magen-Darm-Ulzera, Hyperazidität; nur noch untergeordnete Verordnung empfohlen	s. allgemeine NW	s. allgemeine KI	s. allgemeine IA
Solifenacin (Vesikur®) p. o.	s. Darifenazin	s. allgemeine NW	Kinder und Jugendliche < 18 Jahre	s. allgemeine IA

▶ **Tab. 2.60** Fortsetzung.

Frei-, Handelsname	Indikation	Nebenwirkungen	Kontraindikationen	Interaktionen
Tolterodin (Detrusitol®) p. o.	s. Darifenazin	s. allgemeine NW	Kinder und Jugendliche < 18 Jahre	s. allgemeine IA
Trospiumchlorid (Spasmex®) p. o., i. v. (Spasmolyt®, Spasmo-Urgenin®) p. o.	s. Darifenazin	s. allgemeine NW	Kinder und Jugendliche < 18 Jahre	s. allgemeine IA
neurotrop-muskulotrope Substanzen				
Oxybutynin (Dridase®) p. o.	Inkontinenz bei Detrusorhyperaktivität; Pollakisurie, imperativer Harndrang, Dranginkontinenz	Mundtrockenheit, Schwindel, verschwommenes Sehen	Stenosen im Bereich der übrigen Harnwege	

2.20.2 Medikamente mit Einfluss auf den Sympathikus

Das sympathische Nervensystem ist Teil des vegetativen Nervensystems und führt hauptsächlich zu erhöhter Leistungsfähigkeit. Die Kerngebiete befinden sich im Seitenhorn des thorakalen Rückenmarks, die Fasern verlassen das Rückenmark im Bereich des 1. Thorakalwirbels bis zum 2. Lumbalwirbel. Beidseits der Wirbelsäule bilden sie den Grenzstrang, der aus Ganglien und ganglienverbindenden Fasern besteht.

Die wichtigsten Hormone (Katecholamine, Monoamine) sind Noradrenalin, Adrenalin und Dopamin:

- Als Neurotransmitter wirkt präganglionär Acetylcholin und postganglionär Noradrenalin (Ausnahme: Schweißdrüsen, hier wirkt nur Acetylcholin). Zu einem geringeren Anteil wird Noradrenalin auch im Nebennierenmark (20 %) und in verschiedenen Hirnnervenzellen gebildet.
- Adrenalin wird zu 80 % in den Zellen des Nebennierenmarks über die Zwischenprodukte Dopamin und Noradrenalin gebildet.
- Dopamin wird in Nebennierenmark, Hypothalamus, der Substantia nigra und anderen Teilen des Nervensystems gebildet und wirkt als Neurotransmitter und Hormon.

Die Katecholamine vermitteln die Wirkung über α- und β-Rezeptoren (sog. Adrenorezeptoren), Dopamin zusätzlich über spezifische Dopaminrezeptoren (D-Rezeptoren).

Der Abbau von Adrenalin, Noradrenalin und Dopamin erfolgt enzymvermittelt über die MAO oder die Catechol-O-Methyltransferase (COMT); im synaptischen Spalt können Noradrenalin und Dopamin wieder zu einem gewissen Teil in die Präsynapse aufgenommen werden.

Der Sympathikus bewirkt z. B. am Herzen eine generelle Aktionsverstärkung (positiv inotrop, positiv chronotrop, positiv dromotrop, positiv bathmotrop), in den Bronchien eine Bronchodilatation und verminderte Schleimsekretion. Die Aktivität des Gastrointestinaltrakts wird vermindert, am Auge werden die Pupillen erweitert, auf die Blutgefäße wirkt der Sympathikus vasokonstriktorisch. In den Nieren wird das RAAS aktiviert, die Lipolyse und Glykogenolyse werden gesteigert.

Sympathomimetika sind Substanzen, die die Wirkung des Sympathikus verstärken; Sympatholytika heben die Wirkung der sympathischen Neurotransmitter auf.

Vereinfachend gesagt, wirken Sympathomimetika und Parasympatholytika sowie Sympatholytika und Parasympathomimetika identisch. Dennoch gibt es Unterschiede, die eine getrennte Betrachtung notwendig machen, z. B. bei der Behandlung einer Bradykardie:

- Mit **Atropin** (Parasympatholytikum) können nur vagal bedingte Bradykardien erfolgreich behandelt werden. Bei normalem oder vermindertem Vagotonus bleibt Atropin erfolglos.
- **Adrenalin** (Sympathomimetikum) steigert bei einer Bradykardie und abhängig vom Vagotonus die Herzfrequenz, kann aber zu lebensbedrohlichen Tachyarrhythmien führen. Das wiederum passiert bei Gabe eines Parasympatholytikums nicht.

Sympathomimetika

Sympathomimetika sind Medikamente, die die Wirkung des Sympathikus verstärken. Dabei können sie direkt an den Adrenorezeptoren (α-, β-Rezeptoren) wirken (direkte Mimetika) oder Einfluss auf den Abbau der Katecholamine nehmen (indirekte Mimetika). Unterschieden werden lokal (▶ **Tab. 2.61**) und systemisch wirkende Sympathomimetika (▶ **Tab. 2.62**).

Systemische Wirkung. Im Gefäßsystem finden sich vasokonstringierende α_1-Rezeptoren und vasodilatierende β_2-Rezeptoren. In der Haut und den Nierengefäßen überwiegen die α-Rezeptoren, in Muskeln und Mesenterialgefäßen die β_2-Rezeptoren, die auf geringe Adrenalindosen empfindlicher reagieren als die α-Rezeptoren. Bei hohen Dosen direkt wirkender Sympathikomimetika dominie-

▸ **Tab. 2.61** Lokal wirkende Sympathomimetika.

Frei-, Handelsname	Indikation	Wirkung	Nebenwirkungen	Kontraindikationen	Interaktionen
lokal wirkende α-Sympathomimetika					
allgemein		wirken selektiv an den α-Adrenorezeptoren. Sie werden überwiegend lokal zur Vasokonstriktion in Nasentr oder -sprays eingesetzt.	Tachykardie, ventrikuläre Rhythmusstörungen, Hypertonie, Angina-pectoris-Anfälle, Tremor, Unruhe, Schlafstörungen, Hypokaliämie, Kopfschmerzen, Schwitzen	Anwendung bei Säuglingen und Kleinkindern in nicht zu starken Konzentrationen (systemische Wirkung, Atemdepressionen); Rhinitis sicca, Engwinkelglaukom, KHK, Hypertonie, Tachyarrhythmien, Hyperthyreose, Kardiomyopathie; keine Anwendung an den Extremitäten wie Fingern, Zehen, Ohren (Gefahr der Nekrose)	verstärkte Vasokonstriktion durch MAO-Hemmer
Xylometazolin (Olynth®) Nasentr **Oxymetazolin** (Nasivin®) Nasentr **Tramazolin** (Rhinospray®) Nasentr	Rhinitis, Sinusitis	vasokonstriktorisch zu Schleimhautabschwellung und Verminderung der Sekretproduktion; Einnahme nicht länger als 1–2 Wochen (Suchtgefahr)	Schleimhautschädigung und Rebound-Effekt bei zu langer und zu häufiger Anwendung (nach Absetzen des Medikaments überschießende Vasodilatation mit Verschlechterung der Nasenatmung, Borkenbildung und evtl. Riechfähigkeitseinbußen); Suchtwirkung	s. allgemeine KI der α-Sympathomimetika	s. allgemeine IA der α-Sympathomimetika
α_1-Agonisten					
Phenylephrin (Neosynephrin-POS®) AT **Naphazolin** (Proculin®) AT **Tetryzolin** (Berberil®, Ophtalmin® N) AT **Tramazolin** (Biciron®) AT	allergische Konjunktivitis	vasokonstriktorisch, schleimhautabschwellend	reaktive Rötung, Schleimhautödem, Mydriasis, Glaukom, Akkommodationshemmung	s. allgemeine KI der α-Sympathomimetika	s. allgemeine IA der α-Sympathomimetika
α_2-Agonisten					
Brimonidin (Alphagan®) AT **Clonidin** (Isoglaucon®) AT **Apraclonidin** (Iopidine®) AT	Weitwinkelglaukom	senken den Sympathikotonus, wodurch der Blutdruck gesenkt wird	s. α_1-Agonisten	s. allgemeine KI der α-Sympathomimetika	s. allgemeine IA der α-Sympathomimetika

▶ Tab. 2.61 Fortsetzung.

Frei-, Handelsname	Indikation	Wirkung	Nebenwirkungen	Kontraindikationen	Interaktionen
lokal wirkende β_2-Sympathomimetika					
allgemein	Lokal wirkende β_2-Sympathomimetika werden v. a. in der Pulmologie zur Inhalation angewendet.	Es sind die stärksten Bronchodilatatoren mit kaum systemischem Effekt bei inhalativer Anwendung. Der Zusatz von Budesonid (Pulmicort®) erhöht die Wirksamkeit (▶ Tab. 2.25).	bei hoher Dosierung Erregung des β_1-Rezeptors mit Tachykardie, Arrhythmie, Angina pectoris, Unruhe, Zittern	Hyperthyreose, Kardiomyopathie, schwere KHK, Tachyarrhythmie, Glaukom, Leber- und Niereninsuffizienz, Nebennierenmarkstumoren	abgeschwächte Wirkung durch β-Blocker; verstärkte Vasokonstriktion durch MAO-Hemmer
schnell wirksam (4–6/8 h)					
s. kurz wirksame und **Formoterol**	Asthma, COPD	s. allgemeine Wirkung der β_2-Sympathomimetika			s. allgemeine IA der β_2-Sympathomimetika
kurz wirksam					
Fenoterol (Berotec®)	Asthma, COPD	s. allgemeine Wirkung der β_2-Sympathomimetika			s. allgemeine IA der β_2-Sympathomimetika
Salbutamol (Sultanol®)					
Terbutalin (Bricanyl®)					
Reproterol (Bronchospasmin®)					
lang wirksam (12–24 h)					
Formoterol (Foradil®, Oxis®), 12 h	nicht für die Akuttherapie, nur für Dauertherapie bei Asthma und COPD	s. allgemeine Wirkung der β_2-Sympathomimetika			s. allgemeine IA der β_2-Sympathomimetika
Indacaterol (Onbrez Breezhaler®), 24 h					
Olodaterol (Striverdi®), 24 h					
Salmeterol (Serevent®), 12 h					
Kombinationspräparate – lang wirksam (24 h)					
Vilanterol (β_2-Mimetikum) **+ Fluticason** (Glukokortikoid) (Relvar® Ellipta®)		s. allgemeine Wirkung der β_2-Sympathomimetika	s. allgemeine NW Sympathomimetika (s. o.) und Glukokortikoide (▶ Tab. 2.25)		s. allgemeine IA der β_2-Sympathomimetika
Umeclidinium (Anticholinergikum) **+ Vilanterol** (Anoro®)			s. allgemeine NW Sympathomimetika und Anticholinergika (▶ Tab. 2.36)		
Ipratropium (Anticholinergikum) **+ Fenoterol** (Berodual®)					

▸ **Tab. 2.62** Systemische Sympathomimetika.

Frei-, Handelsname	Wirkung	Indikation	Nebenwirkungen	Kontraindikationen	Interaktionen
direkt wirkende Sympathomimetika					
Midodrin (Gutron®) Tbl, Tr	α-Sympathomimetikum	neurogene orthostatische Hypotension	Herzklopfen Harnverhalt, Kältegefühl, Juckreiz	Hyperthyreose, Phäochromozytom, KHK, Blasenentleerungsstörungen	
Norepinephrin (Arterenol®) i. v.	Stimulation der α-Rezeptoren, geringfügig der β_1-Rezeptoren; Vasokonstriktion mit Herzfrequenzabnahme	**Mittel der Wahl** bei septischem Schock; Zusatz zu Lokalanästhetika zur Wirkungsverlängerung	Myokardischämie, Hypertonie mit reflektorischer Bradykardie, Übelkeit, Erbrechen, Uteruskontraktionen in der Schwangerschaft, Neigung zu Hyperglykämie		
Adrenalin = **Epinephrin** (Suprarenin®) i. v.	Stimulation der α-, β-Rezeptoren; positiv inotrop (gesteigerte Herzkraft), positiv chronotrop (erhöhte Herzfrequenz), positiv dromotrop (verkürzte AV-Überleitung)	**1. Wahl** bei Reanimation; anaphylaktischer Schock	Hypertonie, Angina pectoris, Herzrhythmusstörungen bis Kammerflimmern, Hyperglykämie, Unruhe, Angst, Blässe, Palpitationen, Hypokaliämie	Hypertonie, Cor pulmonale, Tachyarrhythmie, Hyperthyreose, Phäochromozytom, KHK, Engwinkelglaukom	erhöhte Tachykardiegefahr durch andere Sympathikomimetika, Theophyllin, trizyklische Antidepressiva, MAO-Hemmer, Halothan; vermehrt Arrhythmien durch Digitalis; Blutdrucksenkung durch α-Blocker
Etilefrin (Effortil®) Tbl, Tr (Bioflutin®) Tr	α-, β-mimetisch; Wirkungsabnahme bei Dauertherapie durch Downregulierung der Rezeptoren	Hypotonie, Kreislaufdysregulation	Herzklopfen, Harnverhalt, Kältegefühl, Juckreiz	u. a. Hyperthyreose, Phäochromozytom, Blasenentleerungsstörungen, KHK, Herzerkrankungen; Schwangerschaft, Stillzeit	
Orciprenalin (Alupent®) i. v.	$\beta_{1,2}$-mimetisch	Off-Label-Use bei AV-Überleitungsstörungen, wenn kein Schrittmacher indiziert ist	Tachykardie, Herzrhythmusstörungen, KHK, Tremor, Toleranzentwicklung	Hypertonie, Tachykardie, Tachyarrhythmie, Arteriosklerose, KHK, Thyreotoxikose; Schwangerschaft (Wehenhemmung)	
Fenoterol (Partusisten®) i. v.	$\beta_{1,2}$-mimetisch	Wehenhemmung	Kopfschmerzen, Tremor, Azidose, Herzklopfen, Angstgefühle, Herzrhythmusstörungen, KHK, Juckreiz	Hyperthyreose, Herzrhythmusstörungen; Phäochromozytom, Diabetes mellitus, Hypertonie, Kompression der V. cava, Psychosen, Hypokaliämie	Verstärkung von Rhythmusstörungen durch andere β_2-Mimetika, Muscarinantagonisten, Theophyllin; Tachyarrhythmien durch tri- und tetrazyklische Antidepressiva und MAO-Hemmer; verminderte Wirkung oraler Antidiabetika; erhöhte Gefahr eines Lungenödems durch Glukokortikoide, Calciumsalze, Dihydralazin, NSAR

▶ **Tab. 2.62** Fortsetzung.

Frei-, Handelsname	Wirkung	Indikation	Nebenwirkungen	Kontraindikationen	Interaktionen
Clenbuterol (Spiropent®) Tbl	hauptsächlich β_2-mimetisch	**Dauertherapie** bei Asthma und COPD; nicht zur Akutbehandlung	z. B. Kopfschmerzen, Unruhe, Herzklopfen, Zittern, Herzrhythmusstörungen, Schwindel, Blutdruckabfall, Juckreiz, Toleranzentwicklung	Hyperthyreose, Tachyarrhythmien, Kardiomyopathien, Phäochromozytom, Engwinkelglaukom, KHK, frischer Herzinfarkt, Diabetes mellitus, WPW-Syndrom, Hypokaliämie; Schwangerschaft (letztes Trimenon), Stillzeit	verstärkte Wirkung durch andere β_2-Mimetika, Muscarinantagonisten, Glukokortikoide, Theophyllin; verminderte Wirkung oraler Antidiabetika; verstärkte NW durch Diuretika und Herzglykoside; Tachyarrhythmien durch tri- und tetrazyklische Antidepressiva und MAO-Hemmer
Bambuterol (Bambec®) Tbl	hauptsächlich β_2-mimetisch	**Dauertherapie** bei Asthma und COPD; diese immer in Kombination mit einer entzündungshemmenden Therapie (z. B. Glukokortikoiden); nicht zur Akutbehandlung	Herzrhythmusstörungen, KHK, Hyperglykämie, Hypokaliämie, Tremor, Toleranzentwicklung	Hyperthyreose, Tachyarrhythmien, frischer Herzinfarkt, Hypokaliämie, Diabetes mellitus, Engwinkelglaukom; Schwangerschaft, Stillzeit	s. Clenbuterol
Dobutamin (Dobutamin-ratiopharm®) i. v.	hauptsächlich β_1-mimetisch; erhöhtes Schlagvolumen	**Akuttherapie bei kardiogenem Schock**; Herzinfarkt, aber nach 72 h Toleranzentwicklung bei Dauergabe; bei unzureichendem Effekt: Noradrenalin, zusätzliche Gabe eines Schleifendiuretikums	Arrhythmien, gesteigerte Herzfrequenz, erhöhter Sauerstoffverbrauch, KHK	Volumenmangelschock, Aortenklappenstenose, Perikardtamponade, MAO-Hemmer	erhöhte Tachyarrhythmiegefahr durch Anticholinergika, andere Sympathomimetika, Theophyllin, trizyklische Antidepressiva, MAO-Hemmer, Halothan; hypertensive Krise durch MAO-Hemmer; Blutdrucksenkung durch α-Blocker
Dopamin (Dopamin Carino) i. v.	hauptsächlich β_1-mimetisch	**2. Wahl** in der Notfalltherapie bei kardiogenem Schock			
indirekt wirkende Sympathomimetika					
Ephedrin (Ephedrin Meduna) i. v.	Als indirekte Wirkung setzt es Adrenalin und Noradrenalin frei; direkt wirkt Ephedrin als Agonist. Es überwindet die Blut-Hirn-Schranke; steigert die Proteinbiosynthese und die Fettverbrennung und wirkt euphorisierend.	Hypotonie, chronische Bronchitis, Asthma bronchiale, Adipositas, Narkolepsie; in Kombination mit Acetylsalicylsäure verstärkte analgetische Wirkung	Angst, Halluzinationen, Kopfschmerzen, Krämpfe, Übelkeit, Tremor, Schlaflosigkeit	Hypovolämie, Hyperthyreose, schwere Arteriosklerose, Engwinkelglaukom	andere Sympathomimetika, MAO-Hemmer, β-Blocker

► **Tab. 2.62** Fortsetzung.

Frei-, Handelsname	Wirkung	Indikation	Nebenwirkungen	Kontraindikationen	Interaktionen
Amphetamine	behindern die Wiederaufnahme von Adrenalin, Noradrenalin und Serotonin in die Präsynapse; BtM-pflichtig; zentral: euphorisch bis psychotisch, gesteigerte Energie, Leistungssteigerung, verminderte Erschöpfung und geringer Appetit; peripher: Vasokonstriktion (α), Stimulation des Herzens (β_1), Tremor (β_2)		Missbrauch; psychotisch, gesteigerte Energie	schwere Herzerkrankungen	s. o.
Methylphenidat (Medikinet® retard, Ritalin®) Tbl	Amphetaminderivat; blockiert zentral die Wiederaufnahme der Neurotransmitter durch Blockade der Transportproteine	Aufmerksamkeitsdefizit-/Hyperaktivitätsstörung (ADHS) bei Kindern und Erwachsenen	Schlaflosigkeit, Anorexie, Nervosität, Aggression, Psychosen; langsam ein- und ausschleichen	Hyperthyreose, Glaukom, Psychosen (Schizophrenien, Paranoia), Phäochromozytom	s. o.
Modafinil (Modafinil Heumann, Vigil®) Tbl	nicht genau bekannter Wirkmechanismus; geringeres Suchtpotenzial als Amphetamin; nicht BtM-pflichtig	„Schichtarbeiter-Syndrom", Anarkolepsie, schweres Schlafapnoe-Syndrom; Empfehlung der EMA: nur noch Einsatz bei Narkolepsie	Depression, Persönlichkeitsstörungen, Manie, Aggression, Suizidgedanken; steht auf der Dopingliste	s. o.	s. o.
Atomoxetin (Strattera) p. o.	verhindert selektiv die Noradrenalinwiederaufnahme; kein Psychostimulans; nicht BtM-pflichtig	ADHS bei Kindern > 6 Jahre und Jugendlichen	s. o.; zusätzlich erhöhte Krampfgefahr, Depression, Persönlichkeitsstörungen	s.o	s. o.

ren die α-Rezeptoren, d. h., die Kreislaufwirkung ist dosisabhängig:

- geringe Dosis: β-Rezeptorenstimulation
- mittlere Dosis: gemischt
- hohe Dosis: α-Rezeptorenstimulation

Beeinflussung der Mikronährstoffe

Die Einnahme von Folsäure, Vitamin B_{12} und B_6 sowie SAM bei Dauertherapie fördert die Wirkung der Sympathomimetika, sodass bei zusätzlicher Einnahme die Dosierung der Sympathomimetika deutlich reduziert werden kann. Das wiederum reduziert die NW (Kap. 2.17).

Therapieempfehlungen

Eine Reduzierung der Arzneimittel sollte immer in Absprache mit dem behandelnden Arzt und **ausschleichend** erfolgen.

Sympatholytika

Sympatholytika sind Substanzen, die reversibel oder irreversibel an die Adrenalin- und Noradrenalinrezeptoren binden und die Wirkung der Neurotransmitter verhindern, sog. Rezeptorenblocker. Man unterscheidet α- (▸ **Tab. 2.63**) und β-Rezeptorenblocker (▸ **Tab. 2.64**).

▸ **Tab. 2.63** α-Rezeptorenblocker.

Frei-, Handelsname	Indikation	Nebenwirkungen	Kontraindikationen	Interaktionen
Ergotamin (Ergo-Kranit®) Tbl	wirkt zusätzlich an Dopamin- und Serotoninrezeptoren; Migräneanfall, orthostatische Dysregulation, Clusterkopfschmerz	gastrointestinale Beschwerden, Herzrhythmusstörungen, Taubheit und Kribbeln in den Extremitäten, Muskelschmerzen	thyreotoxische Krise, Hypertonie, Phäochromozytom; Schwangerschaft, Stillzeit, Erwachsene > 65 Jahre	verstärkte gefäßverengende Wirkung durch Makrolidantibiotika und Tetracycline, Triptane, Nikotin (erhöhen den Ergotamingehalt im Blut); schwere Durchblutungsstörungen durch β-Rezeptorenblocker; verstärkte NW durch Metoclopramid möglich (durch gesteigerte Ergotaminaufnahme ins Blut)
Doxazosin (Cardular® Pp Uro, Diblocin® Pp) Tbl α_1-Blocker	**1. Wahl** bei arterieller Hypertonie mit Vor- und Nachlastsenkung, empfohlen als Kombinationstherapie mit entweder einem Diuretikum oder einem β-Blocker; Herzinsuffizienz, Raynaud-Syndrom; zusätzlich 2. Wahl bei benigner Prostatahyperplasie	Kopfschmerzen, Muskelkrämpfe, Schwindel, gastrointestinale Beschwerden, Atemnot, Herzrhythmusstörungen	Ösophagusstenose, Pylorusstenose, Ileus; Kinder, Schwangerschaft, Stillzeit	verstärkte blutdrucksenkende Wirkung durch andere α-Sympatholytika, Nitrate oder Vasodilatatoren; verminderte blutdrucksenkende Wirkung durch NSAR, Östrogen und Sympathomimetika; abgeschwächte Wirkung auf den Blutdruck und die Gefäße durch Dopamin, Ephedrin, Epinephrin, Phenylephrin
Terazosin (Flotrin®, Teranar®, Heitrin®) Tbl α_1-Blocker	benigne Prostatahyperplasie, Blasenentleerungsstörungen; **2. Wahl** bei Hypertonie	Kopfschmerzen, Schwindel, gastrointestinale Beschwerden, Sehstörungen, Herzrhythmusstörungen, Parästhesien, Ödeme	Hypotonie, orthostatische Dysregulation, dekompensierte Herzinsuffizienz, Klappenvitien, Lungenembolie, Leberinsuffizienz, Katarakt-OP; Kinder > 12 Jahre, Schwangerschaft, Stillzeit	Vasodilatatoren, Antihypertonika, Nitrate
Alfuzosin (Urion®, Uroxatral®) p. o. α_1-Blocker	hauptsächlich bei Harnwegs- und Prostataerkrankungen	Kopfschmerzen, Durchfall, Schwindel, Benommenheit	Hypotonie, Stauung der oberen Harnwege, Anurie, Herzmuskelschwäche, schwere Leber- und Nierenfunktionsstörung; keine Anwendung bei Kindern	Neuroleptika
Tamsulosin (Duodart®, Prostadil®) p. o. α_1-Blocker				Neuroleptika; verkürzte Wirkung durch Diclofenac oder Warfarin
Urapidil (Ebrantil®, Urapidil Stragen®) p. o., i. v. α_1-Blocker	akute hypertensive Krise (gute Alternative zu Nitraten und Calciumantagonisten)	Kopfschmerzen, Schwindel, Herzrhythmusstörungen, Hypotonie, Schweißausbrüche, Müdigkeit	Aortenisthmusstenose, arteriovenöser Shunt, Hypotonie	Antihypertonika, keine Kombination mit ACE-Hemmern
Clonidin (Catapresan®) p. o., i. v.	α_2-Blocker; nur noch bei akuter arterieller Hypertonie mit Tachykardie und lebensbedrohlichem Alkoholentzugssyndrom	Mundtrockenheit, Verstopfung, Sedierung, Potenzstörungen, depressive Verstimmungen	Schwangerschaft, Stillzeit; AV-Block Grad II und III, Bradykardien, endogene Depressionen, KHK, Niereninsuffizienz	

▶ **Tab. 2.64** β-Rezeptorenblocker.

Frei-, Handelsname	Rezeptoransprache, Indikation	Bioverfügbarkeit/ Wirkdauer/TD/ Charakteristika	Nebenwirkungen	Kontraindikationen	Interaktionen
systemisch wirkende β-Rezeptorenblocker					
Atenolol (Tenormin®) Tbl	β_1; KHK, Angina pectoris, arterielle Hypertonie, tachykarde Rhythmusstörungen	50 %/15–24 h/ 25–100 mg/	NW nach Absetzen der β-Blocker reversibel; β_1-Blockade: Hypotonie, Bradykardie, Arrhythmie, Verstärkung einer Herzinsuffizienz, Erhöhung der Lipoproteine und Triglyzeride im Blut (Arterioskleroserisiko), Gewichtszunahme; β_2-Blockade: Bronchokonstriktion, periphere Durchblutungsstörungen durch Vasokonstriktion der Gefäße in der Haut und in den Extremitäten (s. o.) bis hin zum Raynaud-Syndrom, Verstärkung des Diabetes mellitus durch die Insulinsekretionshemmung (von geringer Bedeutung), andererseits Neigung zu Hypoglykämiezuständen durch die Hemmung der Glykogenolyse und Unterdrückung der Schockzeichen (von großer Bedeutung); andere NW: Potenzstörungen, gastrointestinale Störungen, Kopfschmerzen, Schwindel, Angstzustände, Geschmacksverlust	Bradykardie (< 50 Schläge/ min), Hypotonie (systolischer Blutdruck < 90 mmHg), dekompensierte Herzinsuffizienz, AV-Block Grad II und III, Sick-Sinus-Syndrom, Asthma bronchiale, Schocksymptomatik, metabolische Azidose, Kombination mit Calciumantagonisten vom Verapamil- und Diltiazem-Typ, Prinzmetal-Angina; pAVK, Raynaud-Syndrom, Hypothyreose; Schwangerschaft	Antiarrhythmika, Herzglykoside, Antihypertensiva; Blutdrucksenkung durch Barbiturate, trizyklische Antidepressiva, Phenothiazine; orale Antidiabetika, Insulin; extreme Blutdrucksteigerung durch MAO-Hemmer (adrenerge Wirkung)
Bisoprolol (Concor®) Tbl	β_1; arterielle Hypertonie, KHK, kompensierte chronische Herzinsuffizienz	90 %/15–24 h/ 2,5–10 mg/			
Carvedilol (Carvedilol-ratiopharm®) p. o.	nicht selektiv, kompensierte chronische Herzinsuffizienz, arterielle Hypertonie, KHK	25 %/15–24 h/ 12,5–25 mg/blutdrucksenkend durch zusätzliche α_1-Blockade (Vasodilatation)			
Celiprolol (Celipro-Lich®) Tbl	nicht selektiv, arterielle Hypertonie, KHK	50 %/15–24 h/ 200–400 mg/			
Esmolol (Brevibloc) i. v.	β_1; Sinustachykardie, supraventrikuläre Tachykardien	k. A./kurz wirksam/ k. A./nur i. v.			
Metoprolol (Beloc®) p. o. (Beloc-Zok®) i. v.	β_1; kompensierte chronische Herzinsuffizienz, arterielle Hypertonie, KHK, supraventrikuläre Tachykardien u. a.; Migräneprophylaxe	50 %/8–15 h/ 50–200 mg/ Standardpräparat mit sehr weiter Verbreitung			
Nebivolol (Nebivolol® Heumann) Tbl	β_1; kompensierte chronische Herzinsuffizienz (bei Älteren); Stimulation der NO-Freisetzung in Endothelzellen	k. A./20–40 h/5 mg/			
Propranolol (Dociton®) Tbl, i. v.	nicht selektiv; Angina pectoris, arterielle Hypertonie-tachykarde Rhythmusstörungen; Migräneprophylaxe	30 %/8–15 h/ 10–360 mg/			

► **Tab. 2.64** Fortsetzung.

Frei-, Handelsname	Rezeptoransprache, Indikation	Bioverfügbarkeit/ Wirkdauer/TD/ Charakteristika	Nebenwirkungen	Kontraindikationen	Interaktionen
Sotalol (Sotalex®, Darob®) Tbl	nicht selektiv; Sinustachykardie, supraventrikuläre Tachykardien, Vorhofflimmern	100 %/20–40 h/ 160–480 mg/ β-Blocker mit antiarrhythmischer Eigenschaft der Klasse III (Kaliumkanalblocker)			
Betaxolol (Kerlone®) Tbl	β_1; arterielle Hypertonie	85 %/20–40 h/ 10–20 mg/			
lokal wirkende β-Rezeptorenblocker					
Betaxolol (Betoptima®) AT	selektiv; akuter Glaukomanfall, chronisches Weitwinkelglaukom, Sekundärglaukom	85 %/20–40 h/k. A./ reduzierte Kammerwasserbildung und verbesserter -abfluss durch die Blockade des β_1-Rezeptors; besser verträglich bezüglich der pulmonalen NW	können zu systemischen NW führen wie Arrhythmie, Bradykardie, AV-Block, Apoplex; am Auge gelegentlich vorübergehendes Brennen; nicht selektiv wirkende AT auch zu Bronchospasmus und Dyspnoe	hyperreagibles Bronchialsystem, bekanntes Bronchialasthma, COPD, AV-Block II. und III. Grades, dystrophische Störung der Hornhaut	
Carteolol (Arteoptik®)	nicht selektiv; erhöhter Augeninnendruck, chronisches Weitwinkelglaukom				
Timolol (Arutimol®) AT	nicht selektiv; erhöhter Augeninnendruck, chronisches Offenwinkelglaukom; kindliches Glaukom, wenn andere therapeutische Maßnahmen nicht ausreichen	50 %/8–15 h/k. A./ reduzierte Kammerwasserbildung und verbesserter -abfluss durch die Blockade des β_1- und β_2-Rezeptors	je nach Dosierung systemische NW		
Levobunolol (Vistagan®) AT	nicht selektiv; erhöhter Augeninnendruck, chronisches Weitwinkelglaukom	50–60 %/8–15 h/k. A./ Wirkmechanismus nicht genau bekannt, Wirkung vergleichbar mit den anderen AT	Augenreizung, Konjunktivitis, Blepharitis, Iridozyklitis, andere s. o.		

α-Rezeptorenblocker blockieren die Wirkung von Adrenalin und Noradrenalin an α_1- und α_2-Rezeptoren. Sie werden überwiegend als α_1-Rezeptorenblocker eingesetzt bei z. B. Bluthochdruck oder gutartiger Prostatahyperplasie und Migräne.

β-Rezeptorenblocker hemmen die β-Rezeptoren des sympathischen Nervensystems. Das führt u. a. am Herzen zu einer Verlangsamung der Herzfrequenz, zu einer Reduzierung der Kontraktilität, wodurch der Sauerstoffbedarf sinkt, sowie zur Verminderung der Herzerregbarkeit und Verlangsamung der Leitungsgeschwindigkeit. Die Folge sind Puls- und Blutdrucksenkung. β-Rezeptorenblocker unterscheiden sich in der Ansprechbarkeit der Rezeptoren:

- β_1-Rezeptorenblocker wirken selektiv
  - am Herzen: negativ inotrop, negativ dromotrop, negativ chronotrop,

  - im Fettgewebe: Hemmung der Lipolyse,
  - in der Niere: vermindern die Reninfreisetzung und die Nierendurchblutung.
- β_2-Rezeptorenblocker wirken selektiv
  - auf die glatte Muskulatur: Hemmung der Dilatation, was zu einer Tonuserhöhung führt,
  - auf den Pankreas: Hemmung der Insulinsekretion,
  - auf die Skelettmuskulatur: Hemmung der Glykogenolyse.
- Ebenso werden nicht selektive Medikamente angewendet, die beide Rezeptoren ansprechen, z. B. Propranolol, Celiprolol oder Carvedilol.

Die einzelnen β-Rezeptorenblocker unterscheiden sich in ihrer Bioverfügbarkeit und Wirkdauer, sodass bei Medikamentenvergleichen diese Parameter mit berücksichtigt werden müssen (► **Tab. 2.64**).

Beeinflussung der Mikronährstoffe

Vitamin B_2, Magnesium, Coenzym Q_{10} verbessern den mitochondrialen Stoffwechsel und unterstützen die Wirksamkeit von β-Blockern.

Therapieempfehlungen

Aufgrund des **Rebound-Effekts** dürfen β-Blocker nach einer Dauertherapie nicht plötzlich abgesetzt werden. Es entwickelt sich bei Dauertherapie eine Empfindlichkeit gegenüber β-Sympathomimetika, da durch die Blockade der Rezeptoren die Anzahl der Rezeptoren zunimmt (Upregulation). Dadurch zeigen sich bei plötzlichem Absetzen Unruhe, Schweißausbruch, Hypertonie, Tachykardie, Angina pectoris bis hin zum Infarkt.
β-Blocker in Kombination mit Alkohol führen zu Schwindel, Bewusstlosigkeit, Kreislaufkollaps (Metoprolol, Bisoprolol), Halluzinationen, Angtzuständen, Psychosen (Atenolol), aber auch zu Leber-, Bauchspeicheldrüsen- und Nierentzündung (Propranolol). Ein Verzicht auf Alkoholkonsum ist daher wichtig.

Teil 2
Arzneimittel bei verschiedenen Erkrankungen

3 Arzneimittel bei Erkrankungen des Verdauungstrakts

Hauptsächlich werden folgende schleimhautschützende Arzneimittel bei Erkrankungen des oberen Verdauungstrakts eingesetzt (Kap. 2.15):

- Antazida (Säurebinder)
- Anticholinergika (Parasympatholytika)
- Prostaglandine
- H_2-Rezeptorantagonisten
- Protonenpumpenhemmer
- Bismut

Weitere Arzneimittel bei Erkrankungen des Verdauungstrakts sind

- Antiemetika (Kap. 2.3),
- Antimykotika (Kap. 2.5),
- Antiviralia/Virostatika (Kap. 2.7),
- Antibiotika (Kap. 2.2),
- muskulotrope und neurotrop-muskulotrope Spasmolytika (Kap. 2.19.7),
- Tranquillanzien (Kap. 2.17.3).

3.1 Arzneimittel bei Erkrankungen der Mundhöhle

3.1.1 Candida albicans (Mundsoor)

Mundsoor wird durch Hefepilze verursacht. Säuglinge bis zum 8. Lebensmonat erkranken häufig daran. In der Regel tritt bei Säuglingen Candida albicans zusammen mit einer Pilzinfektion im Windelbereich auf (Windelsoor). Dann ist eine systemische Therapie notwendig. Andernfalls reicht eine lokale Behandlung mit Mundgelen. Eine ursächliche Grunderkrankung (v. a. bei Erwachsenen) sollte ausgeschlossen werden.

Ziel der Therapie ist eine schnelle Elimination des Pilzes, um ein Übergreifen auf andere Organe zu verhindern.

Therapie

- Antimykotika: lokal oder systemisch bei Säuglingen und Kleinkindern, z. B. Nystatin (z. B. Moronal®, Nystatin acis®; Adiclair® Creme, Susp, Gel; Miconazol Daktar® Gel) lokal, nicht systemisch, sonst Fluconazol (Diflucan®) z. B. bei Immunschäche wie AIDS, invasiver Kandidiasis: zunächst Echinokandine, dann Fluconazol
- Behandlung der Ursachen

3.1.2 Stomatitis aphthosa

Die Stomatitis aphthosa wird durch HSV-1 hervorgerufen und ist eine Mundschleimhautentzündung. Sie betrifft in der Regel Säuglinge und Kleinkinder, aber auch immungeschwächte Erwachsene.

Ziele der Therapie sind die Schmerzlinderung, Elimination des Virus und Behandlung der Grunderkrankung.

Therapie

- Mundgele oder -lsg: zur lokalen Anästhesie Lidocainhydrochlorid (z. B. Dynexan® Mundgel)
- bei schweren Verläufen Virostatikum (z. B. Aciclovir, Famciclovir oder Valaciclovir p. o. oder i. v.)

3.2 Arzneimittel bei Erkrankungen des Ösophagus

3.2.1 Ösophagitis

Die Ösophagitis ist eine akute oder chronische Entzündung der Speiseröhre, z. B. durch Reflux von Magensäure (Refluxösophagitis) oder infolge viraler bzw. Pilzinfektionen, medikamentös bedingter Immunsuppression oder Alkoholismus.

Ziel der Therapie ist die Säurehemmung, um ein Abheilen der Ösophagusschleimhaut zu begünstigen.

Therapie

- bei Refluxösophagitis:
  - Protonenpumpenhemmer: p. o. Esomeprazol (z. B. Nexium®), Omeprazol (z. B. Antra MUPS®), Pantoprazol (z. B. Pantozol®)
  - keine Empfehlung für H_2-Blocker oder jede Form von Antazida (ineffektive bzw. keine dauerhafte Wirkung)
- bei Kandidabefall:
  - Antimykotika lokal als Gel und/oder systemisch als Gel, Tbl: Fluconazol (z. B. Diflucan®), Itraconazol (z. B. Sempera®) bei Immunschwäche, z. B. AIDS
  - sonst Amphotericin B (z. B. Ampho-Moronal®), Nystatin (z. B. Moronal®; Adiclair® Creme, Susp, Gel)
- Virustatika: bei HSV-Infektion Aciclovir, bei CMV-Infektion Ganciclovir

Weitere Therapie

- Diät
- OP bei Refluxösophagitis, um den Kardiaverschluss wiederherzustellen; evtl. Teilgastrektomie

3.2.2 Achalasie (Kardiospasmus)

Die Achalasie ist eine neuromuskuläre Erkrankung des Ösophagus mit Degeneration des Plexus myentericus im Kardiabereich. Der Ruhetonus des Sphinkters ist erhöht, die Peristaltik gestört, der Sphinkter hypertrophiert und der darüberliegende Ösophagus dilatiert.

Das führt zu Schluck- und Herzbeschwerden, Unruhe und Angst sowie zu Sodbrennen und Oberbauchbeschwerden. Stress und Angst verstärken die Symptomatik.

Ziele der Therapie sind die Verbesserung des Sodbrennens, der Schmerzen und der Erweiterung der Kardia.

Therapie

- Antazida: verbessern das Sodbrennen, halten aber ein Fortschreiten der Erkrankung nicht auf
- Spasmolytika (z. B. Buscopan®): lindern, halten aber ein Fortschreiten der Erkrankung nicht auf
- Calciumantagonisten (z. B. Nifedipin): setzen den Muskeltonus herab (Kap. 2.12.3), Einsatz in der Regel nur im Anfangsstadium der Erkrankung, da schlechte Langzeitresultate

Weitere Therapie

- Dehnungsbehandlung mit Ballonkatheter und Injektion von Botulismustoxin in den Schließmuskel des Ösophagus
- operative Spaltung der Ösophagusmuskulatur (schonendes Verfahren mit den besten Langzeitergebnissen)

3.2.3 Hiatushernie

Eine Hiatushernie beschreibt eine Verlagerung des Magens bzw. seiner Anteile in die Brusthöhle durch einen Zwerchfellbruch, den Hiatus oesophageus. Es kommt zu Einklemmungen mit Blutstau und Passagestörung. Es können Symptome wie Sodbrennen, Schluckbeschwerden, retrosternale Schmerzen auftreten, außerdem kann es zu Blutungen kommen.

Ziele der Therapie ist die Beseitigung der Schmerzen, der Anämie und der Gefahr der Einklemmung.

Therapie

- wie bei der Refluxösophagitis (Kap. 3.2.1), initial eine hohe Dosis, danach als Erhaltungsdosis halbe therapeutische Dosis
- Eisensubstitution bei Eisenmangelanämie

Weitere Therapie

- bei therapieresistenten Beschwerden oder bestehender Einklemmungsgefahr OP

3.2.4 Barrett-Syndrom

Das Barrett-Syndrom ist eine Komplikation der Refluxkrankheit. Es bilden sich entzündliche Veränderungen der Ösophagusschleimhaut in Kardianähe mit Bildung eines Ulkus. Das Plattenepithel wird umgewandelt zu Zylinderepithel, was man als Metaplasie bezeichnet. Es besteht die Gefahr der Entartung.

Therapie

- wie bei der Refluxerkrankung Protonenpumpenhemmer (Kap. 3.2.1)
- Notwendigkeit für engmaschige endoskopische Untersuchungen

3.2.5 Ösophaguskarzinom

- Kap. 18.8.1

3.3 Arzneimittel bei Erkrankungen des Magens

3.3.1 Gastropathia nervosa (Reizmagen)

Liegt ein Reizmagen vor, zeigen sich Symptome wie Oberbauchbeschwerden, Völlegefühl, Magenschmerzen, Übelkeit. Ursachen können erbliche Faktoren, Ernährungsgewohnheiten, Motilitätsstörungen und seelische Belastungen sein.

Ziel der Therapie ist die Beschwerdefreiheit.

Therapie

- Antazida
- Protonenpumpenhemmer
- motilitätsfördernde Mittel: z. B. Domperidon (Motilium®)
- Tranquilizer: Benzodiazepine, z. B. Diazepam, Oxazepam (Adumbran® Tbl)
- Spasmolytikum: Butylscopolamin (Buscopan® Tbl)

3.3.2 Akute Gastritis

Die akute Gastritis ist eine akut auftretende Magenschleimhautentzündung. Sie klingt in der Regel nach einigen Tagen ohne Behandlung ab. Es kann zu erosiven Veränderungen der Schleimhaut mit Blutungen kommen. Die Ursachen sind vielfältig: Alkoholkonsum, Rauchen, Medikamente (NSAID, Zytostatika), Infektionen mit Helicobacter pylori, Zytomegalie- oder Herpesviren, Candida albicans, Verätzungen, Gallereflux, psychische Belastungen.

Ziel der Therapie ist die schnelle Wiederherstellung einer gesunden Magenschleimhaut.

Therapie

- Protonenpumpenhemmer (**1. Wahl** vor H_2-Blockern)
- H_2-Blocker
- Antazida
- Antiemetika
- Spasmolytika

Weitere Therapie

- Meiden der Noxe, Ausschalten der Ursache

3.3.3 Chronische Gastritis

Die chronische Gastritis ist eine über lange Zeit andauernde Entzündung der Magenschleimhaut unterschiedlicher Ursachen. Alle chronischen Gastritiden sind Präkanzerosen. Es werden die Typen A–C unterschieden.

Typ A (Autoimmungastritis)

Bei ca. 5 % der Erwachsenen kommt es durch eine erblich bedingte Autoimmunreaktion zum Schwund der Belegzellen und damit zum Mangel an Magensäure und Intrinsic-Faktor sowie zur Schleimhautatrophie. Es entwickelt sich daraufhin eine Vitamin-B_{12}-Mangelanämie (**perniziöse Anämie**, Kap. 10.1.1). Weitere Ursachen können z. B. sein: Magenresektion, Malassimilation, veganer Lebensstil und Medikamente wie Methotrexat oder Phenobarbital. Die perniziöse Anämie gilt als Präkanzerose.

Die Symptome beziehen sich auf den Gastrointestinaltrakt (Aufstoßen, Blähungen und Völlegefühl), auf das Blutsystem (Anämie) und das Nervensystem (funikuläre Myelose, eine Degeneration des Hinter- und Seitenstrangs und Polyneuropathie).

Ziele der Therapie bestehen darin, das Fortschreiten der Erkrankung zu verhindern und Mangelerscheinungen zu beheben.

Therapie

- parenterale oder hohe orale Gaben von Vitamin B_{12} (z. B. Vitamin B12 Hevert®, Medivitan® iV, B12 Ankermann®)
- Substitution von Eisen und Kalium
- entblähende und verdauungsfördernde Mittel, z. B. Simeticon (Lefax®, Enzym Lefax®):
  - Wirkung: Simeticon entschäumt den Magen und Darm und verwandelt den Schaum in freies Gas, das ausgeschieden wird. Zusätzlich zu Simeticon enthält Enzym Lefax® Pankreatin, ein Gemisch aus Lipasen, Amylasen und Proteasen.
  - NW: keine, da Simeticon nur physikalisch vor Ort wirkt und unverändert mit dem Stuhl ausgeschieden wird
  - KI: Fruktoseunverträglichkeit

Typ B (bakterielle Gastritis)

Bei 80 % der Erwachsenen zeigt sich die Gastritis Typ B als Antrumgastritis und wird hervorgerufen durch Bakterien oder Viren. In 90 % d. F. kommt als Erreger Helicobacter pylori infrage. Durch die zusätzliche Schleimhautatrophie können Karzinome entstehen.

Ziele der Therapie sind die Elimination der Erreger und die Wiederherstellung einer gesunden Magenschleimhaut.

Therapie

- Helicobacter-pylori-Eradikationstherapie (p. o., 7–14 Tage lang) nach einem der folgenden Schemata:
  - Triple-Therapie:
    1. Protonenpumpenhemmer, Metronidazol, Clarithromycin als Antibiotika (italienisches Schema)
    2. Protonenpumpenhemmer, Amoxicillin, Clarithromycin als Antibiotika (französisches Schema)
  - oder Vierfachtherapie: Clarithromycin, Amoxicillin, Metronidazol, Protonenpumpenhemmer

Info
Als Protonenpumpenhemmer ist Omeprazol das **günstigste**, Pantoprazol das **interaktionsärmste** Mittel.

- **Alternativen**, wenn Allergien gegen Penicilline und/oder Makrolide bestehen (p. o.):
  - Quadrupeltherapie mit Bismut: Metronidazol, Tetracyclin, Bismutpräparat, Protonenpumpenhemmer (Kombipräparat für die ersten 3 Mittel: Pylera® Protonenpumpenhemmer)
  - oder: Rifabutin (Mycobutin®), Levofloxacin, Protonenpumpenhemmer

Typ C (chemische Gastritis)

Etwa 15 % der Erwachsenen entwickeln aufgrund von Hiatushernien, medikamentösen Magenreizungen oder Gallerückfluss eine Gastritis Typ C.

Ziele der Therapie sind die Regulierung des Säuregehalts im Magen und die Heilung der Entzündung.

Therapie

- Protonenpumpenhemmer

Weitere Therapie

- Weglassen der Noxen
- bei Gallereflux OP

3.3.4 Ulcus pepticum (Magen-, Duodenal- und Jejunalgeschwüre)

Hierbei handelt es sich um tiefe Schleimhautdefekte, die narbig abheilen. Diese können im Magen- und Darmbereich auftreten.

Ulcus ventriculi (Magengeschwür)

Ein Magengeschwür greift nicht nur die Magenschleimhaut an, sondern reicht bis tief in die Muskularis hinein. Sie können an einer Stelle des Magens auftreten, aber ebenso an mehreren Stellen. Da ein Magengeschwür Blutgefäße betreffen kann, kommt es zu Blutungen. Ursachen sind u. a. das Bakterium Helicobacter pylori (75 % d. F.), Medikamente (z. B. NSAID, besonders in Kombination mit Glukokortikoiden, Zytostatika), Alkohol, Nikotin, Kaffee, seelische Belastungen, magenreizende Ernährung. Die Prädilektionsstellen sind die kleine Kurvatur und das Antrum. Magengeschwüre können zu Magenkarzinomen entarten.

Die Beschwerden verschlechtern sich bei Nahrungsaufnahme.

Ziele der Therapie sind die Entfernung des Erregers, eine Entsäuerung und ein Abheilen des Ulkus.

Therapie je nach Ursache

- Helicobacter-pylori-Eradikationstherapie (Kap. 3.3.3)
- Protonenpumpenhemmer (**1. Wahl** vor H_2-Blockern)
- H_2-Blocker
- Spasmolytika
- entblähende Mittel (Kap. 3.3.3)
- Antiemetikum
- Metoclopramid, Domperidon bei Motilitätsstörungen
- Eisensubstitution

Weitere Therapie

- Meiden eventueller Noxen
- OP, wenn die obigen Therapien nicht anschlagen

Ulcus duodeni (Zwölffingerdarmgeschwür)

In 95 % d. F. liegt dem Duodenalgeschwür eine Helicobacter-pylori-Besiedlung des Magens zugrunde. Auch NSAID, Glukokortikoide, Zytostatika und Tabakrauch können Ursachen sein. Es handelt sich um eine Ulzeration der Schleimhaut und der darunterliegenden Muskelschicht im oberen Duodenalabschnitt, unmittelbar angrenzend an den Pylorus. Sie kommen etwa 4 × häufiger vor als Magengeschwüre und betreffen eher Männer im jüngeren und mittleren Lebensalter.

Die Symptome sind Nüchtern- und Nachtschmerzen. Nahrungsaufnahme verbessert die Beschwerden.

Ziele der Therapie sind die Elimination des Erregers und Heilung des Ulkus.

Therapie

- Helicobacter-pylori-Eradikationstherapie (Kap. 3.3.3)
- Protonenpumpenhemmer (**1. Wahl** vor H_2-Blockern)
- H_2-Blocker

Weitere Therapie

- Vermeidung von Noxen

Ulcus jejuni (Leerdarmgeschwür)

Ein Geschwür im Leerdarm kann z. B. durch ein Zollinger-Ellison-Syndrom oder eine Magenresektion (Gastrojejunostomie) entstehen. Aufgrund eines Gastrinoms im Pankreas wird durch zu viel Gastrinproduktion die Salzsäureproduktion derart erhöht, dass auch jejunale Abschnitte von der Salzsäure erreicht werden.

Typische Beschwerden sind abendliche oder nächtliche Schmerzen im Nabelbereich.

Ziele der Therapie sind die Heilung des Ulkus und die Entsäuerung des Magens.

Therapie

- symptomatische Behandlung mit Octreotid (Sandostatin®), einem Somatostatinanalogon, zur Senkung der Gastrinsekretion:
  - Wirkung: Octreotid hemmt die Freisetzung von Somatotropin (Wachstumshormon), aber auch die der Gewebshormone Gastrin und Pepsin sowie der Hormone Insulin und Glukagon. Es kommt zur Anwendung bei Akromegalie, neuroendokrinen Tumoren (z. B. Karzinoid), Clusterkopfschmerzattacken und beim Ulcus jejuni.
  - NW: Hyperglykämie, Schwindel, Bradykardie, Dyspnoe, gastrointestinale Beschwerden, Gallensteine
  - KI: Schwangerschaft und Stillzeit
- Protonenpumpenhemmer

Weitere Therapie

- OP

3.3.5 Magenkarzinom

- Kap. 18.8.2

3.4 Therapie der Erkrankungen des unteren Verdauungstrakts

3.4.1 Meteorismus

Unter Meteorismus versteht man eine übermäßige Luftansammlung im Darm mit aufgeblähtem Bauch. Sie entsteht z. B. durch Stress, falsche Essgewohnheiten, bestimmte Nahrungsmittel, Laktasemangel, Pankreasinsuffizienz, Glutenunverträglichkeit und führt u. U. zu heftigen Beschwerden (Kap. 3.4.2).

Ziel der Therapie ist die Entblähung.

Therapie je nach Hintergrund der Blähungen

- Simeticon (Dimeticon + Siliciumdioxid): z. B. Lefax®, Sab simplex®
- Spasmolytikum: Butylscopolamin bei krampfartigen Schmerzen durch verklemmte Winde
- Karminativa (Fenchel, Anis, Kümmel, Minze)

Weitere Therapie
- Nahrungsmittelanpassung (laktosefrei, glutenfrei, Meiden von Kohl)

3.4.2 Roemheld-Syndrom

Ein Roemheld-Syndrom entsteht durch Gasansammlungen im Darm und im Magen, die durch die Anhebung des Zwerchfells starken Druck auf das Herz ausüben.

Es kommt u. a. zu Herzklopfen, Extrasystolen, Angina-pectoris-ähnlichen Symptomen, Kurzatmigkeit, Atemnot, Angst, Schwindel sowie evtl. Synkopen, Meteorismus.

Ziel der Therapie ist die Entblähung.

Therapie
- Simeticon
- Spasmolytika: nur kurzfristiger Einsatz, da die Darmpassage verlangsamt wird
- Karminativa

3.4.3 Obstipation

Eine Obstipation (Verstopfung) liegt vor, wenn eine Darmentleerung seltener als 3 × pro Woche erfolgt. Ursachen sind u. a. nachteilige Ernährungs- und Lebensgewohnheiten (zu viele stopfende Nahrungsmittel, zu wenig Flüssigkeitszufuhr, wenig Bewegung), Störungen des Elektrolythaushalts (z. B. Kaliummangel), krankhafte Veränderungen des Darms (z. B. Verwachsungen, entzündliche Verdickungen), Reizdarmsyndrom, Nervenstörungen bei neurologischen Erkrankungen, Diabetes mellitus, MS, Sklerodermie, Hypothyreose, NW von Psychopharmaka, Schlafmitteln, Antiepileptika etc.

Ziel der Therapie ist die Normalisierung des Stuhlgangs.

Therapie je nach Ursache
- Füll-, Quellstoffe, z. B. Weizenkleie, Leinsamen, Obst, Trockenobst:
  - NW: Gefahr des Ileus, wenn nicht genug Flüssigkeit dazu genommen wird
  - KI: Darmstenosen
- Macrogol (Laxofalk®), Lactulose (Bifiteral®):
  - Wirkung: verminderte Eindickung des Stuhls durch osmotische Wirkung
  - NW: Flatulenzen, Hyponatriämie
  - KI: Galaktoseintoleranz bei Lactulose, Ileus
- Laxanzien (Abführmittel), z. B. Bisacodyl (Dulcolax®), Natriumpicosulfat (Laxoberal®); **nur zur kurzfristigen Einnahme**:
  - Wirkung: Förderung der Motilität des Darms, gesteigerte Flüssigkeits- und Elektrolytsekretion
  - NW: Gewöhnungsgefahr, Kaliumverlust
  - KI: bei Verdacht auf Ileus
- rektale Entleerungshilfen:
  - Microlax® (weicht den Stuhl im Rektum auf), Lecicarbon® CO_2-Supp (wirkt durchblutungsfördernd, regt die Darmbewegung an, fördert die Stuhlentleerung), Glyzerinsupp (erweicht Stuhl)
  - NW: keine
  - KI: Megakolon, Ileus

Weitere Therapie
- Umstellung der Ernährungs- und Lebensgewohnheiten

3.4.4 Akute Enteritis

Eine akute Enteritis betrifft in der Hauptsache den Dünndarm und geht häufig einher mit einer Magenschleimhautentzündung (sog. Gastroenteritis). Als Ursachen kommen Bakterien (z. B. Salmonellen, Yersinien, Shigellen, E. coli, Campylobacter jejuni), deren Toxine (Lebensmittelvergiftung), Viren (Rota-, Noroviren), Nahrungsmittelunverträglichkeiten, Giftstoffe, Lamblien, Amöben infrage.

Es entwickeln sich Symptome wie Fieber, Erbrechen, Bauchschmerzen (manchmal kolikartig) und wässrige Stühle. Es besteht die Gefahr der Exsikkose.

Ziele der Therapie sind ein schnelles Stoppen der Durchfälle sowie die Schmerzlinderung und Kreislaufstabilisierung.

Therapie
- Antibiotika (p. o. oder i. v.) bei bakteriellem Hintergrund (Cotrimoxazol, Chinolone), bei Amöben oder bei Lamblien (Metronidazol)
- Salmonellenenteritis: Lactulose, kein Antibiotikum, da sonst Dauerausscheidung möglich; bei einer **Dickdarmsalmonellose** Antibiotikum zwingend erforderlich
- Elektrolyte als Granulat für Kinder (z. B. Oralpaedon®) und für Erwachsene (z. B. Elotrans®)
- Durchfallverminderung (p. o.), z. B. Loperamid (Imodium®):
  - Wirkung: verlangsamt die Darmaktivität und erhöht die Aufnahme von Wasser und Salzen aus dem Darm
  - NW: Kopfschmerzen
  - KI: nicht bei Kindern < 2 Jahre; nicht bei Verdacht auf Nahrungsmittelvergiftung (verlangsamt die Ausscheidung und damit auch die der Erreger und Toxine)
- weitere Arzneimittel:
  - Blähungen: Simeticon (z. B. Lefax®)
  - Darmbesiedlung mithilfe von Hefen wie Saccharomyces cerevisiae (Perenterol®): verbessert die Darmflora, bindet pathogene Keime, spaltet die Toxine, fördert die Bildung von IgA
  - Spasmolytika, z. B. Butylscopolamin

Weitere Therapie
- ausreichend Flüssigkeit

3.4.5 Chronisch entzündliche Darmerkrankungen (Morbus Crohn, Colitis ulcerosa)

Chronisch entzündliche Darmerkrankungen treten schubweise auf oder bestehen dauerhaft. Es erkranken schon Kinder mit 3 oder 4 Jahren, jedoch sind die meisten Patienten zwischen 15 und 35 Jahre alt. Unterschieden werden die beiden Krankheitsbilder Morbus Crohn und Colitis ulcerosa: Beim Morbus Crohn können alle Schichten der Darmwand im gesamten Magen-Darm-Trakt betroffen sein, bei Colitis ulcerosa beschränkt sich die Entzündung auf die Schleimhaut des Dickdarms.

Die häufigsten Symptome sind anhaltende Durchfälle und krampfartige Bauchschmerzen. Weiterhin können z. B. Gewichtsverlust, Fieber, blutiger Stuhl, Müdigkeit und Gelenkschmerzen auftreten.

Ziele der Therapie sind die Entzündungshemmung und die Verlängerung der schubfreien Zeiten. Zur Therapie enteropathischer Arthritiden mit Gelenkbeteiligung s. Kap. 15.1.1.

Therapie

- entzündungshemmende Mittel:
  - Budesonid (Entocort® Rektalkps)
  - Aminosalicylate: Mesalazin (z. B. Salofalk®, Claversal® Rektalschaum, Supp)
  - Sulfasalazin (z. B. Azulfidine® p. o.): wirkt nur im Kolon entzündungshemmend
- Glukokortikoide (z. B. Prednisolon bzw. Prednison): wird nur initial zur Remission eingesetzt bei hoher entzündlicher Aktivität; kein Erfolg durch Langzeitanwendung
- bei Steroidresistenz Immunsuppression: Azathioprin (z. B. Imurek®)
- Analgetikum: Metamizol
- **keine Opioide** bei Dauertherapie oder fulminanten Verläufen

Weitere Therapie

- Ernährung: schlackenarme, protein-, vitamin-, kalorienreiche und laktosefreie Kost, Astronautenkost
- Substitution bei Mangelernährung

Morbus Crohn

Bei Morbus Crohn zeigen sich Entzündungen im gesamten Gastrointestinaltrakt, Ösophagus und Mund sind seltener befallen. Dabei entzünden sich alle Schichten der betroffenen Regionen diskontinuierlich und segmental. Es kann zur sog. Fistelbildung kommen. Blutungen können auftreten.

Ziele der Therapie sind die Hemmung der Entzündung und die Verlängerung der schubfreien Zeit.

Therapie

- entzündungshemmende Mittel:
  - bei moderatem Morbus Crohn: **1. Therapie** ist Budesonid (Entocort®, Budenofalk® Rektalkps) mit guter Langzeitverträglichkeit, v. a. bei Befall des Ileums und Zäkums ohne weitere Entzündungsherde
  - bei leichten bis mittelschweren Schüben: Mesalzin oder Sulfasalazin; besserer Erfolg durch Glukokortikoide wie Prednisolon bzw. Prednison (Einnahme über 3–6 Monate)
  - bei akutem Schub mit starker Entzündung: Glukokortikoide in höherer Dosierung; bei mangelnder Wirksamkeit Einsatz von Azathioprin (Immunsuppressivum), bei schweren Schüben Einsatz von TNF-α-Blockern
- bei chronisch aktiver Erkrankung (länger als 6 Monate): neben Glukokortikoiden Einsatz von Immunsuppressiva, z. B. Azathioprin oder 6-Mercaptopurin, über mindestens 4 Jahre
- bei starken Durchfällen: Loperamid; Colestyramin bei großem Gallensäureverlust
- Fistelbehandlung mit Antibiotika: Metronidazol oder Ciprofloxacin; bei Therapieversagen: Azathioprin (**1. Wahl**) oder Biologika wie die TNF-α-Blocker Infliximab und Adalimumab
- Bei ungünstigem Verlauf sollte frühzeitig eine Therapie mit Azathioprin und/oder TNF-α-Blockern begonnen werden (alternativ mit Methotrexat, wenn Azathioprin nicht vertragen wird).

Weitere Therapie

- bei Mangelerscheinungen Substitution von Eisen, Calcium, Magnesium, Zink; Vitamin A, D, E, K, B_{12}, Folsäure
- Rauchverzicht (halbiert das Rezidivrisiko)

Colitis ulcerosa

Die Colitis ulcerosa ist eine Darmentzündung der oberen Schleimhautschichten des Kolons. Dabei kommt es zu Ulzerationen, die mit häufigen, schleimig-blutigen Stühlen sowie Tenesmen und kolikartigen Bauchschmerzen einhergehen.

Ziele der Therapie sind die Hemmung der Entzündung und die Reduktion der Schübe.

Therapie

- im leichten Schub: Mesalazin (**1. Wahl**), Sulfasalazin; steroidhaltige Klysmen (z. B. Budesonid) oder Einläufe, Sulfasalazin-Klysmen oder -Supp
- im mittelschweren Schub: Sulfasalazin, Mesalazin; Prednisolon (p. o.), Klysmen (s. o.), Immunsuppressiva wie Methotrexat
- im schweren Schub: Prednisolon (i. v.), komplette parenterale Ernährung

- wirken Kortikoide nicht: Gabe von Immunsuppressiva: Ciclosporin, Azathioprin, Methotrexat (i. v.)
- TNF-α-Blocker
- zur Vorbeugung von Entzündungen: Cyclosporin A oder Tacrolimus und Azathioprin bzw. 6-Mercaptopurin (p.o.) oder Vedolizumab (Entyvio®), bei chronischem Verlauf über Monate oder Jahre
- bei Sepsis: Antibiotika (i. v.)

Info

Eine Kombination von Infliximab mit Azathioprin ist effektiver als die jeweilige Monotherapie.

Weitere Therapie

- Diät
- Substitution von Elektrolyten, Eiweiß, Kohlenhydraten, Vitaminen (Vitamin A, D, E, K, B_{12}, Folsäure)
- Erythrozytenkonzentrate
- Probiotika (Laktobazillen, Bifidobakterien, E. coli oder andere Bakterien)
- Kolektomie, wenn nach 3 Tagen Intensivtherapie keine Besserung eingetreten ist, starke Darmblutungen vorliegen oder bei toxischem Megakolon
- Durch die Unterdrückung der Immunabwehr sollten vor Einsatz der Medikamente der Impfstatus geprüft, chronische Entzündungen ausgeschlossen und Impfungen gegen Influenza, Hepatitis B und das humane Papillomavirus (HPV) verabreicht werden.

3.4.6 Ileus (Notfall)

Unter einem Ileus versteht man einen Darmverschluss, der zu Wind- und Stuhlverhalt führt, in manchen Fällen zu Koterbrechen (Miserere). Ein Darmverschluss kann sowohl im Dünn- als auch im Dickdarm auftreten.

Es wird unterschieden zwischen dem mechanischen und paralytischen Ileus.

Mechanischer Ileus

Beim mechanischen Ileus liegt ein mechanischer Verschluss des Darms vor, z. B. durch Tumoren, Entzündungen, Vernarbungen, Invagination, Volvulus, Inkarzeration einer Hernie, Gallen- und Kotsteine, Mekonium (Mukoviszidose). Je höher der Darmverschluss lokalisiert ist, desto früher und stärker setzt Erbrechen ein. Bei einem Dickdarmverschluss kann das Erbrechen sehr spät einsetzen. Einen klinisch noch nicht komplett entwickelten Ileus nennt man **Subileus**.

Ziel der Therapie ist die Wiederherstellung der Durchgängigkeit des Darms.

Cave

Der mechanische Ileus ist in der Regel eine absolute OP-Indikation, da Peritonitis und Kreislaufversagen drohen. Wichtig: Es darf keinerlei orale Zufuhr von Flüssigem oder Festem erfolgen!

Therapie eines Subileus

- Spasmolytikum: Butylscopolamin:
  - KI: paralytischer Ileus
- Analgetikum: Metamizol (z. B. Novalgin®)
- Sedativum: Diazepam (z. B. Diazepam-ratiopharm®)
- Antibiotika (i. v.)
- Antiemetikum: Metoclopramid (z. B. Paspertin® i. v.)

Paralytischer Ileus

Ein paralytischer Ileus kann z. B. auftreten bei einer Peritonitis, bei Vergiftungen, beim Mesenterialinfarkt, bei starken Schmerzen, als Folge eines mechanischen Ileus oder nach OP.

Die Schmerzen sind eher gering. Erbrechen setzt erst später ein.

Ziel der Therapie ist die Wiederherstellung der Motilität des Darms.

Therapie

- Cholinesterasehemmer: Pyridostigmin (z. B. Mestinon®)
- wie beim mechanischen Ileus (s. o.), ohne Butylscopolamin
- nach strenger Indikationsstellung Einläufe nach dem Hebe- und Senkprinzip
- evtl. OP (ungern, da das Narkosemittel wieder einen paralytischen Ileus nach sich ziehen kann)

3.4.7 Reizdarmsyndrom

Das Reizdarmsyndrom ist eine Funktionsstörung des Verdauungstrakts. Dabei kommt es zu krampfartigen Bauchschmerzen, Völlegefühl, Blähungen, Durchfall und/oder Verstopfung, Übelkeit. Nach der Definition liegt ein Reizdarmsyndrom vor, wenn

1. die Beschwerden länger als 3 Monate bestehen und mit Stuhlgangsveränderungen einhergehen;
2. die Lebensqualität relevant eingeschränkt ist;
3. keine anderen Erkrankungen vorliegen, die für die Symptome verantwortlich sind.

Ziel der Therapie ist die Wiederherstellung der Funktionsfähigkeit des Darms.

Therapie

- Spasmolytika, Anticholinergika (p. o.): z. B. Butylscopolamin (Buscopan®), Mebeverin (Duspatal®)
- Analgetika: z. B. Paracetamol (z. B. Ben-u-ron®)
- Antiemetika: z. B. Metoclopramid (MCP®, Paspertin®)
- Motilin zur Anregung der Magen-Darm-Motilität
- bei Obstipation: Laxanzien (Kap. 3.4.3)
- bei Diarrhoe: Loperamid oder Gallensäurebinder Colestyramin (Quantalan®)
- zur Entblähung: Simeticon, Karminativa
- evtl. Antidepressiva zu Beginn der Therapie

Weitere Therapie

- Gerbstoffe in Form von Eichenrindentee oder Kps
- ausgewogene Ernährung
- Entspannungstraining
- evtl. Psychotherapie

3.4.8 Divertikulitis

Die Divertikulitis ist eine Entzündung von Divertikeln, bevorzugt im Kolon (Sigmoid). Durch z. B. Nahrungsreste oder Stuhl entzündet sich die Divertikelwand. Es kommt zu bakteriellen Infektionen mit einer Peritonitis. Dies kann zum akuten Abdomen führen. Beschwerden sind (meistens) linksseitig lokalisierter punktförmiger Bauchschmerz mit Fieber.

Ziele der Therapie sind die Aufhebung der akuten Entzündung und eine Prophylaxe weiterer Entzündungen.

Therapie

- Breitbandantibiotika:
  - bei milder Divertikulitis: z. B. Ciprofloxacin + Metronidazol oder Amoxicillin + Clavulansäure
  - bei mittelschwerer Divertikulitis: z. B. Ciprofloxacin + Metronidazol
  - bei bedrohlicher Form: Ampicillin + Ciprofloxacin + Metronidazol oder Imipenem
- Aminosalicylate: z. B. Mesalazin, Sulfasalazin
- Spasmolytika: z. B. Metamizol oder Butylscopolamin
- Schmerzmittel: z. B. Paracetamol

Cave

Keine Laxanzien und keine Einläufe (Kolon-Hydro-Therapie)!

Weitere Therapie

- evtl. OP notwendig
- Diät zur Darmentlastung, **keine** faserreiche Kost während der akuten Entzündung (nach vollständigem Abklingen der Entzündung ist sie zur Vorbeugung weiterer Entzündungen angezeigt)

3.4.9 Hämorrhoiden

Hämorrhoiden sind Blutgefäße, die in der Schleimhaut des Analkanals ein Gefäßpolster bilden. Wenn sich das Blut in ihnen staut, kommt es zu Beschwerden. Dabei können die Hämorrhoiden von außen nicht sichtbar sein (Grad I), sich beim Stuhlgang nach außen drücken, aber wieder von allein zurückziehen (Grad II), sich nach außen vorwölben, aber zurückschieben lassen (Grad III) oder sich nicht mehr rückführen lassen (Grad IV).

Als Symptome zeigen sich Juckreiz, Blutungen, Schmerzen wie Stechen, Brennen, Drücken.

Ziel der Therapie ist das Abschwellen der Hämorrhoiden.

Therapie

- Sitzbäder mit entzündungshemmenden Zusätzen, z. B. Kamille, Gerbstoffe
- schmerzstillende und entzündungshemmende Slb oder Supp (z. B. Faktu® lind)
- Hämorrhoiden Grad I: Supp, Slb
- Hämorrhoiden Grad II: Veröden, Abbinden
- Hämorrhoiden Grad III: operative Entfernung
- Hämorrhoiden Grad IV: operative Entfernung

4 Arzneimittel bei Erkrankungen der Leber

4.1 Fettleber

Die Fettleber ist durch übermäßige Fetteinlagerungen (Triglyzeride) in die Leberzellen gekennzeichnet. Die Läppchenstruktur bleibt noch erhalten.

Je nach Ursache werden Fettlebererkrankungen eingeteilt in die nichtalkoholische und alkoholische Form.

4.1.1 Nichtalkoholische Fettlebererkrankung

Die nichtalkoholische Fettlebererkrankung kann in 3 Stadien verlaufen:

1. nichtalkoholische Fettleber (NAFLD)
2. nichtalkoholische Steatohepatitis (NASH)
3. mikronoduläre Leberzirrhose

Infrage kommen folgende Ursachen:

- Noxen: hepatotoxische Medikamente (u. a. Amiodaron, Glukokortikoide, Nifedipin, Diltiazem, Tamoxifen, synthetische Östrogene)
- alimentäre Ursache: Adipositas, Anorexie (Proteinmangel)
- endokrine Ursache: Diabetes mellitus, Hyperlipoproteinämie, Schwangerschaft
- Virusinfektionen: Hepatitis B, C, D

Solange noch keine Entzündung vorliegt, verläuft die NAFLD symptomlos.

Therapie

- kausal: Gewichtsreduzierung, optimale Diabeteseinstellung, Weglassen der Noxen inkl. Alkohol

4.1.2 Alkoholische Lebererkrankung

Die alkoholische Fettlebererkrankung (AFLD) verläuft in 3 Stadien (▶ Abb. 4.1):

1. alkoholische Fettleber (AFL) ohne entzündliche Reaktion
2. alkoholische Steatohepatitis (ASH)
3. alkoholische Fibrose und Zirrhose

Als Symptom kann eine Hepatosplenomegalie feststellbar sein. Es kommt zu Übelkeit und Appetitverlust, Gewichtsverlust und Schmerzen im rechten Oberbauch.

Ziele der Therapie sind die Heilung der Fettleber und die Vermeidung einer Verschlechterung zur Hepatitis oder Leberzirrhose.

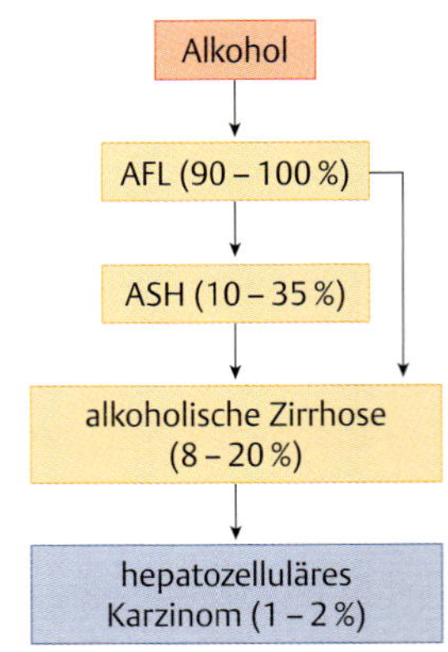

▶ **Abb. 4.1** Verlauf der alkoholischen Lebererkrankung.

Therapie

- Es gibt keine Medikamente zur Behandlung der Fettleber. Es muss die Grundkrankheit behandelt werden. Einzig wirksam ist die Alkoholkarenz.
- Silibinin (z. B. Silymarin-Loges® Kps) als Leberschutz, Antidot bei Knollenblätterpilzvergiftung (Legalon® SIL i. v.)

Weitere Therapie

- evtl. Substitution fettlöslicher Vitamine, bei Alkoholismus; zusätzlich Substitution von Folsäure, Vitamin B_1 und B_{12}
- Ausschalten aller Noxen
- Gewichtsreduzierung
- proteinreiche, fettarme und zuckerarme Diät (bei hepatischer Enzephalopathie Eiweißreduktion aufgrund der Ammoniakbildung)

4.2 Autoimmunhepatitis

Die Autoimmunhepatitis ist eine fortschreitende Erkrankung mit Entwicklung von Leberzellnekrosen mit Entzündung und Fibrosierung. Es kann zu Symptomen kommen wie Ikterus, Hepatosplenomegalie, Fieber, Aszites.

Ziel der Therapie ist es, den Verlauf zu verlangsamen.

Therapie

- Immunsuppressiva und Glukokortikoide: Prednisolon + Azathioprin (Imurek® Tbl), evtl. Budesonid, wenn keine Zirrhose vorliegt

- bei langer Glukokortikoidtherapie zusätzlich Calcium und Vitamin D und evtl. Bisphosphonate (Kap. 15) zur Osteoporoseprophylaxe

4.3 Virushepatitiden

Die Virushepatitiden können durch 5 verschiedene Viren hervorgerufen werden (▶ **Tab. 4.1**). Die Beschwerden sind Übelkeit, Fieber, Appetitverlust, Myalgien, Arthralgien, Zephalgien, Oberbauchschmerzen.

Ziel der Therapien ist es, die akuten Beschwerden zu lindern und die Chronifizierung aufzuhalten oder auszukurieren.

Therapie mit Interferonen

- NW: grippeähnliche Symptome; Leukopenie; Thrombopenie; Myalgie, Zephalgie; gastrointestinale Störungen; Depressionen mit Suizidgefahr; Krampfanfälle; Verwirrtheit, Gedächtnisstörungen; Tinnitus, Hörverlust; Polyneuropathien, Parästhesien
- KI: Leberzirrhose (Child-Pugh-Score C), Thrombozytopenie, Leukopenie (< 1500/µl), Autoimmunerkrankungen, schwere psychische Erkrankungen, Niereninsuffizienz
- IA: erhöhte Wirkung von IFN-α durch Lamivudin und Ribavirin
- Die Therapie mit Interferonen bei chronischer Hepatitis C wurde durch Antiviralia ersetzt, durch die eine Heilung möglich ist.

4.4 Hämochromatose (Eisenspeicherkrankheit, Siderose)

Die primäre Hämochromatose ist eine Erbkrankheit, bei der es zu einer Eisenüberladung kommt. Sie gehört zu den häufigsten angeborenen Erkrankungen in Mitteleuropa.

Die sekundäre Hämochromatose kann durch jahrelange Transfusionen zustande kommen, u. a. können bei hämolytischen Anämien, Thalassämie und myelodysplastischem Syndrom Bluttransfusionen erforderlich werden.

Die Einlagerung von Eisen u. a. kann zu Leber- und Bauchspeicheldrüsenproblemen sowie zu Kardiomyopathien mit Arrhythmien und Herzinsuffizienz führen.

Ziel der Therapie ist es, den Überhang von Eisen zu verringern.

▶ **Tab. 4.1** Virushepatitiden mit der dazugehörigen Therapie.

Hepatitis	Charakteristika	Impfung	Therapie
A	fäkal-oral; keine Chronifizierung	empfohlen für Personen mit einem erhöhten Expositionsrisiko	keine spezifische Therapie
B	parenteral, sexuell; heilt in ca. 90–95 % d. F. bei Erwachsenen aus; Chronifizierung in 5–10 % d. F. Bei Säuglingen beträgt die Chronifizierungsrate 90 %, bei Kleinkindern ca. 56 %.	empfohlen für Personen mit einem erhöhten Expositionsrisiko	akut: keine Therapie, evtl. Virostatikum, z. B. **Entecavir** (Baraclude®); **kein IFN** chronisch: IFN-α (Peginterferon-α, z. B. Pegasys®); kein Beginn mit IFN bei Patienten mit niedriger Entzündungsaktivität (!), dann Virustatikum **Entecavir**, **Adefovir** (Hepsera®), **Tenofovir** (Genvoya®, Viread®) oder **Telbivudin** (Sebivo®) über mindestens 12 Monate
C	parenteral, sexuell; Chronifizierung in 60–80 % d. F.	keine	immer virostatische Kombinationstherapie, die je nach Genotyp (1–6) und Krankheitsausprägung (z. B. mit oder ohne Leberzirrhose) in Dauer (8, 12, 24 Wochen) und Zusammensetzung variiert; Beispiele möglicher Kombinationen: **Sofosbuvir + Ledipasvir**; **Sofosbuvir + Dasabuvir**; **Daclatasvir + Sofosbuvir; Paritaprevir + Ombitasvir + Dasabuvir** kombiniert mit evtl. Gabe von **Ribavirin**
D	parenteral, sexuell; fulminant, wenn parallel zu Hepatitis B oder als Superinfektion; Chronifizierung bei Superinfektion (70–90 %)	durch Impfung gegen Hepatitis B	s. Hepatitis B, Peginterferon-α-2a über 2 Jahre
E	fäkal-oral; Afrika, Asien; Gefahr für Schwangere; keine Chronifizierung	keine	keine spezifische Therapie; bei fulminatem oder chronischem Verlauf antivirale Therapie (Peginterferon-α + Ribavirin)

Therapie

- Aderlässe oder Blutspende bei hereditären Hämosiderosen
- Deferoxamin (Desferal® i. v.) ist ein Komplexbildner, der mit Eisen einen schwer löslichen Komplex bildet, der renal ausgeschieden wird:
  - NW: Fieber, Juckreiz, Erytheme, lokale Ödeme, Durchfall, Anaphylaxie, Innenohrschwerhörigkeit, Tinnitus, Linsentrübung
  - Eine regelmäßige Untersuchung auf Innenohrschwerhörigkeit, Linsentrübung und Nierenschäden ist notwendig.

Weitere Therapie

- eisenarme Diät

4.5 Morbus Wilson (Kupferspeicherkrankheit)

Durch genetische Veränderungen kommt es zur vermehrten Ansammlung von Kupfer u. a. in der Leber, dem Auge und dem Nervensystem. Das führt u. a. zu Leberschäden, Nachtblindheit oder Katarakt am Auge sowie zu neurologischen Ausfällen.

Ziel der Therapie ist die Ausleitung von Kupfer.

Therapie

- D-Penicillamin (Metalcaptase® Tbl) bildet mit Schwermetallen als Zentralatom eine schwerlösliche Verbindung (Chelat), hier mit Kupfer, die über die Nieren ausgeschieden wird.
- Zink (Zinkamin Falk® Kps) und Vitamin B_6 (Prophylaxe einer Optikusneuropathie) werden als Erstlinienpräparate bei asymptomatischen und entkupferten Patienten als Präventiv- und Erhaltungstherapie empfohlen.

4.6 Primär biliäre Zirrhose oder Cholangitis

Hierbei handelt es sich um eine autoimmunologische zirrhotische Entzündung und Veränderung der intrahepatischen Gallenkanälchen, die in einer Leberzirrhose endet.

Ziel der Therapie ist es, die Gallenausscheidung zu verbessern und die Veränderungen der Gallenkanälchen hinauszuzögern.

Therapie

- Ursodeoxycholsäure (Kap. 5.1)

Symptomatische Therapie

- bei Juckreiz: Colestyramin (Binden der Gallensäuren)
- Osteoporoseprophylaxe (Kap. 4.2)
- Maldigestion: Substitution

4.7 Leberzirrhose

Die Leberzirrhose ist eine chronische Erkrankung, bei der die Leberläppchen und Gefäßstrukturen fibrosiert sind. Es kommt zur Leberinsuffizienz und zum Pfortaderhochdruck mit Ausbildung eines Aszites.

Die häufigste Ursache ist Alkoholabusus. Andere Ursachen sind u. a. chronische Hepatitiden, autoimmunologische Erkrankungen, Stauungsleber bei Herzinsuffizienz, Hämochromatose, Morbus Wilson (Kap. 4.5).

Es kommt u. a. zu Symptomen wie Müdigkeit, Leistungsabfall, Gewichtsabnahme, Druck im rechten Oberbauch, Entwicklung eines Ikterus und Aszites.

Ziele der Therapie bestehen darin, die Leberzirrhose aufzuhalten und Malabsorptionssyndrome zu verhindern.

Therapie

- Vitaminkomplexe (Vitamin A, D, E, K, Vitamin-B-Komplex, Folsäure bei Alkoholabusus) zum Ausgleich der Mangelzustände

Weitere Therapie

- Behandlung der Grunderkrankung (s. o.)
- Abstinenz aller Noxen
- ausgewogene Ernährung, Proteinreduktion bei hepatischer Enzephalopathie
- Darmreinigung durch hohe Darmeinläufe; Gabe von Lactulose zur vermehrten Ausscheidung von im Darm gebildetem Ammoniak
- Transplantation

4.8 Aszites (Bauchwassersucht)

Hierbei findet man freie Flüssigkeit in der Peritonealhöhle. Die Flüssigkeit tritt immer aus den Gefäßen aus, z. B. durch einen Pfortaderhochdruck (Transsudat, proteinreiche und natriumhaltige Leberlymphe), einen erniedrigten kolloidosmotischen Druck (z. B. nephrotisches Syndrom, Mangel an Albuminen), verschiedene Karzinome (Exsudat). Durch die Hypotonie kommt es zur verstärkten Aktivierung des RAAS und zur weiteren Unterhaltung der Aszitesbildung.

Ziel der Therapie ist die Reduktion der Wassermenge.

Therapie

- diuretische Stufentherapie:
  - Stufe 1: Mittel der Wahl – Spironolacton (Aldactone® Tbl) 100–200 mg/d
  - Stufe 2: Spironolacton 100–200 mg/d + Schleifendiuretikum, z. B. Furosemid Tbl 2 × 20 mg
  - Stufe 3: Spironolacton bis 400 mg/d + z. B. Furosemid 2 × 80 mg
  - Stufe 4: Aszitespunktion oder Stent, danach Diuretika
- Behandlung der Ursache

Cave

Bei zu starker Entwässerung durch Medikamente oder Punktion besteht die Gefahr eines hepatorenalen Syndroms (akute Niereninsuffizienz durch Wasserretention bis hin zur Anurie). Bei Punktion großer Flüssigkeitsmengen (> 5 l) muss eine Albuminsubstitution erfolgen, da andernfalls die Gefahr einer Nierenfunktionsverschlechterung besteht.

5 Arzneimittel bei Erkrankungen der Galle und der Gallenwege

5.1 Cholezystolithiasis

Ist in einer Flüssigkeit das Verhältnis der Flüssigkeit zu den in der Flüssigkeit gelösten Teilchen zugunsten der gelösten Bestandteile verschoben, kristallisieren sie aus und setzen sich als Steine ab, so z. B. Cholesterin- (70 %) oder Bilirubinsteine (20 %) und Gallensalze. Im Laufe der Zeit lagert sich Calcium an die Steine an, sodass sie verkalken (10 %). Die Steine sind sonografisch sichtbar.

Gallensteine gelangen aus der Gallenblase in die Gallengänge und können zu Stenosen und Entzündungen führen. Folgende Komplikationen bei Gallensteinen sind möglich:

- akute Gallenblasenentzündung
- Gallenblasenperforation
- akute Cholangitis
- biliäre Pankreatitis

Symptome der Gallensteinleiden sind kolikartige Schmerzen, Fieber sowie rechtsseitige Oberbauchbeschwerden, ausstrahlend in die rechte Schulter und zwischen die Schulterblätter.

Ziele der Therapie sind die Linderung der kolikartigen Schmerzen und die Entfernung der Steine, da die Gefahr der Entartung der Gallenblase oder Gallengänge besteht.

Therapie

- Cholezystektomie: aufgrund der Karzinomgefahr das Mittel der Wahl
- Analgetika: NSAID, bevorzugt aber Metamizol

> **Cave**
> **Morphinderivate können einen Spasmus des M. sphincter oddi auslösen und dürfen nie allein verabreicht werden. Eine Ausnahme stellt Pethidin (Dolantin® Tr., i. v.) dar.**

- Butylscopolamin (z. B. Buscopan® Tbl, i. v., i. m.) als krampflösendes Mittel (Kap. 2.20.1):
  - KI: u. a. Glaukom, Blasenentleerungsstörungen
- bei Verdacht auf bakterielle Infektion: Antibiotika Fluorchinolole, z. B. Ciprofloxacin (Ciprobay®) oder Ceftriaxon (Cefotrix); bei Verdacht auf Anaerobier zusätzlich Metronidazol (Arilin®)
- Ursodeoxycholsäure (z. B. Ursofalk® Kps, Ursochol® Tbl) als konservative Steinauflösung, erfolgreich in ca. 60 % d. F.:
  - Wirkung: fördert die Auflösung von Cholesterin aus Gallensteinen, aber keine Auflösung kalkhaltiger Steine
  - NW: Diarrhoe, Übelkeit; Erhöhung der Transaminasen
  - KI: funktionsunfähige Gallenblase, Entzündung der Gallenblase oder Gallenwege, Verschluss der Gallenwege, dekompensierte Leberzirrhose; entzündliche Magen-Darm-Erkrankungen, Schwangerschaft
  - IA: Colestyramin (z. B. Quantalan®), im Darm Bindung von Ursodeoxycholsäure durch Aluminiumhydroxid; Ciclosporin A, erhöhte Ciclosporinresorption im Darm; Ciprofloxacin, verminderte Ciclofloxacinresorption
- OP: Steinextraktion durch endoskopisch retrograde Cholangiopankreatikografie (ERCP)

5.2 Cholezystitis

5.2.1 Akute Cholezystitis (Notfall)

Die Cholezystitis ist eine Entzündung der Gallenblase aufgrund einer bakteriellen Infektion, z. B. durch Enterobakterien (68 %), Enterokokken (14 %), Clostridien (7 %) bei gleichzeitig bestehender Abflussbehinderung, die aber auch fehlen kann.

Es entwickelt sich hohes Fieber mit kolikartigen Schmerzen im rechten Oberbauch.

Vorrangige Ziele der Therapie sind zunächst die Schmerzfreiheit und die Entzündungshemmung; ein weiteres Ziel besteht in der Vermeidung wiederholter Entzündungen. Wegen der Schwere des Geschehens ist eine Krankenhauseinweisung zwingend notwendig.

Therapie

- Analgetika (i. v.)
- Spasmolytika: Butylscopolamin (Kap. 5.1 und Kap. 2.20.1)
- Antibiotika: Piperacillin + Ampicillin + Sulbactam (p. o.) oder Ciprofloxacin + Metronidazol (parenteral; Kap. 2.2)

Weitere Therapie

- sofortige OP
- Bettruhe, Nahrungskarenz
- Elektrolytbilanzierung

5.2.2 Chronische Cholezystitis

Bei vorhandener Cholelithiasis kommt es zu rezidivierenden Schüben von Gallenblasenentzündungen. Dabei ist die Gallenblasenwand chronisch entzündet; sie kann von Kalk inkrustiert sein (**Porzellangallenblase**).

Ziele der Therapie sind Schmerzlinderung, Entzündungshemmung und Vermeidung von Rezidiven.

Therapie

- Cholezystektomie
- Spasmolytika, Analgetika (Kap. 5.2)

5.3 Akute Cholangitis

Hier liegt eine akute Entzündung der Gallenwege aufgrund einer Abflussbehinderung (z. B. Choledocholithiasis) oder bakteriellen Infektion vor.

Ziele der Therapie sind die Beseitigung des Hindernisses sowie ggf. die Behandlung bakterieller Infektionen.

Therapie

- OP: Steinextraktion durch ERCP
- Antibiotika (Kap. 5.2)
- Schmerzbehandlung

5.4 Dyskinesie der Gallenwege

Es handelt sich um funktionell bedingte Störungen der Gallenblase oder der Gallengänge, ohne dass eine krankhafte Ursache auszumachen ist. Dabei kommt es zu kolikartigen Beschwerden.

Ziel der Therapie ist die Schmerzlinderung.

Therapie

- Spasmolytika
- evtl. Psychotherapie

6 Arzneimittel bei Erkrankungen des Pankreas

6.1 Pankreatitis

6.1.1 Akute Pankreatitis

Eine akute Pankreatitis entsteht zu 40–60 % durch Gallensteine und zu 15–30 % durch Alkohol. Bei Kindern muss an eine vorausgegangene Mumpserkrankung gedacht werden. Dabei handelt es sich in den meisten Fällen um eine leichte ödematöse Form (80–85 %), in 10–15 % um eine schwere nekrotisierende Form.

Vorrangige Ziele der Therapie sind die Entzündungshemmung und die Schmerzlinderung.

Therapie

- parenterale Volumentherapie innerhalb der ersten 24 h (Hypovolämie)
- Eine allgemeine Nahrungskarenz ist bei akuter Pankreatitis nicht angezeigt. Parenterale Ernährung nur im Einzelfall. Es sollte so früh wie möglich ein Kostaufbau erfolgen.
- enterale Ernährung über die Sonde im Jejunum
- Protonenpumpenhemmer: Omeprazol (z. B. Antra MUPS® Tbl) zur Vermeidung eines Stressulkus (Kap. 2.15)
- Schmerzbehandlung: Opioide (Buprenorphin als transdermales Pflaster, z. B. Transtec®) oder Pethidin und bei leichteren Schmerzen Metamizol (z. B. Novalgin® Tbl, Tr; Kap. 2.19)
- Antibiotika: Carbapenem (Imipenem) + Vancomycin oder Ciprofloxacin + Metronidazol bei nekrotisierender Pankreatitis wegen der Gefahr einer Superinfektion durch Kolonbakterien (Kap. 2.2)
- bei einer Entzündung durch Steine: s. biliäre Pankreatitis (Kap. 6.1.2)
- Thromboembolieprophylaxe

6.1.2 Biliäre Pankreatitis

Infolge von Steinleiden kann ebenfalls eine Entzündung der Bauchspeicheldrüse auftreten.

Ziele der Therapie sind die Beseitigung des Hindernisses sowie ggf. die Behandlung bakterieller Infektionen.

Therapie

- Ursodeoxycholsäure (Kap. 5.1)
- Antibiotika (Kap. 5.2)

Weitere Therapie

- s. akute Pankreatitis (Kap. 6.1.1)

6.1.3 Chronische Pankreatitis

Die Ursachen einer chronischen Pankreatitis bei Erwachsenen ist zu 60–90 % alkoholinduziert und seltener auf Gallensteine zurückzuführen, da üblicherweise die Galle nach dem 1. oder 2. Schub entfernt wird. Auch kann sie genetisch bedingt sein. Bei Kindern ist Mukoviszidose die häufigste Ursache.

Neben der Schmerzsymptomatik zeigen sich Maldigestion, Steatorrhoe und Diabetes mellitus.

Oberste Ziele der Therapie sind die Schmerzbeseitigung und die Verbesserung der Maldigestion.

Therapie

- Schmerzen: WHO-Stufenschema (Paracetamol/Metamizol + Opioide; ▸ **Tab. 2.47**)
- entzündliche Schübe wie akute Pankreatitis (Kap. 6.1.1)
- Pankreasenzyme (Lipasen, Amylase, Proteinasen) aus Schweinepankreatin (z. B. Kreon® Kps, Pankreatan® Kps, Enzym Lefax forte® Tbl, Panzynorm®forte-N Tbl) oder Pilzenzyme aus Reispilzen (z. B. Nortase® Kps):
  - Wirkung: Besserung der Steatorrhoe/Diarrhoe und der Gewichtsabnahme
  - NW: keine bekannt, Anwendung allerdings umstritten, da der Wirkstoff aus Schlachtabfällen hergestellt wird; bei Ablehnung aus religiösen oder ideologischen Gründen alternativ Pilzenzyme
  - IA: verstärkte pankreatogene Diarrhoe durch Gallensäuren; verstärkte Wirkung durch Protonenpumpenhemmer (wird genutzt bei unzureichender Wirkung der Enzyme)

Info

Die Lipasen aus Schweinepankreas sind säurelabil, deshalb werden sie mit einem magensaftresistenten Überzug versehen und lösen sich erst im Duodenum auf. Sie müssen mit der Mahlzeit eingenommen werden, damit sie mit der Nahrung im Dünndarm ankommen, um ihre Wirkung entfalten zu können. Es sollten pro Hauptmahlzeit 20 000–40 000 Einheiten Lipase eingenommen werden.

- fettlösliche Vitamine (Vitamin A, D, E, K)
- Simeticon (z. B. Lefax® Tbl) gegen Blähungen
- Insulintherapie wie bei Diabetes mellitus Typ 1 (Kap. 11.2.1); **keine oralen Antidiabetika**

Weitere Therapie

- strikte Alkoholkarenz
- Ernährung: häufigere kleine Mahlzeiten; **keine Schonkost**, lieber die Pankreasenzymgabe steigern
- **evtl. OP** bei entsprechender Indikation (z. B. Gallensteine, Tumor)

6.2
Mukoviszidose

Bei einer Mukoviszidose kommt es zur vermehrten Bildung eines zähen Schleims. Durch genetische Schäden am CFTR-Gen („cystic fibrosis transmembrane conductance regulator") kann kein Natriumchlorid in die Drüsen eingeschleust werden, um die Sekrete zu verflüssigen. Durch den zähen Schleim verstopfen die Pankreasgänge, die Bauchspeicheldrüse verändert sich fibrotisch und wird insuffizient. Das führt zu einer massiven Malabsorption und Steatorrhoe.

Ziel der Therapie ist die Schleimverflüssigung zur Verbesserung der Malabsorption.

Therapie

- s. chronische Pankreatitis (Kap. 6.1.2)
- evtl. Sekretolytika: z. B. Acetylcystein, Bromhexin, Ambroxol
- Antibiotika gegen Pseudomonas aeruginosa, z. B. Tobramycin (Gernebcin®, Tobradex®)

6.3
Zollinger-Ellison-Syndrom (Gastrinom)

Das Gastrinom ist ein neuroendokriner Tumor der G-Zellen des Pankreas. Es kommt zur vermehrten Bildung und Ausschüttung von Gastrin, was im Magen zu therapieresistenten Ulzera führt.

Therapie

- Resektion des Magens

7 Arzneimittel bei Erkrankungen der Nieren und ableitenden Harnwege

7.1 Akute Zystitis

Hintergründe einer akuten Zystitis können bakterielle Infektionen (z. B. mit E. coli, Staphylokokken, Streptokokken, Klebsiellen), Kälte und Sexualverkehr sein. Exogen kann diese durch Katheterisierung oder andere instrumentelle Eingriffe verursacht werden. Eine Zystitis kann aber auch auf Grunderkrankungen wie angeborener Harnleiterreflux, Urethrastenosen oder beim Mann eine Prostatitis oder ein Prostataadenom bzw. -karzinom zurückzuführen sein.

Ziel der Therapie ist die schnelle Entzündungshemmung, um Komplikationen wie eine akute Pyelonephritis zu vermeiden.

Therapie:

- Antibiotika unterschiedlichster Art, je nach Erreger: **1. Wahl** sind Fosfomycin (Monuril Granulat) oder Nitrofurantoin (Furadantin Tbl); sonst Cotrimoxazol (Cotrim® Tbl; Kap. 2.2).
- Spasmolytikum: Butylscopolamin (z. B. Buscopan® Tbl, i. v., i. m.)
- Behandlung der Grunderkrankung

7.2 Pyelonephritis

7.2.1 Akute Pyelonephritis

Die Pyelonephritis ist eine durch Bakterien (zumeist E. coli) hervorgerufene Entzündung des Nierenbeckens und des Nierenparenchyms, v. a. des Nierenmarks (**interstitielle Nephritis**). Meistens ist eine Zystitis vorausgegangen.

Ziele der Therapie sind Fiebersenkung, Schmerzlinderung und Entzündungshemmung, um eine Chronifizierung zu vermeiden.

Therapie

- Fluorchinolone (**1. Wahl**): Ciprofloxacin (Ciprobay® Tbl) oder Levofloxacin (Tavanic® Tbl); sonst Sulfonamide
- Schmerzmittel, fiebersenkende Mittel (z. B. Ibuprofen Tbl)
- Spasmolytikum: Butylscopolamin (z. B. Buscopan® Tbl)

7.2.2 Chronische Pyelonephritis

Eine chronische Pyelonephritis ist in den meisten Fällen eine Folge von Obstruktionen im Bereich des Harntrakts. In der Regel beginnt diese bereits im Kindesalter durch einen vesikorenalen Reflux.

Ziel der Therapie ist die Heilung der Entzündung, um eine Niereninsuffizienz zu verhindern.

Therapie

- wie bei akuter Pyelonephritis (Kap. 7.2.1)
- bei nachweisbarem Harnwegsinfekt: sorgfältige resistenzgerechte antibiotische Behandlung
- operative Beseitigung der Obstruktionen oder Behandlung der Hintergrunderkrankung

7.3 Glomerulonephritis

7.3.1 Akute Poststreptokokken-Glomerulonephritis

Hier handelt es sich um eine Immunkomplexnephritis, die bevorzugt nach einem Infekt mit β-hämolysierenden Streptokokken der Gruppe A im Rachen (Scharlach) oder auf der Haut (Erysipel, Impetigo contagiosa) auftritt.

Es kommt zu Hämaturie, Hypertonie und zu Ödemen. Zudem findet sich eine Proteinurie mit einer Eiweißausscheidung > 1 g/24 h.

Ziele der Therapie sind eine schnelle Elimination der Streptokokken und Unterbindung der allergischen Reaktion.

Therapie

- Penicillin, um noch vorhandene Streptokokken abzutöten (Reduktion der Toxinmenge); bei Penicillinallergie Makrolide
- Schleifendiuretika (Ausschwemmen der Ödeme)
- ACE-Hemmer (Blutdrucksenkung)
- evtl. fiebersenkende und schmerzstillende Medikamente
- bei Proteinurie > 1 g/24 h: Glukokortikoide (z. B. Prednisolon Tbl)

7.3.2 Chronische Glomerulonephritis

Bei der chronischen Glomerulonephritis liegt eine doppelseitige Nierenerkrankung mit diffuser Entzündung der Glomeruli vor, die in eine Niereninsuffizienz übergehen kann. Sie kann sich aus einer akuten Glomerulonephritis entwickeln. In der Mehrzahl der Fälle kann eine durchgemachte Nierenerkrankung aber nicht ausfindig gemacht werden.

Im Vordergrund steht entweder eine Hypertonie (vaskulär-hypertonische Verlaufsform) oder ein nephrotisches Syndrom mit starker Proteinurie (> 3 g/24 h), Ödemen und Hyperlipidämie.

Ziel der Therapie ist die Heilung bzw. ein Hinauszögern der daraus folgenden Niereninsuffizienz.

Therapie

- Diuretikum: Amilorid + Thiaziddiuretika Tbl
- Penicillin
- Statine (z. B. Simvastatin Kps)
- ACE-Hemmer
- evtl. Glukokortikoide (z. B. Prednisolon), bei unzureichender Wirkung Einsatz von Zytostatika, z. B. Ciclosporin A, oder als Reserve Tacrolimus, Rituximab

7.4 Nierensteine

Eine Steinbildung ist immer dann möglich, wenn das Verhältnis der Körperflüssigkeit zu den in der Flüssigkeit gelösten Teilchen zugunsten der gelösten Bestandteile verschoben ist. Dann können die festen Bestandteile auskristallisieren und sich als Steine absetzen.

Die Steine verursachen eine Entzündung und kolikartige Schmerzen.

Ziel der Therapie ist die Elimination der Steine, um Entzündungen vorzubeugen.

Therapie

- Methode der Wahl mit einem Erfolg von 90 % ist die Stoßwellentherapie zur Steinzertrümmerung.
- Analgetika (i. v. oder p. o.), z. B. Pethidin (Dolantin®), ein BtM; bei leichteren Schmerzen Diclofenac (Tbl) oder Metamizol (z. B. Novalgin® Tr, Tbl)

Cave

Acetylsalicylsäure ist wegen der Blutungsgefahr kontraindiziert, wenn eine Stoßwellentherapie angewendet werden soll.

- Spasmolytika: zusätzliche Anwendung umstritten
- Diuretikum: z. B. Furosemid (Lasix® Tbl)

7.5 Zystenniere (polyzystische Nierenerkrankung)

Die polyzystische Nierenerkrankung ist eine genetisch bedingte Erkrankung mit Bildung von Zysten im Nierenparenchym. Die Erkrankung wird eher zufällig im 2. oder 3. Lebensjahrzehnt aufgrund einer Hypertonie entdeckt.

Therapie

- Blutdrucksenker: ACE-Hemmer

Weitere Therapie

- OP, Transplantation

7.6 Nierentuberkulose

Die Nierentuberkulose ist eine Organtuberkulose, die als Sekundärerkrankung auftritt. Der Primärherd liegt in der Regel in der Lunge. Häufig entwickelt sich eine Organtuberkulose 15–20 Jahre nach durchgemachter Lungentuberkulose.

Ziel der Therapie ist die Heilung der Tuberkulose.

Therapie

- nach dem Therapieschema der Tuberkulose (Kap. 2.6)

7.7 Schwangerschaftsnephropathie (Präeklampsie)

Schwangerschaftsnephropathien bezeichnen verschiedene Formen von noch nicht geklärten Stoffwechselentgleisungen im 3. Trimenon der Schwangerschaft oder auch postpartal.

Sie sind gekennzeichnet durch die Symptome Proteinurie, Hypertonie mit oder ohne Ödeme (Präeklampsie, veraltet: EPH-Gestose). Die Präeklampsie stellt die Vorstufe der **Eklampsie** dar, die mit einer Steigerung der Präeklampsiesymptome bis zu tonisch-klonischen Krämpfen und Koma führen kann.

Ziel der Therapie ist die Vermeidung einer Eklampsie und frühzeitigen Unterbrechung der Schwangerschaft.

Therapie der Präeklampsie

- Blutdrucksenker: Methyldopa (**1. Wahl**), β_1-selektive Blocker (2. Wahl), z. B. Metoprolol oder Calciumantagonist Nifedipin; **keine** ACE-Hemmer und AT_1-Blocker (kontraindiziert)
- Glukokortikoide zur Lungenreifung des Fötus (sorgt für die Bildung von Surfactant)
- Notfalltherapie bei Eklampsie: Magnesiumsulfat oder Diazepam, Dihydralazin (Nepresol®) oder Urapidil (Ebrantil®)

Weitere Therapie

- Die **Eklampsie** sowie das HELLP-Syndrom (Hämolyse, Erhöhung der Leberenzyme, Thrombozytopenie) sind Kaiserschnittindikationen.
- Flüssigkeitsreduktion (Lungenödemgefahr)

7.8 Nierenarterienstenose

Die Nierenarterienstenose ist eine Einengung der A. renalis, die ein- oder beidseitig vorliegen kann. Bei einer Verlegung um mehr als 75 % entwickelt sich ein renaler Hypertonus. Komplikation ist ein akutes Nierenversagen. Sie entwickelt sich in der Hauptsache aufgrund von Bluthochdruck und Arteriosklerose.

Ziel der Therapie ist die Wiederherstellung einer guten Nierenfunktion, um ein Nierenversagen zu verhindern.

Therapie

- ACE-Hemmer (**Mittel der Wahl**), bei zu starken NW Wechsel zu AT_1-Blockern
- nicht kaliumsparende Diuretika, z. B. Thiazide
- β-Blocker

Weitere Therapie

- OP: perkutane transluminale Angioplastie (Ballondilatation), Einsetzen eines Stents

7.9 Chronische Niereninsuffizienz (Urämie)

Die chronische Niereninsuffizienz ist gekennzeichnet durch zunehmende Einschränkung der Nierenfunktion infolge des Ausfalls funktionsfähiger Nephrone. Sie ist irreversibel und führt letztlich zur Urämie.

Ziel der Therapie ist es, ein komplettes Nierenversagen hinauszuschieben.

Therapie je nach Stadium der Niereninsuffizienz

- ACE-Hemmer oder AT_1-Blocker
- Diuretika: Furosemid, Thiazide – häufig in Kombination mit ACE-Hemmer oder AT_1-Blockern
- Bicarbonat (Nephrotrans®) zum Azidoseausgleich
- Prophylaxe einer renalen Osteopathie (Entwicklung eines sekundären Hyperparathyreoidismus)
- Erythropoetin bei renaler Anämie

Weitere Therapie

- Behandlung der Grunderkrankung
- salzarme Diät, Flüssigkeitsbilanzierung
- Dialyse
- Transplantation

7.10 Nierentumor

- Kap. 18.7.3

7.11 Blasentumor

- Kap. 18.7.5

8 Arzneimittel bei Erkrankungen des Herzens

Die Medikamente, die bei Herzerkrankungen zur Anwendung kommen, setzen sich zusammen aus unterschiedlichen Arzneimittelgruppen (Kap. 2.12 und Kap. 2.8):

- herzwirksame Glykoside
- Kaliumkanalblocker
- Calciumkanalblocker
- Natriumkanalblocker
- Nitrate
- ACE-Hemmer
- AT_1-Blocker
- Diuretika
- Antikoagulanzien
- Medikamente mit Einfluss auf das vegetative Nervensystem, z. B. β-Blocker

8.1 Koronare Herzkrankheiten (KHK)

8.1.1 Angina pectoris

Die häufigsten Ursachen einer Angina pectoris sind Arteriosklerose oder entzündliche Gefäßerkrankungen durch Chlamydien, Viren, Bakterien. Zu den unbeeinflussbaren Risikofaktoren gehören die familiäre Disposition sowie das Lebensalter und Geschlecht, beeinflussbar sind Rauchen, arterielle Hypertonie und Fettstoffwechselstörungen sowie Übergewicht, Bewegungsmangel und emotionale Belastungen.

Bei der Angina pectoris werden eine stabile und eine instabile Form unterschieden. Die Angina pectoris muss immer als Vorbote eines Herzinfarkts gewertet werden: Je instabiler die Form ist, desto größer ist die Herzinfarktgefahr. Die Anfälle können durch körperliche Belastung, Kälte, opulente Mahlzeiten oder psychische Belastungssituationen ausgelöst werden.

Ziele der Therapie sind die Reduktion der Anfälle und die Beseitigung von Stenosen.

Therapie

- im **Anfall**: Nitroglyzerin als Spray

> **Cave**
> **Keine Gabe von Nitroglyzerin bei einem systolischen Blutdruck < 110 mmHg.**

- **Langzeittherapie** bei stabiler Angina pectoris (Kap. 2.12):
  - β-Blocker, z. B. Atenolol, Metoprolol, Propranolol
  - Nitrate, z. B. Isoket® Tbl
  - Blutdrucksenker: ACE-Hemmer, AT_1-Blocker, Diuretika, Calciumantagonisten (bei instabiler Angina pectoris sind die Calciumantagonisten vom Nifedipin-Typ kontraindiziert)
  - Gerinnungshemmer: Thrombozytenaggregationshemmer, z. B. Acetylsalicylsäure (ASS-CT TAH Tbl), Clopidogrel (Iscover® Tbl); Vitamin-K-Antagonisten (Marcumar® Tbl) oder NOAK bei akutem Koronarsyndrom wie Rivaroxaban (Xarelto®), Apixaban (Eliquis®)
  - Lipidsenker: Statine
  - Sedativa: z. B. Benzodiazepine (Diazepam® Tbl)
  - Antidepressiva (z. B. Amitriptylin-dura® Tbl)

Weitere Therapie

- Stent-, Bypass-OP

8.2 Entzündliche Herzerkrankungen

8.2.1 Abakterielle rheumatische Endokarditis (Endocarditis rheumatica)

Die abakterielle Endokarditis entwickelt sich auf dem Boden einer Antigen-Antikörper-Reaktion ca. 14 Tage nach einer Infektion mit β-hämolysierenden Streptokokken der Gruppe A (zum Entzündungsmechanismus s. auch Kap. 7.3.1). Es kommt an den Rändern der Mitral- oder Aortenklappe zu Auflagerungen. Sie ist eine Erscheinung im Rahmen des rheumatischen Fiebers.

Ziele der Therapie sind die Entzündungshemmung und Verhinderung von Klappenfehlern.

Therapie

- Glukokortikoide: z. B. Prednisolon für ca. 4–6 Wochen
- Antibiotika: Penicillin, bei Penicillinallergie Makrolide; bei Sepsis Penicillin + Clindamycin
- Rezidivprophylaxe: Penicillin über 5 Jahre bis maximal zum 21. LJ
- NSAID: v. a. Acetylsalicylsäure (2 g/d beim Erwachsenen, ca. 4–6 Wochen)

Weitere Therapie

- operativer Ersatz betroffener Herzklappen, Entfernung von Entzündungsherden

8.2.2 Bakterielle Endokarditis (Notfall)

Bakterielle Endokarditiden können akut oder subakut (Endocarditis lenta) verlaufen: Die Erreger der akuten Form sind zu 64 % Staphylokokken und zu 10 % gramnegative Enterokokken; die der subakuten Form in der Regel α-hämolysierende Streptokokken, seltener Enterokokken.

Ziele der Therapie sind die Entzündungshemmung und die Vermeidung von Klappenfehlern.

Therapie

- Der frühzeitige Beginn einer Therapie ist entscheidend, deshalb wird vor der Erregerbestimmung mit einer Antibiose begonnen:
  - nach Paul-Ehrlich-Gesellschaft mit Ampicillin, Gentamycin + Cefotaxim oder Ceftriaxon für 4–6 Wochen
  - Gentamycin kann bei gutem Verlauf nach 14 Tagen abgesetzt werden.
- Bei schlechtem Ansprechen wird die Kombination mit Carbapenem (z. B. Imipenem) bzw. eine Kombination aus Vancomycin + Gentamycin + Rifampicin empfohlen.
- Nach der Erregerbestimmung muss evtl. eine Antibiotikakorrektur erfolgen.
- Die Endocaditis lenta wird mit Penicillin G und Gentamycin behandelt (ebenfalls sofort und ohne Erregerbestimmung).

8.2.3 Myokarditis (Notfall)

Eine Myokarditis ist eine Herzmuskelentzündung, die sich durch die Toxine β-hämolysierender Streptokokken im Rahmen eines rheumatischen Fiebers oder als akute Myokarditis im Rahmen einer viralen Infektion entwickeln kann.

Ziel der Therapie ist es, die Entzündung des Herzmuskels schnell zu unterbinden.

Therapie

- Behandlung des Grundleidens
- bei rheumatischer Myokarditis: Antibiotika wie Penicillin
- bei Virusmyokarditis mit Virusnachweis: Antiviralia (z. B. Aciclovir)
- immunsuppressive Therapie bei virusnegativer Myokarditis und Autoantikörpernachweis
- bei Herzinsuffizienzzeichen: Diuretika, ACE-Hemmer und herzwirksame Glykoside (Digoxin)
- evtl. Glukokortikoide
- Antikoagulanzien bei Entwicklung einer dilatativen Kardiomyopathie

Weitere Therapie

- unbedingte Bettruhe

8.2.4 Akute Perikarditis

Eine Perikarditis ist eine Herzbeutelentzündung, die aufgrund bakterieller, viraler und parasitärer Infektionen im Rahmen systemischer Erkrankungen, als Paraneoplasien, als Dressler-Syndrom (autoimmunologisch) oder idiopathisch auftreten kann.

Ziel der Therapie ist die schnelle Aufhebung der Entzündung.

Therapie je nach Hintergrund

- Bakterien: Antibiotika
- rheumatisch: Penicillin + Acetylsalicylsäure oder evtl. Glukokortikoide
- Pilze: Antimykotika
- **Erstlinientherapie:** NSAID (z. B. Acetylsalicylsäure oder Ibuprofen), Protonenpumpenhemmer, Colchicin (entzündungshemmend)
- bei Versagen der Erstlinientherapie oder nach Ausschluss einer infektiösen Ursache: Glukokortikoide
- autoimmunologisch: Immunsuppressiva wie Glukokortikoide, Cyclophosphamid, Methotrexat

Weitere Therapie

- Bettruhe

8.3 Klappenfehler

8.3.1 Mitralklappenstenose

Die Mitralklappenstenose ist eine entzündlich bedingte Vernarbung der Klappe mit einhergehender Verminderung der Mitralklappenöffnung. Ab einer Verengung von > 50 % zeigen sich Symptome. In der Hälfte d. F. ist die Ursache eine rheumatische Endokarditis. In der Folge kann es zu Embolien und bei zahnchirurgischen Eingriffen zur Endokarditis kommen.

Ziel der Therapie ist die Vermeidung von Embolien und der Entwicklung einer Endokarditis.

Therapie

- Thromboseprophylaxe: Gerinnungshemmer, z. B. Acetylsalicylsäure
- Endokarditisprophylaxe: Antibiotika bei zahnchirurgischen Eingriffen
- Diuretika (als konservative Herzinsuffizienztherapie)

Weitere Therapie

- operativ durch Klappensprengung oder Klappenersatz mit künstlichen Klappen oder Bioprothesen

8.3.2 Mitralklappenprolaps

Hierbei handelt es sich um eine Vorwölbung der Klappe in den linken Vorhof hinein, die während der Systole auftritt. Ursachen sind z. B. familiäre Disposition, genetisch bedingte Bindegewebserkrankungen (Marfan-Syndrom) oder ein Papillarmuskelabriss beim Herzinfarkt. In ausgeprägter Form führt der Defekt zur Mitralklappeninsuffizienz.

Ziel der Therapie ist die Vermeidung von Embolien und der Entwicklung einer Endokarditis.

Therapie

- Rhythmusstörungen: β-Blocker, andere Antiarrhythmika
- Embolieprophylaxe: Gerinnungshemmer
- Endokarditisprophylaxe: Antibiotika

8.4 Herzinsuffizienz

Die Herzinsuffizienz ist ein klinisches Syndrom, das aufgrund unterschiedlicher Ätiologien entsteht. Um spezifisch therapieren zu können, muss die Grundkrankheit diagnostiziert werden.

Ein Maß für die Herzfunktion ist die Ejektionsfraktion (Auswurffraktion). Nach Richtlinien der Europäischen Gesellschaft für Kardiologie (ESC) werden dabei folgende Formen der Herzinsuffizienz unterschieden:

- HF-REF („heart failure with reduced ejection fraction"): Die Folge einer Kontraktionsstörung des Myokards führt zu einer systolischen Herzinsuffizienz.
- HF-PEF („heart failure with preserved ejection fraction"): Die Folge einer verminderten diastolischen Dehnbarkeit und Relaxation des linken Ventrikels bei erhaltener systolischer Funktion führt zu einer diastolischen Herzinsuffizienz.

Weitere Einteilungen richten sich nach dem Herzzeitvolumen, nach der bevorzugt betroffenen Kammer (Links-, Rechts-, Globalinsuffizienz) sowie nach dem zeitlichen Verlauf (akut und chronisch).

Die therapierelevante Einteilung erfolgt anhand der subjektiven Beschwerden durch die NYHA in die Stadien I–IV bzw. durch die American Heart Association in die Stadien A–D.

8.4.1 Linksherzinsuffizienz

Circa 90 % der Ursachen einer Linksherzinsuffizienz sind die Hypertonie und KHK.

Es kommt zu Dyspnoe, Lungenödem und Zyanose sowie Müdigkeit und zerebraler Minderversorgung.

Ziele der Therapie sind die Stärkung des Herzmuskels und Absenkung der Herzbelastung durch Senkung der Vor- und der Nachlast.

Therapie

- Blutdrucksenkung bei chronisch systolischer Herzinsuffizienz:
  - NYHA I: ACE-Hemmer als Mittel der Wahl
  - NYHA II: ACE-Hemmer + Diuretikum + β-Blocker
  - bei persistierender NYHA II–IV zusätzlich Aldosteronantagonisten
  - bei weiterhin persistierender NYHA II–IV oder β-Blocker-Unverträglichkeit zusätzlich Ivabradin (Procoralan® Tbl) zur Herzfrequenzsenkung bei Sinusrhythmus (HCN-Blocker; Kap. 2.12.3)
- neue Therapie (seit 2016) laut ESC nur, wenn obige Therapien keinen Erfolg zeigt: Angiotensin-Rezeptor-Neprilysin-Inhibitor (ARNI; Entresto®) bei NYHA II–IV, überwiegend NYHA II mit einer Ejektionsfraktion < 35 % und erhöhten B-natriuretischen Peptidwerten (einem kardialen Marker bei Herzinsuffizienz).

> **Cave**
> **Der Einsatz von AT_1-Blockern wird nur bei Unverträglichkeit von ACE-Hemmern empfohlen.**

- Gerinnungshemmer bei Vorhofflimmern (z. B. ASS-CT TAH, Iscover®, Marcumar® oder NOAK)
- medikamentöse Beseitigung der Rhythmusstörungen durch Kardiokonversion:
  - Herzglykoside (Digitalis) bei Vorhofflimmern mit Tachyarrhythmie, wenn unter β-Blockern keine Verbesserung der Frequenz zu verzeichnen ist
  - Amiodoron (Cordarex®), Ajmalin (Gilurytmal®)
  - als Calciumkanalblocker **nur** Amlodipin oder Felodipin

Weitere Therapie

- apparative Kardiokonversion mittels Defibrillator
- Herzschrittmacher

8.4.2 Rechtsherzinsuffizienz

Eine Rechtsherzinsuffizienz kann sowohl durch ein chronisches Lungenleiden (Cor pulmonale) als auch durch Herzklappenfehler der Pulmonal- oder Trikuspidalklappe entstehen. Relativ häufig entwickelt sich die Rechtsherzinsuffizienz allerdings aufgrund einer Linksherzinsuffizienz zur Globalinsuffizienz.

Es kommt zu einem Rückstau in den großen Kreislauf mit Venenstau an Hals und Zungengrund, Ödembildung an den Füßen und später am Körperstamm (Anasarka). Es entwickeln sich Stauungsleber und -nieren sowie eine Stauungsgastritis. Zudem kommt es zu Rhythmusstörungen.

Ziele der Therapie sind die Senkung der Vorlast und die Unterstützung des Myokards.

Therapie

- Vorlastsenkung:
  - Diuretika (Schleifendiuretika, Thiazide)
  - unblutiger oder blutiger Aderlass
- Antiarrhythmika
- Myokardunterstützung durch herzwirksame Glykoside (Digitalis)

Weitere Therapie

- Therapie des Grundleidens

8.5 Herzrhythmusstörungen

8.5.1 Tachykarde Rhythmusstörungen

Tachykarde Rhythmusstörungen können sowohl im Vorhof als auch in der Kammer auftreten. Es kommt zu Pulsfrequenzerhöhungen auf > 100 Schläge/min, bei Vorhof-, Kammerflattern zu 150–300 Schlägen/min, bei Vorhof-, Kammerflimmern zu > 300 Schlägen/min. Ein Kammerflimmern ist nicht lange mit dem Leben vereinbar und führt schnell zum Tod, z. B. beim Herzinfarkt, einer Myokarditis, arterieller Hypertonie oder Elektrolytstörungen wie Hypokaliämie oder Hyperkalzämie.

Die häufigste Form der tachykarden Rhythmusstörung ist das Vorhofflimmern. Dabei treten die Vorhoferregungen unabhängig vom Sinusknoten auf, werden aber nur zum Teil auf die Kammern übertragen. Solange die Kammerfrequenz nicht wesentlich beeinträchtigt ist, können Beschwerden fehlen. Risikofaktoren sind u. a. Hypertonus, Diabetes mellitus, Alkoholintoxikation, Schlafapnoe-Syndrom sowie Herzerkrankungen wie KHK, Myokarditis, Mitralklappenfehler, Kardiomyopathien, akzessorische Leitungsbahnen (z. B. WPW) oder auch Nierenerkrankungen (Elektrolytstörungen).

Ziele der Therapie sind die Herstellung eines normalen Kammer- und Vorhofrhythmus sowie die Behandlung der Grundkrankheit.

Therapie der ventrikulären Rhythmusstörung

- Digitalis (Digoxin®), β-Blocker und Antiarrhythmika, Natriumkanalblocker wie Ajmalin (Gilurytmal®) oder Kaliumkanalblocker wie Amiodaron, Sotalol
- Die Medikamente der Gruppe IC (z. B. Propafenon) werden ebenfalls bei Vorhofflimmern eingesetzt.
- Amiodaron (Cordarex®) wird als medikamentöse Kardioversion eingesetzt.

Weitere Therapie

- im Notfall: Elektrokardioversion durch Defibrillation
- Katheterablation
- Behandlung der Grunderkrankung

8.5.2 Supraventrikuläre Tachykardien/Extrasystolen

Supraventrikuläre Tachykardien liegen vor, wenn die Rhythmusstörung z. B. vom Sinusknoten oder von den AV-Knoten oder vom Vorhofmyokard ausgeht. Zu den supraventrikulären Tachykardien gehören die **Präexzitationssyndrome** (z. B. WPW).

Therapie der artrialen Rhythmusstörungen

- Natriumkanalblocker: Ajmalin (Gilurytmal®)
- Propafenon (Rytmonorm®)
- Amiodaron (Cordarex®) wird als medikamentöse Kardioversion eingesetzt (**keinesfalls** bei permanentem Vorhofflimmern, bei dem die elektrische Kardioversion nicht erfolgreich war).
- Calciumkanalblocker: Verapamil, Diltiazem
- Digitalis (Digoxin)
- bei chronischen Rhythmusstörungen: Antikoagulanzien

Weitere Therapie

- Elektrokardioversion
- Koagulation der Leitungsbahn (Katheterablation)

8.6 Funktionelle Herzbeschwerden

Funktionelle Herzbeschwerden können sich aufgrund von Stress, unbewältigten Konflikten, psychischen Traumata oder bei akuten oder posttraumatischen Belastungsstörungen entwickeln. Dabei kommt es anfallsartig zu einem Beklemmungsgefühl im Brustkorbbereich mit Herzrasen, Schweißausbrüchen und/oder Atemnot. Funktionelle Herzbeschwerden sind immer eine **Ausschlussdiagnose**.

Ziel der Therapie ist die Reduktion der Anfallshäufigkeit mit psychischer Stabilisierung.

Therapie

- Psychopharmaka (Kap. 2.17)

Weitere Therapie

- Psychotherapie

9 Arzneimittel bei Erkrankungen des Gefäß- und Kreislaufsystems

Erkrankungen der Gefäße und des Kreislaufs beziehen sich auf das arterielle und venöse Gefäßsystem sowie das Lymphsystem.

9.1 Medikamente bei Erkrankungen des arteriellen Systems

9.1.1 Hypertonie

Nach WHO-Kriterien liegt eine arterielle Hypertonie vor, wenn der Blutdruck dauerhaft höher ist als 140/90 mmHg. Bei Erwachsenen gibt es in ca. 85 % d. F. keine erkennbare Ursache (essenzieller Hochdruck, primärer Hochdruck).

Bei den übrigen Erkrankten ist der Hypertonus entstanden durch eine andere Erkrankung und kann z. B. hormonell, renal, vaskulär, psychiatrisch oder medikamentös (z. B. durch Glukokortikoide, Thyroxin, NSAID, Sympathomimetika, Ovulationshemmer) bedingt sein.

Da ein dauerhafter Hypertonus die Gefäße und Organe schädigt, ist es Ziel der Therapie, den Blutdruck auf den Normalwert von ca. 120/80 mmHg zu senken. Laut ESC ist bei Patienten < 80 Jahre ein Druck von < 140/90 mmHg, bei Patienten > 80 Jahre ein Druck von < 159/90 mmHg erstrebenswert.

Bei manchen Patienten werden 3 Medikamente benötigt, um den Blutdruck optimal einzustellen (s. u.).

Therapie

- jüngere Patienten ohne andere Erkrankungen: β-Blocker, AT_1-Rezeptorantagonisten oder ACE-Hemmer
- ältere Patienten ohne andere Erkrankungen: Diuretika (Thiazide), Calciumkanalblocker vom Nifedipin-Typ (Nifedipin, Amlodipin, Felodipin), ACE-Hemmer („Prile“ wie Enalapril, Captopril) oder AT_1-Rezeptorantagonisten („Sartane“ wie Candesartan, Olmesartan, Losartan) nach einem der folgenden Schamata:
  - **Monotherapie:** Diuretikum oder β-Blocker oder ACE-Hemmer oder Calciumantagonist
  - **Zweifachkombination:** z. B. Diuretikum + β-Blocker oder Diuretikum + Calciumkanalblocker (nicht vom Diltiazem- oder Verapamil-Typ) oder Diuretikum + ACE-Hemmer
  - **Dreifachkombination:** z. B. Diuretikum + ACE-Hemmer/AT_1-Blocker + Calciumkanalblocker
  - „Prile“ und „Sartane“ werden häufig mit Thiaziden oder Calciumkanalblockern kombiniert (z. B. Enalapril comp.-CT 10/25 mg, Enalapril + Thiazid; Votum® plus 40/25 mg, Olmesartan + Thiazid; Vocado® 40/5 mg, Olmesartan + Amlodipin).

Weitere Therapie

- Reduktion des Kochsalzverbrauchs
- Reduktion des Alkoholkonsums
- Nikotinverzicht
- BMI < 25 kg/m²
- vermehrt Gemüse, Früchte, Milchprodukte, Fisch
- tägliche Bewegung, mindestens 30 min lang

9.1.2 Hypotonie

Eine Hypotonie liegt laut WHO bei Blutdrücken < 110/< 70 mmHg vor. Hier sind besonders junge Frauen und leptosome Personen betroffen. Liegt keine Grunderkrankung vor, spricht man vom primären Hypotonus.

Der sekundäre Hypotonus zeichnet sich durch eine Grunderkrankung aus und kann z. B. kardiogen, hypovolämisch, endokrin, neurogen sowie medikamentös (z. B. Diuretika, Nitrate, Digitalis, Thyreostatika, Psychopharmaka) bedingt sein.

Ziel der Therapie ist die dauerhafte Anhebung des Blutdrucks auf Normwerte.

Therapie

- primäre Hypotonie: Sympathomimetika wie Etilefrin (Effortil® Tr); Wirkungsabnahme bei Dauertherapie wegen Downregulation
- sekundäre Hypotonie: Behandlung entsprechend dem Grundleiden

9.1.3 Periphere arterielle Verschlusskrankheit (pAVK)

Eine pAVK entsteht durch zunehmende Einengung der peripheren arteriellen Gefäße und ist in 90 % d. F. auf eine Arteriosklerose zurückzuführen. Ein akuter Verschluss entsteht in der Regel durch eine Embolie, wobei der Embolus aus dem linken Herzen kommt. Seltener entsteht der akute Verschluss durch Arteriosklerose oder eine Vaskulitis.

Die chronische pAVK zeigt in der Regel erst Symptome ab einer Einengung des Gefäßlumens von > 80 % durch Bildung und Öffnung von Kollateralen. Der Schweregrad der pAVK wird beurteilt durch die Stadieneinteilung nach Fontaine.

Ziele der Therapie sind die Beseitigung der Risikofaktoren und die Förderung der Kollateralbildung sowie eine Senkung der Blutfettwerte.

Therapie

- Stadium I:
  - Thrombozytenaggregationshemmer, z. B. Acetylsalicylsäure (ASS-CT TAH)
  - Blutdrucksenker
  - Lipidsenker (Kap. 2.14), wenn unten genanntes Risikomanagement nicht greift
- Stadium II:
  - zusätzlich durchblutungsfördernde Mittel, z. B. Pentoxifyllin (Trental®; Kap. 17.2)
- Stadium III und IV:
  - PGE_1-Analogon: Alprostadil (Kap. 2.16)
  - Lysetherapie mit Uro- oder Streptokinase bei Verschluss durch Embolus

Weitere Therapie

- Risikomanagement: (fettarme) Diät, Gewichtsreduktion, Alkohol- und Nikotinkarenz, Gehtraining, Diabetestherapie
- operative Maßnahmen: z. B. Bypass, Stent

9.1.4 Nierenarterienstenose

- s. Kap. 7.8

9.1.5 Aneurysmen

Ein Aneurysma ist eine irreversible Ausweitung der Gefäßwand in Arterien, Venen oder im Ventrikel des Herzens.

Ziele der Therapie sind die Senkung des Blutdrucks und Entfernung des Aneurysmas.

Therapie

- Blutdrucksenker, ACE-Hemmer, AT_1-Hemmer, β-Blocker – besonders, wenn eine OP nicht angezeigt ist

Weitere Therapie

- OP

9.1.6 Endangiitis obliterans

Die Endangiitis obliterans ist eine entzündliche Gefäßerkrankung mittlerer und kleiner Extremitätengefäße. Es kommt zu einer Vaskulitits mit Verschluss des Lumens durch Thrombosierung. Die Erkrankung betrifft bevorzugt junge männliche Raucher.

Ziele der Therapie sind die Entzündungshemmung und die Verhinderung der Thrombenbildung.

Therapie

- NSAID
- Prostaglandininfusionen

Weitere Therapie

- striktes Nikotinverbot

9.1.7 Riesenzellarteriitis/Arteriitis temporalis (Morbus Horton)

Die Riesenzellarteriitis (früher: Arteriitis temporalis) ist eine autoimmunologische Vaskulitis, bei der bevorzugt die A. temporalis betroffen ist. Es zeigt sich eine schwere Entzündung der Temporalarterie, die auch die Gefäße der Augen betreffen können, was die Gefahr der Erblindung mit sich bringt.

Ziel der Therapie ist die Unterbindung der Entzündung.

Therapie

- hoch dosierte Gabe von Glukokortikoiden (z. B. Prednisolon Tbl, 1 mg/kg Körpergewicht)
- bei Besserung stufenweise Reduktion der Medikation bis zu einer niedrigen Erhaltungsdosis; Rezidivprophylaxe: Gabe der Erhaltungsdosis über mindestens 2 Jahre

9.1.8 Primäres Raynaud-Syndrom

Hierbei handelt es sich um Vasospasmen, die zu Minderdurchblutung der Finger und Zehen führt. Man unterscheidet das primäre und sekundäre Raynaud-Syndrom. Primär heißt, dass das Raynaud-Syndrom ohne erkennbare Ursachen auftritt, sekundär ist es Folge einer Grunderkrankung, z. B. Sklerodermie, hormonelle Störungen, aber auch Kälte oder Stress können Auslöser eines Spasmus sein.

Ziel der Therapie ist die Wiederherstellung der Durchblutung.

Therapie des primären Raynaud-Syndroms

- α-Rezeptorenblocker (Doxazosin, z. B. Cardular®)
- bei ungenügendem Erfolg: Calciumantagonisten (Nifedipin) und/oder das PGE_1-Analogon Alprostadil (Prostavasin®)
- zur Muskelentspannung Benzothiazepin

9.2 Medikamente bei Erkrankungen des venösen Systems

9.2.1 Thrombophlebitis

Die Thrombophlebitis ist die Entzündung der oberflächlichen Venen, die durch Varikosis bzw. Infektionen bei Infusionen oder durch Verweilkanülen entstehen kann. Sind die Perforansvenen insuffizient, kann es zu einer Phlebothrombose kommen.

Ziele der Therapie sind die rasche Entzündungsfreiheit und die Vorbeugung einer Phlebothrombose.

Therapie

- erfolgt je nach Ausprägung und Lokalisation:
  - kleine Seitenastvenen: entzündungshemmende, schmerzstillende Medikamente (z. B. Acetylsalicylsäure, Diclofenac)
  - größere Seitenastvenen: zusätzlich Gerinnungshemmer, z. B. Fondaparinux (Fondaparinux-Natrium beta)
- Gerinnungshemmer: in erster Linie Heparine
- bei Phlebitiden im Bereich der Vv. perforantes: orale Antikoagulanzien über mehrere Wochen
- bei Phlebitiden im Bereich der Stammvenen: zusätzlich staphylokokkenwirksames Antibiotikum Flucloxacillin oder bei Unverträglichkeit Cephalosporin

Weitere Therapie

- Stichinzisionen
- Kompressionsverbände, wenn es die Schmerzen erlauben, oder Kompressionsstrümpfe
- kühlende Kompressen
- Bewegung

9.2.2 Phlebothrombose

Eine Phlebothrombose entsteht durch einen thrombotischen Verschluss tiefer Venen (bevorzugt der Bein- und Beckenvenen). Es besteht die Gefahr der Lungenembolie und/oder der Entwicklung einer **chronisch venösen Insuffizienz (CVI)**. Viele Thrombosen verlaufen symptomlos, nur bei ca. ⅓ der Lungenembolien können im Vorfeld klinisch Phlebothrombosen nachgewiesen werden.

Die Gefahr, eine Thrombose zu erleiden, ist u. a. bei gleichzeitiger Einnahme von Ovulationshemmern oder anderen östrogenhaltigen Arzneimitteln und durch Rauchen erhöht.

Ziel der Therapie ist die sofortige Lyse des Thrombus, um eine Lungenembolie und Entwicklung zur CVI zu verhindern.

Therapie

- Lysetherapie mit z. B. Strepto- (Streptase®) oder Urokinase (Urokinase medac) oder Alteplase (Actilyse®)
- niedermolekulare Heparine, anschließend orale Gerinnungshemmer über einen langen Zeitraum
- Prophylaxe durch Heparinspritzen, -tbl und Kompressionsstrümpfe

Weitere Therapie

- OP: Thrombektomie
- Bei erfolgreicher Antikoagulation und Kompression ist keine strenge Bettruhe erforderlich. Kontinuierliche Mobilisation erhöht das Lungenembolierisiko nicht.
- keine Wärmebehandlung, kein Pressen beim Stuhlabsetzen

9.2.3 Ulcus cruris

Ein Ulcus cruris kann entstehen durch

- eine CVI (venöses Ulcus cruris),
- eine pAVK (arterielles Ulcus cruris) sowie
- Diabetes mellitus (diabetischer Fuß).

Ziel der Therapie ist der Verschluss der Wunde.

Dazu dienen verschiedene **Wundauflagen**, die die Wunde feucht halten und vor Schmutz und Keimen schützen sollen:

- **Hydrokolloide** (Gelatine, Pektine oder Carboxymethylcellulosen) nehmen die Feuchtigkeit der Wunde auf und bilden damit ein Gel, das die Wunde abdeckt. Keine Anwendung bei stark nässenden oder infizierten Wunden!
- **Polyschaumverbände** saugen das Wundsekret auf. Anwendung nicht bei infizierten Wunden!
- **Hydrogele** sind fertige Gele, die Feuchtigkeit aufsaugen können. Sie eignen sich besonders für Schürfwunden.
- **Calcium-Natrium-Alginat-Verbände** saugen die Wundflüssigkeit auf und bilden dadurch Gele, die viel Flüssigkeit aufnehmen können (bis zum 20-Fachen des Eigengewichts). Zudem wirken sie durch den Calciumanteil blutstillend. Sie eignen sich für tiefe oder stark nässende und infizierte sowie blutende Wunden.
- **Silberionen-/Nanosilberverbände** töten Bakterien ab, jedoch werden zunehmend Bakterien resistent gegen Silber. Zudem kann Nanosilber in die Nahrungskette gelangen, weshalb der Einsatz eher kritisch gesehen wird.
- **Bioaktive Wundauflagen** sind Transplantate der eigenen Haut oder gezüchteter Hautzellen und hormonelle Wundauflagen.

Therapie des Ulcus cruris

- Calcium-Natrium-Alginat-Verbände
- silberhaltige Wundauflagen
- Panthenol-, Zinkslb zur Behandlung der umgebenden Haut und der Wundränder (**Achtung:** keine Zinkpasten, da sie die Haut austrocknen): Panthenol (Dexpanthenol) ist eine Vitamin-B-Vorstufe (Provitamin B_5) und ein wichtiger Bestandteil von Coenzym A. Es wirkt entzündungshemmend, regenerativ, wundheilend und feuchtigkeitserhaltend. Es fördert die Zellneubildung und die Wasserbindung der Hornschicht, wodurch die Elastizität der Haut verbessert wird.

Weitere Therapie

- Kompressionstherapie als Basis und unerlässlich

9.3
Medikamente bei Erkrankung des Lymphsystems

Zu den Erkrankungen des Lymphsystems gehören die Lymphangitis, die Lymphadenitis und das Lymphödem. Die Erkrankungen der lymphatischen Organe werden bei den Erkrankungen des Blutsystems vorgestellt (Kap. 10.3).

9.3.1 Lymphangitis

Die Lymphangitis ist die Entzündung der Lymphgefäße, die sich zur Sepsis (Blutvergiftung) verschlechtern kann. Ursachen können u. a. Verletzungen, Insektenstiche, lokale Infektionen mit v. a. Staphylokokken oder Streptokokken oder Injektionen mit zytostatisch wirkenden Medikamenten sein.

Ziel der Therapie ist ein schneller Rückgang der Entzündung.

Therapie je nach Schwere des Krankheitsbildes
- antiphlogistische Slb (z. B. Diclofenac) oder
- Antibiotika (z. B. Amoxicillin, Cephalosporin)

9.3.2 Erysipel

Ein Erysipel ist eine lokale Infektion durch v. a. Streptococcus pyogenes. Kommt es zur Beteiligung tieferer Gewebsschichten wie der Subkutis, von Faszien und Muskeln spricht man von einer **Phlegmone**.

Ziele der Therapie sind ein schneller Entzündungsrückgang und die Verhinderung der Entwicklung einer Phlegmone oder Sepsis.

Therapie
- hoch dosierte Gabe von Antibiotika (Penicillin V oder bei Unverträglichkeiten Cephalosporine)
- bei Verdacht auf Staphylococcus aureus Flucloxacillin oder Penicillin + β-Lactamase-Inhibitoren oder Cephalosporine
- Gerinnungshemmer, da Ruhigstellung des Patienten erforderlich
- bei Entwicklung zur Phlegmone: zusätzlich 2. Antibiotikum (z. B. Clindamycin)
- schmerz- und fiebersenkende Mittel

Weitere Therapie
- Ruhigstellung, Kühlung

9.3.3 Lymphadenitis (Lymphadenopathie)

Die Lymphadenitis ist die Entzündung der Lymphknoten aufgrund von akuten oder chronischen Entzündungen. Die häufigsten Erreger einer sekundären Lymphadenopathie sind Streptokokken und Staphylokokken, direkte Infektionen können viraler Natur sein (z. B. EBV, CMV) oder bakteriell durch z. B. Mykobakterien, Toxoplasma gondii oder Borrelien hervorgerufen werden.

Ziel der Therapie ist ein schneller Entzündungsrückgang. Die Behandlung richtet sich nach der Ursache.

Therapie
- bei viralen Infektionen: Antiviralia
- bei bakteriellen Infektionen: Antibiotika (Cephalosporine der Gruppe der Aminopenicilline; ggf. Lincosamide; Kap. 2.2)

Weitere Therapie
- OP: Abszessspaltung, Entnahme des Lymphknotens

9.4
Schock (Notfall)

Eine notfallmäßige Schocksituation mit Kreislaufversagen kann verschiedene Ursachen haben:
- kardiogen (Herz, Lunge)
- hypovolämisch (Flüssigkeitsverlust)
- septisch (z. B. Gallenblasenentzündung)
- hormonell (z. B. Hypoglykämie)
- allergisch (Anaphylaxie)

Das Notfallmanagement ist in Kap. 19 aufgeführt.

Generelles Notfallmanagement

a) Notarzt
b) Lagerung (je nach Hintergrund des Schocks):
   - kardiogener Schock: Oberkörper hoch, Beine tief (Herzentlastung, unblutiger Aderlass), keine bis minimale Volumenzufuhr, da dies eine weitere Herzbelastung bedeutet
   - hypovolämischer Schock: Beine hoch – erst 90°-für 1 min, dann 45°-Lagerung (Autotransfusion)
c) Zugang legen, Natriumchloridinfusion (NaCl 0,9 %), bei hypovolämischem Schock mit größerer Flussrate (häufigster Fehler: „zu wenig – zu spät")
d) beruhigend einwirken, evtl. mit Decken wärmen
e) Überwachung: Atmung, Blutdruck, Puls, Haut, Temperatur
f) ggf. Gabe erlaubter Notfallmedikamente: Antihistaminikum, Dexamethason, Epinephrin (Kap. 9.4.1)
g) ärztliche Intervention:
   - Blutgasanalyse, Sauerstoffgabe, Kreislaufstabilisierung
   - Volumenzufuhr, Azidoseausgleich mit Natriumbicarbonat (8,4 %), Diuretika, Analgetika, Sedativa, evtl. Dopamin
   - Abklärung der Ursache und Behandlung

9.4.1 Anaphylaxie (Notfall)

Eine anaphylaktische Reaktion ist eine allergische Reaktion auf verschiedene Lebensmittel, auf Insektenstiche oder Medikamente.

Die Behandlung erfolgt nach einem Notfallplan durch folgende Medikamente, die in **3 Schritten** angewandt werden, je nach Schweregrad des Zustands:

- Grad 1: Antihistaminikum (z. B. Tavegil® i. v.)
- Grad 2: Cortison (z. B. Prednison/Prednisolon i. v.)
- Grad 3: Adrenalininjektion (Epinephrin i. m.)
- ggf. bronchialerweiterndes Medikament (Salbutamolspray)

Ab Schweregrad 3 wird sofort **Epinephrin** gespritzt, das Antihistaminikum und Cortison nachfolgend verabreicht. Im Schweregrad 2 kann man ebenso verfahren, je nach Empfindung des Behandlers. In Schweregrad 1 wird mit dem Antihistaminikum und Cortison begonnen. Beide sollten immer gemeinsam appliziert werden, da Cortison eine gewisse Histaminausschüttung provoziert. Bei Bronchospasmen wird Salbutamolspray angewandt.

10 Arzneimittel bei Erkrankungen des Blutsystems

Das Blut setzt sich zusammen aus Blutzellen und Blutplasma. Es wird mithilfe des Herz-Kreislauf-Systems durch die Blutgefäße gepumpt, um die Funktion der Körpergewebe sicherzustellen. Im Plasma befinden sich neben den Blutzellen u. a. Proteine, Mineralien, Nährstoffe und Stoffwechselprodukte. Die Blutzellen sind Erythrozyten, Leukozyten und Thrombozyten. Da die lymphatischen Organe eng mit den Leukozyten verbunden sind, werden auch diese in diesem Kapitel besprochen (Kap. 10.3).

Eine Erkrankung des Blutsystems kann alle Anteile des Blutes betreffen. Die Erkrankungen der Blutzellen machen dabei den größten Teil mit den größten Auswirkungen aus. Erkrankungen, die die anderen Anteile des Blutes betreffen, haben ihren Ursprung in der Regel in einer zugrunde liegenden Erkrankung (z. B. Proteinverlust, Mineralienverschiebungen durch Erkrankung der Nieren, Nebennieren oder Leber; zu hoher Zuckeranteil durch Erkrankung der Bauchspeicheldrüse etc.). Sie werden in den entsprechenden Kapiteln behandelt.

In diesem Kapitel werden die Erkrankungen der Blutzellen vorgestellt.

10.1 Erkrankungen der Erythrozyten

10.1.1 Anämien

Anämien sind Folge verschiedener Erkrankungen, die zur Unterversorgung des Organismus mit Sauerstoff führen. Die Ursache kann im Blut selbst begründet sein, z. B. durch einen Mangel an Eisen oder Erythrozyten, aber auch an der Erkrankung verschiedener Organe liegen (z. B. Nieren).

Eine Therapie umfasst immer die Behandlung der Grunderkrankung mit begleitender Erkrankung des Eisen-, Erythrozyten- und Sauerstoffmangels.

Eisenmangelanämie

Die Eisenmangelanämie ist die häufigste Form der Anämie. Sie betrifft überwiegend Frauen durch die Menstruation und Geburten. Die häufigste Ursache sind chronische Blutungen, seltenere Ursachen die Ernährung (Vegetarier, Mangelernährung), Resorptionsstörungen oder ein gesteigerter Bedarf in der Wachstumsphase oder Schwangerschaft.

Ziel der Therapie ist die Anhebung des Eisenspiegels.

Therapie

- immer Therapie der Ursache

Weitere Therapie

- orale Zufuhr von Eisen (z. B. Ferro sanol®), meist über Monate
  - NW: Hämosiderose, Kopfschmerzen, Übelkeit, Erbrechen, Hitzegefühl, Nekrose bei paravenöser Gabe
  - IA: verbesserte Resorption durch Vitamin C; verminderte Resorption durch Antazida, Magnesium, Tetracycline, Milch, schwarzen Tee (daher kontraindiziert)
- i. v. Gabe von Eisenpräparaten (z. B. Ferinject, Ferrlecit® Infusion) **nur in Ausnahmefällen** wegen der NW:
  - Indikationen: z. B. chronisch entzündliche Magen-Darm-Erkrankungen, Malabsorptionssyndrom, Ulkusbildung bei oraler Therapie
  - NW: Hämosiderose, Überempfindlichkeitsreaktionen, Übelkeit, Erbrechen, Anaphylaxie; Thrombophlebitisgefahr, Gefahr der Überdosierung; erhöhtes Risiko bei Patienten mit immunologischen und/oder entzündlichen Erkrankungen (z. B. Lupus erythematodes), schwerem Asthma, in der Schwangerschaft
  - IA: Tetracycline, Antazida, Colestyramin (wechselseitige Resorptionsstörungen; keine Mischspritzen, z. B. mit Vitamin C)
- evtl. Erythrozytenkonzentrate

Anämie bei chronischen Erkrankungen

In der Folge chronischer Erkrankungen kommt es entweder durch Resorptionsstörungen (chronische Darmerkrankungen), Verwertungsstörungen (z. B. Tumoren, Infektionen) oder durch Blutungen zum Eisenverlust.

Therapie

- s. Eisenmangelanämie (s. o.)

Megaloblastäre Anämien

Megaloblastäre Anämien entstehen durch eine Beeinträchtigung der DNA-Synthese der Erythrozyten im Knochenmark. Durch die fehlerhafte DNA entwickeln sich weniger, dafür zu große Erythrozyten mit einem hohen Hämoglobingehalt (hyperchrome, makrozytäre Anämie).

Die Ursachen liegen in einem Folsäure- oder Vitamin-B_{12}-Mangel. Ein Mangel kann entstehen durch Resorptionsstörungen bei chronischen Darm- und Magenerkrankungen, Befall durch Fischbandwurm, durch Medikamente (Folsäuremangel z. B. durch Methotrexat, Azathioprin, Trimethoprim), durch Alkoholismus oder ererbte DNA-Synthesestörungen. Ein Vitamin-B_{12}-Mangel entsteht oft durch einen Mangel an Intrinsic-Faktor bei chronisch atrophischer Gastritis (Kap. 3.3.3).

Am häufigsten sind Vitamin-B_{12}-Mangelanämien.

Therapie

- bei Folsäure- und Vitamin-B_{12}-Mangel: Substitution (s. u.)
- bei chronisch atrophischer Gastritis: bei positivem Helicobacter-pylori-Befund Eradikationstherapie (Kap. 3.3.3)

Folsäuremangel

Die Ursache eines Folsäuremangels ist in der Regel Mangelernährung. Durch ausreichende folatreiche Nahrung kann der Mangel gut beherrscht werden.

In Zeiten eines hohen Verbrauchs und als Prophylaxe kann Folsäure verabreicht werden (z. B. in der Schwangerschaft zur Verhinderung eines Neuralrohrdefekts).

Therapie

- orale Gaben von Folsäure (täglich 5 mg), bis sich das Blutbild normalisiert hat; bei schweren Malabsorptionssyndromen parenterale Substitution (Folsäure forte-Hevert® i. v.)
- in der Schwangerschaft: tägliche Zufuhr von 0,4 mg Folsäure zur Senkung der Missbildungsrate durch Neuralrohrdefekte (z. B. Spina bifida) bei der kindlichen Entwicklung
- Kombinationspräparate mit Vitamin B_{12} und Folsäure (Folgamma®); Eisen, Vitamin B_{12} und Folsäure (Ferro Folgamma® p. o.)

Vitamin-B_{12}-Mangelanämie (perniziöse Anämie)

Bei einer Vitamin-B_{12}-Mangelanämien kommt es zu allgemeinen Anämiesymptomen sowie gastrointestinalen (Verdauungsbeschwerden, Hunter-Glossitis) und neurologischen Beschwerden (z. B. Parästhesien, Polyneuropathien, funikuläre Myelose).

Ziel der Therapie ist ein schnelles Auffüllen der Vitamin-B_{12}-Speicher, um nervale und hämatogene Folgeschäden zu verhindern.

Therapie

- Substitutionstherapie:
  - parenterale Gabe von Vitamin B_{12}: initial 1000 µg/d über 1–2 Wochen (i. m. oder i. v.), dann als Dauertherapie mit 500 µg/d über 3–6 Monate mit z. B.:
    - Medivitan® iV (i. m.), enthält Folsäure, Hydroxykobalamin, Pyridoxin
    - Medivitan® iV (i. v.), enthält Zyanokobalamin (synthetisches Vitamin B_{12}), Folsäure, Pyridoxin
    - (Vitamin B_{12}-Injectopas®)
  - Vitamin B Komplex Hevert®, Vitamin B-Loges® komplett, B12 Ankermann® (p. o.)
  - Kombinationspräparate mit Vitamin B_{12} und Folsäure (Folgamma®); Eisen, Vitamin B_{12} und Folsäure (Ferro Folgamma® p. o.)
  - Strenge Vegetarier sollten prophylaktisch täglich 10 µg Vitamin B_{12} oral einnehmen.
- Behandlung der Grunderkrankung

Hämolytische Anämien

Hämolytische Anämien können viele Ursache haben. So finden sich angeborene Formen wie Kugelzellanämie, Thalassämie und Sichelzellanämie oder autoimmunologisch begründete Hämolysen bei z. B. systemischem Lupus erythematodes. Weiterhin treten sie bei CLL, Mononukleose, Virusinfektionen oder durch künstliche Herzklappen, Transfusionszwischenfälle, Rhesusfaktorunverträglichkeit oder Infektionskrankheiten (z. B. enterohämorrhagische E. coli/hämolytisch-urämisches Syndrom; Malaria) auf.

Therapie

- Die Therapie richtet sich nach der zugrunde liegenden Ursache.
- Erythrozytenkonzentrate

Aplastische Anämie

Die aplastische Anämie führt durch eine Knochenmarkstörung zur Verminderung aller Blutzellen. Es kann sich um einen genetischen Defekt handeln oder um Vergiftungen durch pflanzliche, mineralische oder tierische Gifte, Schwermetalle oder Medikamente (z. B. Zytostatika), Strahlungen oder Infektionskrankheiten (z. B. Mononukleose, Virushepatitis). In vielen Fällen allerdings finden sich keine Ursachen (idiopathische aplastische Anämie).

Ziel der Therapie ist die Erhöhung der Blutzellenanzahl.

Therapie

- Behandlung der Grunderkrankung
- akut: Konzentrate mit Erythrozyten und Thrombozyten
- Neutropenie: entzündungshemmende Mittel, Antibiotika, Antimykotika

Weitere Therapie

- Stammzelltransplantation

Sideroachrestische Anämie (Hämochromatose)

Die sideroachrestische Anämie ist eine Eisenverwertungsstörung mit ineffektiver Erythropoese. Sie ist eine spezielle Form der aplastischen Anämie. Eisen wird nicht regelrecht in das Hämoglobin eingebaut, sodass es zu einer Eisenüberladung kommt. Nachfolgend werden durch die Eisenüberladung besonders die Leber, die Bauchspeicheldrüse und das Herz geschädigt. Diese Form der Anämie kann erblich bedingt sein oder z. B. durch eine Bleivergiftung, durch Bluttransfusionen oder Thalassämie hervorgerufen werden.

Ziel der Therapie ist die Eisenelimination.

Therapie

- Vitamin B_6
- zur Eisenelimination: Deferoxamin (Desferal® parenteral), Deferasirox (Exjade® oral), Deferipron (Ferriprox oral):
  - Wirkung: Die genannten Mittel bilden mit Eisen einen Komplex (Chelat) und werden renal ausgeschieden.
  - NW: Fieber, Juckreiz, Erytheme, lokale Ödeme, Durchfall, Anaphylaxie, Innenohrschwerhörigkeit, Linsentrübung

Renale Anämie

Eine renale Anämie entsteht durch eine akute oder chronische Niereninsuffizienz. Durch einen verminderten Erythropoetingehalt kommt es zu einer verminderten normochromen, normozytären Erythrozytenproduktion. Gleichzeitig wird die Lebensdauer der Erythrozyten durch einen erhöhten Harnstoffgehalt im Blut verringert.

Ziel der Therapie ist die Vermehrung der Erythrozytenanzahl.

Therapie

- Behandlung der Grunderkrankung
- akut: Erythropoetinsubstitution (Erypo® FS, Biopoin, Mircera® i. v.) :
  - NW: passagere Thrombozytose, Hypertonieverschlechterung, Hautausschläge
- Eisensubstitution (z. B. Ferro sanol® Tr), s. Eisenmangelanämie

10.1.2 Polyglobulie

Eine Polyglobulie beschreibt eine Erythrozytose, die unterschiedliche Ursachen haben kann. Primär entspricht die Polyglobulie einer **Polycythaemia vera**, d. h. einer malignen Veränderung blutbildender erythropoetischer Stammzellen (Kap. 18.2.2).

Sekundär kann eine Polyglobulie entstehen durch einen erhöhten Erythropoetin- oder Cortisolspiegel. Ein erhöhter Erythropoetinspiegel kann Folge eines Sauerstoffmangels sein (reaktive Polyglobulie) oder aufgrund eines neuroendokrinen Tumors bzw. raumfordernder Prozesse in den Nieren (Zystenniere, Tumoren, Nierenarterienstenosen) entstehen. Auch Cortisol ist ein erythropoesestimulierendes Hormon, sodass bei erhöhtem Spiegel eine Polyglobulie entstehen kann. Zugleich können andere Zellen des Blutes vermehrt gebildet werden.

Ziel der Therapie ist die Senkung des Erythropoetinspiegels.

Therapie

- Behandlung der Grunderkrankung
- Gerinnungshemmer bei Thrombozytose: Thrombozytenaggregationshemmer Acetylsalicylsäure
- bei jungen Patienten: IFN-α
- bei Resistenz oder Unverträglichkeit von IFN-α: Tyrosinkinasehemmer wie Ruxolitinib (z. B. Jakavi®) oder das Zytostatikum Busulfan (z. B. Myleran®; Kap. 2.13.6)
- bei Juckreiz: Antihistaminika (z. B. Fexofenadin) oder H_2-Rezeptorenblocker (z. B. Cimetidin)

Weitere Therapie

- bei Hypoxämie: Langzeitgabe von Sauerstoff
- Aderlässe

10.2 Erkrankungen der Leukozyten (maligne Erkrankungen)

Die malignen Erkrankungen des Lymphsystems und Knochenmarks sind in Kap. 18 zur Tumorbehandlung aufgeführt.

10.3 Erkrankungen der lymphatischen Organe

Lymphatische Organe oder Gewebe enthalten Lymphozyten, die sich in ihnen vermehren (sekundäre Lymphorgane: Appendix vermiformis, Lymphknoten, Milz [weiße Pulpa], Peyer'sche Plaques, Tonsillen) oder dort bilden, reifen und differenzieren (primäre Lymphorgane: Knochenmark, Thymus).

Eine medikamentöse Behandlung ist bei der Tonsillitis und den Erkrankungen des Knochenmarks möglich. Die medikamentöse Behandlung des Knochenmarks (Tumorbehandlung) wird in Kap. 18.2 vorgestellt.

10.3.1 Angina tonsillaris (Tonsillitis)

Angina tonsillaris ist eine Entzündung der Tonsillen, im allgemeinen Verständnis die der Tonsillae palatinae (Gaumenmandeln). Die Erreger sind sowohl Viren (z. B. Adenoviren) als auch Bakterien (typisch: β-hämolysierende Streptokokken wie Streptococcus pyogenes, aber auch z. B. Staphylokokken, Haemophilus influenzae, Pneumokokken, Gonokokken). Je nach Schweregrad kann eine einfache, eine eitrige oder eine nekrotisierende Tonsillitis vorliegen.

Ziel der Therapie ist das schnelle Stoppen der Entzündung, um Folgeschäden (Abszessbildung, Sepsis, rheumatisches Fieber, Pankarditis, Glomerulonephritis) zu verhindern. Die Therapie erfolgt abhängig von der Ursache, vom Schweregrad und vom Verlauf der Erkrankung.

Therapie

- bei akuter Tonsillitis:
  - Antibiotika: in der Regel Penicillin; alternativ Cephalosporine oder Makrolidantibiotika
  - NSAID: z. B. Ibuprofen, Acetylsalicylsäure
  - Antiseptika: z. B. Povidon-Jod (Betaisodona® Lsg)
  - bei rheumatischem Fieber: Glukokortikoide
- bei chronischer Tonsillitis:
  - Antibiotika

Weitere Therapie

- Halswickel, Rachenspülungen, Bettruhe
- Tonsillektomie

10.4 Hämorrhagische Diathese

Eine hämorrhagische Diathese (erhöhte Blutungsneigung) besteht aufgrund unterschiedlicher Fehlfunktionen. Die Anzahl der Thrombozyten kann zu gering (Thrombozytopenie) oder ihre Funktion gestört sein (Thrombozytopathie, insgesamt ca. 70 % der Hämorrhagien). Daneben können – angeboren oder erworben – Gerinnungsfaktoren fehlen (Koagulopathien, ca. 20 %). Zudem kann zu 10 % eine vaskuläre Störung vorliegen, z. B. bei längerer Cortisongabe (vaskuläre hämorrhagische Diathese). Circa 90 % der Patienten haben eine medikamenteninduzierte Blutungsneigung. Bei angeborenen hämorrhagischen Diathesen steht an 1. Stelle das Von-Willebrand-Jürgens-Syndrom.

10.4.1 Thrombozytopenie

Die Thrombozytopenie beschreibt die Verringerung der Thrombozyten im Blut. Die Ursachen können angeboren oder erworben sein. Zu den erworbenen Thrombozytopenien gehören die tumorösen Geschehen (Kap. 18), Vitamin-B_{12}- und Folsäuremangel (Kap. 10.1.1), Antikörperreaktionen (z. B. idiopathische thrombozytopenische Purpura, Lupus erythematodes), Verbrauch durch Gerinnungsaktivierung (Kap. 10.4.4) oder mechanische Schädigung durch z. B. künstliche Herzklappen und Splenomegalie (erhöhte Thrombozytenspeicherung).

Ziel der Therapie ist die Vermehrung der Thrombozyten, um Blutungen zu verhindern.

Therapie

- Behandlung der Grunderkrankung
- akut: Thrombozytenkonzentrate; bei Anämie zusätzlich Erythrozytenkonzentrate (verbessert zusätzlich die thrombozytäre Blutstillung)

10.4.2 Idiopathische thrombozytopenische Purpura (Immunthrombozytopenie)

Bei der idiopathischen thrombozytopenischen Purpura kommt es zur Thrombozytenzerstörung in der Milz. Bei Kindern kann diese akut nach banalen Infekten auftreten.

Ziel der Therapie ist die Anhebung der Thrombozytenzahl.

Therapie

- zunächst keine Therapie, da in 85 % d. F. innerhalb einiger Wochen eine spontane Ausheilung erfolgt, besonders bei Kindern
- bei Auftreten von Blutsymptomen:
  - Glukokortikoide: verminderte Bindung der Autoantikörper an die Thrombozytenoberfläche
  - Immunglobuline (i. v.): verhinderter Abbau der Thrombozyten in der Milz
- bei Rezidiven:
  - Immunsuppressiva: z. B. Cyclophosphamid
  - Thrombopoetin-Rezeptor-Agonisten: Romiplostim (Nplate® i. v.), Eltrombopag (Revolade® Tbl); Romiplostim ist das erste thrombopoetisch wirkende und zugelassene Arzneimittel:
    - Wirkung: Aktivierung der Thrombozytopoese
    - Hauptindikation: chronische Immunthrombozytopenie bei Erwachsenen nach Splenektomie oder wenn eine Splenektomie kontraindiziert ist
    - NW: Kopfschmerzen, Muskel- und Knochenschmerzen, Leberschaden, Schlaflosigkeit, Katarakt, gastrointestinale Beschwerden, allergische Reaktionen
    - KI: Leber- und Nierenfunktionsstörungen; Schwangerschaft, Stillzeit (fehlende Untersuchungen bzw. bei Romiplostim Übertritt in die Muttermilch)

Weitere Therapie

- Milzexstirpation (Splenektomie)

10.4.3 Thrombozytopathie

Thrombozytopathien sind angeborene oder erworbene Funktionsstörungen der Thrombozyten. Die erworbenen Formen sind häufiger und in der Regel medikamenteninduziert (z. B. Thrombozytenaggregationshemmer wie Acetylsalicylsäure oder Clopidogrel; NSAID; Antibiotika, z. B. Penicillin G). Auch bei Leber- und Niereninsuffizienzen, myeloproliferativen Erkrankungen und myelodysplastischen Syndromen kommt es zu Thrombozytenfunktionsstörungen.

Ziel der Therapie ist die Anhebung der Anzahl funktionstüchtiger Thrombozyten.

Therapie

- Thrombozytenkonzentrate

Weitere Therapie

- Absetzen der Medikamente

10.4.4 Koagulopathien

Koagulopathien sind Blutgerinnungsstörungen, die zur hämorrhagischen Diathese führen (Kap. 10.4). Die erhöhte Blutungsneigung entsteht entweder durch Fehlen oder ein zu geringes Vorkommen von Gerinnungsfaktoren. Man unterscheidet erbliche und erworbene Formen. Bei ererbten Formen werden z. B. Hämophilie A und B, das Von-Willebrand-Jürgens-Syndrom und das Hageman-Syndrom unterschieden. Erworbene Formen sind z. B. Vitamin-K-Mangel, Gerinnungsfaktorenmangel bei Lebererkrankungen, die Verbrauchskoagulopathie und Immunkoagulopathie aufgrund von Autoantikörpern.

Ziel der Therapie ist die Wiederherstellung einer Gerinnbarkeit des Blutes.

Therapie

- Heparininfusionen (verringerte Gefahr der Thrombose)
- Antithrombin-III-Konzentrate (z. B. Kybernin® P i. v., Anbinex® i. v.)
- Prothrombinkomplexkonzentrat bei Quick-Werten < 30 %
- Erythrozyten- und Thrombozytenkonzentrate bei Anämie und Thrombozytenabfall < 20 000/µl

10.4.5 Purpura

Unter Purpura versteht man Kapillarblutungen in der Haut und den Schleimhäuten. Sie können kleinfleckig oder flächig auftreten. Der Hintergrund sind u. a. Thrombozytopathien (Kap. 10.4.1), Strahlen, Infektionen, Arzneimittel oder Vaskulopathien wie Morbus Osler (angeboren) oder Purpura Schönlein-Henoch (erworbene Vaskulitis). Weitere erworbene Vaskulitiden entstehen z. B. durch immunologische Prozesse (Riesenzellarteriitis), Vitamin-C-Mangel, Langzeitbehandlung mit Glukokortikoiden oder im Alter als Purpura senilis.

Morbus Osler

Morbus Osler ist eine angeborene Bildung von Teleangiektasien mit Blutungsneigung, die alle Organe des Körpers betreffen kann. Es kommt zu Verbindungen von arteriellen und venösen Blutgefäßen mit Gefäßerweiterungen.

In der Folge treten punktförmige Teleangiektasien, besonders an Lippen, Nasenschleimhaut, Zunge, sowie Blutungen, z. B. in Nase, Magen, Darm, Lunge, Leber durch Einrisse in den erweiterten Gefäßverbindungen auf. Die rote Färbung der Teleangiektasien verschwindet bei Druck mit einem Glasspatel.

Ziel der Therapie ist Entfernung der Teleangiektasien.

Therapie

- Eisenpräparate (s. Eisenmangelanämie)
- Tranexamsäure (Cyklokapron® Tbl, i. v.):
  - Wirkung: Verhinderung der Auflösung der bei der Blutgerinnung neu gebildeten Blutpfropfen durch Hemmung der Umwandlung von Plasminogen zu Plasmin
  - NW: Hautausschlag, Vorhofflimmern, Sehstörungen, erhöhtes Thromboserisiko
  - KI: Thrombosen; Stillzeit (Wirkstoff gelangt in die Muttermilch)
  - IA: erhöhtes Thromboserisiko durch Faktor IX
- prophylaktische Antibiose bei Eingriffen entsprechend den aktuellen Richtlinien zur Endokarditis

Weitere Therapie

- Laserentfernung, elektrische Verödung

Purpura Schönlein-Henoch

Hier handelt es sich um eine Entzündung (Vaskulitis) der kleinen Blutgefäße mit überwiegend IgA-haltigen Immundepots an den Gefäßwänden (allergische Entzündung), die einige Zeit nach einer Infektion oder nach Medikamentengabe auftritt.

Es kommt durch Zerstörung des Gefäßes zu Einblutungen. Vor allem betroffen sind die Haut (petechiale oder flächenhafte Purpura), der Gastrointestinaltrakt (Erbrechen, Bauchschmerzen, Magen-Darm-Blutungen), die Glomerula (Glomerulonephritis) und Gelenke (bevorzugt die Sprunggelenke). Im Vordergrund stehen die Einblutungen in das Hautgwebe, die nicht mit dem Spatel wegdrückbar sind. Die Erkrankung verschwindet in der Regel von selbst.

Ziele der Therapie sind die Unterbrechung der autoimmunologischen Reaktion und die Wiederherstellung der Gefäße.

Therapie

- NSAID: schmerz- und fiebersenkende Mittel, z. B. Ibuprofen, Naproxen, Paracetamol (Kap. 2.19.2)
- bei mittelschwerem und schwerem Verlauf: Glukokortikoide, z. B. Prednison
- zusätzlich bei schwerem oder chronischem Verlauf: Immunsuppressiva, z. B. Cyclophosphamid oder Azathioprin

Weitere Therapie

- spezielle Behandlung der betroffenen Organe
- Immunglobuline
- ω-3-Fettsäuren

11 Arzneimittel bei Erkrankungen des Hormonsystems

Das Hormonsystem umfasst mehrere Organisationsebenen:

- Das hierarchisch geordnete Hormonsystem wird gesteuert durch übergeordnete Hirnregionen, die die Hormonbildung und -ausschüttung regulieren (Kap. 11.1).
- Autonome Hormondrüsen sind befähigt, eigenständig Hormone zu bilden und auszuschütten (Kap. 11.2).

11.1 Hierarchisch geordnetes Hormonsystem

Zum hierarchisch geordneten Hormonsystem gehören der **Hypothalamus**, der Releasing- und Inhibiting-Hormone bildet, die **Hypophyse**, die einerseits glandotrope Hormone (ACTH, TSH, LH, FSH) und effektorische Hormone (Prolaktin, Melanotropin, Somatotropin) bildet und andererseits die hypothalamischen Hormone ADH und Oxytocin speichert, sowie die **Hormondrüsen**, die die übrigen effektorische Hormone bilden (z. B. die Schilddrüse, die Trijodthyronin und Thyroxin bildet).

11.1.1 Diabetes insipidus

Diabetes insipidus ist eine Erkrankung, bei der die Rückresorption von Wasser am distalen Tubulus und Sammelrohr unterbleibt. Die Ursache kann zum einen in den Nieren selbst liegen, wodurch das ADH nicht wirksam ist (Diabetes insipidus renalis), zum anderen im **Hypothalamus**, der kein ADH bildet (Diabetes insipidus centralis). Ursachen sind eine gestörte Produktion oder Abgabe im Hypothalamus oder in der Hypophyse.

Ziele der Therapie sind der Elektrolytausgleich und die Rückresorption von Wasser.

Therapie

- Elektrolytausgleich
- Kreislaufstabilisierung
- Hormonersatz durch ADH-Analoga, z. B. Desmopressin (Minirin® NT, Nasenspray, oral)

Weitere Therapie

- Verringerung der Trinkmenge

11.1.2 Euthyreote Struma (Jodmangelstruma)

Unter einer Struma versteht man die Vergrößerung der Schilddrüse über ihren Referenzbereich hinaus. Hintergrund einer Struma kann eine Über-, Unterfunktion oder Normfunktion der Schilddrüse sein. Weitere Ursachen sind Schilddrüsenentzündungen, autoimmunologische Schilddrüsenerkrankungen, Jodmangel (< 50 µg/d) oder sog. strumigene Substanzen wie Amiodaron (jodhaltiges Antiarrhythmikum, führt zur Hyperthyreose; Kap. 2.12.3), Lithium (hemmt die Jodaufnahme in die Schilddrüse, hemmt die Freisetzung von Trijodthyronin und Tetrajodthyronin aus Thyreoglobulin, hemmt die Bildung zu Tetrajodthyronin, führt zur Hypothyreose) sowie Carbimazol (thyreostatisches Medikament). Die Therapie richtet sich nach der Ursache der Entstehung.

Ein **Jodmangel** kann entstehen durch zu wenig Jodzufuhr oder vermehrten Jodverbrauch in der Schwangerschaft, Stillzeit und im Wachstum.

Ziel der Therapie ist der Ausgleich des Jodmangels.

Therapie

- Substitution mit Jod (Jodetten® Henning; Kinder 100 µg/d, Erwachsene 100–200 µg/d)
- zusätzlich Thyroxin (Tbl) in einer Dosierung von 50 µg/d, wenn die Substitution keinen Erfolg bringt (supprimiert in dieser Dosis nicht die TSH-Bildung); Therapie der Wahl bei Schwangeren
- Diese Kombinationstherapie Jodid + Levothyroxin (Thyronajod® Henning) reduziert nicht nur die Strumen, sondern auch die Knoten.

Weitere Therapie

- OP
- Radiojodtherapie

11.1.3 Hyperthyreose

Eine Hyperthyreose (Überfunktion der Schilddrüse) kann entstehen durch eine Überproduktion von Schilddrüsenhormonen, z. B. bei einer Schilddrüsenautonomie oder autoimmunologischen Erkrankung (Morbus Basedow; primär), in der Schwangerschaft, durch erhöhte TSH-Aktivität bei z. B. Tumoren der Hypophyse (sekundär) oder medikamenteninduziert (z. B. durch Amiodaron).

Ziel der Therapie ist die Reduzierung der Hormonmenge im Blut.

Therapie

- **Standard:** Thyreostatika (**1. Wahl:** Thioharnstoffderivate Carbimazol, Thiamazol) hemmen die Bildung von Schilddrüsenhormonen, wobei 3 Wirkmechanismen unterschieden werden:
  1. Hemmung der Jodaufnahme in die Zelle:
     - Gabe von Jodid: nur in Kombination mit anderen Thyreostatika oder zur OP-Vorbereitung
     - Gabe von Perchlorat: verringert bzw. verhindert die Jodaufnahme in die Schilddrüse, wodurch die Hormonproduktion reduziert wird; nur zur OP-Vorbereitung wegen der Gefahr der Überdosierung
  2. Reduktion der Hormonproduktion (Thioharnstoffe, s. o.)
  3. Verringerung der Hormonausschüttung aus den Kolloiden ins Blut
- bei **Morbus Basedow:** begleitend β-Blocker, um die Herztätigkeit zu normalisieren (Kap. 2.12.3), und Glukokortikoide, um die Entwicklung einer endokrinen Orbitopathie zu verhindern
- bei Autonomien: Thyreostatika:
  - NW: Agranulozytose, Fieber, Gelenkschmerzen, gastrointestinale Beschwerden, Geschmacksverlust

Therapie der Wahl

- Radiojodtherapie bei manifesten Autonomien (muss mit Thyreostatika vor- und nachbehandelt werden wegen später Wirksamkeit der Radiojodtherapie)
- Bei Morbus Basedow nicht rauchen!

11.1.4 Hypothyreose

Eine Hypothyreose (Unterfunktion der Schilddrüse) kann angeboren sein oder erworben werden durch eine gestörte Schilddrüsenfunktion (primär), durch eine reduzierte TSH-Aktivität bei z. B. Schädigung der Hypophyse (sekundär) oder durch Schädigung des Hypothalamus oder des hypothalamo-hypophysären Portalgefäßsystems (tertiär). Eine primäre Hypothyreose hat meistens einen autoimmunologischen Hintergrund (Hashimoto-Thyreoiditis; Kap. 11.1.5), tritt aber auch nach OP oder Radiojodtherapie auf.

Ziel der Therapie ist die Anhebung der Schilddrüsenkonzentration im Blut.

Therapie

- Hormonsubstitution mit Levothyroxin (z. B. L-Thyroxin® Tbl, Euthyrox® Tbl)
- Bei einer angeborenen Hypothyreose entscheidet die Frühdiagnose die Prognose: lebenslange Substitution mit Tetrajodthyronin, so früh wie möglich (innerhalb weniger Wochen).
- Lipidsenker bei gleichzeitig bestehender Fettstoffwechselstörung (Früharteriosklerose infolge Hypercholesterinämie; Kap. 2.14)

11.1.5 Hashimoto-Thyreoiditis

Durch autoimmunologisch ausgelöste Entzündungsreaktionen kommt es nach einer kurzfristigen Hyperthyreose und einer Latenzzeit über einige Jahre zu einer Unterfunktion der Schilddrüse. Diese Erkrankung tritt familiär gehäuft auf, kann sich aber auch nach einer Schwangerschaft (Postpartum-Thyreoiditis) entwickeln.

Therapie

- im Entzündungsschub: β-Blocker (keine Wirksamkeit von Thyreostatika, weil es sich um eine sog. Zerfallshyperthyreose handelt)
- bei Unterfunktion:
  - Hormonsubstitution mit Levothyroxin (L-Thyroxin®, Euthyrox®; Kap. 11.1.4)
  - Selen 200–300 µg/d (Spurenelement, befindet sich in großer Menge in der Schilddrüse):
    - Wirkung: Aktivierung/Deaktivierung von Schilddrüsenhormonen, inaktiviert überschüssiges Wasserstoffperoxid (notwendig für die Schilddrüsenperoxidase); Linderung von Entzündungsaktivitäten und ausgleichende Wirkung auf das Immunsystem

Info

In einer **Schwangerschaft** wird die Schilddrüse durch das humane Choriongonadotropin (β-HCG) angeregt, Hormone zu bilden, da der Verbrauch erhöht ist. Bei einer Hashimoto-Erkrankung erfolgt die Stimulation durch β-HCG nicht. Deshalb wird Schwangeren empfohlen, schon bei hochnormalen TSH-Werten Schilddrüsenhormone einzunehmen. Der TSH-Wert sollte in der Schwangerschaft im 1. Trimenon 0,1–2,5 mU/l, im 2. und 3. Trimenon 0,2–3,0 mU/l betragen.

11.1.6 Thyreoiditis

Akute Thyreoiditis

Die akute Thyreoiditis kann eine bakterielle Erkrankung sein, aber auch durch eine Strahlenbehandlung ausgelöst werden.

Ziel der Therapie ist die schnelle Reduzierung der Entzündung.

Therapie

- bei bakterieller Thyreoiditis:
  - Antibiotika
  - NSAID (z. B. Acetylsalicylsäure, Ibuprofen)
- nach Bestrahlung: Cortison (z. B. Prednisolon)

Weitere Therapie

- Bettruhe, Eiskrawatte
- bei Abszessen chirurgische Behandlung

Subakute Thyreoiditis

Die subakute Thyreoiditis betrifft überwiegend Frauen im 3.–5. Lebensjahrzehnt. Die Ursachen sind unklar, sie tritt oft nach einem viralen Lungeninfekt auf. Es findet sich eine genetische Disposition (häufiger Nachweis von HLA-B35). Die Patientinnen haben ein starkes Krankheitsgefühl, Fieber und eine druckschmerzhafte Schilddrüse. In 80 % d. F. erfolgt eine Spontanheilung.

Therapie

- NSAID
- Cortison (Prednisolon)
- wenn nötig L-Thyroxin
- keine Thyreostatika!

11.1.7 Schilddrüsenmalignom

- Schilddrüsentumor (Kap. 18.3.1)
- C-Zell-Karzinom (Kap. 18.3.2)

11.1.8 Morbus Cushing/Cushing-Syndrom

Ein **Morbus Cushing** ist ein Hyperkortisolismus aufgrund einer erhöhten ACTH-Sekretion durch ein Adenom des Hypophysenvorderlappens.

Ein **Cushing-Syndrom** kann entstehen durch Langzeittherapie mit Glukokortikoiden, einen erhöhten ACTH-Spiegel durch z. B. ein Bronchialkarzinom oder durch Adenome oder Karzinome der Nebennierenrinde.

Ziel der Therapie ist die Normalisierung des Cortisolspiegels.

Therapie je nach Ursache des Cushing-Syndroms

- Substitution von Nebennierenrindenhormonen
- Pasireotid (z. B. Signifor® i. v.) zur medikamentösen Blockade der Cortisolsynthese:
  - Wirkung: Somatostatinanalogon, Einsatz bei Cushing-Syndrom und Akromegalie; hemmt die Freisetzung von ACTH aus neuroendokrinen Tumoren
  - NW: gastrointestinale Beschwerden, Gallensteine, Diabetes mellitus, Erschöpfung
  - KI: eingeschränkte Leberfunktion
  - IA: Antiarrhythmika (Amiodaron, Sotalol); Antibiotika (Clarithromycin, Moxifloxacin); Psychopharmaka (Chlorpromazin, Haloperidol); Antihistaminika (Terfenadin, Mizolastin); Malariamittel (Chloroquin, Halofantrin); Antimykotikum (Ketoconazol)

Weitere Therapie

- OP von Tumoren oder bei Hyperplasie vollständige Entfernung der Nebennieren
- Bestrahlung der Hypophyse

11.2 Autonome Hormondrüsen

Zu den Drüsen, die ihre Hormone autonom bilden, gehören das **Pankreas** (Insulin- und Glukagonbildung), die **Nebennierenrinde** (Aldosteronbildung), das **Nebennierenmark** (Adrenalin- und Noradrenalinbildung) und die **Nebenschilddrüsen** (Parathormonbildung).

11.2.1 Diabetes mellitus

Unter einem Diabetes mellitus versteht man eine Stoffwechselerkrankung, die mit einem erhöhten Blutzuckerspiegel einhergeht. Der Diabetes mellitus wird eingeteilt in den Typ-1- und Typ-2-Diabetes.

Typ-1-Diabetes zeichnet sich durch einen absoluten Insulinmangel durch Zerstörung der Langerhans'schen Inselzellen des Pankreas aus. Die Neuerkrankungsrate ist bei Kindern zwischen dem 11. und 13. LJ am höchsten. Hintergrund kann eine erbliche Komponente sein, aber auch Virusinfektionen oder autoimmunologische Prozesse werden mit der Entstehung des Typ-1-Diabetes in Zusammenhang gebracht. Als Sonderformen gelten:

- LADA („latent autoimmune diabetes in adults"), ein insulinpflichtiger Diabetes mellitus im Erwachsenenalter (> 25. LJ)
- JODA („juvenile onset diabetes among adults"), ein ab dem 40. LJ auftretender insulinpflichtiger Diabetes

Der **Typ-2-Diabetes** entwickelt sich, weil die Körperzellen vermindert auf Insulin ansprechen (Insulinresistenz), die β-Zellen in ihrer Funktion eingeschränkt sind (sekretorischer Defekt), die β-Zellen absterben (Apoptose) oder eine verminderte Inkretinsekretion und -wirkung vorliegt. Ursachen können eine Prädisposition, Adipositas, Hyperlipidämie und/oder Bewegungsmangel sein.

Diabetes kann ebenfalls als genetischer Defekt vor dem 25. LJ auftreten, wird aber auch schon im Kindes- und Jugendalter beobachtet (MODY, „maturity onset diabetes of the young"; **Typ-3-Diabetes**).

In der Schwangerschaft kann ein Gestationsdiabetes (**Typ-4-Diabetes**) auftreten.

Diabetes mellitus Typ 1

Ziele der Therapie sind die Insulinsubstitution zur Wiederherstellung eines normalen Stoffwechsels und zur Verhinderung bzw. Verminderung von Spätschäden.

Therapie

- konventionelle Insulintherapie
- intensivierte konventionelle Insulintherapie
- Insulinpumpentherapie

Weitere Therapie als Basisbehandlung

- Ernährungsumstellung: Eiweißanteil 10 %, Kohlenhydratanteil 50–60 %, Fettanteil 30 %
- körperliche Bewegung
- Umfeldsanierung, Stimmung stabilisieren

Konventionelle Insulintherapie (festgelegtes tägliches Schema)

Die Insulingaben werden nach folgenden Schemata gegeben: entweder morgens vor dem Frühstück (⅔ der Insulinmenge) und abends vor dem Abendessen (⅓ der Insulinmenge) **oder** morgens Intermediärinsulin, mittags Normalinsulin (kurz wirksam) und abends wieder Intermediärinsulin.

Der **Vorteil** der Therapie ist, dass sie einfach durchzuführen ist und die Blutzuckermessungen ausfallen. Bei 3-maliger Insulininjektion erfolgt eine bessere Einstellung.

Der **Nachteil** besteht darin, dass die Therapie nicht den zugeführten Kohlenhydratmengen und dem Verbrauch angepasst ist. Der Patient muss viele kleine Mahlzeiten zu sich nehmen und auf den Verbrauch achten (Bewegung, Sport). Es besteht eine erhöhte Gefahr einer Hypoglykämie. Die intensivierte Insulintherapie ist deutlich überlegen und sollte immer vorgezogen werden.

Intensivierte konventionelle Therapie (festgelegte basale Injektion eines Verzögerungsinsulins mit variablen Injektionen vor den Mahlzeiten)

Es werden morgens ⅔ und abends ⅓ als festgelegte Einheiten Verzögerungsinsulin gespritzt (Basalinsulin) und jeweils 15 min vor den Mahlzeiten Normalinsulin als kurz wirksames Insulin verabreicht, nachdem der Blutzucker bestimmt worden ist.

Der **Vorteil** der Therapie ist, dass sie sich den physiologischen Prozessen anpasst. Die Bauchspeicheldrüse sezerniert ebenfalls einen konstanten basalen Insulingehalt und wird durch jede Aufnahme von Kohlenhydraten stimuliert, vermehrt Insulin abzugeben. Das führt zu einem relativ konstanten Blutzuckerspiegel.

Der **Nachteil** ist, dass der Patient die Kohlenhydratmenge pro Mahlzeit (in Broteinheiten BE; 12 g Kohlenhydrate = 1 BE) gut abschätzen, vor jeder Mahlzeit seinen Blutzuckerspiegel ermitteln und die Menge des zu spritzenden Insulins errechnen können muss. Zusätzlich sollten zur Kontrolle 2 h nach den Mahlzeiten die Blutzuckerwerte gemessen werden.

Insulinpumpentherapie

Bei der Insulinpumpentherapie kommen Normalinsuline oder Analoginsuline zum Einsatz. Mithilfe einer Insulinpumpe kann bedarfsweise Insulin über ein Schlauchsystem direkt in das Gewebe abgegeben werden, ohne dass Injektionen notwendig sind. Die Messung des Blutzuckers und die Abschätzung der Insulinmenge müssen weiterhin durch den Patienten erfolgen.

Indikationen für eine Insulinpumpe sind häufige Hypoglykämien, diabetische Nephropathie, Neuropathie, Schwangerschaft und Schichtdienst. Voraussetzung für die Insulinpumpe ist u. a. ein HbA_{1c}-Wert < 10 % (Hämoglobin A_{1c}).

Die **Vorteile** der Pumpentherapie sind weniger Injektionen und eine genauere, einfachere und sicherere Einstellung. Die Lebensqualität wird deutlich verbessert.

Info

In Deutschland werden fast ausschließlich **Humaninsuline** eingesetzt, die zwar gentechnologisch hergestellt werden, aber dennoch identisch mit dem menschlichen Insulin sind. Sie finden Einsatz bei intensivierter konventioneller Therapie, Insulinpumpentherapie, beim Coma diabeticum, bei der Ersteinstellung und z. B. nach OP.

Bei den **Intermediärinsulinen** handelt es sich um Verzögerungsinsuline, die durch bestimmte Zusatzsubstanzen wie Zink (Lente-Insuline; seltene Anwendung) oder Protamin (NPH-Insuline = Neutral Protamin Hagedorn; häufige Anwendung) das Insulin langsam über Stunden (12–36 h) abgeben.

Normalinsuline (Altinsuline) sind schnell und kurz wirksame Insulinpräparate ohne Verzögerungsstoffe. Sie wirken ca. 4–6 h lang.

Basalinsulin bezeichnet die Menge an Insulin, die der Körper unabhängig von der Nahrungsaufnahme für Stoffwechselprozesse benötigt (ca. 40–60 % des Gesamtbedarfs). Der Diabetiker kann je nach Wirkdauer des Präparats eine 1- (z. B. morgens), 2- (morgens und abends) oder mehrmalige Injektion durchführen. Bei der intensivierten konventionellen Therapie werden dann zu den Mahlzeiten Normalinsuline verabreicht, um dem aktuellen Bedarf an Insulin gerecht zu werden.

Diabetes mellitus Typ 2

Ziel der Therapie ist es, normale Werte bei Körpergewicht, Blutzucker, Serumlipiden und Blutdruck herzustellen, um Spätschäden wie Makro- und Mikroangiopathien hinauszuzögern oder zu verhindern.

Therapie

- orale Antidiabetika als Monotherapie, Metformin Mittel der Wahl oder
- Kombination mit einem weiteren oralen Antidiabetikum bzw. GLP-1-Rezeptorantagonist (GLP-1 = Glucagon-like Peptid 1) oder
- Kombination mit Basalinsulin

Es werden aufgrund ihres Wirkmechanismus verschiedene Medikamentengruppen unterschieden (► **Tab. 11.1**).

▶ **Tab. 11.1** Orale Antidiabetika zur Therapie des Diabete mellitus Typ 2.

Medikament	Wirkung, Bemerkung	Nebenwirkungen	Kontraindikationen	Interaktionen
Kohlenhydratresorptionshemmer				
Acarbose (Glucobay®)	hemmt oder verlangsamt die Aufnahme von Kohlenhydraten in den Organismus	Meteorismus, Diarrhoe	Schwangerschaft, Stillzeit, Patienten < 18 Jahre; chronisch entzündliche Darmerkrankungen, Niereninsuffizienz	verminderte Wirksamkeit durch Colestyramin, Antazida, Kohletbl; verstärkte Wirkung durch Metformin, Sulfonylharnstoffe, Insulin; verringte Wirkung von Digoxin
Biguanide				
Metformin (Glucophage®)	verzögert die Aufnahme von Glukose im Darm; fördert die Verwertung von Glukose in der Zelle; hemmt die Glukoneogenese in der Leber; **Erstlinienpräparat**	Laktatazidose, Übelkeit, Diarrhoe	Niereninsuffizienz, frischer Herzinfarkt, Infektionen mit Fieber, COPD, respiratorische Insuffizienz	verminderte blutzuckersenkende Wirkung durch Glukokortikoide, Diuretika, Sympathomimetika; verstärkte Wirkung durch ACE-Hemmer, Cimetidin möglich
Sulfonylharnstoffe				
Glibenclamid (Euglucon®, Glibenclamid-CT®) **Glimepirid** (Glimegamma®, Amaryl®)	stimulieren die Insulinsekretion aus den β-Zellen; Kombinationspartner oder Alternativpräparat zu Metformin	niedrig dosiert starten; gastrointestinale Beschwerden; Hypoglykämien, Alkoholunverträglichkeit, Allergien, Knochenmarksdepression	Schwangerschaft, Stillzeit; schwere Leber- und Niereninsuffizienz; BMI > 27 kg/m²	Senkung des Blutzuckerspiegels durch β-Blocker, Phenylbutazon, Ciprofloxacin, Tetracycline; verminderte Wirkung durch Thiaziddiuretika, Glukokortikoide, orale Kontrazeptiva, Schilddrüsenhormone; Hemmung der Elimination von Sulfonylharnstoffen in der Leber durch Kumarine, MAO-Hemmer, Chloramphenicol
Glinide				
Nateglinid (Starlix®) **Repaglinid** (NovoNorm®)	verstärken die Insulinfreisetzung ähnlich der Sulfonylharnstoffe, jedoch sehr viel schneller; Nateglinid nur zugelassen für die Kombinationstherapie mit Metformin, Repaglinid auch als Monotherapie	hypoglykämische Reaktionen, gastrointestinale Beschwerden, allergische Reaktionen, Erhöhung der Leberenzyme	Typ-1-Diabetes; schwere Leberstörung; Schwangerschaft, Stillzeit	verstärkte blutzuckersenkende Wirkung durch ACE-Hemmer, β-Blocker, Phenylbutazon; verminderte blutzuckersenkende Wirkung durch Diuretika, Kortikosteroide, Sympathomimetika
Glitazone				
Pioglitazon (Actos®) **Pioglitazon + Metformin** (Competact®)	Glitazone verbessern die Insulinwirkung in der Leber, dem Muskel- und Fettgewebe, sodass mehr Zucker abgebaut wird. Durch Insulinresistenz blockierte Rezeptoren können wieder aktiviert und defekte Rezeptoren repariert werden. **Actos®** schützt vor Herzinfarkt und Schlaganfällen, senkt die Blutfettwerte und kann bei Nierenschäden eingesetzt werden. Beiden gemeinsam ist die gute Senkung des HbA_{1c}-Wertes. Sie haben so gut wie kein Hypoglykämierisiko und führen zur leichten Senkung des Blutdrucks.	erhöhtes Knochenfrakturrisiko, Herzinsuffizienz, Ödembildung; Therapieeffekt erst nach ca. 4 Wochen	Leberschäden, Schwangerschaft, Anämie	

► **Tab. 11.1** Fortsetzung.

Medikament	Wirkung, Bemerkung	Nebenwirkungen	Kontraindikationen	Interaktionen
	Monotherapie nur, wenn Metformin kontraindiziert ist; sonst Kombination mit Metformin oder Sulfonylharnstoffen, Actos® auch in Kombination mit Insulin			
Gliptine				
Saxagliptin (Onglyza®) **Sitagliptin** (Januvia®, Xelevia®) **Sitagliptin + Metformin** (Janumet®, Velmetia®)	hemmen den Abbau des Inkretinhormons GLP-1, wodurch sich dessen Konzentration erhöht; haben eine Zulassung als Monotherapie bei Metforminunverträglichkeit oder KI für Metformin	gastrointestinale Beschwerden, Urtikaria, Kopfschmerzen, Infektionen der oberen Atemwege	Überempfindlichkeit; Nieren- und Leberinsuffizienz	Abschwächung der Digoxinwirkung möglich; verstärkte blutzuckersenkende Wirkung durch β-Blocker, Salicylate; Anhebung des Blutzuckerspiegels durch Thiazide
Inkretinmimetika (GLP-1-Analoga)				
Liraglutid (Saxenda®) **Albiglutid** (Eperzan®) **Exenatid** (Byetta®)	Inkretine sind gastrointestinale Hormone (z. B. GLP-1), die die Insulinsekretion aus den β-Zellen des Pankreas nach oraler Glukoseaufnahme steuern. Bei Patienten mit Diabetes mellitus Typ 2 ist die postprandiale Sekretion von Inkretinen vermindert. Die Medikamente regen die β-Zellen des Pankreas an, Insulin auszuschütten. Sie hemmen den Appetit und verzögern die Magenentleerung.	Übelkeit, Magen-Darm-Beschwerden, Kopfschmerzen; bei Kombinationstherapie erhöhtes Unterzuckerungsrisiko	Pankreatitis, Niereninsuffizienz	
Gliflozine (SGLT-2-Hemmer, „sodium dependent glucose co-transporter-2-inhibitor“)				
Dapagliflozin (Forxiga®) p. o. **Empagliflozin** (Jardiance®) p. o.	SGLT-2 ist der Haupttransporter für die Rückresorption von Glukose am proximalen Tubulus. Mit seiner Hilfe werden ca. 90 % der filtrierten Glukose wieder aufgenommen. Durch die Blockade wird die Glukoseausscheidung verstärkt.	Hypotonie, Dehydratation, Hypoglykämie, genitale Kandidose, Harnwegsinfekte, Blasenkarzinome, Brustkrebs	Leber-, Nierenschaden, Typ-1-Diabetes; Schwangerschaft, Stillzeit	Schleifendiuretika (verstärken die Diurese und die NW)

11.2.2 Hypoglykämischer Schock (Notfall)

Durch Absinken des Blutzuckerspiegels (< 40 mg/dl) kommt es zu plötzlicher **Bewusstlosigkeit** mit Krampfneigung, Schwitzen und Hyperreflexie.

Ziele der Therapie sind die schnelle Anhebung des Blutglukosespiegels und die Vermeidung eines Krampfanfalls.

Therapie

- Notfallmanagement
- Lagerung, Zugang, NaCl
- Glukagoninjektion
- evtl. Glukoseinfusion
- bei **bewusstem** Patienten Traubenzuckerlsg, Fruchtsäfte

11.2.3 Hyperglykämisches Koma (Notfall)

Ein hyperglykämisches Koma entwickelt sich bei einem Typ-1-Diabetes (> 250 mg/dl mit hohen Ketonwerten im Urin) bei deutlich niedrigeren Blutglukosewerten als bei einem Typ-2-Diabetiker (> 700 mg/dl, Exsikkosezeichen).

Ziele der Therapie sind die schnelle Senkung des Blutglukosespiegels und die Verbesserung der metabolischen Azidose bzw. der Exsikkose.

Therapie

- Notfallmanagement
- Insulininjektion

11.2.4 Morbus Addison

Morbus Addison entwickelt sich aufgrund einer Nebennierenrindeninsuffizienz. Hintergrund kann z. B. eine autoimmunologische Reaktion sein, ebenso eine Tuberkulose oder ein hämorrhagischer Infarkt durch z. B. eine Sepsis oder Medikamente (z. B. Ketoconazol). Es kommt zu einem Mangel an Glukokortikoiden und Aldosteron und zu einem erhöhten ACTH-Spiegel.

Ziele der Therapie sind die Elektrolyt- und Reninregulierung, die Blutdruckstabilisierung und Regulierung u. a. des Glukosespiegels durch Substitution von Glukokortikoiden.

Therapie

- Glukokortikoide: z. B. Hydrocortison (morgens 25 mg und mittags 10 mg oder morgens 10 mg, mittags 5 mg und abends 5 mg; Kap. 2.11)
- Mineralokortikoid: Fludrocortison (Astonin H®) morgens (weist die gleiche Wirkung auf wie Aldosteron):
  - NW: bei Substitution keine
  - KI: metabolische Azidose, Leberzirrhose, Niereninsuffizienz, Lungenödem, KHK, Hypokaliämie
  - in der Schwangerschaft nur zur Substitutionstherapie
- Elektrolyte

11.2.5 Hyperaldosteronismus

Durch Störungen in der Nebennierenrinde kann es zur Überproduktion von Aldosteron kommen. Es wird eine primäre von einer sekundären Form unterschieden.

Primärer Hyperaldosteronismus (Morbus Conn)

Morbus Conn kann sich aus einem aldosteronproduzierendem Adenom (ca. 30 % d. F.) der Nebennierenrinde oder durch eine Hyperplasie (ca. 70 % d. F.) entwickeln. Es kommt zu Hypertonie, Hypokaliämie und metabolischer Alkalose.

Ziele der Therapie sind die Normalisierung des Aldosteronspiegels oder die Hemmung der Aldosteronwirkung an der Niere sowie die Regulierung des Hypertonus.

Therapie

- operative Entfernung von Tumoren
- Aldosteronantagonisten, z. B. Spironolacton (Aldactone®), und evtl. kaliumsparende Diuretika und Blutdrucksenker bei Hyperplasie

Sekundärer Hyperaldosteronismus

Bei der sekundären Form handelt es sich um eine pathologische Steigerung des RAAS durch andere Erkrankungen wie chronische Nierenerkrankungen, Herzinsuffizienz, Leberzirrhose oder Elektrolytverschiebungen.

Therapie

- Behandlung der Grunderkrankung

11.2.6 Hyperparathyreoidismus

Beim Hyperparathyreoidismus wird vermehrt Parathormon aus den Nebenschilddrüsen sekretiert. Primär liegt ein Adenom der Nebenschilddrüse vor. Sekundär entsteht ein Hyperparathyreoidismus aufgrund einer Hypokalzämie bei z. B. einer chronischen Niereninsuffizienz oder Malabsorption mit erniedrigtem Vitamin-D_3-Spiegel.

Ziel der Therapie ist die Regulierung des Parathormonspiegels.

Therapie der primären Form

- OP des Adenoms

Therapie der sekundären Form

- Behandlung der Grundkrankheit

11.2.7 Hypoparathyreoidismus

Bei einem Hypoparathyreoidismus wird vermindert Parathormon sezerniert, z. B. aufgrund von operativen Eingriffen an der Schilddrüse, Autoimmunreaktionen, Bestrahlungen, schwerwiegendem Magnesiummangel.

Ziel der Therapie ist die Anhebung des Calciumspiegels auf Normalwert, um Tetanien zu vermeiden.

Therapie

- im akuten tetanischen Anfall: 10–20 ml 10%ige Calciumglukonatlsg. i. v. (Achtung bei gleichzeitiger Einnahme herzwirksamer Glykoside wie Digitalis!)
- sonst orale Gabe von Calcium und Vitamin D_3
- Thiaziddiuretika senken die Calciumkonzentration im Urin (Gefahr der Nierensteinbildung durch Hyperkalzurie).

Weitere Therapie

- Autotransplantation der Nebenschilddrüsen

12 Arzneimittel bei Erkrankungen des Nervensystems

Zu den 10 häufigsten neurologischen Erkrankungen gehören laut Gesundheitsberichterstattung des Bundes (2017) folgende Erkrankungen [5]:

- Apoplex
- Parkinson
- MS
- Epilepsie
- Polyneuropathie
- Kopfschmerzen/Migräne
- Gehirntumoren

12.1 Apoplex, Schlaganfall (Notfall)

Jährlich führen Schlaganfälle bei ca. 5,5 Mio. Patienten weltweit zum Tod. Es sind bevorzugt ältere Menschen betroffen. Dabei handelt es sich in den meisten Fälen um eine Ischämie mit akuter Durchblutungsstörung im Gehirn durch ein Blutgerinnsel (ca. 80–85 % d. F.). Es kann aber auch eine Ischämie entstehen durch eine Blutung im Gehirn, vorwiegend durch Anomalien der Gefäße (ca. 15–20 % d. F.). Risikofaktoren sind Bluthochdruck, Übergewicht und Rauchen. Durch eine **frühzeitig** („time is brain") einsetzende Behandlung sind die klinischen Symptome und die Lebensqualität deutlich verbessert.

Die Durchblutungsstörung wird eingeteilt in die flüchtige zerebrale Dysfunktion mit einer Symptomdauer < 1 h ohne Infarktnachweis (TIA) sowie die schwerwiegende Minderdurchblutung. Der frühere Begriff „(prolongiertes) reversibles ischämisches neurologisches Defizit" (PRIND/RIND) wird nicht mehr benutzt.

Die schwerwiegende Minderdurchblutung kann folgende Symptome zeigen: halbseitige Lähmung, Sprachstörungen, eingeschränktes Sprachverständnis, Sehstörungen, Bewusstseinsstörungen, Amnesie, pathologische Reflexe u. a.

Ziel der Therapie ist die schnelle Wiederherstellung der Durchblutung des Gehirns.

Akuttherapie

- Lysetherapie möglichst innerhalb von 4 Stunden nach Auftreten der ersten Symptome und Ausschluss einer Hirnblutung

Folgetherapie

- Antikoagulanzien (z. B. Marcumar®, Iscover®; Kap. 2.10.3)
- NSAID als Schmerzmittel
- durchblutungsfördernde Mittel, z. B. Prostaglandine
- bei Blutungen: Blutstillung, auch operativ

Weitere Therapie

- evtl. Thrombektomie
- frühe Mobilisierung und Physiotherapie

12.2 Morbus Parkinson, idiopathisches Parkinson-Syndrom (Schüttellähmung)

Die Parkinson-Erkrankung ist eine neurologische Erkrankung, bei der u. a. Dopamin nicht mehr ausreichend produziert wird, weil die dopaminproduzierenden Zellen der Substantia nigra nach und nach absterben. Das führt zu Bewegungsstörungen mit Bewegungsarmut (Hypokinesie), Muskelstarre (Rigor) und Zittern (Tremor). Die Krankheit kann idiopathischer Natur sein, aber auch z. B. durch Medikamente wie Neuroleptika, Antiemetika, Reserpin (Parkinsonoid), durch Durchblutungsstörungen im Gehirn oder Stoffwechselstörungen (z. B. Morbus Wilson) ausgelöst werden.

Ziel der Therapie ist es, die Progression der Erkrankung zu verlangsamen und die Symptomatik zu lindern.

Therapie

- früher Erkrankungsbeginn: Beginn mit einem Non-Ergot-Dopaminantagonisten (verhindert das Dyskinesierisiko über mindestens 3–5 Jahre); evtl. später Kombination mit L-Dopa (= Levodopa)
- später Erkrankungsbeginn: Therapiebeginn mit L-Dopa (geringeres Risiko für Dyskinesien, symptomatisch wirksamer, weniger nichtmotorische NW)
- beim Parkinsonoid: Biperiden (**Mittel der Wahl**), alternativ Trihexyphenidyl

Einen Überblick zu den Arzneimitteln, die bei Parkinson-Syndromen eingesetzt werden, vermittelt die ▸ **Tab. 12.1**.

► **Tab. 12.1** Arzneimittel bei Parkinson-Syndromen.

Frei-, Handelsname	Bemerkung	Wirkung, spezielle Indikation	Nebenwirkungen	Kontraindikationen	Interaktionen
Vorstufe von Dopamin					
Levodopa (L-Dopa) + **Benserazid** (Madopar®) Tbl	**Goldstandard der Therapie**; immer in Kombination mit einem peripheren Decarboxylasehemmer wie Benserazid oder Carbidopa aufgrund der peripheren NW (Konversion zu Dopamin auch in der Peripherie)	Erhöhung des Dopaminspiegels, da Levodopa als Vorstufe von Dopamin die Blut-Hirn-Schranke überwindet und im Gehirn zu Dopamin umgewandelt wird	Langzeitphänomene (nach ca. 5 Jahren): Wirkungsverlust, Dyskinesien, schmerzhafte Verkrampfungen, abwechselnd Phasen von guter Beweglichkeit und völliger Starre; Unruhe, Verwirrtheit, Psychosen; durch Metabolisierung in der Peripherie: Übelkeit, Erbrechen, Appetitlosigkeit, orthostatische Hypotension, Tachykardie, sympathikotone Herz-Kreislauf-Stimulation	< 25 Jahre; Schwangerschaft und Stillzeit **Achtung:** KI von Sympathomimetika! (Kap. 2.20.2)	Dopaminantagonisten (Neuroleptika, Metoclopramid, Opioide, Reserpin, Methyldopa); verminderte L-Dopa-Resorption durch unspezifische MAO-Hemmer, Blutdrucksenker, eiweißreiche Nahrung
Levodopa + Carbidopa (Nacom®) Tbl				Jugendliche < 18 Jahre; strenge Indikationsstellung in der Schwangerschaft und Stillzeit	
Dopaminagonisten					
Ergotaminderivate aus Secale cornutum (Mutterkorn)					
Bromocriptin (Pravidel®) Tbl	beginnend mit einer Monotherapie, später in Kombination mit L-Dopa; bevorzugter Einsatz bei jüngeren Patienten	Stimulation der Dopaminrezeptoren; schwächere, dafür längere Wirkung als L-Dopa mit geringeren dosisabhängigen Schwankungen der motorischen Funktionen (Wirkung unabhängig vom Degenerationszustand der Neuronen); regelmäßige internistische Kontrolle; weitere Wirkungen: Hemmung der Synthese von Prolaktin und somatotropem Hormon	Beinödeme, Tagesmüdigkeit, Impulskontrollstörungen, psychotische Zustände, andere NW wie bei L-Dopa	Fibrosen aller Art	alle sedierenden Substanzen; Antagonisten wie Neuroleptika
Cabergolin (Cabergolin-ratiopharm®) Tbl					
synthetische Agonisten, sog. Non-Ergot-Präparate					
Pramipexol (Sifrol®) p. o.	s. Ergotaminderivate	s. Ergotaminderivate	pleuropulmonale, retroperitoneale Veränderungen und Herzklappenfibrosen möglich, daher im klinischen Alltag **nicht mehr empfohlen**; andere NW wie bei L-Dopa	s. Ergotaminderivate	s. Ergotaminderivate; bei Pramipexol verstärkte Wirkung von Cimetidin und Amantadin; bei Ropinirol verstärkte Wirkung von Östrogenen
Ropinirol (ReQuip®) p. o.					
Piripedil (Clarium®) p. o.					
Rotigotin (Neupro®) p. o.					

► **Tab. 12.1** Fortsetzung.

Frei-, Handelsname	Bemerkung	Wirkung, spezielle Indikation	Nebenwirkungen	Kontraindikationen	Interaktionen
NMDA-Antagonisten (N-Methyl-D-Aspartat-Antagonisten)					
Amantadin (Amantadin-ratiopharm®) Tbl	nicht zur Dauertherapie geeignet; Mittel der Wahl bei einer akinetischen Krise; schneller Wirkungseintritt, aber auch nach Monaten Wirkungsverlust	verhindert die Bindung des Neurotransmitters Glutamat an den NMDA-Rezeptor und unterbindet somit seine Reizweiterleitung; Einsatz bei Parkinsonoid und Morbus Parkinson	Erbrechen, Diarrhoe, Übelkeit, Unruhe, Schwindel, Halluzinationen, orthostatische Dysregulation, Knöchelödeme	Kinder; schwere Herzerkrankungen, Psychosen, Elektrolytstörungen	verstärkte Wirkung durch andere NMDA-Antagonisten wie Methadon, Tramadol, Narkotika aus der Gruppe der Ketamine
Anticholinergika					
Biperiden (Akineton®, Biperiden-neuraxpharm®) p. o.		ZNS-gängig, hemmen exzitatorische cholinerge Neurone und gleichen damit den Dopaminmangel aus; bei **Tremor und Rigor**, kaum bei Akinesie wirksam; bei Parkinson-Syndrom, Parkinsonoid und sonstiger extrapyramidaler Symptomatik	Mundtrockenheit, Akkommodations- und Miktionsstörungen, Obstipation, Tachykardie; Halluzinationen, Erregung, Glaukom	Schwangerschaft und Stillzeit; Demenz, Psychosen	
Trihexyphenidyl (Artane®, Parkopan®) p. o.					
COMT-Hemmer					
Entacapon (Comtess®) p. o.	nur zur Kombinationstherapie zugelassen	hemmen das dopaminabbauende Enzym COMT; Wirkung nur in Kombination mit L-Dopa	gastrointestinale Beschwerden, Dyskinesien, Halluzinationen, Unruhe	Kinder und Jugendliche < 18 Jahre, Schwangerschaft, Stillzeit	
MAO-B-Hemmer					
Selegilin (Selegilin Hexal®) p. o.		Hemmung der MAO_B, die im ZNS Dopamin und andere Katecholamine abbaut (Kap. 2.17.2); deutlich geringere Wirkung als L-Dopa	Dyskinesien, Unruhe, Halluzinationen; kaum Hemmung der MAO im übrigen Körper, im Gegensatz zu anderen MAO-Hemmern (Kap. 2.17.2)	Schwangerschaft und Stillzeit	alle sedierenden Substanzen, andere MAO-Hemmer, selektive Serotoninwiederaufnahmehemmer, trizyklische Antidepressiva, Triptane, Johanniskraut
Rasagilin (Azilect®) p. o.					

Beeinflussung der Mikronährstoffe

- Vitamin B_6 sorgt in der Peripherie für eine schnellere Konversion von L-Dopa zu Dopamin und damit zur Abnahme der oralen Bioverfügbarkeit von L-Dopa. Deshalb sollten keine hohen Dosen Vitamin B_6 (> 5–10 mg/d) unter L-Dopa-Therapie eingenommen werden.
- Durch L-Dopa steigt der Homocysteinspiegel. Es sollte regelmäßig eine Kombination aus Folsäure, Vitamin B_6 (< 5 mg/d) und B_{12} zur Vorbeugung von Polyneuropathien eingenommen werden.
- Vitamin C kann die orale Bioverfügbarkeit von L-Dopa durch bessere Resorption steigern. Es sollte eine tägliche Dosis von bis zu 500 mg eingenommen werden.

- Eine gleichzeitige Einnahme von L-Dopa und Eisen oder Entacapon und Eisen sollte aufgrund von Komplexbildung unterbleiben (Einnahmepause zwischen den Mitteln ca. 2 h).
- Durch die Synthese, die Aufnahme und den Abbau von L-Dopa entstehen reaktive Sauerstoffspezies, durch die es zu einem Abfall der Antioxidanzien kommt. Deshalb sollte so früh wie möglich Coenzym Q_{10} verabreicht werden.
- Proteinreiche Mahlzeiten vermindern den Gehalt an L-Dopa durch eine verringerte Aufnahme ins Gehirn. Es sollte ein zeitlicher Abstand von 2–3 h zwischen den Mahlzeiten und der Einnahme von L-Dopa eingehalten werden.

Therapieempfehlungen

Für die Behandlung des Parkinson-Syndroms sind ein frühzeitiger Beginn und eine gute Einstellung des Patienten mit dem passenden Arzneimittel unabdingbar, da die Krankheit nicht heilbar ist, sondern nur in ihrem Verlauf gebremst werden kann. Eine Unterbrechung der Therapie zugunsten naturheilkundlicher Verfahren ist nicht anzuraten. Eine Begleittherapie kann sehr hilfreich sein (s. Mikronährstoffe).

12.3 Multiple Sklerose (MS)

Die MS ist in Deutschland die häufigste chronische ZNS-Erkrankung junger Menschen und die häufigste neurologische Erkrankung, die zu bleibender Behinderung führt. Es kommt zu Nervenentzündungen und zur Entmarkung der nervalen Axone im gesamten ZNS.

Ziele der Therapie sind die Hemmung der Entzündungen und die Reduktion der Schubfrequenz.

Therapie

- Behandlung nach dem Therapieschema in ▶ **Tab. 12.2** (eingesetzte Mittel s. ▶ **Tab. 12.3**)

▶ **Tab. 12.2** Therapieschema der MS.

Schubtherapie	Basistherapie	Eskalationstherapie	symptomatische Therapie	Neuromyelitis optica
hoch dosiert Cortison (Methylprednisolon plus)	**1. Wahl:** **IFN-β** **Glatirameracetat** (Copaxone®) p. o. **Dimethylfumarat** (Fumaderm®) p. o.	**1. Wahl:** **Fingolimod** (Gilenya®) **Natalizumab** (Tysabri® i. v.) **Alemtuzumab** (Lemtrada) i. v., s. c. **Daclizumab** (Zinbryta®)	**Spastiken:** Baclofen, Tizanidin **Blasenstörungen:** Trospiumchlorid, Tolterodin oder Oxybutynin **kognitive Störungen:** Donepezil **Schmerzen:** Amitriptylin, Carbamazepin oder Gabapentin	**Rituximab** (Mabthera®) i. v.
bei Versagen, unzureichendem Effekt, schwerem Schub: Gabe wiederholen	**Reserve:** **Immunglobulin** i. v. **Azathioprin** (Imurek®)	**2. Wahl:** **Mitoxantron** (Mitoxantron Hexal®)		
bei weiterem Versagen: Plasmapherese				

► **Tab. 12.3** Arzneimittel bei MS.

Frei-, Handelsname	Wirkung, Bemerkung	Nebenwirkungen	Kontraindikationen	Interaktionen
IFN-β	immunmodulierend; Gemisch aus Aminosäuren der Interferone, wird von virusinfizierten Fibroblasten und Makrophagen gebildet	Reaktionen an der Einstichstelle, grippeähnliche Symptome, Menstruationsstörungen, Depression, Angst, Leukopenien (mäßig), leberbelastend	Schwangerschaft, Kinder und Jugendliche < 18 Jahre	
Glatirameracetat (Copaxone®)	immunmodulierend; Gemisch aus synthetischen Polypeptiden	lokale Hautreizungen, Lymphknotenschwellung, Infektionen, Fieber, Anorexie, Angst, Depression, Übelkeit, Erbrechen, Miktionsbeschwerden	Schwangerschaft, Stillzeit; primär oder sekundär progrediente MS; Kinder und Jugendliche < 18 Jahre	
Dimethylfumarat (Tecfidera®)	immunmodulierend, entzündungshemmend, neuroprotektiv; verlangsamt das Fortschreiten der MS, reduziert die Schubfrequenz	Flush, Lymphopenie, gastrointestinale Beschwerden, infektionsfördernd	Überempfindlichkeit gegenüber dem Wirkstoff	immunsuppressive Therapie, Lebendimpfstoffe, andere fumarsäurehaltige Arzneimittel, nephrotoxische Arzneimittel
Teriflunomid (Arava®)	immunmodulierend	erhöhte Leberenzyme, Haarausfall, Diarrhoe, Übelkeit, Infektion, Empfindungsstörungen	Schwangerschaft	
Azathioprin (Imurek®)	Immunsuppressivum	► **Tab. 2.30**	► **Tab. 2.30**	► **Tab. 2.30**
Fingolimod (Gilenya®)	immunmodulierend; ausschließlich zur **Monotherapie**; nur als **Zweitlinientherapeutikum** zugelassen!	AV-Block, Makulaödem, Leukopenie, Infektanfälligkeit, Melanome	Schwangerschaft, Stillzeit, Kinder und Jugendliche < 18 Jahre; schwere Leberinsuffizienz	
Natalizumab (Tysabri®)	monoklonaler Antikörper	► **Tab. 2.33**	► **Tab. 2.33**	► **Tab. 2.33**
Alemtuzumab (Lemtrada®)	monoklonaler Antikörper	► **Tab. 2.33**	► **Tab. 2.33**	► **Tab. 2.33**
Daclizumab (Zinbryta®)	monoklonaler Antikörper	► **Tab. 2.33**	► **Tab. 2.33**	► **Tab. 2.33**
Rituximab (Mabthera®) i. v.	monoklonaler Antikörper	► **Tab. 2.33**	► **Tab. 2.33**	► **Tab. 2.33**
Mitoxantron (Mitoxantron Hexal®, Novantron®, Onkotrone®)	Zytostatikum zur Krebsbehandlung (► **Tab. 2.31**); **Zweitlinienbehandlung** bei schweren Verlaufsformen der MS, wenn Therapien mit Immunmodulatoren versagt haben und sich der Patient in einem aktiven Krankheitsstadium befindet	► **Tab. 2.31**; kardiovaskuläre Störungen	Schwangerschaft, Stillzeit	► **Tab. 2.31**

12.4 Epilepsie (Fallsucht)

Die Epilepsie ist ein Krampfleiden, das durch die Fehlfunktion einiger Hirnnerven und ihrer Neurotransmitter (Glutamat und GABA) entsteht. Je nach Ausprägung innerhalb des Gehirns kann es zu sensiblen, sensorischen und/oder motorischen Ausfällen kommen. Erstrecken sich die Fehlfunktionen über beide Hemisphären, liegt ein generalisierter Anfall vor; ist nur ein Areal betroffen, spricht man von fokalen Anfällen.

Zu den generalisierten Anfällen gehören der Grand-mal-Anfall, Absencen (Petit-mal-Anfall) und myoklonisch-atonische Anfälle. Ein fokaler Anfall ist z. B. der Jackson-Anfall, der ohne Bewusstseinsstörung einhergeht.

Bei ca. ⅓ der Erkrankten beginnt die Erkrankung im Kindesalter. Sie kann aber in jedem Alter auftreten. Circa 2–4 % aller Menschen erleiden einen einzelnen epileptischen Anfall innerhalb ihres Lebens. Bei 0,5–1 % entwickelt sich eine epileptische Erkrankung.

Man unterscheidet genetische, idiopathische und symptomatische (sekundäre Epilepsie) Ursachen. Bei ca. 40 % d. F. finden sich keine Ursachen (idiopathisch); bei symptomatischen Epilepsien können Hirnanomalien, frühkindliche Hirnschäden, Apoplex, Hirntumoren, Enzephalitiden, Traumata, Stoffwechselerkrankungen wie diabetische Hypoglykämie, perinatale Hypoxien, Drogen, Alkohol oder Medikamente die Ursache sein.

Ziel der Therapie ist die Reduktion der Anfallshäufigkeit bis hin zur Anfallsfreiheit.

Cave

Jeder epileptische Anfall ist ein Notfall, da nicht vorhersehbar ist, ob sich ein Status epilepticus entwickeln kann.

Therapie

- akut:
  - **keine oralen** Medikamentengaben
  - in der 1. oder 2. Phase (Aura, Halluzinationen, Initialschrei) des Grand-mal-Anfalls das Antikonvulsivum Diazepam als Rektiole (Kap. 2.17.4)
- Basistherapie abhängig von der Form und Ursache der Epilepsie:
  - Antikonvulsiva (p. o.): Valproat (z. B. Orfiril®), Primidon (z. B. Mylepsinum®), Levetiracetam (z. B. Keppra®; Kap. 2.17.4)
  - **Mittel letzter Wahl** bei Versagen aller medikamentösen Therapien wegen zu großer NW: Felbamat (z. B. Taloxa®)
- als Stand-by-Medikament in der **Notfalltherapie**: Diazepam (Rektiole), Midazolam (Buccolam® bukkale Tbl):
  - NW Buccolam®: Somnolenz, Bewusstseinstrübung, Atemdepression, Übelkeit, Erbrechen, Hautausschlag, Juckreiz; bei älteren Patienten Sturzgefahr
  - KI: Myasthenia gravis, schwere respiratorische Insuffizienz, Schlafapnoe-Syndrom, eingeschränkte Leberfunktion; im letzten Trimenon der Schwangerschaft wegen des Risikos für das Neugeorene, in der Stillzeit

Weitere Maßnahmen im Anfall

- keine Hilfestellung am Patienten, wenn möglich Zahnersatz, Schmuck etc. entfernen
- Minderung der Verletzungsgefahr durch Wegräumen aller Gegenstände

Weitere Therapie als Basisbehandlung

- Psychotherapie
- evtl. kohlenhydratarme Diäten
- verschiedene OP-Möglichkeiten

12.5 Polyneuropathie

Eine Polyneuropathie ist die Schädigung vieler sowohl motorischer als auch sensorischer peripherer Nerven. Sie tritt in der Regel zuerst an den Füßen und/oder Händen auf, wobei die Füße zumeist als Erstes betroffen sind. Dabei kann die Schädigung symmetrisch oder asymmetrisch auftreten. Zum anderen können die einzelnen Nerven isoliert erkranken (motorisch, sensorisch, sensibel) und der Nerv selber kann an unterschiedlichen Strukturen betroffen sein (axonal, an der Markscheide).

Viele Erkrankungen können zu Polyneuropathien führen:

- Beim Diabetes mellitus tritt eine **diabetische Polyneuropathie** der autonomen und sensomotorischen Nerven auf, indem die Nervenzellen und ihre versorgenden Blutgefäße durch Zucker-Eiweiß-Verbindungen geschädigt werden.
- Alkoholabusus, Vergiftungen mit Blei oder Arsen, Medikamente wie Vinca-Alkloide und Drogenkonsum führen zur **toxischen Polyneuropathie**, bei der zunächst die Finger und Zehen betroffen sind.
- Daneben können Tumorerkrankungen, Autoimmunprozesse, Vitamin-B_{12}-, -B_1- und -B_6-Mangel Polyneuropathien auslösen.

Ziele der Therapie sind die Behandlung der Grunderkrankung und die Wiederherstellung der Sensibilitäten.

Therapie

- Schmerztherapie mit NSAID, z. B. Acetylsalicylsäure
- Antidepressiva: z. B. Amitriptylin gegen Schmerzen (Kap. 2.19.5)
- Antikonvulsiva: z. B. Gabapentin oder Carbamazepin gegen Schmerzen und Krämpfe

- hoch dosiert v. a. Vitamin B_1 und B_{12} (v. a. bei alkoholinduzierter Polyneuropathie)
- α-Liponsäure

Weitere Therapie

- Behandlung der Grundkrankheit
- transkutane elektrische Nervenstimulation (TENS)
- physikalische Therapien wie Wärme, Rotlicht, Wechselbäder
- Physiotherapie

12.6 Kopfschmerzen, Migräne

Die Ursachen von Kopfschmerzen und Migräne sind nicht ganz geklärt, wodurch die Behandlung erschwert wird. Die Therapie der Wahl ist eine gezielte Kombinationstherapie (Kap. 2.19.6).

Die DMKG hebt in ihrer aktuellen Fassung (2016) die Kombination aus Pharmako- und Verhaltenstherapie hervor [18]. Neben dem Arzt-Patienten-Gespräch zur Erklärung der Achse „Stress – Entspannung – Migräne" wird die progressive Muskelentspannung als höchsteffektiv und prophylaktisch wirksam angesehen.

Daneben spielen Medikamente eine Rolle. Aus der Phytotherapie empfehlen fast alle Leitlinien die lokale Anwendung von Pfefferminzöl in alkoholischer Lsg. Sie halten die Wirkung für ebenso erfolgreich wie die mit Paracetamol (1000 mg/d) und Acetylsalicylsäure (1000 mg/d). Der Wirkmechanismus von Minzölen liegt in der Ansprechbarkeit der TRP-Kanäle („transient receptor potential channels", Ionenkanäle, die zuständig sind für Vermittlung von Kälte, Hitze, Licht, Schmerz). Durch den Reiz werden analgetische Endorphine freigesetzt, die den Schmerz lindern.

12.7 Hirntumor

- Kap. 18.4

13 Arzneimittel bei psychiatrischen Erkrankungen

13.1 Alkoholdelir, Alkoholentzugssyndrom, Delirium tremens

Unterbricht man bei chronischem Alkoholismus die Alkoholzufuhr, kommt es durch den Alkoholentzug zu lebensbedrohlichen Situationen mit psychotischen und neurovegetativen Symptomatiken.

In der ▶ Tab. 13.1 sind die einzelnen Phasen eines Delirs mit der Symptomatik und Medikation aufgelistet.

Therapie

- Medikamente s. ▶ Tab. 13.1

Basistherapie

- Messung der Vitalfunktion, Blutzucker und Kreatinkinase
- ausreichend Flüssigkeitszufuhr
- Ausgleich einer Hypokaliämie und Hyponatriämie
- Glukose (i. v.) bei Ketoazidose
- Gabe von Magnesium, Spurenelementen
- Vitamin B_1 (initial 50–100 mg i. v., dann täglich 25–50 mg i. v.); Vitamin B_6 (5–10 mg/d oral), bis der Patient stabil ist, zur Prophylaxe einer Wernicke-Enzephalopathie

13.2 Depressionen

Ungefähr 20 % der Bevölkerung leiden mindestens einmal in ihrem Leben unter einer depressiven Episode, wobei Frauen doppelt so häufig betroffen sind wie Männer. Die erfolgreiche Suizidrate bei Patienten mit wiederkehrenden schweren depressiven Phasen ist mit bis zu 15 % relativ hoch. Mehrheitlich finden sich Suizidgedanken oder Suizidversuche.

Depressive Episoden kommen in allen Lebensphasen vor. Die Diagnose ist aufgrund der vielfältigen Erscheinungsformen nicht leicht zu stellen. Sie können u. a. auftreten

- durch hormonelle Schwankungen, z. B. in der Pubertät, bei Frauen in der Schwangerschaft, nach der Geburt, in der Menopause; bei einer Hypothyreose, dem Cushing-Syndrom; bei Männern in der Midlife-Crisis;
- jahreszeitlich bedingt, z. B. als Winterdepression;
- durch Belastungs- oder Anpassungsstörungen;
- bei Angststörungen;
- als Altersdepression;
- als affektive Störung in Form von mono- oder bipolaren Störungen.

Als eigenständige Erkrankung und von der unipolaren Depression abzugrenzen sind **mono- oder bipolare affektive Störungen**.

Ziele der Therapie sind die vollständige Remission und die Rückfallprophylaxe.

Therapie der unipolaren Depression

- **Akuttherapie:**
  - Ziel der Akuttherapie ist es, den Leidensdruck des Patienten zu lindern, Remission zu erreichen und die psychosoziale Funktion wiederherzustellen.
  - Es werden Stimmungsstabilisierer wie Antidepressiva über 6–12 Wochen eingesetzt.
- **Erhaltungstherapie:**
  - Im Anschluss an die erfolgreiche Akuttherapie erfolgt die Erhaltungstherapie durch weitere Einnahme der Antidepressiva oder der zuvor gegebenen Stimmungsstabilisierer über mindestens 4–9 Monate

▶ **Tab. 13.1** Phasen eines Alkoholdelirs mit der Symptomatik und Medikation.

Klassifikation	Symptomatik	Medikation
Prädelir – Alkoholentzugsdelir	Beginn ca. 10 h nach Alkoholzufuhr, Höhepunkt nach 24–48 h: flüchtige Halluzinationen **oder** vegetative Beschwerden wie Schreckhaftigkeit, Schwitzen, Tremor, Schlafstörungen; evtl. Grand-mal-Anfälle	Benzodiazepin oder Antikonvulsivum (p. o.): **Carbamazepin** (Tegretal®) oder **Clomethiazol** (Distraneurin®)
vollständiges Delir	Beginn ca. 48–72 h nach letzter Alkoholzufuhr, Höhepunkt nach ca. 4 Tagen, Dauer bis zu 2 Wochen: Bewusstseins- und Orientierungsstörungen, Überregung **und** Halluzinationen **und** vegetative Beschwerden; evtl. Grand-mal-Anfälle (ca. 15 %)	**Benzodiazepine** oder **Clomethiazol** (p. o.) kombiniert mit **Haloperidol**; **kein Alkohol!** (unwirksam bei manifestem Delir)
lebensbedrohliches Delir	wie vollständiges Delir **und** schwere Bewusstseinsstörungen, schwere Komplikationen wie Herzrhythmusstörungen, Schock, Pneumonie, Nieren- und Leberinsuffizienz, Multiorganversagen; Letalität unbehandelt ca. 20 % d. F.	**Diazepam** oder **Midazolam** (Dormicum®) i. v. und **Haloperidol** p. o., evtl. Sympatholytikum **Clonidin** (Catapresan® p. o.), besonders wenn eine Hypertonie besteht; **keinen Alkohol!** (unwirksam bei manifestem Delir)

mit dem Ziel, den stabilen Zustand zu erhalten und Rezidive zu vermeiden.
  - Erst anschließend ist eine schrittweise Dosisreduktion angebracht.
- **Rezidivprophylaxe (Phasenprophylaxe):**
  - Gegebenenfalls muss lebenslang mit Antidepressiva oder den zuvor gegebenen Stimmungsstabilisierern nach Normalisierung der Stimmungslage des Erkrankten weiter therapiert werden, wenn mehr als eine schwere Episode aufgetreten ist oder in den letzten 5 Jahren eine oder mehrere depressive Episoden aufgetreten sind.
- **schwere depressive Episode:**
  - Bei schweren depressiven Episoden werden die Antidepressiva anfangs in Kombination mit Benzodiazepinen verabreicht.
  - Die Wahl der Antidepressiva richtet sich nach der vorherrschenden Symptomatik. Bevorzugt werden SSRI oder SSNRI eingesetzt, erst in 2. Linie trizyklische Antidepressiva und nur bei schlechtem Ansprechen der Therapie MAO-Hemmer (Kap. 2.17.2).

Weitere Therapie

- Bei leichten Formen der Depression können Entspannungstherapien, Sport, Bewegung, Lichttherapie, Psychotherapie (evtl. ohne medikamentöse Begleitung), erfolgreich sein.
- Bei mittelschweren Formen können begleitend Antidepressiva notwendig sein.
- Bei schweren depressiven Episoden sollten obige Zusatztherapien begleitend zur medikamentösen Therapie erfolgen.
- In einigen Fällen ist ein stationärer Aufenthalt notwendig.
- Liegt eine Grunderkrankung vor, ist eine Therapie der Erkrankung notwendig.

13.3 Bipolare und monopolare affektive Störungen (Psychosen)

Bipolare Störungen zeichnen sich durch ein Auf und Ab der Gefühle aus: Einmal sind die Menschen euphorisch, hyperaktiv und überschätzen sich (manische Episode), dann wiederum ziehen sie sich zurück, sind niedergeschlagen, dumpf und inaktiv (depressive Episode). Zwischen den beiden Episoden können Jahre liegen, in denen der Patient ausgeglichen ist. Alle Episoden können unterschiedlich stark ausgeprägt sein. Zu Beginn der bipolaren Störung zeigt sich häufig eine depressive Episode. Es können ebenso ausschließlich manische Episoden auftreten ohne eine folgende depressive Episode.

Die bipolaren Störungen treten familiär gehäuft auf, sodass eine genetische Ursache vermutet wird. Da bei bipolaren affektiven Störungen im Krankheitsverlauf verschiedene Symptomkonstellationen auftreten können, ist die medikamentöse Therapie sehr differenziert zu betrachten (Kap. 2.17).

Ziele der Therapie sind die Reduktion der Episoden und deren Schweregrade. Die Grundlage jeder Therapie bipolarer Störungen erfolgt durch Stimmungsstabilisierer (Phasenprophylaktika) und Interventionsmedikamente.

Stimmungsstabilisierer. Zu diesen gehören Lithium und die Antikonvulsiva Valproat (p. o., i. v.), Carbamazepin, Lamotrigen sowie atypische Neuroleptika (atypische Antipsychotika) wie Aripiprazol, Olanzapin, Quetiapin, Risperidon, Ziprasidon (Kap. 2.17.1):

- Stimmungsstabilisierer werden in der Akutphase, Erhaltungstherapie und Rückfallprophylaxe eingesetzt; Interventionsarzneimittel in der Akutphase, evtl. noch in der Erhaltungstherapie.
- Stimmungsstabilisierer gleichen sowohl manische als auch depressive Stimmungsschwankungen akut und langfristig aus. Auch in Phasen der Stabilität ist die Einnahme wichtig, um Rückfällen vorzubeugen.

Lithium ist der Goldstandard und zusätzlich gut suizidprophylaktisch wirksam, jedoch nicht gut wirksam beim Rapid Cycling (schnellem Wechsel manischer und depressiver Phasen, 4 × und öfter pro Jahr) und bei Fällen mit zahlreichen Vorphasen. Ihre Einnahme muss sorgfältig dosiert und kontrolliert werden. Ein plötzliches Absetzen führt in 50–90 % d. F. zu einem neuen Schub. Ihre Wirkung tritt nach 1–3 Wochen ein.

Valproat und Carbamazepin haben gute antimanische Wirksamkeit. Beide können rezidivprophylaktisch eingesetzt werden, Carbamazepin jedoch nur zur Prophylaxe bei manisch-depressiven Phasen, Lithiumversagen oder wenn Lithium kontraindiziert ist. Es ist bei Mischzuständen und Rapid Cycling dem Lithium überlegen.

Lamotrigen ist rezidivprophylaktisch einsetzbar bei bipolaren Depressionen und Rapid Cycling, aber nicht für die Akuttherapie manischer oder depressiver Episoden geeignet.

Folgende atypische Antipsychotika werden in manischen Episoden bei Symptomen wie Halluzinationen, Wahnvorstellungen und Realitätsverlust eingesetzt. Sie wirken aber auch auf die Stimmungslage stabilisierend, sodass sie ebenfalls bei Beschwerden ohne psychotische Symptome als Stimmungsstabilisierer verordnet werden. Sie zeigen zusätzlich eine antidepressive Wirkung.

Aripiprazol, Olanzapin, Quetiapin und Risperidon zeigen antimanische Wirkung bei mäßigen bis schweren manischen Episoden.

Ziprasidon wird bei bipolaren Störungen nur zur Behandlung von manischen oder gemischten Episoden bis zu mäßigem Schweregrad eingesetzt.

Die **Rezidivprophylaxe** manischer Episoden kann durch Aripiprazol, Olanzapin und Quetiapin erfolgen; zur

Rezidivprophylaxe bei depressiven Episoden ist nur Quetiapin geeignet. Die Anwendung soll grundsätzlich nur dann erfolgen, wenn die Behandlung beider Episoden schon einmal erfolgreich war.

Olanzapin und Quetiapin werden auch bei gemischten Episoden und Rapid Cycling eingesetzt.

Interventionsmedikamente. Reicht in der akuten Phase der Stimmungsstabilisierer nicht aus, werden Interventionsmedikamente hinzugefügt. Sie können u. U. in der Erhaltungsphase beibehalten werden. Zu den Interventionstherapeutika gehören z. B. Antidepressiva, Benzodiazepine und Hypnotika.

Antidepressiva sind fast immer bei depressiven Episoden notwendig. Hier sind SSRI oder MAO-Hemmer angezeigt. Trizyklische Antidepressiva können bei bipolaren Störungen Manien auslösen und die Entwicklung eines Rapid Cycling erhöhen und sind deshalb nicht zur Interventionstherapie geeignet.

Benzodiazepine sollten wegen ihres Suchtpotenzials nur kurzfristig eingesetzt werden.

Therapie

- **1. Wahl** für Therapie und Prophylaxe als stimmungsstabilisierende Medikamente:
  - Lithium
  - Antikonvulsiva: Valproinsäure (z. B. Ergenyl®), Lamotrigen (z. B. Lamictal®) oder mit Einschränkung Carbamazepin (z. B. Tegretal®, Timonil®)
  - atypische Antipsychotika: Olanzapin (z. B. Zyprexa®) und Quetiapin (z. B. Seroquel®), Risperidon (z. B. Risperdal®), Ziprasidon (z. B. Zeldox®); Einsatz von Olanzapin auch phasenprophylaktisch nach einer manischen Episode
- Akutbehandlung:
  - evtl. Einsatz von Neuroleptika und bei starker Unruhe zusätzlich sedierenden Medikamenten
  - Verordnung von Antidepressiva in einer depressiven Episode ist mit der Gefahr des Umkippens in eine Manie (sog. Switch) verbunden.

Therapie bei akuter bipolarer Manie

- Monotherapien mit Lithium, Valproat oder atypischen Antipsychotika und verschiedenen Kombinationen daraus

Cave

Konventionelle Neuroleptika werden nicht empfohlen, da durch diese eine Tendenz zu depressiven Syndromen besteht!

- atypische Antipsychotika mit zunehmender Bedeutung bei allen Schweregraden (Olanzapin, Quetiapin, Risperidon, Ziprasidon)

Therapie bipolarer Depression

- Monotherapie mit Lithium, Antikonvulsiva (besonders Lamotrigen) und atypischen Antipsychotika, bevorzugt Quetiapin
- Kombinationen aus:
  - Lithium + Valproat
  - Olanzapin + SSRI
  - Lithium oder Valproat + SSRI

Cave

Vorsicht bei Antidepressiva! Trizyklische Antidepressiva sollten nicht eingesetzt werden, da das Risiko für Manien und eine Zunahme der Phasenfrequenzen erhöht ist.

Leichte depressive Episoden

- Stimmungsstabilisierer (s. o.)
- Verhaltenstherapie

Mittelschwere und schwere Depressionen

- SSRI
- Lithium, atypische Antipsychotika oder Antiepileptika

Gemischte Episoden

- bevorzugt Valproinsäure oder Ziprasidon
- **keine Antidepressiva**, geringe Wirkung von Lithium

Phasenprophylaxe bei bipolarer affektiver Störung

- bevorzugt Valproinsäure, wenn häufige Vorepisoden stattgefunden haben
- Lithium bei wenigen Vorepisoden
- Lamotrigen zur Prophylaxe bei depressiven Episoden
- Olanzapin zur Prophylaxe bei manischen Episoden; Carbamazepin nur, wenn Lithium versagt

Rapid Cycling

- Kombination von Valproinsäure, Olanzapin, Quetiapin
- dominieren die depressiven Episoden: Lamotrigen
- **keine Antidepressiva!**

13.4 Schizophrenie

Schizophrenie ist eine Persönlichkeitsstörung, die mit u. a. Wahrnehmungs-, Gedanken- und Verhaltensstörungen einhergeht. Diese haben keinen Bezug zur Realität. Die Schizophrenie tritt in der Regel nach der Pubertät auf, die 1. Episode zwischen dem 20. und 30. LJ. Circa 70 % der Betroffenen erleiden Rezidive mit Beschwerdefreiheit zwischen den Episoden, ca. 10 % entwickeln eine chronische Schizophrenie (schizophrenes Residuum). In seltenen Fällen erkranken schon Kinder.

Die Symptomatik der Schizophrenien ist unterschiedlich. Es wird die Schizophrenie mit Plus-Symptomatik (Wahn, Halluzination, Denkstörungen) von der mit Minus-Symptomatik (Affektverflachung, Antriebsstörungen, sozialer Rückzug) unterschieden. Hinzu können katatone Störungen (Stupor, Mutismus, psychomotorische Hemmung oder Erregung) und kognitive Störungen (Störung der Aufmerksamkeit, des Gedächtnisses, Depression, Suizidalität) kommen.

Die familiäre Häufung spricht für genetische Faktoren, die aber noch nicht belegt sind. Auf biologischer Ebene vermutet man eine Veränderung im Bereich der Botenstoffe Dopamin und Serotonin, zu der psychosoziale Erlebnisse kommen müssen, um eine Schizophrenie auszulösen.

Ziele der Behandlung sind die Reduzierung schizophrener Episoden und die Wiederherstellung der psychosozialen Kompetenz.

Akuttherapie

- **1. Wahl:** atypische Antipsychotika (**außer Clozapin**) als Monotherapie (**keine Kombination** atypischer mit konventionellen Antipsychotika, außer in Umstellungsphasen)
- bei Angst, Aggressivität, Suizidalität oder psychomotorischer Unruhe: Benzodiazepine (Lorazepam)

Erhaltungsphase/Rezidivprophylaxe

- Therapiefortführung für 1–2 Jahre (bei zahlreichen Episoden evtl. Dauertherapie); danach schrittweise Reduktion 2 Jahre nach der letzten Episode

Therapieresistente Schizophrenie

- Mittel der Wahl: Clozapin

Katatone Schizophrenie

- bei Stupor, Mutismus oder starker psychomotorischer Hemmung zunächst einmalig Lorazepam
- Kombination mit atypischem Antipsychotikum, wenn Besserung eintritt

13.5 Angst- und Zwangsstörungen

Angst ist ein angeborenes lebensrettendes Warnsignal. Sie hilft uns, Gefahren zu erkennen, vorsichtig zu sein und uns zu schützen. Jeder Mensch hat ein unterschiedliches Angstniveau. Sollte die Angst das Leben dominieren und die Lebensfähigkeit einschränken, liegt eine **Angststörung** vor.

Angststörungen werden in Panikstörungen (episodische paroxysmale Angst), generalisierte Angst (allgemeine, dauerhafte Angst) und Phobien (Agoraphobie – mit und ohne Panikstörung, Sozialphobie, spezifische Phobie vor speziellen Situationen wie Höhe, enge Räume oder Objekten wie Mäusen, Spinnen) unterteilt.

Die Ursachen können körperlich bedingt sein (schwere Krankheit, Herzerkrankung, Atemnot, MS, lebensbedrohliche Hyperthyreose), durch Medikamente ausgelöst werden (z. B. Neuroleptika, L-Dopa gegen das Parkinson-Syndrom), durch Traumata oder bei Alkohol- und Drogenmissbrauch auftreten. Die Symptome der Angststörung sind körperlich und verdecken häufig auf den ersten Blick die Angststörung.

Häufig sind Angststörungen mit einer Depression (Kap. 13.2) und/oder Zwangsstörung verbunden.

Die **Zwangsstörung** ist ein krankhafter Zwang, bestimmte Handlungen immer wieder ausführen zu müssen.

Ziel der Therapie ist die Unterbrechung der Ängste bzw. Zwänge, um ein normales Leben zu ermöglichen.

Therapie der Angststörung

- **1. Wahl in der Dauertherapie:** Antidepressiva (SSRI, SSNRI), Wirkungseintritt nach 6–8 Wochen; bei Verbesserung der Symptomatik Medikation 1–2 Jahre beibehalten (► Tab. 13.2; Kap. 2.17.2)
- **1. Wahl in Krisen:** Benzodiazepine (Kap. 2.17.3) für wenige Wochen (Abhängigkeitsgefahr!), danach als Dauertherapie SSRI oder SSNRI

Therapie der Zwangsstörung

- **1. Wahl:** SSRI (Wirkungseintritt in 4–10 Wochen), **2. Wahl:** trizyklisches Antidepressivum Clomipramin
- Benzodiazepine **nicht wirksam**
- bei Therapieresistenz: Kombination von SSRI mit atypischen Antipsychotika

Weitere Therapie bei Angst-/Zwangsstörung

- kognitive Verhaltenstherapie als Kombination zur Pharmakotherapie

▶ **Tab. 13.2** Medikamente zur Therapie bei Angststörungen (Kap. 2.17.2).

Gruppe	Freiname	Panikstörung/Agoraphobie	generalisierte Angststörung	soziale Phobie
1. Wahl				
SSRI	**Citalopram**	X		
	Paroxetin	X	X	X
	Sertralin	X		X
SSNRI	**Duloxetin**		X	
	Venlafaxin	X	X	X
2. Wahl				
trizyklisches Antidepressivum	**Clomipramin**	X		
Antikonvulsivum	**Pregabalin**		X	
3. Wahl				
trizyklisches Antidepressivum	**Opipramol**		X	
MAO-Hemmer	**Moclobemid**			X

14 Arzneimittel bei Erkrankungen des Genitalsystems

14.1 Krankheiten des männlichen Genitale

14.1.1 Hodenhochstand (Hodendystopie, Kryptorchismus)

In der 28. bis 32. Schangerschaftswoche wandern in der Regel die Hoden in den Hodensack. In einigen Fällen bleiben sie beim Deszensus im Leistenkanal liegen (Hodenretention). Die Hoden sollten sich bis spätestens zum 2. LJ im Hodensack befinden.

Wandert ein normal abgesenkter Hoden immer wieder durch verschiedene Reize (Kälte) in Richtung Leistenkanal, spricht man von einem Pendelhoden. Von einem Gleithoden spricht man, wenn ein Hoden am Leistenring tastbar ist, sich manuell ausstreifen lässt, jedoch sofort in die Ausgangsposition zurückgleitet.

Ein nicht im Hodensack befindlicher Hoden führt zu eingeschränkter Fertilität und erhöht das Risiko der Entartung und des Leistenbruchs.

Die Behandlung sollte zwischen dem 12. und 24. Lebensmonat beginnen.

Ziel der Therapie ist der dauerhafte Verbleib der Hoden im Hodensack.

Therapie

- Hormontherapie mit GnRH, Gonadorelin (z. B. Kryptocur® Nasenspray):
  - Wirkung: Anregung der Testosteronproduktion
  - NW: Lebhaftigkeit der Kinder, vorübergehende Vergrößerung des Gliedes, Nasenbluten, Kopfschmerzen, Übelkeit, Erbrechen
  - KI: Leber- und Niereninsuffizienz, Hypophysenadenom
  - IA: Einnahme anderer Hypophysen- oder Sexualhormone; verstärkte Wirkung durch Glukokortikoide, Spironolacton oder Levodopa; abgeschwächte Wirkung durch Digoxin
- bei erfolgloser Therapie OP

14.1.2 Hoden-/Nebenhodenentzündung (Orchitis/Epididymitis)

Hintergrund der Entzündung sind in der Regel Infektionskrankheiten wie Mumps, Windpocken und Pfeiffer'sches Drüsenfieber. Die Entzündung kann akut oder chronisch verlaufen, einseitig oder beidseitig (5–10 %) auftreten und befällt zugleich die Nebenhoden.

Ziel der Therapie ist die schnelle Aufhebung der Entzündung.

Therapie

- Antibiotika (Kap. 2.2)

Weitere Therapie

- Bettruhe
- Kühlen und Hochlagern der Hoden

14.1.3 Hodenkarzinom

- Kap. 18.7.2

14.1.4 Prostataentzündung (Prostatitis)

Die Entzündung der Prostata erfolgt in der Regel aszendierend und ist zumeist bakteriell bedingt, häufig durch E. coli, aber auch durch Chlamydien, Trichomonaden, Gonokokken. Es kann sich daraus eine chronische Entzündung entwickeln.

Die Einteilung erfolgt laut National Institutes of Health (NIH) in folgende Stadien:

- NIH I: akute Prostatitis
- NIH II: chronisch bakterielle Prostatitis
- NIH III: chronisch abakterielle Prostatitis mit und ohne Entzündungszeichen
- NIH IV: asymptomatische entzündliche Prostatitis

Ziele der Therapie sind die Schmerzstillung und die Heilung.

Therapie

- Antibiotika (Kap. 2.2)
- krampflösende und schmerzstillende Medikamente (Kap. 2.19)

14.1.5 Prostatahypertrophie (Prostataadenom)

Ein Prostataadenom ist eine benigne, noduläre Prostatahyperplasie, die bei über 60 % aller Männer über 50 Jahren auftritt. Es kann im Verlauf der Erkrankung zur Harnwegsobstruktion und durch Rückstau des Harns zur Niereninsuffizienz führen. Das Adenom wird in 3 Stadien eingeteilt:

- Stadium I: Dysurie, Nykturie, Startschwierigkeiten, Strahlabschwächung, kein Restharn
- Stadium II: Restharn > 50 ml, beginnende Dekompensation
- Stadium III: Überlaufblase, Stauungsnieren, akuter Harnverhalt, postrenales Nierenversagen

Ziel der Therapie ist die Verlangsamung der Verdickung der Prostata.

Therapie
- α-Rezeptorenblocker (Kap. 2.20.1)
- OP ab Stadium II

14.1.6 Prostatakarzinom

- Kap. 18.7.1

14.2 Krankheiten des weiblichen Genitale

14.2.1 Adnexitis

Die Adnexitis ist eine Entzündung von Eileiter (Salpingitis), Eierstock (Oophoritis) und umliegendem Gewebe. Sie betrifft eher jüngere Frauen (16.–24. LJ) durch aszendierende Infektionen. Die Erreger werden in der Regel sexuell übertragen und sind z. B. Chlamydien, Gonokokken, Mykoplasmen oder Papillomaviren.

Ziel der Therapie ist die Heilung.

Therapie
- Antibiotikum (Kap. 2.2)
- NSAID (Kap. 2.19.2)

14.2.2 Zervixkarzinom

- Kap. 18.6.2

14.2.3 Korpuskarzinom

- Kap. 18.6.3

14.2.4 Endometriose

Durch die Menstruation wird die Gebärmutterschleimhaut nicht vollständig abgestoßen, sodass sich im Verlauf mehrerer Zyklen eine dicke, den Uterus verlassende Schleimhaut bildet. Sie kann in den unteren Bauch- und Beckenraum austreten und die Eierstöcke und den Darm betreffen. Seltener kommen Versprengungen in die Lunge oder ins Gehirn vor. Alle intra- oder extrauterinen Zellen unterliegen dem Menstruationszyklus, was im 4-wöchentlichen Rhythmus zu starken Blutungen führt. Eine Endometriose kann die Ursache einer Unfruchtbarkeit sein.

Ziel der Therapie ist zunächst die Blockade des hormonellen Zyklus. Im weiteren Verlauf soll sich der Zyklus wieder normalisieren und das Endometrium vollständig abgebaut werden.

Therapie
- Hormontherapie über 6 Monate zur Unterbindung des Zyklus mit dem GnRH-Analogon Goserelin (z. B. Zoladex®), Behandlungsdauer nicht länger als 6 Monate:
  - Indikation: Brustkrebs (Kap. 18.6.1), Endometriose, In-vitro-Fertilisation
  - Wirkung: durch Dauerstimulation Verhinderung der Bildung von Östrogen
  - NW: Abnahme der Knochendichte, Herzrhythmusstörungen, Libidoverlust, Brustvergrößerung, trockene Scheide, Depressionen, Kopfschmerzen, zu Beginn evtl. Entzugsblutungen, Gewichtszunahme
  - KI: Osteoporose; Kinder, Schwangerschaft, Stillzeit

Weitere Therapie
- OP des Bauchraumes, Ausschabung

14.2.5 Mammakarzinom

- Kap. 18.6.1

15 Arzneimittel bei Erkrankungen des Bewegungsapparats

Die Erkrankungen des Bewegungsapparats umfassen die rheumatischen und degenerativen Gelenk- und Knochenerkrankungen, Erkrankungen des Bindegewebes und der Muskeln, Sehnen und Bänder. Sie entstehen in der Regel aufgrund vieler Ursachen, z. B. durch autoimmunologische Prozesse, Fehlbelastungen, chronische Entzündungen (z. B. Sinusitis, Eiterherde an Zahnwurzeln), Stoffwechselbelastungen, Vergiftungen (Blei, Quecksilber) oder rezidivierende bakterielle und virale Infekte.

15.1 Entzündliche und degenerative Erkrankungen (rheumatische Erkrankungen)

Hierzu gehören Erkrankungen des Bewegungsapparats wie Gelenkerkrankungen (Arthritiden), des Bindegewebes (Kollagenosen) und der Gefäße (Vaskulitiden). Hintergrund dieser Erkrankungen sind autoimmunologische Prozesse. Bei vielen chronisch entzündlichen Erkrankungen wie rheumatoider Arthritis, Morbus Crohn, Colitis ulcerosa, Psoriasis-Arthritis etc. kommt es zur Freisetzung von Zytokinen (z. B. TNF-α, IL-1), die die Entzündung unterhalten und dadurch die Gelenke zerstören (Kap. 2.13.1).

Da reine schmerz- und entzündungshemmende Medikamente nicht ausreichend helfen, kombiniert man verschiedene Arzneimittel in der Therapie.

Therapie

- symptomatische Behandlung: NSAID (Linderung der Schmerzen; Kap. 2.19)
- Basistherapie mit Langzeittherapeutika (in Kombination):
  - DMARD (Kap. 2.13.7)
  - Biologika (Kap. 2.13.8)
  - Zytostatika (Kap. 2.13.6)
- weitere Therapeutika:
  - Glukokortikoide (Kap. 2.11)
  - Antibiotika (Kap. 2.2)

15.1.1 Arthritiden

Akutes rheumatisches Fieber

Akutes rheumatisches Fieber entwickelt sich autoimmunologisch auf der Basis einer Immunkomplexreaktion nach Infektionen mit β-hämolysierenden Streptokokken der Gruppe A. Beteiligt sein können die großen Gelenke, das Herz, das ZNS, die Haut, Gefäße und das Subkutangewebe.

Ziele der Therapie sind die Unterbindung der autoimmunologischen Reaktion und der Schutz des Herzens.

Therapie

- Frühzeitige Therapie mit Penicillin hat Vorrang: Antibiotikum **1. Wahl** ist Penicillin G, alternativ Makrolide, über 10 Tage (Abtöten noch vorhandener Streptokokken zur Reduktion der Toxinmenge).
- bei Sepsis: Penicillin + Clindamycin
- Rezidivprophylaxe über 10 Jahre (bis zum 21. LJ) mit Depot-Penicillin V oder Benzylpenicillin (i. m.) zur Reduktion der zirkulierenden Streptokokken (Kap. 2.2)
- Immunsuppressivum: Cortison bei Herzbeteiligung über 4–6 Wochen in langsam sinkender Dosis
- NSAID: Acetylsalicylsäure, hoch dosiert mit 2 g/d, bei Jugendlichen > 12 Jahre und Erwachsenen, bei Kindern < 12 Jahre Ibuprofen über 4–6 Wochen (Kap. 2.19.2)

Info

Die Prognose wird durch die Endokarditis bestimmt, wobei Cortison und NSAID den weiteren Verlauf der Herzklappenbeteiligung nicht sicher beeinflussen. Deshalb gilt die Priorität: **frühzeitige Penicillintherapie.**

Rheumatoide Arthritis

Hierbei handelt es sich um eine chronische Gelnkentzündung, die mit einer Zerstörung der Gelenke, Knorpel und Knochen einhergeht. Sie manifestiert sich in der Regel zwischen dem 25. und 50. LJ, Frauen sind 3 × häufiger betroffen als Männer. Typische Frühsymptome sind Morgensteifigkeit der Fingergelenke, Bewegungsschmerzen, Gelenkschwellungen, subfebrile Temperaturen und ein Krankheitsgefühl.

Hintergrund ist eine autoimmunologische Reaktion durch T-Helfer-Zellen, B-Lymphozyten, Plasmazellen und dendritische Zellen, bei der es zur Ausbildung von Zytokinen kommt (z. B. IL-1, IL-6, TNF-α), die eine Synovitis erzeugen. Es kommt zur Ausbildung von Antikörpern gegen zyklisches citrulliniertes Peptid (Anti-CCP-AK), Rheumafaktor (RF) und/oder antinukleäre Antikörper (ANA). Citrullin ist ein Peptidrest, das in der Synovialflüssigkeit entsteht und im Fibrin enthalten ist. Es hat die Aufgabe, die Blutgerinnung auszulösen, und wird bei Gelenkentzündungen freigesetzt. Diese citrullinierten Peptide werden als körperfremd angesehen und vom Immunsystem angegriffen. Es wird diskutiert, dass die Anti-CCP-AK anlässlich einer vorher durchgemachten Lungenerkrankung entstanden sind. Das würde den Risikofaktor Rauchen erklären.

Als Risikofaktoren der rheumatoiden Arthritis gelten Rauchen und Übergewicht.

Ziele der Therapie sind die Unterdrückung der autoimmunologischen Reaktion, eine Schmerzlinderung und der Erhalt der Gelenke und Beweglichkeit. Dazu sind eine frühe Diagnose und der frühe Beginn der Behandlung ausschlaggebend („hit hard and early").

Diagnostik

- Anti-CCP-AK gelten als hochspezifische und prognostische Marker bei ca. 98 % der Erkrankten.
- Weitere Rheumafaktoren: Beispielsweise sind der RF bei ca. 60 % der Erkrankten, ANA nur bei wenigen Patienten nachweisbar.
- Erhöhung des CRP-Wertes und der Blutsenkungsgeschwindigkeit: Die CRP-Sekretion wird durch manche Therapien unterdrückt, z. B. durch Tocilizumab, deshalb ist der Wert nicht immer aussagekräftig.
- Alle 1–3 Monate muss eine neue Beurteilung der Antikörper und damit der Krankheitsaktivität erfolgen, um die Therapie darauf abzustimmen.

Therapie

- Standardtherapie:
  - sofortiger Beginn und regelmäßige, dauerhafte Einnahme antirheumatisch wirkender **Basistherapeutika**: DMARD (Kap. 2.13.7), z. B. Methotrexat (MTX®, 1 × pro Woche, bis 25 mg, s. c.) + Folsäure (1 Tag nach Methotrexat einsetzend), über Wochen bis Monate; falls Methotrexat nicht geeignet ist, Einsatz von Leflunomid oder Sulfasalazin
  - aufgrund ihrer mangelnden analgetischen und antiphlogistischen Wirkungen **zusätzlich** NSAID und niedrig dosiert Glukokortikoide, z. B. Diclofenac oder COX-Hemmer mit Prednison oder Prednisolon (2,5–5 mg/d) oder Triamcinolon (▶ **Tab. 15.1**)
- bei ungenügender Wirksamkeit der Standardtherapie: ein weiteres DMARD (Kap. 2.13.7) ergänzen oder Biologika (Kap. 2.13.8): TNF-α-Blocker (**1. Wahl**), entweder als Monotherapie oder mit Methotrexat kombiniert (zunehmend bevorzugt; ▶ **Tab. 15.1**)

> **Cave**
> **Es sollte keine Kombination der Biologika untereinander erfolgen, da die Gefahr einer Neutropenie und Infektion zu groß ist. Alle NSAR (außer Naproxen) weisen ein erhöhtes kardiovaskuläres Risiko auf.**

- bei ungenügendem Ansprechen auf den TNF-α-Blocker: Wechsel zu anderen TNF-α-Blockern oder Abatacept (gegen T-Zellen), Rituximab (gegen B-Zellen) oder Tocilizumab (gegen IL-Rezeptoren; ▶ **Tab. 15.1**)
- weitere Therapeutika:
  - Protonenpumpenhemmer als Magenschutz
  - Osteoporoseprophylaxe: Calcium (1 g/d), Vitamin D_3 (800–2000 IE/d)
  - lokale Behandlungen: Diclofenac Slb

Weitere Therapie

- Verödung der Gelenkschleimhaut mit radioaktiven Substanzen
- OP: möglichst frühe Entfernung der entzündeten und zerstörend wachsenden Synovia, Korrektur der Gelenkfehlstellungen, Ersatz zerstörter Gelenke
- Physiotherapie, Ergotherapie (**keinesfalls im entzündlichen Schub**); Kältetherapie (Kältekammer mit –110 °C); keine Wärme bei akut entzündeten Gelenken!

▶ **Tab. 15.1** Therapievorschläge.

	Goldstandard	Alternative
Monotherapie	Methotrexat 15 mg/Woche + Prednison, 10–20 mg/d akut, sonst < 5 mg/d, ggf. NSAID (Diclofenac)	DMARD: Leflunomid oder Sulfasalazin
wenn ungenügend	Methotrexat 25 mg/Woche + Prednisolon + weiteres DMARD, z. B. Hydroxychloroquin (Quensyl®) oder Ciclosporin A, oder ggf. NSAID (Diclofenac oder Ibuprofen)	Azathioprin
DMARD-Kombination, wenn ungenügend	Methotrexat + Leflunomid oder Methotrexat + Sulfasalazin + Chloroquin	Methotrexat + Ciclosporin A
bei hoher Krankheitsaktivität		
1. Biologikum	Methotrexat + Etanercept, Adalimumab oder Infliximab	Methotrexat + Ciclosporin A
2. Biologikum	Methotrexat + Abatacept, Rituximab oder Tocilizumab	Cyclophosphamid + weitere immunmodulierende Therapien

Morbus Bechterew

Die Spondylitis ankylosans ist eine mit einer Antigenvariante des humanen Leukozytenantigens, HLA-B27, assoziierte Erkrankung (positiv in 95 % d. F.), die hauptsächlich die Iliosakralgelenke, Wirbelsäule und Achillessehnen betrifft. Sie verläuft schubweise. Im chronischen Verlauf versteifen die Gelenke und die Wirbelsäule. Es können auch extraartikuläre Symptome auftreten wie Konjunktivitis, Iridozyklitis (gehen der Erkrankung u. U. Wochen oder Monate voraus), AV-Block, Aortitis, Prostatitis (häufig zu Beginn der Erkrankung).

Ziele der Therapie sind die Schmerzlinderung, das Zurückdrängen der autoimmunologischen Reaktion und eine gerade Versteifung der Wirbelsäule, damit die Lungen und das Herz nicht eingeengt werden.

Therapie

- In der Therapie haben sich NSAID und, wenn nicht ausreichend, TNF-α-Blocker bewährt:
  - bei starken Schmerzen und hoher Entzündungsaktivität: NSAID (**1. Wahl**) + TNF-α-Blocker
  - bei betroffenen Gliedmaßengelenken: Methotrexat oder Sulfasalazin
- DMARD und Glukokortikoide bringen meist **keinen weiteren Behandlungserfolg**, deshalb sollten sie nicht mehr eingesetzt werden. Der Einsatz von Glukokortikoiden erfolgt nur temporär und bei schweren entzündlichen Schüben.
- Cortison wird eher nur noch zur lokalen Infiltration eingesetzt.

Weitere Therapie

- Physiotherapie
- OP der Wirbelsäule, Gelenkersatz
- zur Osteoporoseprophylaxe: Vitamin D_3 und Calcium

Reaktive Arthritis

Die reaktive Arthritis (aseptische Arthritis) tritt nach einer Infektion im Magen-Darm-Trakt, an den Harnwegen oder Geschlechtsorganen auf. Als Erreger kommen Salmonellen, Yersinien, Shigellen, Chlamydien und Gonokokken infrage. Es kommt zu Gelenkentzündungen, Harnröhrenentzündung und Konjunktivitis (Reiter-Syndrom, Morbus Reiter). In der Regel klingt die Erkrankung nach wenigen Wochen ab; sie kann jedoch auch chronisch werden. Häufig sind Personen betroffen, die die Antigenvariante HLA-B27 aufweisen.

Ziele der Therapie sind die Schmerzlinderung, Entzündungshemmung und Unterbindung der autoimmunologischen Reaktion.

Therapie

- NSAID, z. B. Diclofenac oder Ibuprofen
- bei Chronifizierung: DMARD Sulfasalazin u. a.
- wirken oben genannte unzureichend: Azathioprin oder Methotrexat
- evtl. Cortison bei hochakutem Verlauf und/oder Iridozyklitis
- bei ursächlicher Chlamydieninfektion: Antibiotika wie Doxycyclin, Erythromycin oder andere Makrolide, z. B. Clarithromycin, als Partnerbehandlung

Weitere Therapie

- Physiotherapie, Kältetherapie bei akuter Entzündung

Psoriasis-Arthritis

Die Psoriasis-Arthritis ist eine rheumatische Erkrankung der Fingergelenke, die begleitend zu Hauterscheinungen auftritt (in 5–15 % d. F.) und eine Assoziation mit HLA B27 (30–50 %) aufweisen kann. In einigen Fällen geht sie der Hauterkrankung voraus. Es kann ebenfalls zu einer Spondyloarthritis und Sakroiliitis kommen.

Ziele der Therapie sind die Linderung der Beschwerden, das Aufhalten der Erkrankung und ein Verhindern der Bewegungseinschränkung sowie der Schädigung der Gelenke. Bei der Therapie muss Sorge getragen werden, dass die Hautsymptomatik nicht durch die Antirheumatika verschlechtert wird.

Therapie

- NSAID
- wenn unzureichend: zusätzliche **Basistherapie** mit dem DMARD Methotrexat
- wenn nicht ausreichend: anderes DMARD wie Sulfasalazin, Leflunomid, evtl. Ciclosporin
- wenn DMARD-Kombination unzureichend oder bei schlechter Prognose: Einsatz von TNF-α-Blockern: Etanercept, Infliximab, Adalimumab (in Kombination mit DMARD oder ohne)
- Lokaltherapeutika: z. B. Harnstoff, Salicylsäure oder Steinkohlenteer
- Der Einsatz von Glukokortikoiden ohne Immunsuppression kann zur Verschlechterung der Hautsymptomatik führen.

Weitere Therapie

- Physiotherapie
- lokale Wärme oder Kälte
- Ultraschall-, Elektro- oder/und Balneobehandlung

Enteropathische Arthritiden (chronisch entzündliche Arthritis bei Morbus Crohn und Colitis ulcerosa)

Bei den enteropathischen Arthrititiden entwickeln sich Gelenk- und Wirbelsäulenbeschwerden. Außerdem können eine Konjunktivitis und Organbeteiligungen auftreten.

Ziele der Therapie sind die Linderung der Beschwerden und die Verhinderung der Gelenkschäden. Ein früher Behandlungsbeginn ist entscheidend für den Erfolg. Zur Therapie bei Organbeteiligung s. Kap. 3.4.5.

Morbus Crohn

Therapie

- Therapie der Grundkrankheit – bessert sie sich, bessert sich auch die Arthritis.
- NSAID wie Ibuprofen, Diclofenac (verringern den Schmerz und die Gelenksteife, beeinflussen aber nicht den Krankheitsverlauf) oder COX-2-Hemmer bei starker Magenreaktion oder Unverträglichkeiten von NSAID (Kap. 2.19)
- im leichten Schub (ileozökaler Bereich): Glukokortikoid Budesonid (Kap. 2.11)
- im leichten Schub (Ileum/Kolon): DMARD wie Sulfasalazin (z. B. Azulfidine®) oder Mesalazin (z. B. Salofalk® oder Claversal®; Kap. 2.13.7) sowie Methotrexat und Azathioprin
- keine Remission oder im schweren Schub: Glukokortikoid Prednisolon
- Erhaltungstherapie: Azathioprin (z. B. Imurek®) oder Mercaptopurin (z. B. Puri-Nethol®) oder Methotrexat oder TNF-α-Blocker Infliximab, Adalimumab, Golimumab oder Certolizumab + Azathioprin

Weitere Therapie

- Physiotherapie, Ergotherapie und physikalische Maßnahmen
- operative Behandlung, wenn die Maßnahmen nicht helfen

Colitis ulcerosa

Ziele der Therapie sind die Reduktion der Schübe, die Hemmung der Entzündung und die Verhinderung von Gelenkschäden.

Therapie

- bevorzugte Applikation:
  - auf das Rektum begrenzte Proktitis: Zäpfchen (Supp)
  - Linksseitenkolitis bis zur linken Flexur: Einläufe, Schäume
  - ausgedehnte Kolitis: orale Medikation
- leichter Schub: Mesalazin (z. B. Salofalk®, Claversal® Supp, Schaum oder Klysma)
- keine Remission oder schwerer Schub: Glukokortikoid Prednisolon + Ciclosporin oder TNF-α-Blocker
- Erhaltungstherapie: Mesalazin (**1. Wahl**), evtl. zusätzlich Azathioprin + TNF-α-Blocker, je nach Ausprägung (Kap. 2.11 und Kap. 2.13)

Weitere Therapie

- OP: Proktokolektomie

15.1.2 Kollagenosen

Kollagenosen sind Erkrankungen, bei denen eine Degeneration des Bindegewebes vorliegt.

Diskoider und systemischer Lupus erythematodes

Beim diskoiden Lupus erythematodes führen Autoantikörper zu Entzündungen der Haut, beim systemischen Lupus erythematodes sind von den Entzündungen Organe bzw. Organsysteme und Blutgefäße betroffen. Beide gehen einher mit Bluthochdruck. In einigen Fällen geht die diskoide in die systemische Form über:

Der **diskoide Lupus erythematodes** verläuft in Schüben und zeigt schuppige rote Hautplaques mit zentraler Atrophie hauptsächlich im Gesicht. Es sind keine speziellen Antikörper nachweisbar.

Die **systemische Form** kann mild verlaufen (subakutkutaner Lupus erythematodes) mit roten schuppigen Plaques an sonnenexponierten Stellen. Im Blut zeigen sich Autoantikörper gegen extrahierbare nukleäre Antigene, die SS-A/Ro-AK (Antikörper gegen Soluble Substance A-Antigen/Robert-Antigen). Möglich ist zudem das Vorliegen von ANA. Symptome des systemischen Lupus erythematodes sind Arthralgien, Pleuritis, Perikarditis, Endokarditis, Glomerulonephritis, Pneumonie und häufig Beteiligung des Nervensystems.

Die Krankheitsursache ist unbekannt. Eine mögliche Ursache wird im defekten Komplementsystem gesehen. Hormonelle Behandlungen (Kontrazeptiva) oder die Mononukleose können eine Rolle spielen, UV-Licht verschlechtert die Krankheit.

Ziele der Therapie sind – neben der Blutdrucksenkung – die Linderung der Beschwerden und die Abschwächung der Krankheitsschübe, um Organschäden vorzubeugen oder abzuschwächen.

Info

Zu Beginn der Erkrankung ist fast immer eine medikamentöse Therapie angezeigt. Nach Jahren wird immer weniger Therapie notwendig sein, bis darauf verzichtet werden kann. Da der Verlauf sehr individuell ist, ist auch die Therapie individuell auf den Verlauf zugeschnitten.

Therapie

- **diskoide Form:** topische Glukokortikoide, Sonnenschutz; evtl. Hydroxychloroquin (Quensyl®) oder Chloroquin (Resochin®) oder Tacrolimus, wenn unzureichend Retinoide
- **systemische Form:**
  - in milden Fällen: NSAID zur Senkung des Fiebers und Verbesserung der Gelenkschmerzen
  - in fortgeschrittenem Stadium (hauptsächlich Haut und Gelenke betroffen, ohne viszerale Beteiligung): NSAID + Hydroxychloroquin (Quensyl®; Kap. 2.13.7):
    - Hydroychloroquin gilt als Muss in der Therapie.

- in schweren Fällen mit Organbeteiligung (z. B. Lupusnephritis): hoch dosiert Glukokortikoide + Azathioprin oder Methotrexat oder Ciclosporin
- wenn sehr schwere Organbeteiligung: Cyclophosphamid + Belimumab (Benlysta®, neu zugelassen; Kap. 2.13.8).
- **im akuten Schub:** Glukokortikoide als Stoßtherapie (kurzzeitig hohe Dosen)
- weitere Therapeutika:
  - Blutdrucksenker
  - Osteoporoseprophylaxe bei Cortisontherapie

Weitere Therapie

- Absetzen der auslösenden Medikamente
- Physiotherapie
- Meiden von Sonnenlicht

Sklerodermie

Die Sklerodermie („skleros" = hart, „derma" = Haut) ist eine Verhärtung des Bindegewebes, die nicht nur die Haut, sondern alle vorhandenen Bindegewebe des Organismus betrifft. Unterschieden werden die zirkumskripte Sklerodermie, die sich auf die Haut beschränkt und nicht systemisch wird, sowie die progressive systemische Sklerodermie, die den gesamten Organismus befallen kann. Die Ursachen dieser autoimmunologischen Erkrankung sind ungeklärt.

Die Diagnose wird gestellt durch Hautbiopsie, klinische Symptome und den Nachweis von ANA, speziell vom Typ Scl-70-AK (Anti-Topoisomerase-I-Antikörper). Bei 20 % der Patienten ist der RF nachweisbar.

Ziel der Therapie ist die Unterdrückung bzw. Verzögerung der Sklerosierung der Haut und/oder der inneren Organe.

Therapie

- Bei der **zirkumskripten Sklerodermie** sind cortisonhaltige Slb effektiv. Ebenso kann in geringgradigen Fällen Kalzipotriol (z. B. Daivonex®, Psorcutan®) als Vitamin-D_3-Derivat mit gutem Erfolg angewendet werden:
  - NW: allergische Hautreaktionen, Hautausschlag, Pigmentstörungen, periorale Dermatitis; Hyperkalzämie
  - KI: Psoriasis pustulosa, Leber- und Nierenfunktionsstörungen; Schwangerschaft, Stillzeit, Kinder
  - IA: keine gleichzeitige Gabe von Salicylsäure
- Behandlung der **progressiven systemischen Sklerodermie**:
  - in der **Frühphase** mit Ödembildung: niedrig dosiert und kurzfristig Glukokortikoide (maximal 15 mg Prednisolon/d) und D-Penicillamin (Metalcaptase®; ▶ Tab. 2.32)
  - bei Kindern: Glukokortikoide + Methotrexat
  - in **schweren Fällen** (z. B. bei Lungenbefall): Cyclophosphamid (z. B. Endoxan®)
  - bei Nierenbeteiligung: ACE-Hemmer (wirken nephroprotektiv)
- Hautpflege und **Raynaud-Prophylaxe** mit Nifedipin und Kälteschutz; in schweren Fällen und bei pulmonal arterieller Hypertonie Iloprost, i. v., oder Sildenafil
- Phototherapie: UV-Strahlen wirken sehr effektiv, wenn noch keine tief liegenden Strukturen wie Fettgewebe, Muskulatur betroffen sind.

Weitere Therapie

- Lymphdrainage
- Physiotherapie

Sjögren-Syndrom (Sicca-Syndrom)

Das Sjögren-Syndrom ist eine autoimmunologische Erkrankung der Tränen- und Speicheldrüsen mit rheumatischen Beschwerden der Gelenke und Muskeln, die fast nur Frauen betrifft. Sie kann in einen systemischen Lupus erythematodes übergehen. Es entwickeln sich Mund- und Augentrockenheit, u. U. ein Raynaud-Syndrom, Hautpurpura, Gelenk- und Muskelschmerzen, ebenso werden innere Organe befallen.

Das Sjögren-Syndrom kommt familiär gehäuft vor. Es wird diskutiert, dass hormonelle Veränderungen, Stress, vorangegangene Erkrankungen wie Lupus erythematodes, rheumatoide Arthritis, Hepatitiden vom Typ B und C, primär biliäre Zirrhose oder Schilddrüsenerkrankungen die Entstehung des Sjögren-Syndroms begünstigen.

Es finden sich SS-A/Ro-AK oder SS-B/La-AK (Soluble Substance B-Antigen/Lane-Antigen) im Blut.

Ziel der Therapie ist zunächst, die Trockenheit der Augen und Mundschleimhaut zu beheben. Bei Beteiligung innerer Organe steht die Unterdrückung der autoimmunologischen Reaktion im Vordergrund.

Therapie

- symptomatische Behandlung:
  - Parasympathomimetika: z. B. Pilocarpin zur Anregung der Tränendrüsen
  - Bromhexin als Sekretolytikum
  - NSAID: Ibuprofen, Acetylsalicylsäure
  - Glukokortikoide oder Hydroxychloroquin (Quensyl®) bei Muskel- und Gelenkschmerzen
  - Immunsuppressiva: Azathioprin oder Methotrexat bei Schäden an inneren Organen
  - Rituximab, Belimumab bei schwersten Verläufen
- lokale Anwendung:
  - Calcineurinhemmer: Ciclosporin (z. B. Sandimmun®) zur Förderung des Speichelflusses (Kap. 2.13.4)
  - künstliche Tränenflüssigkeit zur Befeuchtung der Augen

Weitere Therapie

- Lutschbonbons, Kaugummis zur Stimulierung der Speicheldrüsen

15.1.3 Vaskulitiden

Vaskulitiden sind Erkrankungen, bei denen die Blutgefäße wie Arterien, Arteriolen, Venen, Venolen und Kapillaren entzündlich verändert sind.

Polymyalgia rheumatica

Die Polymyalgia rheumatica ist eine entzündlich-rheumatische Autoimmunerkrankung, bei der es v. a. zu Beschwerden im Schulter- und Beckengürtelmuskelbereich kommt. Hinzu kommt eine Entzündung der Blutgefäße am Kopf, besonders der A. temporalis, A. carotis externa, A. ophthalmica (Riesenzellarteriitis, früher: Arteriitis cranialis; vgl. Kap. 9.1.7).

Therapie

- bei Riesenzellarteriitis: Glukokortikoide, Prednisolon initial hoch dosiert (1 mg/kg Körpergewicht); bei Amaurosis fugax: i. v. (15 mg/kg Körpergewicht für 3 Tage); nach klinischer Besserung Reduktion um 5 mg/Woche, Erhaltungsdosis bis 7,5 mg/d über 2 Jahre
- bei Polymyalgia rheumatica: initial Prednisolon (15–20 mg/d) und Acetysalicylsäure (100 mg/d; verhindert Thrombenbildung)
- bei Nichtansprechen der Therapie: Cyclophosphamid oder Tocilizumab
- evtl. Einsatz von Methotrexat
- Vitamin D_3 + Calcium zur Vorbeugung einer Osteoporose

Purpura Schönlein-Henoch

- s. Kap. 10.4.5

15.2 Degenerative Erkrankungen (Arthrosen)

Es entsteht ein kontinuierlicher Knorpelverlust mit Schmerzen in den Gelenken ohne Entzündung. Durch sekundäre Entzündung kann eine Arthrose aktiviert werden.

15.2.1 Arthrose (Arthrosis deformans)

Die Arthrose entwickelt sich durch Schädigung der Gelenkknorpel aufgrund der normalen Beanspruchung und Überbeanspruchung (Gelenkverschleiß). Der Verschleiß steigt mit zunehmendem Alter an. Es kann jedes Gelenk abgenutzt werden, jedoch sind in den meisten Fällen die Beingelenke und die Wirbel betroffen, da sie am meisten beansprucht werden. Der Knorpel kann sich nicht regenerieren.

Ziel der Behandlung ist die Schmerzlinderung, da die Arthrose nicht heilbar ist.

Therapie

- **1. Wahl:** Paracetamol (bessere Verträglichkeit als NSAID durch geringere NW) in möglichst niedriger Dosis; **nicht als Dauertherapie**:
  - anpassen an den Schmerz, keine „Rund-um-die-Uhr-Gaben“
  - keine Kombination verschiedener NSAID (p. o.), da sich die NW potenzieren
  - bei zu hohen Risiken ggf. Einsatz von niedrigpotenten Opioiden (Kap. 2.19.2)
- zusätzlich perkutan NSAID (Cremes, Slb, Pflaster), wenn Paracetamol nicht ausreicht
- wenn ohne Erfolg: NSAID oder COX-2-Hemmer:
  - COX-2-Hemmer haben ein hohes kardiovaskuläres Risiko, das ansteigt, wenn zusätzlich Faktoren wie Diabetes mellitus, Hypertonie, Rauchen vorliegen. In diesem Fall sollte bei Risikopatienten auf Naproxen mit Acetylsalicylsäure und Protonenpumpenhemmer umgestellt werden.
- evtl. Glukokortikoidinjektionen – nur bei entzündeter Arthrose und nur maximal 4 × pro Jahr; nur im absoluten Akutfall ins Hüftgelenk! (Knorpel- und Knochenschädigung mit Gefahr der Knochennekrose)
- Knorpelschutzpräparate (Hemmung abbauender Enzyme und der Entzündungsvermittler) ohne gesicherte Wirksamkeit

Weitere Therapie

- OP: Gelenkersatz
- regelmäßige Bewegung, aber dabei keine Überbelastung; Entlastung der Gelenke
- Wärmeanwendungen (Fango, Moor, Bäder)
- in Reizphasen: Kälteanwendungen
- Muskeltraining, Massagen, Röntgenreizbestrahlung einzelner Gelenke

15.3 Erkrankung der Wirbelsäule, der Extremitäten und der Knochen

15.3.1 Bandscheibenvorfall

Die Bandscheiben zwischen den einzelnen Wirbelkörpern bestehen aus einem Faserring und einem gallertartigen Kern. Reißt der Faserring, können Teile des Kerns austreten und entweder seitlich einseitig Nerven einklemmen oder mittig die Nerven im Wirbelkanal komprimieren (Kauda-Syndrom). Hintergründe sind u. a. Verschleißerscheinungen, Fehlbelastung, Übergewicht, Schwangerschaft.

Ziel der Therapie ist die schnelle Entlastung der Nerven, um bleibende Nervenschäden zu verhindern.

Therapie

- NSAID wie Ibuprofen, Diclofenac, Indometazin etc. oder Opioide (z. B. Tramal®), wenn NSAID nicht ausreichen (Kap. 2.19.2)
- Muskelrelaxanzien (Kap. 2.19.8)

Weitere Therapie

- Physiotherapie
- entlastende Lagerung
- OP

15.3.2 Kauda-Syndrom (Cauda-equina-Syndrom)

Das Kauda-Syndrom entwickelt sich durch einen medialen Bandscheibenvorfall in Höhe der Cauda equina, bei Spina bifida und bei einem intraspinalen Tumor. Je nach Höhe der Läsion kommt es zu unterschiedlichen Auswirkungen. Ist der Vorfall in Höhe der Segmente S3–S5 lokalisiert, spricht man von einer Reithosenanästhesie (**Konus-Syndrom**).

Ziel der Therapie ist die schnelle Entlastung der Nerven, um Nervenschädigungen, hier eine Querschnittslähmung, zu vermeiden.

Therapie

- Notfallmanagement
- NSAID: Diclofenac, Ibuprofen
- Opioide
- durchblutungsfördernde Mittel wie Pentoxifyllin (z. B. Trental®; Kap. 17.2)

Weitere Therapie

- im Falle einer Lähmung: **OP**

Info

Muskelrelaxanzien

Muskelrelaxanzien sind Arzneimittel, die die Skelettmuskulatur entspannen (Kap. 2.19.8). Dabei werden peripher wirkende von zentral wirkenden Arzneimitteln unterschieden:

- **Peripher** wirkende Mittel blockieren die Reizübertragung an der motorischen Endplatte, indem sie die Acetylcholinrezeptoren besetzen, sodass keine Depolarisation erfolgen kann, oder sie lösen selbst eine Dauerdepolarisation ohne Wirkung auf die Muskulatur aus. Sie führen zu Lähmungen der Skelettmuskulatur. Sie wirken nicht hypnotisch, nicht analgetisch, sodass sie nie allein verwendet werden, sondern zur Narkoseeinleitung bzw. bei bestehender Narkose.
- **Zentral** wirkende Mittel führen durch Angriff an zentralen Synapsen und Hemmung polysynaptischer Reflexe zur Verringerung des Muskeltonus der quergestreiften Muskulatur, z. B. im HWS- oder LWS-Bereich, und heben schmerzhafte Verspannungen auf. Sie wirken **weder** an der motorischen Endplatte **noch** führen sie zu Lähmungen.

15.3.3 Karpaltunnelsyndrom (Medianus-Kompressions-Syndrom)

Durch Verengung des Karpaltunnels kommt es zur Schädigung des N. medianus. Die Verengung kann hormonell bedingt sein (Menopause, Schwangerschaft) oder durch Alkoholabusus oder Traumata entstehen.

Ziel der Therapie ist die Erweiterung des Karpaltunnels.

Therapie

- lokale Glukokortikoidinjektionen
- NSAID
- Östrogene bei Frauen (wenn hormonbedingt)

Weitere Therapie

- Handmanschette
- OP: in mehr als 50 % d. F. erfolgreich

15.3.4 Epikondylitis (Tennis- oder Golferellenbogen)

Häufig kommt es durch Überlastung zu einer Entzündung der Epikondylen des Radiusknochens. Das führt zu Schmerzen bei der Beuge- und Streckbewegung des Handgelenks. Die Epikondylen sind druckempfindlich.

Ziel der Therapie ist die Heilung der Entzündung.

Therapie

- lokale Cortisoninjektionen
- NSAID
- entzündungshemmende Slb

Weitere Therapie

- Ruhigstellung
- Elektrotherapie
- Kälteanwendung
- OP

15.3.5 Osteoporose

Die Osteoporose ist eine systemische Skeletterkrankung. Der Knochenabbau ist erhöht (Osteoklasten bauen mehr Knochenmasse ab, als Osteoblasten neu aufbauen können) und zieht eine verminderte Knochendichte nach sich. Der Knochenumbau wird durch verschiedene Hormone gesteuert (z. B. Glukokortikoide, Östrogene, Trijodthyronin, Kalzitonin, Parathormon, Vitamin D_3). Durch die verminderte Knochendichte entwickeln sich Spontanfrakturen, Rückenschmerzen und ein Rundrücken.

Folgende Ursachen können vorliegen:

- **primär:** junvenil, im Alter oder nach der Menopause ohne erkennbare Ursachen
- **sekundär:** als Folge von Medikamenten oder als Begleiterkrankung

Ziele der Therapie sind die Hemmung der Osteoklastenaktivität und die Anregung des Knochenaufbaus, um Frakturen zu vermeiden.

Therapie

- Calcium (500–1000 mg/d, z. B. Calcium-Sandoz® forte):
  - IA: kalziuretische Diuretika (z. B. Furosemid)
- Vitamin D_3 (800–2000 IE/d, z. B. Vigantoletten 1000)
- Fluoride (z. B. Fluoretten®, Natriumfluorid 25 Baer®):
  - Wirkung: stimulieren die Osteoblasten und werden als Fluorapatide in den Knochen eingebaut; niedrig dosiert Kariesprophylaxe
  - NW: gastrointestinale Beschwerden, Gelenk- und Knochenschmerzen der Beine (dadurch häufiger Therapieabbruch)
  - KI: peptische Ulzera, schwere Nieren- und Leberinsuffizienz; Schwangerschaft
- Bisphosphonate: Alendronsäure (Fosamax® Tbl), Risedronsäure (Actonel® Tbl), Pamidronsäure (Aredia® Injektionslsg), alle 3–12 Monate (effektivste Applikationsart, da die orale Einnahme wegen der NW oft unterbrochen wird):
  - Indikation: postmenopausale Osteoporose, Morbus Paget, tumorbedingte Hyperkalzämien, multiples Myelom
  - Wirkung: Bisphosphonate lagern sich an der Knochenoberfläche an, besonders an Stellen, an denen der Knochenabbau sehr hoch ist. Hier werden sie in die Osteoklasten, Osteoblasten, Monozyten und neoplastischen Zellen wie Myelom- oder Prostatakarzinomzellen eingebaut. Dabei entwickeln sie in den Osteoklasten eine toxische Wirkung, die zur Apoptose der Osteoklasten führt.
  - NW: gastrointestinale Beschwerden wie Blähungen, Durchfall, Schleimhautentzündungen; grippeähnliche Symptome, Abgeschlagenheit, Muskel- und Knochenschmerzen; **bei hoher Dosierung und Langzeiteinnahme** Schäden am Nephron, Hypokalzämie, Osteomalazie durch Komplexbildung mit Calcium sowie Oberschenkelhalsfrakturen möglich; selten Nekrose der Kieferknochen
  - KI: Schwangerschaft und Stillzeit; schwere Nierenschäden, schwere Hypokalzämie
  - IA: andere Mineralien
- selektiver Östrogenrezeptormodulator Raloxifen (Evista®):
  - Indikation: postmenopausale Osteoporose
  - Wirkung: wirkt als Östrogenantagonist dem Knochenabbau entgegen
  - NW: klimakterische Beschwerden
  - KI: schwere Nieren- und Leberinsuffizienz; Schwangerschaft, Stillzeit, Thrombose und CVI, Endometriumkarzinom
- Strontium Ranelat (z. B. Protelos®):
  - Wirkung: Calciummimetikum, fördert die Osteoblastenaktivität
  - NW: Schwindel, Diarrhoe, Dermatitis, Kopfschmerzen, thromboembolische Komplikationen
- Kalzitonin (Calcitonin rotexmedica® Injektionslsg):
  - KI: Kinder und Jugendliche < 18 Jahre; Stillzeit, in der Schwangerschaft keine Erfahrung
- Denosumab (Prolia®, Xgeva®):
  - Wirkung: monoklonaler Antikörper (Kap. 2.13.8), unterbindet die Osteoklastenaktivierung
- ggf. Schmerzbehandlung mit NSAID
- Östrogene und Gestagene
- Anabolika
- Behandlung der Grunderkrankung

Weitere Therapie

- Physiotherapie
- regelmäßige Bewegung
- Rauchverbot

Die Empfehlung zur Osteoporosetherapie ist in ▸ **Tab. 15.2** zusammengestellt.

Beeinflussung der Mikronährstoffe

- Protonenpumpenhemmer vermindern die Calcium-, Vitamin-D_3- und Vitamin-B_{12}-Resorption (Intrinsic-Faktor).
- Glukokortikoide haben einen Anti-Vitamin-D_3-Effekt, verringern die intestinale Calciumresorption, verstärken die renale Calciumexkretion, verringern die Osteoblastenaktivität und Osteoblastogenese im Knochenmark und erhöhen die Knochenresorption.
- Vitamin D_3 erhöht die Wirkung der Bisphosphonate, wodurch das Knochenwachstum verbessert wird.
- Bei Vitamin-D_3- und Calciummangel führt die Behandlung mit Bisphosphonaten zur Hypokalzämie bis hin zur Tetanie. In der Folge können ein Hyperparathyreoidismus und eine Hypomagnesiämie auftreten.
- Vitamin K fördert die Mineralisierung der Knochen und verbessert somit die Wirkung der Bisphosphonate.
- Mineralstoffe bilden schwer lösliche Bisphosphonatkomplexe und vermindern dadurch deren Resorption. Deshalb wird empfohlen, Mineralien ca. 2 h nach Einnahme der Bisphosphonate zu sich zu nehmen.
- Bei gleichzeitiger Einnahme von Calcium wird Strontiumranelat vermindert resorbiert. Auch hier wird die getrennte Einnahme empfohlen.

▸ **Tab. 15.2** Empfehlung der Osteoporosetherapie mit Medikamenten, die eine geringfügige (↓), stärkere (↓ ↓), sehr starke Frakturminderung (↓ ↓ ↓) bewirken.

Frei-, Handelsname	Bemerkungen
Basistherapie	
Calcium (Calcium Sandoz®)	nur bei Calciummangel, nicht mehr routinemäßig bei allen Patienten; Gefahr der kardiovaskulären Mortalität
Vitamin D_3 (Vigantoletten®)	800–2000 IE/d, keine deutliche Frakturminderung bei alleiniger Therapie
1. Wahl bezüglich Fraktursenkung	
Alendronat (Fosamax®)	Wirbelkörper- und Schenkelhalsfrakturen ↓ ↓ ↓
Ibandronat (Bondronat®)	Wirbelkörper- und Schenkelhalsfrakturen ↓ ↓ ↓
Risedronat (Actonel®)	Wirbelkörper- und Schenkelhalsfrakturen ↓ ↓ ↓
Raloxifen (Evista®)	Wirbelkörperfrakturen ↓ ↓ ↓
Strontiumranelat (Protelos)	Knochenanabol; Wirbelkörper- und Schenkelhalsfrakturen ↓ ↓ ↓
2. Wahl bezüglich Fraktursenkung	
Kalzitonin (Calcitonin rotexmediac)	Wirbelkörperfrakturen ↓
Fluoride (Natriumfluorid 25 Baer®)	stimuliert die Osteoblasten, Frakturrate nicht gemindert
Östrogene/Gestagene	Wirbelkörperfrakturen ↓ ↓ ↓, erhöhtes Risiko für kardiovaskuläre Ereignisse und Mammakarzinom

15.3.6 Morbus Sudeck (komplexes regionales Schmerzsyndrom, CRPS)

Man unterscheidet beim Morbus Sudeck 2 Typen:

- CRPS I: Bezeichnung für den klassischen Morbus Sudeck, bei dem initial keine Nervenschädigung auftritt (ca. 90 % d. F.)
- CRPS II: einhergend mit Nervenschädigungen

Die Erkrankung verläuft in 3 Stadien:

- Stadium I: entzündliches Stadium mit typischen Entzündungszeichen
- Stadium II: dystrophisches Stadium mit rückläufigen Schmerzen, kühler blasser Haut, Gelenkversteifung und Muskeldystrophie
- Stadium III: atrophisches Stadium mit dünner, glänzender Haut, so gut wie keine Schmerzen mehr, Gelenke gänzlich versteift, Atrophie der Muskeln und Bindegewebe

Auswirkungen auf das Nervensystem mit Schmerzen in Ruhe und bei Belastung, Hyperalgesie, Störungen der Körperwahrnehmung, motorischen Ausfällen etc. sind möglich. Zudem kommt es zu einer starken psychischen Belastung. Die Entzündungsmarker sind nicht erhöht.

Ziel ist es, den Morbus Sudeck durch eine **frühzeitige Behandlung** zu heilen.

Therapie

- Behandlung der Schmerzen nach dem WHO-Stufenschema (▸ **Tab. 2.47**)
- Analgesie durch Lokalanästhetika (Stellatumblockade)
- ganglionäre Opioidanalgesie (Injektion): z. B. Fentanyl (Kap. 2.19.2)
- durchblutungsfördernde Mittel: z. B. Pentoxifyllin (Kap. 17.2)
- Cortison zu Beginn der Behandlung (gegen die Entzündung)
- Bisphosphonate gegen den Knochenabbau (Kap. 15.3.5)
- ggf. trizyklische Antidepressiva

Weitere Therapie

- Stadium II und III: physikalische und krankengymnastische Therapie (Medikamente wenig erfolgreich)
- Ergotherapie

15.4 Weichteilrheumatismus

15.4.1 Fibromyalgie (Faser-Muskel-Schmerz)

Eine Fibromyalgie ist durch die vielen diffusen Beschwerden schwer zu diagnostizieren. Die Patienten klagen über Muskelschmerzen und reagieren auf Druck an bestimmten Punkten sehr empfindlich (Tender-Points). Zudem treten u. a. Müdigkeit, Erschöpfung und Schlafstörungen, aber auch Depressionen und Ängste auf. Die Erkrankung ist häufig vergesellschaftet mit einem Reizdarmsyndrom (Kap. 3.4.7).

Der Pathomechanismus, so wird vermutet, lässt sich auf eine gestörte Schmerzverarbeitung im ZNS zurückführen. Die Fibromyalgie kommt relativ häufig vor, der Erkrankungsgipfel liegt zwischen dem 20. und 50. LJ; 80 % der Erkrankten sind Frauen.

Ziel der Therapie ist die Linderung der Beschwerden.

Therapie

- zeitlich begrenzte Einnahme von trizyklischen Antidepressiva, insbesondere Amitriptylin (z. B. Saroten®), und SSRI, insbesondere Fluoxetin (z. B. Fluoxetin-ratiopharm®), zu Schmerzbekämpfung und Schlafverbesserung, bei Depressionen und Angstzuständen; Einnahme so lange, bis sich die Situation gebessert hat
- Antikonvulsiva, insbesondere Pregabalin (z. B. Pregabalin-ratiopharm®, Lyrica®) bei Patienten mit starken Schmerzen (neuropathisch) und Angststörungen (Kap. 13.5)
- Schmerzmittel: Da Fibromyalgie kein entzündliches Geschehen ist, wirken die herkömmlichen entzündungshemmenden Schmerzmittel (NSAID) inkl. Cortison nicht und werden nicht empfohlen.
- Mit **Ausnahme** von Tramadol (Tramal®), das zusätzlich antidepressiv wirkt, sind auch die anderen opioiden Schmerzmittel unwirksam und ungeeignet.

Weitere Therapie

- Psychotherapie, Entspannungsverfahren
- Bewegungstherapie, Physiotherapie

15.5 Hyperurikämie (Gicht)

Die Hyperurikämie kann durch eine angeborene Purinstoffwechselstörung (primäre Hyperurikämie) oder durch andere Erkrankungen, Medikamente oder Lebensweisen (sekundäre Hyperurikämie) entstehen. Allen gemeinsam ist die Erhöhung des Harnsäurespiegels, die zu Entzündungen, Schwellungen und Schmerzen der betroffenen Gelenke mit Ablagerungen von Harnsäurekristallen in den Gelenken führt.

Die asymptomatische Hyperurikämie wird diätetisch behandelt. Es wird keine pharmakologische Intervention empfohlen.

Ziel der Therapie ist die Beendigung der akuten Entzündung; Ziele der Dauertherapie sind die dauerhafte Senkung des Harnsäurespiegels im Blut und die Vermeidung von Harnsäurekonkrementen in Gelenken, Nieren und ableitenden Harnwegen.

Therapie

- **im akuten Anfall:**
  - Colchicin (Colchicum-Dispert®):
    - Wirkung: Phagozytosehemmer für Leukozyten, entzündungshemmend
    - NW: schwere Diarrhoen, Übelkeit, Erbrechen, Nierenschädigung bei toxischer Dosierung; Haarausfall, Knochenmarksschäden bei längerer Gabe
    - KI: Kinder und Jugendliche, Schwangere und Stillende; Nieren- und Lebererkrankungen
    - IA: verstärkte Wirkung von Ciclosporin A, Erythromycin
  - evtl. bei starker Entzündung und Schmerzen: Cortison, z. B. Prednisolon, und NSAID, z. B. Diclofenac, Ibuprofen, Indometazin (Kap. 2.19.2)
- **Dauertherapie:**
  - Urikostatikum: **1. Wahl** Allopurinol (z. B. Zyloric®):
    - Wirkung: Allopurinol hemmt die Xanthinoxidase, die zur Bildung von Harnsäure notwendig ist; auch bei eingeschränkter Nierenfunktion anwendbar (im Gegensatz zu Urikosurika), ebenso zur Prophylaxe bei Zytostatikatherapie geeignet.
    - NW: gastrointestinale Störungen, Allergie bis Anaphylaxie, bei Therapiebeginn Auslösen eines Gichtanfalls möglich (durch Harnsäurerückstau aufgrund der zusätzlichen Überlastung des renalen Sekretionsmechanismus durch Abbauprodukte des Allopurinols)
    - KI: bei eingeschränkter Nierenfunktion vorsichtige Dosierung; Schwangerschaft
    - IA: orale Antikoagulanzien (verstärkte Wirkung durch Allopurinol); Purinantimetabolite wie Azathioprin, Mercaptopurin (Dosisreduktion der genannten Medikamente notwendig); Theophyllin (Verstärkung der Wirkung von Theophyllin); Benzbromaron; Probenecid (verminderte Allopurinol- und Probenecidwirkung); Salicylate (verstärkter Salicylsäureeffekt); Thiaziddiuretika; Zytostatika (vermehrte Blutbildveränderungen durch additive Knochenmarkstoxizität); Alkohol (verstärkt die Harnsäurebildung und vermindert an der Niere die Harnsäureausscheidung mit der Folge eines Gichtanfalls)
  - Urikostatikum (**2. Wahl**): Febuxostat (z. B. Adenuric®), stärker wirksam als Allopurinol (NW, KI und IA wie Allopurinol)

- Urikosurika (ebenfalls **2. Wahl**): Probenecid, Benzbromaron (z. B. Narcaricin mite®); **nur bei intakter Nierenfunktion**:
  - Wirkung: hemmen die Harnsäurerückresorption und fördern die renale Ausscheidung
  - NW: Auskristallisation von Harnsäure im Urin (ausreichende Diurese sicherstellen, einschleichender Beginn), gastrointestinale Beschwerden
  - KI: Nierenfunktionsstörungen, Vorsicht bei Nierensteinen; Kinder < 2 Jahre bzw. < 20 kg Körpergewicht; strenge Indikationsstellung in der Schwangerschaft und Stillzeit

Weitere Therapie

- Gelenkruhigstellung, Kühlung
- diätetisch: purinarme Kost, Gewichtsreduktion Alkoholverzicht

16 Arzneimittel bei Erkrankungen des Auges

16.1 Hordeolum (Gerstenkorn)

16.1.1 Entzündung der oberflächlich liegenden Moll- oder Zeis-Drüsen

Ziel der Therapie ist die Entzündungshemmung.

Therapie

- spontane Entleerung und Abheilung möglich
- andernfalls: antibiotische AT, AS (z. B. Floxal®; Kap. 16.4)

Weitere Therapie

- Rotlicht

16.1.2 Entzündung der tiefer gelegenen Meibom-Drüsen

Diese entstehen durch Infektion mit Staphylokokken oder Streptokokken. Es erfolgt keine spontane Entleerung.

Therapie

- lokales Antibiotikum Gentamycin oder p.o. aus der Gruppe der Penicilline (Kap. 2.2)

Weitere Therapie

- Rotlicht
- evtl. OP

16.2 Chalazion (Hagelkorn)

Chronische Entzündung der Meibom- oder Zeis-Drüsen durch Verschluss des Ausführungsgangs. Kann als Folge eines Hordeolums auftreten.

Ziel der Therapie ist die Entzündungshemmung.

Therapie

- spontane Abheilung, warme Kompressen
- evtl. lokales Antibiotikum als AT oder AS: z. B. Gentamycin (z. B. Refobacin® AT, AS)
- alternativ ein Antiseptikum: z. B. Bibrocathol (z. B. Posiformin® 2% AS), desinfizierend (keimabtötend), adstringierend (Bildung einer Schutzschicht durch Veränderung der Eiweiße) und sekretionshemmend
- bei mangelndem Erfolg: lokale Anwendung von Glukokortikoiden

16.3 Konjunktivitis

Eine Konjunktivitis ist eine Augenbindehautentzündung, die auf Infektionen, allergische Reaktionen oder autoimmunologische Erkrankungen zurückzuführen sein kann.

Ziele der Therapie sind die Entzündungshemmung und die Ausheilung der Infektion.

16.3.1 Adenoviren (Conjunctivitis epidemica) in Kombination mit Hornhautbeteiligung (Keratoconjunctivitis epidemica)

Therapie

- selbstlimitierend innerhalb von 2 Wochen, deshalb keine Therapie
- antibiotische AT bei bakterieller Superinfektion (Kap. 16.4)

16.3.2 Gonokokken (Gonoblennorrhoe)

Therapie

- Antibiotika: Ceftriaxon (z. B. Cefotrix i. v., i. m.) als Einmaldosis

16.3.3 Staphylokokken, Pneumokokken, Haemophilus influenzae

Therapie

- Antibiotika: Ciprofloxacin (z. B. Ciprobay®), Ofloxacin (z. B. Floxal® AT)

16.3.4 Bei leichten Erkältungserscheinungen mit leichter Rötung

Therapie

- entzündungshemmende AT, z. B. Tetryzolin (z. B. Berberil® AT)

16.3.5 Allergische Konjunktivitis

Therapie

- Antihistaminika: Levocabastin (z. B. Livocab® AT), Cromoglizin (z. B. Vividrin® AT), Azelastin (z. B. Azelastin-COMOD® AT; Kap. 2.4)
- α-Sympathomimetika: Phenylephrin (z. B. Neosynephrin-POS® AT), Naphazolin (z. B. duraultra N sine AT)
- evtl. Glukokortikoide

16.3.6 Autoimmunologische Konjunktivitis/Iritis/Uveitis

Eine Iritis ist ein Zeichen für eine autoimmunologische Reaktion, die als Begleiterscheinung häufig bei rheumatischen Erkrankungen auftritt. Das Auge ist gerötet sowie schmerz- und lichtempfindlich, die Pupille verkleinert (Miosis).

Ziele der Therapie sind die Entzündungshemmung der Iris, damit sie nicht mit der Linse verklebt, und die Schmerzreduktion.

Therapie

- Glukokortikoide (AT): zur Entzündungshemmung, in schweren Fällen systemisch
- Parasympatholytika (Anticholinergika): Zyklopentolat (z. B. Zyklolat EDO® AT), Atropin (z. B. Atropin-POS AT®), Tropicamid (z. B. Mydrum® AT); bewirken die Weitstellung der Pupille, um ein Verkleben der Iris mit der Linse zu vermeiden (Kap. 2.20.1)

16.4 Keratitis

Eine Keratitis ist eine Entzündung der Hornhaut (Kornea), die unterschiedliche Ursachen haben und aufgrund chemischer oder mechanischer Reizungen oder als Folge einer Konjunktivitis auftreten kann.

Die Therapie hat die Beseitigung der Entzündung zum Ziel.

Therapie

- Antibiotika bei bakteriellem Hintergrund: Ciprofloxacin (z. B. Ciprobay® p. o.) oder Ofloxacin (z. B. Floxal® AT)
- Antiviralia bei viralem Befall: Trifluridin (z. B. Lonsurf p. o.) bei Herpes simplex und Famciclovir (z. B. Famvir® p. o.) oder Aciclovir (z. B. Zovirax® p. o.) bei Herpes zoster; hemmen die virale DNA-Synthese und die Virusvermehrung (Kap. 2.7)
- Antimykotikum bei Mykosen: Amphotericin B (z. B. Ampho-Moronal® p. o.; Kap. 2.5)
- Glukokortikoide bei chemischen Ursachen

16.5 Glaukom

Das Glaukom wird definiert als Erkrankung des Auges mit Druckschädigung des N. opticus, Gesichtsfeldausfällen und Veränderung der Sehnervenpapille. Obwohl bei den meisten Fällen ein erhöhter Augeninndruck vorliegt, ist dieser nicht teil der Definition. Viele Glaukompatienten haben keinen erhöhten Augeninnendruck und ein erhöhter Druck führt nicht immer zu einem Glaukom.

Ziele der Therapie sind die Senkung des Augeninnendrucks und die Verhinderung einer Druckschädigung bzw. beim sekundären Glaukom die Behandlung der Grunderkrankung.

16.5.1 Akutes Glaukom (Notfall)

Therapie

- systemisch: Osmodiuretika zur Drucksenkung (Mannitol i. v.)
- alternativ Carboanhydrasehemmer zur Drucksenkung: Dorzolamid (z. B. Dorzolamid-ratiopharm® AT), Brinzolamid (z. B. Azopt® AT, Brinzolamid-ratiopharm® AT):
  - Wirkung: Hemmung der Carboanhydrase, die am Auge für die Bildung des Kammerwassers im Ziliarkörper mitverantwortlich ist, dadurch verringerte Produktion des Kammerwassers
- Parasympathomimetikum: Pilocarpin (z. B. Pilomann® AT):
  - Wirkung: Verengung der Pupille, Erweiterung der Abflusswege
  - NW: schlechtes Dämmerungssehen
- β-Blocker: Timolol (z. B. Timo-Vision® AT), Betaxolol (z. B. Betoptima® AT):
  - Wirkung: reduzierte Kammerwasserbildung durch Blockade des β_1- und β_2-Rezeptors, verbesserter Kammerwasserabfluss
  - KI: Asthma bronchiale, COPD, Bradykardie
- α-Agonisten: Brimonidin (z. B. Alphagan® AT), Clonidin (z. B. Clonid-ophtal® AT), Apraclonidin (z. B. Iopidine® AT; Kap. 2.20.2)
- Glukokortikoide (Kap. 2.11)
- Analgetika (Kap. 2.19.2)
- Antiemetika (Kap. 2.3)

16.5.2 Chronisches Glaukom

Therapie

- **1. Wahl (AT):**
  - β-Blocker (Kap. 16.5.1)
  - α-Agonisten (Kap. 16.5.1)
  - $PGF_{2\alpha}$-Analoga (Kap. 2.16): Bimatoprost (z. B. Lumigan® AT), Latanoprost (z. B. Xalatan® AT), Travoprost (z. B. Travatan® AT); in Kombination mit Timolol: Bimatoprost (z. B. Ganfort®), Latanoprost (z. B. Xalacom®), Travoprost (z. B. DuoTrav®):
    - Wirkung: Die $PGF_{2\alpha}$-Analoga wirken wie die körpereigenen $PGF_{2\alpha}$. Die lipophilen Arzneiverbindungen durchdringen die Kornea und bewirken durch die Besetzung der Prostaglandinrezeptoren eine Entspannung des Ziliarmuskels, was zu einem vermehrten Abfluss des Kammerwassers führt.
    - NW: leichtes Fremdkörpergefühl im Auge, Brennen der Konjunktiven, Entzündung der Augenlider, Nachdunkeln und Längerwerden der Wimpern, seltener Asthma, Angina pectoris

- **2. Wahl:**
  - Parasympathomimetika (Kap. 16.5.1)
  - Carboanhydrasehemmer (Kap. 16.5.1)
  - Osmodiuretika (Kap. 16.5.1)

Weitere Therapie

- OP: Iridotomie oder Iridektomie

16.6 Makuladegeneration

Die altersbedingte Makuladegeneration ist die häufigste Erblindungsursache im höheren Lebensalter, dabei tritt die feuchte Form in 60–80 % d. F. auf. Durch degenerative Prozesse wird der wichtigste Teil der Netzhaut zerstört.

Ziel der Therapie ist Verzögerung der Erkrankung. Dazu sollte so früh wie möglich mit einer Behandlung begonnen werden.

Therapie

- **1. Wahl:** monoklonale Antikörper: Ranibizumab (z. B. Lucentis®) und Bevacizumab (z. B. Avastin®) zur intravitrealen Injektion (Injektion in den Glaskörper); hemmen das Wachstum von Endothelzellen und verhindern Makulablutungen und -ödeme (Kap. 2.13.8)

Info

Netzhautuntersuchung

Zur Netzhautuntersuchung müssen die Pupillen weit gestellt werden. Dies erfolgt mithilfe von Parasympatholytika wie Zyklopentolat (z. B. Zyklolat EDO® AT), Tropicamid (z. B. Mydrum® AT), Atropin (z. B. Atropin-POS® AT).

17 Arzneimittel bei Erkrankungen des Ohres

17.1 Otitis media

17.1.1 Akute eitrige Otitis media

Bakterielle Otitiden können durch Streptokokken, Staphylokokken oder Haemophilus influenzae hervorgerufen werden. Sie können ursächlich verantwortlich sein oder sich als Superinfektion auf eine virale Erkrankung setzen.

Ziele der Therapie sind die Entzündungshemmung und die Wiederherstellung der Hörfunktion.

Therapie

- Antibiotika: z. B. Penicillin V, Amoxicillin, Erythromycin, Clarithromycin, Azithromycin (Kap. 2.2)
- α_1-Sympathomimetika: Xylometazolin (z. B. Olynth®), Oxymetazolin (z. B. Nasivin®) als Nasentr zum Abschwellen der Nasenschleimhaut:
  - Wirkung: Durch die Nasentr wird der Sekretabfluss durch die Tuba auditiva wieder möglich.
  - Es besteht die Gefahr der Sucht.
- Antipyretikum: z. B. Paracetamol
- Antiphlogistikum/Analgetikum: z. B. Ibuprofen (Kap. 2.19.2)

17.1.2 Chronische Otitis media

Chronische Otitiden entstehen in der Regel durch ein defektes Trommelfell.

Ziele der Therapie sind der Schluss des Trommelfells und eine Entzündungshemmung.

Therapie

- antibiotische OT: Ciprofloxacin (z. B. Panotile® CIPRO) oder systemische Antibiotika (Kap. 17.1.1)
- Nasentr (Kap. 17.1.1)

Weitere Therapie

- OP: Verschluss des defekten Trommelfells

17.2 Hörsturz

Die Ursachen eines Hörsturzes sind noch nicht genau bekannt. Mangelnde Durchblutung schädigt die Haarzellen im Hörorgan. Ursachen einer gestörten Durchblutung können kleine Thromben sein, die durch arteriosklerotische Plaques gebildet werden. Aber auch eine erhöhte Konzentration von Gerinnungsfaktoren kann einen Hörsturz begünstigen. Zudem werden Hypertonie und Nikotin als Ursachen diskutiert. Daneben sind u. a. Virusinfektionen, chronische Erkrankungen sowie Tumoren im Ohr- und Kopfbereich im Gespräch.

Ziele der Therapie sind die Verbesserung der Durchblutung und die Wiederherstellung einer guten Hörfunktion.

Therapie

- Xanthinderivate: z. B. Pentoxifyllin (z. B. Trental® Tbl, Infusion):
  - Wirkung: Pentoxifyllin fördert die Fließeigenschaft des Blutes durch Vasodilatation und wirkt entzündungshemmend. Es wird bei Durchblutungsstörungen, z. B. bei Tinnitus, Hörsturz, pAVK, ischämischen Erkrankungen, eingesetzt.
  - NW: Schwindel, Tremor, Unruhe, Kopfschmerzen, Tachykardien, Urtikaria, Konjunktivitis, aplastische Anämie, Erbrechen, Diarrhoe
  - KI: zerebrale Blutungen, Massenblutungen im ZNS oder Auge (Zunahme der Blutung); frischer Herzinfarkt, schwere Koronarsklerose, hämorrhagische Diathese; Magen-, Darmulzera
  - IA: Beeinflussung von Blutdrucksenkern und Antidiabetika
- ionotrope Therapie: Lokalanästhetika wie Lidocain (z. B. Xylocain®) oder Procain (z. B. procainLoges®):
  - Wirkung: durch Aktivierung der Ionentransportprozesse in den Haarzellen des Hörorgans Blockade von Nerven, die Gefäße verengen könnten; dadurch verbesserte Signalweitergabe zum Gehirn
- antiödematöse Therapie: Glukokortikoide und osmotisch wirkende Diuretika wie Mannitol-Lsg (z. B. Osmofundin Infusion):
  - Wirkung: Glukokortikoide wirken entzündungshemmend und abschwellend (Kap. 2.11); osmotisch wirkende Diuretika bewirken einen vermehrten Wasserausstrom aus dem Blut und führen zu einer großen Harnmenge (Kap. 7).

17.3 Mastoiditis

Bei der Mastoiditis handelt es sich um eine eitrige Entzündung der Knochenzellen des Warzenfortsatzes. Sie kann u. a. als Komplikation einer akuten eitrigen Otitis media auftreten.

Ziel der Therapie ist die schnelle Beendigung der Entzündung im Mastoid.

Therapie

- Antibiotikum: Cefotaxim (z. B. Claforan®), Ceftriaxon (z. B. Cefotrix; Kap. 2.2)

Weitere Therapie

- OP: Mastektomie

17.4

Morbus Menière

Die Ursache des Morbus Menière ist noch nicht endgültig geklärt. Man vermutet einen Riss in der Reissner-Membran, wodurch sich Kaliumionen in die Perilymphe verschieben, die eine Depolarisation der Haarzellen des vestibulären und cochleären Systems hervorrufen.

Ziele der Therapie sind die Förderung der Durchblutung, die Unterbrechung der Schwindelattacken und das Beheben der Übelkeit.

Therapie akut

- Antiemetika: u. a. Metoclopramid (z. B. Paspertin®; Kap. 2.3)
- gegen Schwindel: Dimenhydrinat (z. B. Vomex A® Drag, Kps, Injektion, Supp; Kap. 2.4)
- Rheologika: Kap. 17.2

Dauertherapie

- H_3-Blocker: Betahistin (z. B. Vasomotal® Tr, Tbl, Betavert® Tbl) gegen Übelkeit, Schwindel (Kap. 2.4)
- kaliumsparende Diuretika zur Beseitigung eines Flüssigkeitsstaus im Innenohr (Kap. 7)
- ggf. Glukokortikoide (Kap. 2.11)
- Antibiotika: Streptomycin, Neomycin oder Gentamycin zur medikamentösen Ausschaltung des Gleichgewichtsorgans

Weitere Therapie

- OP

18 Tumorbehandlung

Grundlage der folgenden Ausführungen zur Tumorbehandlung sind u. a. die Ausführungen des Deutschen Krebsforschungszentrums (DKFZ) [7] und dessen Krebsinformationsdienstes (https://www.dkfz.de/) [8], das ONKO-Internetportal der Deutschen Krebsgesellschaft (https://www.krebsgesellschaft.de/onko-internetportal/onko-internetportal.html) [6], das Informationsportal zu Krebs- und Bluterkrankungen bei Kindern und Jugendlichen (https://www.kinderkrebsinfo.de/) [17] sowie die Informationen von Dr. Gabriele Calaminus (2008), Universitätsklinikum Münster [3].

18.1 Einleitung

Krebszellen entwickeln sich aus normalen Körperzellen. Sie wachsen ungehemmt in umliegende Gewebe hinein (infiltrierend) und zerstören sie (destruierend). Die Ursachen sind vielfältig. So können Mutationen, ererbte Veränderungen oder Umwelteinflüsse das genetische Material schädigen. Hinzu kommt, dass im Alter die Fähigkeit des Organismus abnimmt, derartige Fehler zu beheben.

Im Prinzip kann jeder Zelltyp entarten:

- Plattenepithelien zu Plattenepithelkarzinomen
- Basalzellen zu Basaliomen
- Drüsenzellen zu Adenokarzinomen
- endokrine Zellen zu neuroendokrinen Tumoren
- Gliazellen z. B. zu Gliomen, Astrozytomen
- Mesenchymzellen z. B. zu Fibrosarkomen, Liposarkomen, Chondro- oder Osteosarkomen
- Knochenmarkszellen z. B. zu Leukämien, Lymphomen
- Plasmazellen zu multiplen Myelomen

Es werden **semimaligne Tumoren** (destruierendes Wachstum ohne Metastasen) von **malignen Tumoren** (infiltrierendes, destruierendes Wachstum mit lymphogener und hämatogener Metastasierung) unterschieden.

Um Krebserkrankungen beurteilen zu können, sind bestimmte Klassifikationskriterien entworfen worden. Die am häufigsten zur Beurteilung herangezogenen Klassifikationen sind die **TNM-Klassifikation** (T = Tumor; N = Nodus/Lymphknoten; M = Metastasen) mit der zusätzlichen Bestimmung des Gradings (G = Differenzierungsgrad der Zellen; ▶ Tab. 18.1) sowie die **Klassifikation der UICC** (Union Internationale Contre le Cancer), mit der – basierend auf der TNM-Klassifikation – die Tumorerkrankung in 4 Stadien eingeteilt werden kann (▶ Tab. 18.2).

Bösartige Tumoren können behandelt werden mithilfe von Radio- und Zytostatikatherapie, Einsatz von monoklonalen Antikörpern, Tyrosinkinasehemmern, Interferonen, OP und Stammzell- oder Knochenmarktransplantationen.

Welche der Therapiemöglichkeiten gewählt wird, hängt jeweils von der Art der Krebserkrankung, dem Ausmaß der Erkrankung und dem Zustand des Patienten ab und muss individuell ermittelt werden. In manchen Fällen empfiehlt es sich, sofort zu operieren und im Anschluss daran Radio- und/oder Chemotherapien einzusetzen (**adjuvante Therapie**). In anderen Fällen wiederum ist zunächst eine Chemotherapie angezeigt (**neoadjuvante Therapie**), um den Tumor zu verkleinern, sodass er im Anschluss besser operiert werden kann. In vielen Fällen werden die Therapiemöglichkeiten miteinander kombiniert.

Chemotherapien erfolgen in der Regel in Zyklen. Die Anzahl der Zyklen ist dem jeweiligen Tumor angepasst.

Therapie – grundsätzliche Schritte

- **Induktionstherapie:** zu Beginn hoch dosierte Zytostatikagabe mit dem Ziel der Vollremission
- **Konsolidierungstherapie:** weitere Zytostatikagaben geringerer Aggressivität, um das Ergebnis der Induktionstherapie zu erhalten
- **Erhaltungstherapie:** präventive Gabe von Zytostatika über Jahre oder lebenslänglich, um Krankheitsrezidive zu verhindern
- **Nachsorge:** fortlaufende Betreuung mit regelmäßigen Untersuchungen und bei Bedarf weiteren Therapien, Selbsthilfegruppen, psychosozialer Betreuung etc.

Begleitende Therapie der NW

- aufgrund der schlechten Immunabwehr:
  - Antibiotika: z. B. Amoxicillin, Cephalosporine, Ampicillin + β-Lactamase-Hemmer
  - Antimykotika: z. B. Nystatin, Amphotericin B
- bei Schmerzen: je nach Schmerzintensität NSAR oder leichte oder starke Opioide (Kap. 2.19.2)
- bei Erythro- und Thrombozytopenie: Erythrozyten- und Thrombozytenkonzentrate
- bei Neutropenie mit einer Leukozytenzahl ≤ 1500/µl: Einsatz von Filgrastim (z. B. Neupogen®) oder Pegfilgrastim (z. B. Neulasta®)
- gegen die Übelkeit: 5-HT_3-Antagonisten wie Ondansetron (Axisetron Tbl, i. v.), Palonosetron (Aloxi® Kps, i. v.) oder Tropisetron (Navoban® i. v.)
- als Magenschutz: Protonenpumpenhemmer
- zur psychischen Stabilisierung und Schmerzlinderung: Antidepressiva

Krebspatienten leiden besonders während einer Chemotherapie unter **Mangelernährung**. Deshalb sind zusätzlich folgende Maßnahmen wichtig:

▸ **Tab. 18.1** TNM-Klassifikation mit Grading.

Klassifikation	Beschreibung
T	**Tumor (Ausdehnung und Verhalten des Primärtumors)**
Tis	Carcinoma in situ
T1	größte Tumorausdehnung ≤ 2 cm
T2	Tumorausdehnung 2–5 cm
T3	Tumorausdehnung > 5 cm
T4	Tumorinfiltration
TX	keine Beurteilung des Primärtumors möglich
N	**Lymphknoten**
N0	keine Lymphknotenmetastasen
N1	Befall Lymphknoten, verschieblich
N2	Befall Lymphknoten, fixiert
N3	Befall vieler Lymphknoten
NX	keine Beurteilung der Lymphknoten möglich
M	**Fernmetastasen**
M0	keine Fernmetastasen
M1	Fernmetastasen
MX	keine Beurteilung der Fernmetastasen möglich
G	**Grading**
G1	gut differenziert (langsames Tumorwachstum)
G2	mäßig differenziert (etwas schnelleres Tumorwachstum)
G3	schlecht differenziert oder undifferenziert (sehr schnelles Tumorwachstum, verstärkte Streuung)
Zusätzliche Klassifikationskriterien	
L0	keine Ausbreitung von Zellen in die Lymphbahnen
L1	Ausbreitung von Zellen in die Lymphbahnen
V0	keine Ausbreitung in Blutgefäße
V1	Ausbreitung in Blutgefäße mikroskopisch nachweisbar
V2	Ausbreitung in Blutgefäße makroskopisch erkennbar
Pn0	kein Befall von nervenumgebendem Gewebe durch Tumorzellen
Pn1	Befall von nervenumgebendem Gewebe durch Tumorzellen
R0	kein Resttumor (Residualtumor) nach OP
R1	mikroskopischer Residualtumor an den Schnitträndern
R2	makroskopischer Residualtumor oder nicht entfernte Metastasen

▸ **Tab. 18.2** Stadieneinteilung nach UICC.

Stadien	Primärtumor	Lymphknotenstatus	Fernmetastasen
I	T1	N0	M0
II	T2	N0	M0
III	T1–2	N1	M0
	T3	N0–1	M0
IV	T4	jedes N	M0
	jedes T	jedes N	M1

- Gabe von Vitamin E, Selen, ω-3-Fettsäuren, Coenzym Q_{10}, L-Carnitin
- ausreichend trinken (2–3 l Wasser), kleine häufige Mahlzeiten, keinen Alkohol, keinen Zucker, ausreichend Schlaf

Wir geben zu den einzelnen Erkrankungen keine weiteren Hinweise auf die zusätzlichen Maßnahmen, da sie in der Regel immer begleitend erfolgen. Die für die Behandlung notwendigen Chemotherapeutika, Immunsuppressiva, Antikörper und Arzneimittel der begleitenden Therapien sind in Kap. 2.13 aufgelistet.

Für die Tumorerkrankungen wird jeweils als Prognose eine **5-Jahres-Überlebensrate** in Prozent angegeben, die darüber Auskunft gibt, wie hoch der Anteil der Patienten ist, die 5 Jahren nach der Diagnosestellung einer bestimmten Krebserkrankung noch leben. Nach dieser Zeit ist die Wahrscheinlichkeit groß, dass der Patient geheilt ist (z. B. leben 76 % aller an Brustkrebs erkrankten Frauen noch 5 Jahre nach der Diagnosestellung).

Die folgende Darstellung konzentriert sich auf die häufigsten bösartigen Tumorerkrankungen und deren Behandlung, die den einzelnen Organsystemen zugeordnet werden.

18.2 Blutbildendes und lymphatisches System

Einteilung der Tumorerkrankungen des blutbildenden und lymphatischen Systems:

- Leukämien:
  - akute Leukämien:
    - akute lymphatische Leukämie (ALL)
    - akute myeloische Leukämie (AML)
  - chronische Leukämien:
    - myeloproliferative Erkrankungen
    - chronische myeloische Leukämie (CML)
    - Polycythaemia vera
    - sonstige (werden hier nicht behandelt)
- Lymphome:
  - Hodgkin-Lymphom
  - Non-Hodgkin-Lymphom
  - chronische lymphatische Leukämie (CLL)
  - Plasmozytom
  - sonstige

18.2.1 Akute Leukämien

Akute Leukämien können in jedem Alter auftreten. Sie erfordern eine sofortige Behandlung mit Chemotherapie. Bei den akuten Leukämien entarten Zellen aus der Reihe der Leukozyten.

Akute myeloische Leukämie (AML)

Die AML ist die häufigste akute Leukämieform bei älteren Erwachsenen. Hier entarten die myeloischen Zellen zu funktionslosen myeloischen Blasten.

Die AML ist keine einheitliche Erkrankung, sondern eine Gruppe verschiedener Unterformen. Sie wird anhand der WHO-Klassifikation aus dem Jahr 2008 (morphologische, zyto- und molekulargenetische Merkmale der Blasten) und der FAB-Klassifikation (morphologische Eigenschaften der Blasten) eingeteilt.

Durch die Uneinheitlichkeit der Erkrankung werden die Therapiekonzepte immer individuell auf den Krankheitstyp und den Patienten zugeschnitten.

Ziel der Therapie ist die vollständige Remission.

Therapie

- Direkt nach Diagnosestellung wird mit einer Chemotherapie begonnen. Eine Strahlentherapie ist eher nicht hilfreich.
- Induktionstherapie: 2 Zyklen Cytarabin: Tag 1–7 Cytarabin, Tag 3–5 Daunorubicin oder Idarubicin; oder mit Tyrosinkinaseinhibitoren 1. oder 2. Gereration, z. B. Imatinib oder Dasatinib
- Konsolidierungstherpie: dem Krankheitstyp angepasste Chemotherapie, z. B. 3–4 Zyklen Cytarabin
- Eine Knochenmarktransplantation kann eine Option sein.

Prognose

- 5-Jahres-Überlebensrate bei Patienten < 60 Jahre ca. 40 %, > 60 Jahre ca. 20 %

Akute lymphatische Leukämie (ALL)

Die ALL ist die häufigste akute Leukämieform der Kinder, bei der Zellen des lymphatischen Systems erkranken. Ab dem 50. LJ nimmt die Erkrankungshäufigkeit wieder zu. Es können 2 Hauptgruppen unterschieden werden: die ALL vom B-Zell- und T-Zell-Typ. In beiden Gruppen existieren Untergruppen.

Ziel der Therapie ist die vollständige Remission.

Therapie der ALL im Kindesalter

- zu Beginn Prednison + Vincristin
- Induktionstherapie: Dexamethason, Vincristin, Daunorubicin (Daunoblastin i. v.), L-Asparaginase (i. v.)
- Erhaltungstherapie: Methotrexat oder 6-Mercaptopurin
- Strahlentherapie des Kopfes unbedingt erforderlich

Therapie der ALL im Erwachsenenalter

- Behandlung nach GMALL-Therapieempfehlungen (German Multicenter Study Group on Adult Acute Lymphoblastic Leukemia):
  - Induktionstherapie: Dexamethason und Cyclophosphamid als Vorphasetherapie

 - dann eigentliche Induktionstherapie wie bei ALL der Kinder (s. o.)
 - in der Induktionsphase II: Zusatz von Cyclophosphamid, Cytarabin, 6-Mercaptopurin, Methotrexat
 - Konsolidierungstherapie: Es existieren sehr unterschiedliche Konzepte. Insbesonders werden hoch dosiert Methotrexat, Cytarabin und Asparaginase eingesetzt. Zum anderen wird die Wiederholung der Induktionstherapie favorisiert.
 - Erhaltungstherapie: Mercaptopurin und Methotrexat
- Einsatz von monoklonalen Antikörpern, z. B. Rituximab
- Stammzelltransplantation

Prognose

- Heilungschancen von > 80 % bei Kindern, 45 % bei Erwachsenen

18.2.2 Chronische myeloproliferative Neoplasien

Chronische myeloische Leukämie (CML)

Die CML gehört zu den chronisch myeloproliferativen Neoplasien, wobei sie innerhalb dieser Gruppe aufgrund ihrer genetischen Ursache (Philadelphia-Chromosom) eine Sonderstellung einnimmt. Der Erkrankungsgipfel liegt zwischen dem 50. und 60. LJ. Die Krankheit verläuft in 3 Phasen:
- chronische Phase
- Akzelerationsphase
- Blastenschub

Ziel der Therapie ist durch frühzeitige Intervention eine Remission. Eine Heilung ist ausgeschlossen. In der chronischen Phase ist die CML gut therapierbar, sodass ein normales Leben geführt werden kann; in der Akzelarationsphase versucht man, die Krankheit in die chronische Phase zurückzuführen. Die Blastenkrise führt innerhalb weniger Wochen zum Tod.

Therapie der chronischen Phase

- **Erstlinientherapie:** Tyrosinkinasehemmer wie Imatinib (Tbl), Nilotinib (Tasigna® Tbl), Dasatinib (Sprycel® Tbl), tägliche orale Einnahme
- **Zweitlinientherapie:** bei Resistenzen neue Tyrokinasehemmer Bosutinib (Bosulif® Tbl), Ponatinib (Iclusig® Tbl) oder Auswahl aus den 3 Erstlinienpräparaten
- IFN-α (durch viele NW häufiger Therapieabbruch und schlechtere Ergebnisse)

Therapie der Akzelarationsphase

- Wechsel der Tyrosinkinasehemmer (**beste Ergebnisse!**)
- Knochenmarks- oder Stammzellentransplantation

Prognose

- Durch die Therapie mit Tyrosinkinasehemmern (besonders Imatinib) liegt die 2-Jahres-Überlebensrate mittlerweile bei > 90 %, die 10-Jahres-Überlebensrate bei ca. 80 %.

Polycythaemia vera

Die Polycythaemia vera gehört zu den myeloproliferativen Erkrankungen und geht mit einer abnormen Veränderung aller 3 Zelltypen im Blut einher. Der Altersgipfel liegt bei 60 Jahren. Eine Heilung ist nicht möglich.

Eine Therapie erfolgt symptomatisch.

Therapie

- wiederholte Aderlässe
- Thrombozytenaggregationshemmer: z. B. Acetylsalicylsäure, Clopidogrel (z. B. Iscover®)
- bei Hyperurikämie: Allopurinol (z. B. Zyloric®; Kap. 15.5); bei Juckreiz: Antihistaminika oder H_2-Blocker Cimetidin (beides durch den starken Zellzerfall)
- wenn die Aderlässe keinen Erfolg bringen:
 - IFN-α (bei jüngeren Patienten)
 - Zytostatikum: Hydroxycarbamid (z. B. Litalir®, Siklos)
- bei Resistenz oder Unverträglichkeiten:
 - Tyrosinkinasehemmer: Ruxolitinib
 - Zytostatikum: Busulfan (z. B. Myleran®, Busilvex®)

Prognose

- Die Überlebenszeit unter Therapie beträgt 10–20 Jahre.

18.2.3 Maligne Lymphome

Je nach Form der malignen Lymphome erhalten die Patienten in der Chemotherapie Medikamente als Mono- oder Kombinationstherapie. Zudem können Bestrahlungen und andere Medikamente hinzugefügt werden.

Die Behandlungsschemata werden nach den Anfangsbuchstaben der verwendeten Medikamente benannt, wie folgende Beispiele veranschaulichen:
- ABVD: Kombination aus Adriamycin + Bleomycin + Vinblastin + Dacarbazin
- R-CHOP: Kombination aus Rituximab + Cyclophosphamid + Hydroxydaunorubicin (z. B. Daunoblastin) oder Doxorubicin + Vincristin (z. B. Oncovin® [A, CH], Cellcristin® [D], Vincristin Teva®) + Prednison oder Prednisolon

Fast alle Therapien werden venös verabreicht.

Die Chemotherapien können mit Strahlentherapien kombiniert werden.

Bei vielen Lymphomformen kommen gezielt neuere Medikamente zum Einsatz, so z. B. der monoklonale Antikörper Obinutuzumab bei der CLL; Immunmodulatoren wie Lenalidomid und Thalidomid beim multiplen Myelom.

Morbus Hodgkin (Hodgkin-Lymphome)

Der Morbus Hodgkin geht von pathologischen B-Lymphozyten aus. Durch Zusammenschmelzen mehrerer entarteter B-Lymphozyten entwickeln sich die typischen mehrkernigen Sternberg-Reed-Riesenzellen in den betroffenen Lymphknoten. Die Erkrankung verläuft über mehrere Stadien (Ann-Arbor-Klassifikation):

- Stadium I: Befall einer einzigen Lymphknotenregion
- Stadium II: Befall von 2 oder mehr Lymphknotenregionen auf einer Seite des Zwerchfells
- Stadium III: Befall von 2 und mehr Lymphknotenregionen auf beiden Seiten des Zwerchfells
- Stadium IV: ausgedehnter Befall von Organen außerhalb des lymphatischen Systems (z. B. Lunge, Leber) mit oder ohne Befall von Lymphknoten

Kommen allgemeine Krankheitssymptome hinzu, erfolgt die Kennzeichnung durch das Hinzufügen des Buchstaben B (B-Symptome) zu dem jeweiligen Stadium; bei Befall von Lymphknoten der Umgebung oder Organe wird der Buchstabe E (extranodal) ergänzt.

Eine andere Unterscheidung erfolgt nach dem Erkrankungstyp:

- nodulär-sklerosierender Typ
- Mischtyp
- lymphozytenreicher Typ
- lymphozytenarmer Typ

Die Therapie richtet sich nach dem jeweiligen Erkrankungsstadium, der Ausprägung der Lymphknotenschwellungen und anderen Risikofaktoren.

Ziel der Therapie ist die vollständige Remission.

Therapie

- Stadium I und II:
  - Chemotherapie als Kombinationstherapie über ca. 2 Monate nach dem ABVD-Schema (Wiederholung am 19. Tag) + Bestrahlung
- Stadium III und IV:
  - In den Stadien III und IV werden intensivierte Chemotherapien angewandt: 6 Zyklen nach dem BEACOPP-Schema – Kombination aus Bleomycin + Etoposid + Adriamycin + Cyclophosphamid + Vincristin + Procarbazin + Prednison (Wiederholung am 22. Tag)
  - bei Rezidiven: Therapiewiederholung oder Brentuximab Vedotin (Adcetris® i. v.)
  - Eine Bestrahlung erfolgt lediglich, wenn nach der Chemotherapie noch Tumorreste vorhanden sind.
  - Eventuell ist eine Milzexstirpation (Splenektomie) notwendig.

Prognose

- Ann-Arbor-Klassifikation: 5-Jahres-Überlebensrate bei Erwachsenen bei früher Erkennung (Stadien I und II) ca. 80–90 %, bei Kindern > 90 %; bei Erkennung im fortgeschrittenen Stadium III > 70 %, im Stadium IV ca. 50 %.
- 5-Jahres-Überlebensrate beim nodulär-sklerosierenden Typ 60 %, beim Mischtyp 30 %, beim lymphozytenreichen Typ 5 %, beim lymphozytenarmen Typ < 1 %

Maligne Non-Hodgkin-Lymphome

Non-Hodgkin-Lymphome gehen von entarteten B- und T-Lymphozyten aus und liegen in verschiedenen Formen und Ausprägungen vor:

- niedrigmaligne, langsam wachsend, ohne Beschwerden (mit der Therapie wird abgewartet)
- niedrigmaligne, mit Symptomen (mit der Therapie wird begonnen, sobald Symptome auftreten)
- hochmaligne (schneller Beginn der Chemotherapie)

Dementsprechend sind die Therapien auch sehr verschieden und finden in Zentren nach Therapieprotokollen statt. Eine Einteilung in Stadien erfolgt analog der Hodgkin-Erkrankung nach der Ann-Arbor-Klassifikation.

Therapie

- Chemotherapie (Cytarabin, Procarbazin, Chlorambucil)
- Bestrahlungen
- bei Gehirnbefall: Einbringen der Medikamente in den Liquorraum
- Verbesserung der Heilungschancen durch den Einsatz von monoklonalen Antikörpern, z. B. Rituximab

Chronische lymphatische Leukämie (CLL)

Die CLL gehört zu den niedrigmalignen Non-Hodgkin-Lymphomen. Sie zeichnet sich aus durch geringe Krankheitszeichen, evtl. ein wenig Unwohlsein und schreitet über einen langen Zeitraum nur langsam voran. Die Therapie besteht lediglich aus Beobachten und Abwarten („watch and wait"). Treten Beschwerden oder veränderte Blutwerte auf, ist eine Therapie angezeigt. Da die CLL bei älteren Menschen auftritt, versterben diese eher nicht an der Leukämie, sondern an altersbedingten Erkrankungen.

Ziel der Therapie ist das Erreichen einer langen beschwerdefreien Zeit. Eine Heilung ist zurzeit noch nicht möglich.

Therapie

- **Erstlinientherapie:** Chemotherapie nach dem FCR-Schema mit dem Purinanalogon Fludarabin (Fludara® i. v.) und den Alkylanzien Cyclophosphamid und Rituximab oder nach dem BR-Schema: Bendamustin + Rituximab. Letzteres ist weniger wirksam als das FCR-Schema.

- Patienten mit reduziertem Allgemeinzustand bekommen entweder Chlorambuzil (Leukeran® Tbl) + Rituximab, Ofatumumab (Arzerra® i.v.) oder Obinutuzumab (Gazyvaro® i.v.) oder Bendamustin (Levact® i.v.) + Rituximab
- ergänzend Cortison und Antikörper wie Alemtuzumab (CLL vom B-Zell-Typ; Kap. 18.2.1); Antikörper als Monotherapie mit guten Ergebnissen bei Versagen der Chemotherapie
- evtl. Einsatz von Tyrosinkinasehemmern
- Strahlentherapie
- Knochenmark- oder Stammzelltransplantation
- Impfung gegen Influenza und Pneumokokken
- evtl. Immunglobuline und gezielte Antibiotikatherapie bei Infekten

Plasmozytom (multiples Myelom, Morbus Kahler; B-Zell-Non-Hogkin-Lymphom)

Das Plasmozytom ist die häufigste Krebsart, die das Knochenmark befällt. Es vermehren sich lokal begrenzt unkontrolliert Plasmazellen im Knochenmark, die veränderte, nicht funktionsfähige Antikörper, z. B. IgG (53 % d. F.), IgA (25 % d. F.), IgD (1 % d. F.) und/oder Bence-Jones-Proteine (Leichtkettenmyelom, 20 % d. F.), bilden. Die pathologischen Antikörper führen zu einem vermehrten Knochenabbau und zu einer Niereninsuffizienz. Es werden 3 Stadien unterschieden:

- Stadium I: keine Beschwerden – „watch and wait" (engmaschige Untersuchung und Beobachtung)
- Stadium II: Beginn der Ausbreitung der entarteten Plasmazellen
- Stadium III: starke Ausbreitung der entarteten Plasmazellen

Ziel der Therapie ist die Lebensverlängerung mit guter Lebensqualität. Die Therapie richtet sich nach dem Stadium der Erkrankung.

Therapie

- **Standardverfahren** bei Patienten < 70 Jahre: Chemotherapie 4 Zyklen nach dem VRD-Schema: Velcade® (i.v.) + Lenalidomid (Revlimid® Kps) + Dexamethason, dann Cyclophosphamid, dann hoch dosiert Melphalan (z. B. Alkeran® i.v.), hoch dosiert, evtl. zusammen mit Prednisolon (Kap. 2.13); anschließend Stammzelltransplantation (führt bei 20–60 % der Patienten zur kompletten Remission über mehrere Jahre)
- Patienten > 75 Jahre: 8 Zyklen VRD, dann Revlimid® Kps und Dexamethason oder 9 Zyklen nach dem VMP-Schema: Velcade® + Melphalan und Prednisolon
- Achtung bei Patienten mit schlechtem Allgemeinzustand: **keine** hoch dosierte Chemotherapie
- bei Unwirksamkeit/Nichtanwendbarkeit der Chemotherapie und/oder Stammzelltransplantation sowie bei Rezidiven:
  - Proteasomhemmer: Bortezomib (Velcade® s.c., i.v.), Carfilzomib (Kyprolis® i.v.), Ixazomib (Ninlaro® Tbl)
  - Immunmodulatoren: Thalidomid (früher: Contergan, heute: Thalidomide Celegene Kps), Lenalidomid (z. B. Revlimid® Kps), Pomalidomid (z. B. Imnovid® Kps; Kap. 2.13)
  - Kombinationstherapie: z. B. Carfilzomib + Lenalidomid + Dexamethason; Ixazomib + Lenalidomid

Therapievorschlag

- initial VMPT-Schema: Velcade® (Bortezomib) + Melphalan + Prednison + Thalidomid, dann VT-Schema: Velcade + Thalidomid; langfristig deutliche Verbesserung von Ansprechraten und Überleben ohne Krankheitsprogression
- monoklonale Antikörper: Elotuzumab, Daratumumab, Siltuximab
- Tumorherdbestrahlung und OP bei solitären Plasmozytomen
- Bisphosphonate, um dem Knochenabbau entgegenzuwirken
- Wegen der Immunschwäche wird eine Impfung gegen Influenza und Pneumokokken empfohlen.

Prognose

- Die Lebenserwartung lässt sich schwer prognostizieren. Je nach Plasmozytomstadium und Erkrankungsalter sowie chromosomalen Veränderungen versterben einige Patienten nach wenigen Monaten, andere wiederum leben noch nach 10 Jahren. Bei jüngeren Patienten mit optimaler Therapie liegt sie bei ca. 50 %.

18.3 Endokrines System

18.3.1 Schilddrüsenmalignom

Malignome der Schilddrüse sind die häufigsten endokrinen Tumoren, von allen Tumoren allerdings machen sie nur ca. 1 % aus. Sie gehen entweder von den Thyreozyten oder den C-Zellen der Schilddrüse aus. Das Erkrankungsalter liegt zwischen dem 40. und 65 LJ. Frauen sind häufiger betroffen als Männer. Das Schilddrüsenmalignom kann genetisch bedingt sein (C-Zell-Karzinom). Weitere Ursachen sind ionisierende Strahlen oder Metastasen anderer Primärtumoren wie Lungen-, Magen- und Nierenkarzinom.

Man unterscheidet verschiedene karzinomatöse Formen (▶ Tab. 18.3).

Die Klassifizierung erfolgt nach dem TNM-Schema.

Ziel der Therapie ist die vollständige Heilung

Therapie

- immer chirurgisch, Bestrahlung, nuklearmedizinisch, onkologisch

▶ **Tab. 18.3** Zusammenfassung der verschiedenen Formen nach Histologie, Metastasierung, Therapie und Prognose (MEN2 = multiple endokrine Neoplasie Typ 2, m = Männer, w = Frauen).

Art	Epidemiologie	Metastasen	OP	Nachbehandlung
papilläres Karzinom	35–60 % aller Karzinome; Alter < 40 Jahre, w : m 3 : 1	lymphogen: Halslymphknoten	total, mit regionalen Lymphknoten	Radiojodtherapie; beste Prognose
follikuläres Karzinom	25–45 % aller Karzinome; Alter s. o.	hämatogen: Lunge, Knochen	total, selektive Lymphknotenentfernung	Radiojodtherapie; gute Prognose
medulläres Karzinom	5–10 % aller Karzinome; 40.–50. LJ, w : m 2 : 1	hämatogen, lymphogen	total und modifizierte, radikale Neck-Dissection	Solitärmetastasen-OP; mäßige Prognose; MEN2 ausschließen
anaplastisches Karzinom	10–15 % aller Karzinome; 40.–50. LJ, w : m 2 : 1	hämatogen	total, neoadjuvante Therapie	Radiatio, ggf. Chemotherapie; schlechte Prognose

- nach der operativen Entfernung der Schilddrüse Radiojodtherapie über 3–4 Wochen
- nach abgeschlossener Radiojodtherapie hoch dosiert Substitution der Schilddrüsenhormone mit Tetrajodthyronin
- bei nach wie vor vorhandenen malignen Zellen oder Rezidiven: Zytostatika, Chemotherapie und Bestrahlung; bevorzugter Einsatz von Tyrosinkinasehemmern (Sorafenib, Vandetanib, Lenvatinib. Cabozantinib)
- Da die Rezidivrate mit 30 % relativ hoch ist, ist eine lebenslange Nachsorge vonnöten.

18.3.2 C-Zell-Karzinom (medulläres Schilddrüsenkarzinom)

Diese Form ist nicht am Jodstoffwechsel beteiligt, sodass eine Radiojodtherapie keinen Erfolg hat. Die C-Zellen produzieren Kalzitonin.

Die C-Zell-Karzinome sind genetisch bedingt. Sie werden in folgende Typen eingeteilt: multiple endokrine Neoplasien (MEN) Typ 2 und 3 sowie Non-MEN:
- MEN2 tritt zu 70 % im Alter zwischen 20 und 30 Jahren auf;
- MEN3 zu 10 % im Alter zwischen 10 und 20 Jahren;
- Non-MEN zu 20 % im Alter zwischen 40 und 50 Jahren.

Es werden eine gentechnische Untersuchung der Familienmitglieder und bei positivem Ergebnis prophylaktisch eine Thyreoidektomie im Vorschulalter < 6 Jahre empfohlen.

Therapie

- radikale OP der Schilddrüse

Prognose

- Die Prognose dieser Krebsformen erfolgt als 10-Jahres-Überlebensrate; die des medullären Karzinoms liegt bei ca. 50 %, andere zwischen 50 und 90 %.

18.4 Hirntumor

Hirntumoren sind gut- oder bösartige Wucherungen im Gehirn, in den Hirnhäuten, Hirnnerven und im Rückenmark. Es gibt eine Vielzahl verschiedener Tumoren, inkl. der durch andere Körpertumoren angesiedelten Metastasen. Etwas ⅔ aller Tumoren sind gutartig. Dennoch müssen sie operativ entfernt werden, da die Tumoren im Schädel keine Ausdehnungsmöglichkeiten haben, ohne Gehirnmasse zu schädigen.

Die am häufigsten auftretenden Hirntumoren sind Gliome (Oligodendrogliome, Glioblastome, Astrozytome), Hypophysenadenome, Akustikusneurinome, Meningeome und Hirnmetastasen anderer Tumoren.

Bei dem weitaus größten Teil (ca. 60 %) handelt es sich um Gliome, zweithäufigste Gruppe sind die Meningeome. Das Medulloblastom des Kleinhirns stellt den wichtigsten kindlichen Hirntumor dar. Tumoren der Hirnnerven und Rückenmarkswurzeln sind zumeist Neurinome.

Alle Tumoren werden mithilfe der folgenden **WHO-Klassifikation** eingeteilt:
- Grad I: gutartiger, langsam wachsender Tumor; sehr gute Prognose durch operative Tumorentfernung
- Grad II: erhöhte Neigung zu Rezidiven, Übergang in bösartige Tumoren möglich; u. U. keine weitere Therapie notwendig
- Grad III: bösartig, nach der OP in jedem Fall Strahlen- und/oder Chemotherapie
- Grad IV: sehr bösartig, rasches Tumorwachstum, nach der OP in jedem Fall Strahlen- und/oder Chemotherapie; schlechte Prognose

Die Haupttherapie ist die operative Entfernung des tumorösen Gewebes.

Therapie

- OP
- Chemotherapie

- Alkylanzien (DNA-schädigende Mittel): Nimustin (ACNU), Carmustin (BCNU), Lomustin (CCNU, z. B. Cecenu®), Cytarabin (zytostatisch und virustatisch wirksam); Temozolomid (z. B. Temodal®), Procarbazin (z. B. Natulan®)
- Folsäureantagonisten: Methotrexat (z. B. MTX Hexal®)
- Topoisomerase-II-Hemmstoffe: Etoposid (z. B. Vepesid®) und Teniposid werden in Kombination mit z. B. Alkylanzien (ACNU), Cytarabin oder Platinverbindungen bei Gliomen eingesetzt.
- zusätzliche Therapie:
  - bei Krampfanfällen: Antikonvulsiva
  - bei Hirnödemen: Glukokortikoide wie Dexamethason

Prognose

- Gutartige Hirntumoren haben eine gute Prognose, bösartige dagegen eine schlechte (Überlebenszeit von 0,5–3 Jahren).

18.5 Lunge

18.5.1 Bronchialkarzinom (Lungenkrebs)

Beim Bronchialkarzinom entarten die Epithelzellen des Bronchialsystems (Bronchien, Bronchiolen). Je nachdem, welche Zellen betroffen sind, werden das kleinzellige („small cell lung cancer", SCLC) und nichtkleinzellige Bronchialkarzinom („non small cell lung cancer", NSCLC) unterschieden.

Kleinzelliges Bronchialkarzinom (SCLC)

Sogenannte APUD-Zellen („amine precursor uptake and decarboxylation") des SCLC wachsen schnell und unkontrolliert und bilden Hormone, z. B. ACTH. Sie wachsen zentral in der Lunge manschettenartig um große Bronchien herum und metastasieren früh.

Circa 15–25 % aller Bronchialkarzinome sind kleinzellig. Ein zeitnaher Therapiebeginn ist notwendig. Häufigste Ursache des Karzinoms ist der Tabakrauch.

Die Einteilung erfolgt nach folgenden Kriterien:

- Beschränkt sich das SCLC auf kleine Lungenbereiche, spricht man von einer **„very limited disease"**, die operabel und medikamentös behandelbar und damit durchaus heilbar ist. Sollten Lymphknoten befallen sein, wird in der Regel der Lungenbereich bestrahlt. Vorsorglich wird auch der Schädel bestrahlt, um die bei dieser Erkrankung häufig auftretenden Hirnmetastasen zu vermeiden.
- Von einer **„limited disease"** spricht man bei großflächiger Ausbreitung mit Befall mehrerer Lymphknoten, aber ohne Metastasen. Eine OP ist hier nicht mehr möglich. Es wird eine kombinierte Radiochemotherapie empfohlen. In einigen Fällen kann eine Heilung eintreten.
- Hat das SCLC bei Diagnosestellung schon metastasiert, spricht man von einer **„extensive disease"**.

Eine Besonderheit des SCLC ist das Auftreten von endokrinen Krankheitsbildern durch die Entwicklung paraneoplastischer Syndrome, wie folgende Beispiele zeigen:

- Schwartz-Bartter-Syndrom (SIADH): erhöhte ADH-Sekretion; bei ca. 10 % der Patienten
- Cushing-Syndrom: ACTH-Bildung; bei ca. 2–4 % der Patienten
- Lambert-Eaton-Syndrom: gestörte Acetylcholinsekretion an cholinergen Synapsen durch Autoantikörper; bei ca. 1 % der Patienten

Ziel der Therapie kann nur eine Verlängerung der Überlebenszeit mit Linderung der Beschwerden sein.

Therapie

- **Erstlinientherapie:**
  - Chemotherapie mit Zytostatika, z. B. Cisplatin oder Carboplatin, Etoposid (i. v., Tbl), über 4–6 Zyklen
  - Einsatz von Tyrosinkinasehemmern: Crizotinib (z. B. Xalkori® Tbl) oder Afatinib (z. B. Giotrif®)
- **Zweitlinientherapie** bei Versagen der Erstlinientherapie oder Metastasen: Topotecan; Epirubicin + Cyclophosphamid + Vincristin (EpiCO); Paclitaxel
- Bestrahlungen: Beginn ab dem 3. Zyklus; zusätzlich prophylaktische Bestrahlung des Schädels
- OP: nur ohne Ausbreitung und Metastasierung des Karzinoms
- Begleittherapie zur Linderung der NW und Aufrechterhaltung des Versorgungszustands

Prognose

- 5-Jahres-Überlebensrate nach Therapie: „limited disease" 5–15 %, „extensive disease" 0–5 %

Nichtkleinzelliges Bronchialkarzinom (NSCLC)

Unter dem Begriff NSCLC werden mehrere Formen des Lungenkrebses zusammengefasst. NSCLC machen ca. 75–85 % aller Bronchialkarzinome aus.

Es finden sich Adeno- (ca. 20 %), Plattenepithel- (ca. 45 %) und sonstige Bronchialkarzinome. Adenokarzinome entstehen aus entarteten schleimproduzierenden Drüsenzellen am Lungenrand; Plattenepithelkarzinome entwickeln sich aus nicht schleimbildenden Zellen und wachsen meistens zentral in der Lunge an der Verzweigung der Bronchien durch chronische Schleimhautreizung, z. B. durch Tabakrauch. Unter sonstigen Bronchialkarzinomen versteht man Karzinome, die nicht zu den oben genannten Gruppen gehören.

Die NSCLC werden in Stadien eingeteilt (▶ **Tab. 18.4**), bei denen verschiedene Therapien Anwendung finden (▶ **Tab. 18.5**).

Therapie

- OP bei kleinem Tumor und ohne Lymphknotenbefall; evtl. Nachbestrahlung
- bei Lymphknotenbefall: adjuvant Chemotherapie (i. v., Tbl); evtl. neoadjuvant Chemo- und/oder Radiotherapie
- in fortgeschrittenem Stadium ohne Metastasen: keine OP, sondern Radiochemotherapie; Zytostatika: Cisplatin (**Standard**), alternativ Docetaxel oder Pemetrexed (Aimta i. v.) und evtl. als monoklonaler Antikörper Bevacizumab
- bei Metastasierung/palliativ: Chemotherapie mit z. B. Gemcitabin, evtl. mit Strahlenbegleitung; evtl. Target-Behandlung
- bei Knochenmetastasen: Bisphosphonate

Prognose

- Die 5-Jahres-Überlebensrate liegt für das Stadium I–IIA bei 50–80 %; für das Stadium IIB bei 35–45 %, für das Stadium IIIA bei 15–40 %, für das Stadium IIIB bei 5 % und für das Stadium IV bei < 1 %.

18.5.2 Pancoast-Tumor

Der Pancoast-Tumor ist eine Sonderform des Bronchialkarzinoms. Er befällt die Lungenspitzen und wächst infiltrativ in andere Strukturen, z. B. Ganglion stellatum, Plexus brachialis, Pleuren, Wirbelsäule und Rippen. Durch Verdrängung umliegender Strukturen führt er z. B. zu Lymphstau, Stau der V. cava, Dysphagie und Heiserkeit.

Ziele der Therapie sind im Anfangsstadium kurative bzw. in späteren Stadien lebensverlängernde Maßnahmen.

▶ **Tab. 18.4** Klassifikation der NSCLC-Stadien nach UICC 7.

Stadium	Primärtumor	Lymphknotenstatus	Fermetastasen
0	Tis	N0	M0
IA	T1a/b	N0	M0
IB	T2a	N0	M0
IIA	T2b	N0	M0
	T1a/b	N1	M0
	T2a	N1	M0
IIB	T2b	N1	M0
	T3	N0	M0
IIIA	T1a/b	N2	M0
	T2a/b	N2	M0
	T3	N1/2	M0
	T4	N0/1	M0
IIIB	T4	N2	M0
	jedes T	N3	M0
	jedes T	jedes N	M1a
IV	jedes T	jedes N	M1b

▶ **Tab. 18.5** Therapie in Abhängigkeit vom NSCLC-Stadium.

	Stadium I	Stadium II	Stadium III	Stadium IV
Therapie	OP	OP	neoadjuvante Chemotherapie oder Radiochemotherapie; keine OP	
Nachsorge	Beobachtung	adjuvante Chemotherapie	adjuvante Therapie möglich → Chemo-/Radiotherapie	palliative Chemotherapie
bei Rezidiven	OP + Radiatio	inoperabel, palliativ: Radiochemotherapie	palliativ: Docetaxel, Pemetrexed, Bevacizumab; Erlotinib/Gefitinib; Crizotinib	palliativ: Docetaxel, Pemetrexed, Bevacizumab; Erlotinib/Gefitinib; Crizotinib

Therapie

- neoadjuvante Strahlentherapie, dann OP
- in fortgeschrittenem Stadium: Radiochemotherapie mit Cisplatin, dann OP
- adjuvante Therapie nach OP: Chemotherapie mit Cisplatin + Etoposid

Prognose

- 5-Jahres-Überlebensrate: ca. 40 %

18.6 Genitaltrakt

18.6.1 Mammakarzinom

Das Mammakarzinom ist das häufigste Karzinom der Frau. Es tritt zumeist zwischen dem 60. und 70. LJ auf. Zu den Risiokofaktoren und -gruppen gehören eine frühe Menarche (vor dem 12. LJ) und späte Monopause (nach dem 55. LJ), Spät- oder Nichtgebärende, Östrogensubstitution, ionisierende Strahlen, Alkohol- und Nikotinabusus oder Adipositas. Ein geringer Anteil der Mammakarzinome ist erblich bedingt.

Eine Einteilung erfolgt nach ihrer Wachstumstiefe, nach dem Wachstumsmuster und der histologischen Differenzierung (ähnlich der Drüsenläppchen oder ähnlich dem Milchgangsepithel).

50 % der Karzinome sind im äußeren oberen Quadranten loklisiert, 20 % um die Mamille herum. Eine Metastasierung kann lymphogen oder hämatogen erfolgen.

Eine Stadieneinteilung des Tumors erfolgt nach der TNM-Klassifikation mit Grading (► **Tab. 18.6**) und dem AJCC (American Joint Committee on Cancer) und UICC (► **Tab. 18.7**). Immer wichtiger bei der Diagnose wird die Ermittlung der Tumorgenomik. Hier wird über die Bestimmung der Tumorgene eine Aussage zum Wachstumsverhalten und zur Metastasierung der Tumorzellen gemacht.

Für die Beurteilung und Therapie ist die Bestimmung des Status einiger Rezeptoren und Marker wichtig:

- **Hormonrezeptoren:** Östrogen und Progesteron können das Wachstum von Brustkrebszellen beeinflussen, indem sie an Hormonrezeptoren der Zellen binden. Hat ein Tumor derartige Rezeptoren und ist Östrogenrezeptor (ER +) bzw. Progesteronrezeptor positiv (PgR +), kann er mit einer Antihormontherapie behandelt werden. Finden sich am entfernten Tumorgewebe keine Progesteron- und Östrogenrezeptoren, ist die Prognose schlechter.
- **HER2-Rezeptor:** HER2-Rezeptoren sind Bindungsstellen für Wachstumsfaktoren, die die Zellen zur Teilung anregen. Sind im Tumorgewebe viele dieser Rezeptoren vorhanden, verläuft die Erkrankung deutlich aggressiver mit schlechterer Prognose. Die Therapie erfolgt mit HER2-Rezeptorenblockern (z. B. Trastuzumab).
- **HER2/neu-Rezeptor:** Findet sich eine Überexpression dieses Rezeptors beim Tumorgewebe, werden Antikörper (Trastuzumab) angewendet.
- **Proliferationsmarkers Ki-67:** Der Proliferationsmarker Ki-67 gibt die Wachstumsgeschwindigkeit von Tumorzellen an.

Mammakarzinome lassen sich zudem einteilen nach ihrer molekularen Klassifikation (► **Tab. 18.8**):

- **Luminal-A-Karzinome** sind die am wenigsten aggressiven Mammakarzinome. Sie tragen an ihrer Außenseite Hormonrezeptoren und sprechen deshalb gut auf eine Antihormontherapie an (z. B. mit Tamoxifen).
- **Luminal-B-Karzinome** teilen sich schneller und sind deshalb aggressiver. Bei ihnen reicht eine Behandlung mit Tamoxifen häufig nicht aus. Sie werden deshalb oft ergänzend mit einer Chemotherapie behandelt. Der Luminal-B-Typ kann zusätzlich HER2-Rezeptoren auf seiner Zellaußenseite tragen. Diese werden mit speziell gegen HER2-Rezeptoren gerichteten Substanzen therapiert, z. B. mit Trastuzumab.

Ziel der Therapie ist die Tumorsuppression.

Therapie

- Je nach Befund werden Chemotherapien als Mono- oder Kombinationstherapien eingesetzt.
- Die neoadjuvante Therapie ist eine Chemotherapie mit evtl. zusätzlicher Antikörpertherapie; wenn keine Chemotherapie oder Antikörper einsetzbar sind, erfolgt neoadjuvant eine antihormonelle Therapie.
- Adjuvante Therapien richten sich nach der TNM-Klassifikation und dem Grading, nach den an den Krebszellen vorhandenen Hormonrezeptoren für Östrogen (ER +) und Progesteron (PgR +) oder Wachstumsrezeptoren (HER2) und dem für das Mamma- und Magenkarzinom wichtigen HER2-Gen (Her2/neu).

Endokrine Therapie als Antihormontherapie

- Bei Vorhandensein von Hormonrezeptoren an den Krebszellen regt Östrogen das Tumorwachstum an. Hier ist eine antihormonelle Therapie angezeigt. Damit wird die Bildung und/oder die Wirkung der Östrogene verhindert. Eine Therapie erfolgt adjuvant für 10 Jahre.
- **1. Wahl** bei prä- und postmenopausalen Frauen mit Lymphknotenbefall: Tamoxifen (z. B. Nolvadex® Tbl), ein Antiöstrogen
- bei postmenopausalen Patientinnen: Aromatasehemmer wie Anastrozol (z. B. Arimidex® Tbl); hemmen bevorzugt im Fettgewebe die Umwandlung von Östrogenvorstufen in Östrogen
- bei prämenopausalen Frauen: GnRH-Analoga wie Goserelin (z. B. Zoladex® Depotspritze); fördern die Ausschüttung von GnRH mit dem Resultat der verminderten LH- und FSH-Bildung durch Überstimulation

▸ **Tab. 18.6** TNMG-Klassifikation beim Mammakarzinom.

Klassifikation	Bedeutung
T	**Primärtumor**
Tis	Carcinoma in situ
T1	Tumor ≤ 2 cm (a: ≤ 0,5 cm; b: > 0,5–1 cm; c: > 1–2 cm)
T2	Tumor > 2 und ≤ 5 cm
T3	Tumor > 5 cm
T4	Tumorinfiltration in Haut oder Brustwand (a: Brustwand; b: Hautinfiltration; c: a + b; d: inflammatorisches Wachstum)
Zusatz: M	mehrere Tumorherde in einer Brust (multifokal/multizentrisch)
Zusatz: r	Wiederaufflackern der Tumorerkrankung (Rezidiv)
N	**Lymphknotenstatus**
N0	keine Lymphknotenmetastasen
N1	Befall ipsilateraler Lymphknoten, beweglich
N2	a: fixierte ipsilaterale Lymphknoten; b: Lymphknoten an der A. thoracica interna
N3	a: Lymphknoten ipsilateral infraklavikulär; b: Lymphknoten axillär* + entlang der A. throacica interna; c: Lymphknoten supraklavikulär
NX	keine Beurteilung der Lymphknoten möglich
Zusatz: SN	sentinel Node (Wächterlymphknoten befallen* oder nicht)
Zusatz: mi	Mikrometastase
M	**Fernmetastasen**
M0	keine Fernmetastasen
M1	Fernmetastasen
MX	keine Beurteilung der Fernmetastasen möglich
G	**Grading**
G1	gut differenziert
G2	mäßig differenziert
G3	schlecht differenziert oder undifferenziert
L	**Lymphgefäßeinbruch**
LX	kann nicht beurteilt werden
L0	kein Nachweis von Tumorzellen in Lymphgefäßen
L1	Tumorzellen in Lymphgefäßen
V	**Blutgefäßeinbruch**
VX	kann nicht beurteilt werden
V0	keine Tumorzellen in Blutgefäßen
V1	Tumorzellen in Blutgefäßen
R	**Resektionsrand**
RX	kann nicht beurteilt werden
R0	frei von Tumor
R1	wahrscheinlich keine vollständige Entfernung des Tumorgewebes

*Bei positiven axillären Lymphknoten sollte die Anzahl der befallenen Lymphknoten im Verhältnis zur Gesamtzahl der entfernten Lymphknoten angegeben werden.

Chemotherapie

- Kombinationstherapie:
  - Cyclophosphamid + Methotrexat + 5-FU (CMF); früher jahrelanger Standard
  - 5-FU + Epirubicin + Cyclophosphamid (FEC); heute bevorzugt
- Taxane (Paclitaxel oder Docetaxel) anstelle von 5-FU bei Lymphknotenbefall und hormonrezeptornegativen Tumoren

▸ **Tab. 18.7** Stadieneinteilung nach AJCC/UICC.

Stadium	Primärtumor	Lymphknotenstatus	Fernmetastasen
0	Tis	N0	M0
I	T1	N0	M0
IIA	T0–1	N1	M0
	T2	N0	M0
IIB	T2	N1	M0
	T3	N0	M0
IIIA	T0–2	N2	M0
	T3	N1–2	M0
IIIB	T4	jedes N	M0
	jedes T	N3	M0
IV	jedes T	jedes N	M1

▸ **Tab. 18.8** Immunhistochemische Parameter der molekularbiologischen intrinsischen Subtypen zur Risikoeinteilung und Therapieauswahl nach St.-Gallen-Empfehlungen 2011 [9].

Subtyp	Luminal-A	Luminal-B (HER2-/HER2+)	HER2-Typ	Basal-Like-Typ (Triple-negativ)
Rezeptorstatus	ER + und/oder PgR +	ER + und/oder PgR +	ER–/PgR–	ER–/PgR–
Grading	G1	G1 und G2	G3	G3
Ki-67	niedrig	intermediär bis hoch	hoch	meist hoch
HER2-Status	+	–	+	–
Therapie	endokrine/hormonelle Therapie*	Chemotherapie + endokrine/hormonelle Therapie	Chemotherapie + Trastuzumab + endokrine/hormonelle Therapie	Chemotherapie

*Ausnahme: fortgeschrittene Erkrankung mit z. B. 4 und mehr Lymphknoten

Antikörpertherapie

- Die Antikörpertherapie, z. B. mit Trastuzumab, erfolgt immer **zusätzlich** zur Chemotherapie und/oder endokrinen Therapie bei Her2/neu-positiven Patientinnen.
- Ebenfalls werden andere zielgerichtete Medikamente (Targets) wie die Proteinkinasehemmer Lapatinib (z. B. Tyverb® Tbl) und Zellteilungshemmer Everolimus (Afinitor® Tbl) eingesetzt.

Weitere Therapie

- **OP** der Brust und der axillären Lymphknoten erfolgt bei allen Patienten.
- Die **Radiotherapie** wird empfohlen, wenn brusterhaltend operiert wurde; nach Brustentfernung nur bei hohem Rückfallrisiko.

Prognose

- 5-Jahres-Überlebensrate: 87 %.
- Bei fortgeschrittenen metastasierten Karzinomen liegt die durchschnittliche Überlebenszeit bei 4–5 Jahren.

18.6.2 Zervixkarzinom (Gebärmutterhalskrebs)

Das Zervixkarzinom tritt überwiegend als Plattenepithelkarzinom auf. Es handelt sich um das zweithäufigste Karzinom der Frau. Durch regelmäßige gynäkologische Untersuchungen der Zervixschleimhaut zur Früherkennung des Zervixkarzinoms ist die Häufigkeit der Erkrankung deutlich zurückgegangen. Sie liegt zurzeit auf Platz 12 der Krebserkrankungen. Bei der Vorsorgeuntersuchung wird ein Abstrich der Zervixschleimhaut mikroskopisch untersucht.

Beim **Pap-Test** (benannt nach George Papanicolaou) werden folgende Befunde unterschieden:

- Pap 0: nicht zu beurteilen aufgrund technischer Mängel, Abstrich wiederholen
- Pap I: normale gesunde Zellen
- Pap II: leichte Auffälligkeiten, dennoch normaler Befund; evtl. bakterieller Befall vorausgegangen
- Pap IIa: Befund unauffällig, aber wegen Auffälligkeiten in der Vorgeschichte Wiederholung des Tests nach 6 Monaten
- Pap IIp oder IIg: bei erstmaligem Befund, Kontrolle nach 1 Jahr; sonst Kontrolle nach 6 Monaten

- Pap IIe: Nachweis auffälliger Zellen, weitere Untersuchungen sind notwendig

Info

Mit dieser seit 2015 geltenden Nomenklatur (Pap IIp, g, e) fallen die Bezeichnungen Pap IIw für „wiederholen" oder Pap IIk für „kontrollieren" weg.

- Pap III: unklarer Befund, der weitere Untersuchungen notwendig macht:
  - bei erstmaligem Befund Kontrollabstrich
  - HPV-Test sinnvoll
  - evtl. Kolposkopie (Scheidenspiegelung) mit Biopsie (Gewebeentnahme)
- Pap IIID: deutliche Zellveränderung, aber noch kein Krebs; abhängig von dem Maß der Veränderung Unterscheidung in Pap IIID1 und Pap III2; evtl. Kolposkopie mit Biopsie
- Pap IVa: Krebs oder Krebsvorstufen nicht auszuschließen; Biopsie
- Pap IVb: Krebsvorstufe, -frühform, Invasivität möglich; Biopsie
- Pap V: Krebs ist sehr wahrscheinlich; Biopsie

Ist eine Gewebeprobe entnommen worden, wird diese mikroskopisch ausgewertet und anhand zervikaler intraepithelialer Neoplasien (CIN) beurteilt:

- **CIN 1:** frühe, aber kontrollbedürftige Befunde, spontane Heilungen bei gut der Hälfte der Betroffenen möglich
- **CIN 2:** mittelschwere Form der Zellveränderungen, die sich bei ca. ⅓ der Betroffenen zurückbilden; bei Persistenz über 2–4 Kontrollen Konisation (Entfernung des erkrankten Gewebes aus der Zervix) empfohlen
- **CIN 3:** weit fortgeschrittene Krebsvorstufen, Übergang zum Karzinom; noch auf die oberen Gewebeschichten begrenzt; betrifft auch Carcinoma in situ; Entwicklung sehr wahrscheinlich progredient; Konisation (weitere Therapie bei manifestem Karzinom s. u.)

Der wichtigste Auslöser des Zervixkarzinom ist das HPV (speziell die Typen HPV 16 und 18). Weitere Ursachen sind Rauchen; Infektionen mit sexuell übertragbaren Erregern (Herpes genitalis, Chlamydien und HPV); Multipara (ab 6. Schwangerschaftsmonat); Einnahme hormoneller Kontrazeptiva und HPV. Das Infektionsrisiko für HPV ist erhöht durch frühen Beginn der sexuellen Aktivitäten mit häufig wechselnden Partnern und durch Immunsuppression (z. B. bei AIDS, Organtransplantation etc.). Das Karzinom metastasiert früh lymphogen.

Ziel der Therapie ist die Vermeidung oder die vollständige Elimination des Karzinoms.

Therapie

- zur Vorbeugung:
  - HPV-Impfung (2 Impfungen für Mädchen im Alter von 9 und 14 Jahren im Abstand von 5 Monaten, s. Empfehlung der Ständigen Impfkommission), möglichst vor dem 1. Sexualkontakt
- Bei manifestem Karzinom richtet sich die Behandlung des Zervixkarzinoms nach dem Stadium der Krankheit, dem Allgemeinzustand der Patientin, dem Alter und nach der hormonellen Situation (prä- oder menopausal):
  - kleines Karzinom ohne Lymphknotenbefall: OP
  - weiter fortgeschrittener Tumor mit Heilungschancen: Radiochemotherapie, sowohl von außen durch die Haut als auch innerhalb der Scheide (Brachytherapie); Chemotherapie **während** der Radiotherapie mit der Platinverbindung Cisplatin
  - bei weit fortgeschrittenem Karzinom ohne Heilungschancen: Chemotherapie mit Cisplatin + Topotecan oder Kombination von Cisplatin + Paclitaxel oder Carboplatin + Paclitaxel; zusätzlich evtl. Bevacizumab

Prognose

- 5-Jahres-Überlebensrate bei Früherkennung ca. 90 %; bei weit fortgeschrittenem Karzinom ca. 10 %

18.6.3 Endometriumkarzinom (Korpuskarzinom)

Das Korpuskarzinom ist ein bösartiger vom Endometrium ausgehender Tumor der Gebärmutter und der fünfthäufigste Krebs bei Frauen. Das Haupterkrankungsalter liegt zwischen dem 70. und 74. LJ. Weitere seltener auftretende Korpuskarzinome wie das Uterussarkom, das Chorionkarzinom oder der Trophoblasttumor sollen hier nicht behandelt werden.

Als Risikofaktoren gelten u. a. Adipositas, Diabetes mellitus, frühe Menarche, späte Menopause, wenige Geburten, Tamoxifentherapie bei Brustkrebs, Endometriose, Behandlung der Wechseljahresbeschwerden mit reinen Östrogenpräparaten (heutzutage sind diese immer in Kombination mit Gestagenen zu verabreichen).

Das Endometriumkarzinom wird in 2 Gruppen unterteilt:

- **Typ-I-Karzinom**, östrogenabhängiges Wachstum: Hier ist der langjährige Einfluss von Östrogen Hintergrund der Erkrankung. Diese Form kommt am häufigsten vor (ca. 80 von 100 Patientinnen).
- **Typ-II-Karzinom**, östrogenunabhängiges Wachstum: Hierbei spielt das Östrogen keine Rolle. Diese Form des Endometriumkarzinoms ist altersabhängig; je älter die Patientin ist, desto höher fällt das Erkrankungsrisiko aus.

Das Endometriumkarzinom wird eingeteilt nach der TNM-Klassifikation (Kap. 18.1). Zusätzlich gibt es die **FIGO-Einteilung** (Fédération Internationale de Gynécologie et d'Obstétrique), die mit der TNM-Version übereinstimmt:

- Stadium I: Karzinom im Uterus:
  - Stadium IA: auf den Uterus beschränkt
  - Stadium IB: Infiltration des Tumors in ≥ 50 % der Gebärmuttermuskelschicht (Myometrium)
- Stadium II: Infiltration in das Bindegewebe, auf den Bereich des Uterus begrenzt
- Stadium III: lokale Ausbreitung über den Uterus hinaus:
  - Stadium IIIA: direkte Ausbreitung oder Metastasierung auf das Bauchfell und/oder den Eierstock, die Eileiter, die glatte Auskleidung der Bauchhöhle
  - Stadium IIIB: Befall der Scheide und/oder des Bindegewebes im Becken
  - Stadium IIIC: Metastasen im Becken und/oder Metastasen in den Lymphknoten neben der Bauchaorta
  - Stadium IIIC 1: Metastasen in den Beckenlymphknoten
  - Stadium IIIC 2: Metastasen in den Lymphknoten um die Bauchaorta, mit/ohne Metastasen in den Beckenlymphknoten
- Stadium IV: Einbruch über das kleine Becken hinaus:
  - Stadium IVA: Einwachsen des Tumors in die Harnblasen- und/oder Darmschleimhaut
  - Stadium IVB: Fernmetastasen in entfernteren Organen

Bezüglich des Rückfallrisikos wird folgende Einteilung vorgenommen:

- niedriges Rückfallrisiko bei Typ I, Stadium IA, G1 oder G2
- hohes Rückfallrisiko bei Typ II, Stadium IB und höher, G3

Therapie

- wichtigster Behandlungsschritt: OP (Entfernung des Uterus, der Tuben und der Ovarien)
- bei aggressiveren Tumoren oder fortgeschrittener Erkrankung: Radiotherapie (Brachytherapie und perkutan; Kap. 18.6.2)
- adjuvante Chemotherapie bei hohem Rückfallrisiko parallel zur Radiotherapie mit Platinverbindungen, zunächst Cisplatin und nachfolgend Carboplatin + Paclitaxel (i. v.)
- Eine hormonelle Therapie spielt hier eine untergeordnete Rolle und wird nur angewendet, wenn keine OP möglich ist.

Prognose

- Die 5-Jahres-Überlebensrate für Stadium I liegt bei 85 %, für Stadium II bei 70 %, für Stadium III bei 50 % und für Stadium IV bei 20 %.

18.6.4 Malignes Ovarialkarzinom

Maligne Ovarialkarzinome gehen von verschiedenen Geweben des Ovars aus: Circa 65 % aller Ovarialkarzinome sind epitheliale Tumoren, ca. 15 % der Karzinome gehen von den Keimzellen aus und ca. 20 % sind andere Tumoren. Risikofaktoren sind eine frühe Menarche, späte Menopause und Kinderlosigkeit sowie genetische Faktoren. Geburten, Stillen und Kontrazeptiva sind protektiv wirksam.

Eine Stadieneinteilung erfolgt nach der TNM-Klassifikation und dem **FIGO-System**:

- FIGO I: Tumor in den Ovarien lokalisiert
- FIGO II: Tumorausbreitung im Becken
- FIGO III: Tumorausbreitung außerhalb des Beckens und/oder Lymphknotenmetastasen
- FIGO IV: Fernmetastasen

Ziele der Therapie sind die Entfernung des Tumors und die Verhinderung eines Rezidivs.

Therapie

- Die OP ist die Therapiegrundlage und hat gleichzeitig diagnostischen und therapeutischen Wert. Ziele der OP sind die vollständige Entfernung des Tumors und – je nach Ausprägung – weiträumige Entfernung der Sexualorgane des kleinen Beckens, inkl. der Lymphknoten. Im Anschluss wird eine Chemotherapie empfohlen.
- Die Chemotherapie erfolgt mit platinhaltigen Zytostatika wie Carboplatin (z. B. Carbomedac®) + Paclitaxel (z. B. Abraxane) oder Carboplatin als Monotherapie.
- bei Platinunwirksamkeit: Monotherapie mit Taxanen, z. B. Paclitaxel, oder Topoisomerasehemmern wie Topotecan (z. B. Hycamtin®)

Prognose

- Die 5-Jahres-Überlebensrate beträgt im FIGO-III-Stadium ca. 25 %, im FIGO-IV-Stadium ca. 10 %.

18.7 Urologie

18.7.1 Prostatakarzinom

Das Prostatakarzinom ist die häufigste Krebserkrankung des Mannes. Die Erkrankungshäufigkeit steigt mit dem Alter. Die Erkrankung tritt in der Regel nicht vor dem 50. LJ auf. Für das Auftreten des Tumors ist die Anwesenheit von Testosteron notwendig.

Ein Prostatakrebs verursacht keine Frühsymptome. Deshalb wird die **Früherkennungsuntersuchung** ab dem 45. LJ empfohlen. Zum Früherkennungsprogramm gehören das Abtasten der Leistenlymphknoten und der Prostata sowie die Überprüfung des PSA-Wertes (prostataspezifisches Antigen) im Blut.

Therapie

- Die Therapie richtet sich nach dem Stadium der Erkrankung (▶ **Tab. 18.9**).

Hormontherapie

- GnRH-Agonisten Buserelin (Profact® i. v., nasal), Goserelin (Zoladex® Depot i. v.), Leuprorelin (Eligard® i. v.), Triptorelin (Decapeptyl N® i. v.) und/oder
- GnRH-Antagonisten Degarelix (Firmagon® i. v.) und/oder
- Antiandrogene wie Zyproteronacetat (Androcur® i. v., Tbl; Steroid), Flutamid (Flumid® Tbl), Bicalutamid (Androcal® Tbl; kein Steroidgerüst)
- Androgenrezeptorblocker Enzalutamid (Xtandi Kps), Androgensynthesehemmer Abirateron (Zytiga® Tbl) nach Chemotherapie

18.7.2 Hodenkarzinom

Hodenkarzinome sind die häufigsten Krebsarten bei jungen Männern (20.–40. LJ). Sie werden in Seminome (Keimzelltumor ausgehend von den Spermatogonien, ca. 45 % d. F.) und Nichtseminome eingeteilt. Die Entstehung erfolgt wahrscheinlich durch Entwicklungsstörungen wie Hodenhochstand (15- bis 45-fach erhöhtes Risiko). Deshalb sollte jeder Hodenhochstand am besten bis zum 2. LJ therapiert worden sein (hormonell oder operativ; Kap. 14.1.1). Im Verlauf der Erkrankung kommt es primär zur lymphogenen Metastasierung; Fernmetastasen finden sich bevorzugt in Lunge, Leber, Knochen und Gehirn.

Ziele der Therapie sind die Entfernung des Gewebes und die vollständige Heilung.

Allgemeine Therapie

- Der erste Schritt ist in der Regel die OP. Bei weit fortgeschrittenen Tumoren kann zunächst eine Chemotherapie erfolgen, um den Tumor zu verkleinern. Im Anschluss erfolgt dann die OP. Erst nach der OP und Untersuchung des Gewebes wird das weitere Vorgehen besprochen.
- Die Therapie richtet sich nach der Art des Tumors (Seminome, Nichtseminome), dem Krankheitsstadium und der Lokalisation der Metastasen. Die Stadien werden eingeteilt nach der TNM- oder Lugano-Klassifikation (▶ **Tab. 18.10**). Für die Prognose ist die Bestimmung der Tumormarker (S = Tumormarker im Serum) wichtig. Zu diesen gehören α-Fetoprotein

▶ **Tab. 18.9** Stadien der Erkrankung, Ausbreitung und Therapie des Prostatakarzinoms.

Stadium der Erkrankung	Ausbreitung	Therapie
Krebsvorstufen	Eine niedriggradige („low grade") prostatische intraepitheliale Neoplasie (**LGPIN**) gilt als harmlos.	Erst wenn der PSA-Wert kontinuierlich ansteigt, ist eine erneute Biopsie notwendig.
	Eine hochgradige prostatische intraepitheliale Neoplasie (**HGPIN**) zeigt ein hohes Risiko an, ein Karzinom zu entwickeln oder an anderer Stelle schon eines gebildet zu haben.	Diese Vorstufen werden nicht behandelt, da die Schäden der Behandlung größer sind als ihr Nutzen. Es wird eine erneute Biopsie empfohlen.
	Eine atypische mikroazinäre Proliferation (**ASAP**) deutet auf ein verändertes Gewebe mit hohem Tumorrisiko hin.	Diese Vorstufen werden nicht behandelt, da die Schäden der Behandlung größer sind als ihr Nutzen. Es wird eine erneute Biopsie empfohlen.
lokal begrenzter Tumor (T2, N0, M0, jedes G)	Bei lokal begrenzten Tumoren haben die Krebszellen die Kapselwand noch nicht durchbrochen.	Hier kann bei kleinen, wenig aggressiven Tumoren abgewartet werden oder durch OP oder Bestrahlung (Brachytherapie) das Tumorgewebe entfernt werden. Die Orchiektomie (komplette Hodenentfernung als Hormonentzug) wurde durch die Hormontherapie ersetzt. Eine Hormontherapie erfolgt bei schlechtem Allgemeinzustand des Patienten (keine dauerhafte Heilung).
lokal fortgeschrittener Tumor (T3, N0, M0, jedes G)	Der Tumor hat die Kapsel durchbrochen, ist jedoch nicht in umgebende Lymphknoten oder Organe eingedrungen.	Radio- und Hormontherapie, OP
fortgeschrittener Tumor (T4 oder N2–3 oder M1, jedes G)	Der Tumor hat gestreut, die Lymphknoten sind befallen.	Entfernung der Prostata und der Lymphknoten; Hormontherapie; Zytostatika (Docetaxel, Paclitaxel, Estramustin, Mitoxantron) bei Versagen der Hormontherapie
weit fortgeschrittener Tumor (jedes T, N, M und G)	Fernmetastasen wurden in anderen Geweben gefunden.	Androgenrezeptorblocker Enzalutamid (Xtandi® Kps), Androgensynthesehemmer Abirateron (Zytiga® Tbl) nach Chemotherapie

▶ **Tab. 18.10** Therapieoptionen in Abhängigkeit des klinischen Stadiums nach Lugano- und TNM-Klassifikation.

Stadium	TNM	Therapie Seminome	Therapie Nichtseminome
Stadium I: keine Metastasen nachweisbar	IS: pT 1–4, N0, M0, S 1–3 (erhöht bis stark erhöht)	Strahlentherapie	3 Zyklen PEB (Cisplatin + Etoposid + Bleomycin)
	IA: pT 1, N0, M0, S 0 (Normbereich)	Überwachung und 1 Zyklus Carboplatin	Überwachung und 1–2 Zyklen PEB-Chemotherapie (Cisplatin **1. Wahl** mit einer Wirksamkeit von 100 %); RLA (retroperitoneale Lymphadenektomie, Entfernung abdomineller Lymphknoten)
	IB: pT 2–4, N0, M0, S 0 (Normbereich)		
Stadium II: Lymphknotenmetastasen retroperitoneal unterhalb des Zwerchfells	IIA: pT 1–4, N1, M0, S 0–1 (leicht erhöht)	Strahlentherapie	positive Tumormarker: 3 Zyklen PEB; negative Tumormarker: Restaging (Wiedereinstufung) oder RLA
	IIB: pT 1–4, N2, M0, S 0–1 (leicht erhöht)	je nach Prognose 3–4 Zyklen PEB-Chemotherapie	je nach Prognose 3–4 Zyklen PEB-Chemotherapie
	IIC: pT 1–4, N3, M0, S 0–1 (leicht erhöht)		
Stadium III: fortgeschrittene Lymphknotenmetastasierung oder Fernmetastasen	IIIA: pT 1–4, N1–3, M1a, S 0–1 (leicht erhöht)	je nach Prognose 3–4 Zyklen PEB-Chemotherapie	je nach Prognose 3–4 Zyklen PEB-Chemotherapie
	IIIB: pT 1–4, N1–3, M0–1a, S 2 (leicht bis mittel erhöht)		
	IIIC: pT 1–4, N1–3, M0–1b, S 3 (stark erhöht)		
Residualtumor nach Chemotherapie		evtl. RLA	RLA

(AFP; < 15 ng/ml), β-HCG (< 2 U/l) und Laktatdehydrogenase (LDH; 60–120 U/l).

- Seminome werden in der Regel in niedrigeren Stadien bestrahlt, in höheren wird eine Chemotherapie angewendet. Nichtseminome werden in niedrigeren Stadien mit Chemotherapie behandelt und in höheren Stadien operativ entfernt.

Prognose

- Die Prognose ist sehr günstig, vor allem wenn der Krebs früh entdeckt wird.
- Wegen der Metastasierungstendenz bei den Nichtseminomen ist die Prognose hier weniger gut als bei den Seminomen.

18.7.3 Nierenzellkarzinom

Das Nierenzellkarzinom macht ca. 85 % der malignen Nierentumoren aus. Beurteilung und Behandlung des Nierenzellkarzinoms erfolgen mithilfe der TNM-Klassifikation mit Grading.

Ziele der Therapie sind Tumor- und Rezidivfreiheit.

Therapie

- Einzig kurativ ist die Nephrektomie (Entfernung einer Niere), Stadium I Teilresektion, ab Stadium II radikal.
- Bei metastasierendem Nierenzellkarzinom werden palliativ monoklonale Antikörper eingesetzt.
- In der **Erstlinientherapie** sind folgende Arzneimittel prognostisch gut getestet:
  - Bevacizumab (Avastin® i. v.) + IFN-α oder die Tyrosinkinasehemmer Pazopanib (z. B. Votrient®) oder Sunitinib (Sutent®), Axitinib (Inlyta Tbl)
  - bei Versagen oder KI einer Immuntherapie: Sorafenib (z. B. Nexavar®)
- In der **Zweitlinientherapie** sind wie in der Erstlinientherapie obige Medikamente zugelassen. Bei vorbehandelten Patienten können je nach Vorbehandlung folgende Präparate eingesetzt werden:
  - nach Zytokinvorbehandlung: Axitinib (z. B. Inlyta Tbl) oder Pazopanib oder Sorafenib
  - nach EGF-Inhibition, z. B. durch Bevacizumab: Axitinib oder den Zellteilungshemmer Everolismus (Certican®) oder Sorafenib
  - als konventionelle Zytostatika: Einsatz von 5-FU (z. B. Ribofluor®) in Kombination mit dem Mitosehemmstoff Vinblastin

Prognose

- Die 5-Jahres-Überlebensrate beträgt bei T 1/2 90 %, bei T 3a 60 %, bei T 3b–c 50 %, bei T 4 10 %.

18.7.4 Nephroblastom (Wilms-Tumor)

Das Nephroblastom ist ein bösartiger Tumor der kindlichen Niere. Circa 6–10 % aller malignen kindlichen Tumoren und ca. 85 % aller kindlichen Nierentumoren sind Nephroblastome (ca. 150 Neuerkrankungen/Jahr). Etwa 80 % der Kinder erkranken vor dem 5. LJ. Es handelt sich um einen Tumor, bei dem Gewebe aus der Embryonalzeit entartet. Er kann aber auch aus unterschiedlichen Gewebearten zusammengesetzt sein und stellt somit einen Mischtumor dar. Man unterscheidet 3 Risikogruppen mit niedrigem, intermediärem oder hohem Malignitätsgrad.

Das Nephroblastom wird nach **SIOP** (Société Internationale d'Oncologie Pédiatrique) in 5 Stadien eingeteilt:

- Stadium I: Der Tumor ist auf die Niere beschränkt.
- Stadium II: Der Tumor überschreitet die Nierenkapsel. Eine vollständige operative Entfernung ist möglich, kein Lymphknotenbefall.
- Stadium III: Der Tumor überschreitet die Nierengrenzen. Eine vollständige operative Entfernung ist nicht möglich. Hämatogene Metastasen fehlen, regionale Lymphknoten sind befallen.
- Stadium IV: Fernmetastasen können nachgewiesen werden, insbesondere in Lunge, Leber, Knochen und Gehirn.
- Stadium V: Nephroblastom beider Nieren (bei ca. 5 % d. F. durch Entartung des embryonalen Gewebes)

Ziele der Therapie sind die radikale Ausmerzung des tumorösen Gewebes und die komplette Remission.

Therapie

- **Präoperativ** wird bei Kindern > 6 Monate und < 16 Jahre eine Chemotherapie über 4–6 Wochen durchgeführt, um den Tumor zu verkleinern und eine Metastasierung während der OP zu verhindern. Anschließend folgt die OP. In der Folge wird noch einmal eine Chemotherapie bzw. Bestrahlung durchgeführt, je nach fortgeschrittenem Befund und Tumorstadium. Bei Säuglingen < 6 Monate und Patienten > 16 Jahre erfolgt keine präoperative Chemotherapie, weil bei diesen häufig andere Tumorarten vorherrschen.
- Laut der Therapieoptimierungsstudie „Nephroblastom SIOP 2001/GPOH" (Gesellschaft für Pädiatrische Onkologie und Hämatologie) ist die Chemotherapie am effektivsten mit dem Mitosehemmer Vincristin und dem zytostatisch wirksamen Antibiotikum Dactinomycin (Lyovac-Cosmogen i. v.; Graf 2003 [13]). Bei Metastasen oder hochmalignem Tumor wird zusätzlich das zytostatisch wirksame Antibiotikum Anthracyclin (Doxorubicin) eingesetzt. Die Therapie erfolgt präoperativ über 4, bei metastasiertem Tumor über 6 Wochen.
- Die **postoperative** Chemotherapie richtet sich nach dem Tumortyp und Stadium der Erkrankung:
  - Stadium I, niedrige Malignität: keine postoperative Chemotherapie
  - Stadium I, intermediäre Malignität: 4-wöchige Chemotherapie
  - Stadium II und III, hohe Malignität: ca. 40 Wochen Chemotherapie mit den Zytostatika Vincristin + Dactinomycin
  - Stadium IV: Kombination aus Carboplatin + Etoposid + Cyclophosphamid oder Ifosfamid + Doxorubicin
- Postoperative Strahlentherapien werden eingesetzt beim Stadium II, hochgradige Malignität, oder Stadium III, mittelgradige Malignität.

Prognose

- günstig, in 90 % d. F. langfristige Heilung

18.7.5 Harnblasenkarzinome

Harnblasenkarzinome sind epitheliale Tumoren der Harnblasenwand. Dabei handelt es sich in ca. 95 % d. F. um Urothelkarzinome, die ihren Ursprung in der inneren Blasenschleimhaut nehmen, bei den übrigen um Plattenepithel- und Adenokarzinome. In der Urologie ist es nach dem Prostatakarzinom das zweithäufigste Karzinom. Männer sind doppelt so häufig betroffen wie Frauen. Der Altersgipfel liegt zwischen dem 60. und 70. LJ. Zu den Risikofaktoren für das Urothelkarzinom gehören u. a. Nikotinabusus, chronische Entzündungen, Chemikalien aus der Gummi-, Textil- und Lederverarbeitung sowie Cyclophosphamid. Das Rauchen erhöht das Risiko um den Faktor 2.

Therapie und Prognose richten sich nach dem Tumortyp, der Ausbreitung und der Stadienbestimmung (Staging) nach der TNM-Klassifikation sowie dem Grading (hoch = G1, mäßig = G2, gering = G3).

Ziel der Therapie ist die vollständige Entfernung des Tumors mit Rezidivprophylaxe und langfristiger Heilung.

Therapie

- Ist die Blasenwand noch nicht infiltrativ durchwuchert, kann eine gründliche operative Resektion ausreichen.
- In fortgeschrittenen Stadien ist eine Zystektomie, evtl. mit nachfolgender Radio- und/oder Chemotherapie, angezeigt.
- In manchen Fällen erfolgt vor der OP eine Chemotherapie.

Chemotherapie

- intravesikale Installationstherapie zur Rezidivprophylaxe bei oberflächlichem Harnblasenkarzinom: initial zytostatisch wirksame Antibiotika wie Mitomycin und Anthracycline wie Epirubicin oder Doxorubicin (6–8 Wochen) oder als Erhaltungstherapie über mindestens 1 Jahr
- intravesikale Immuntherapie mit Bacillus Calmette-Guérin (BCG), einem abgeschwächten Stamm von Mycobacterium bovis, über 1 Jahr; verbunden mit erheb-

lichen NW, sodass keine gute Compliance bei den Patienten besteht

Kombinationstherapie

- Cisplatin + Gemcitabin oder
- Methotrexa + Vinblastin + Doxorubicin + Cisplatin (M-VAC) oder
- Radiochemotherapie: Strahlen + Cisplatin + 5-FU bei Inoperabilität oder älteren Patienten (der alleinigen Strahlentherapie deutlich überlegen)

Prognose

- Die 5-Jahres-Überlebensrate liegt dabei zwischen 0 und 90 % (Stadium I: 50–90 %, Stadium II: 40–80 %, Stadium III: 2–40 %, Stadium IV: < 10 %).

18.8 Verdauungstrakt

18.8.1 Ösophaguskarzinom

Das Ösophaguskarzinom ist in ⅔ d. F. ein Plattenepithelkarzinom und in ⅓ d. F. ein Adenokarzinom. Eine erhöhte Inzidenz besteht bei Nikotin- und Alkoholabusus. Es kann sich entwickeln aus z. B. einem Barrett-Syndrom, einer Achalasie oder einer Sklerodermie.

Ziele der Therapie sind die Entfernung entarteter Zellen und die vollständige Heilung.

Therapie

- Neben der OP ist die Radiochemotherapie wichtig.
- Als Chemotherapeutika werden Cisplatin und 5-FU eingesetzt.

Prognose

- Die 5-Jahres-Überlebensrate liegt bei ca. 20 %, je nach Ausdehnung des Karzinoms.

18.8.2 Magenkarzinom

Das Magenkarzinom kann nach folgenden Kriterien eingeteilt werden:

- Histologie: Adenokarzinome (90 % d. F.) und Plattenepithelkarzinome (5 % d. F.)
- Ausbreitungstendenz (Laurén-Klassifikation): gut differenzierter intestinaler Typ (ca. 50 %), schlecht differenzierte und früh metastasierende diffuse Typen (ca. 40 %) sowie Mischtypen (ca. 10 %)
- Lokalisation: in der Kardia (ca. 15 % d. F.), in Fundus und Korpus (ca. 25 % d. F.) und in Antrum und Pylorus (ca. 60 % d. F.)

Die Stadienbestimmung erfolgt nach der TNM-Klassifikation.

Ziele der Therapie sind die Heilung und die vollständige Entfernung des Tumors.

Therapie

- operative Gastrektomie mit Lymphknotenentfernung, Resektion des Omentum majus und minus
- Chemotherapie: prä- und postoperativ
- überwiegend **Kombinationstherapien** mit Chemotherapeutika aufgrund der deutlichen Überlegenheit gegenüber Monotherapien:
  - Einsatz von Docetaxel, Epirubicin, Oxaliplatin, Cisplatin, 5-FU und Capecitabin
  - bei metastasiertem Magenkarzinom: **Kombination** der Chemotherapeutika 5-FU + Cisplatin mit dem HER2-Antikörper Trastuzumab (z. B. Herceptin®)

Prognose

- 5-Jahres-Überlebensrate bei Früherkennung > 80 %, bei später Erkennung < 20 %

18.8.3 Kolorektales Karzinom, Kolonkarzinom

Hierbei handelt es sich um eine Neoplasie des Colon ascendens, Colon transversum, Colon descendens und/oder Rektums. Es ist die häufigste Krebserkrankung in westlichen Industrienationen. Über 90 % der Karzinome sind Adenokarzinome. Das Haupterkrankungsalter liegt bei ca. 65 Jahren. Das Risiko, am Kolonkarzinom zu erkranken, ist u. a. erhöht bei chronischen Darmerkrankungen, der Ausbildung von Darmpolypen sowie fettreicher und ballaststoffarmer Kost.

Das Karzinom wird beurteilt nach der UICC- (▸ **Tab. 18.11**), Dukes- und TNM-Klassifikation.

Je nach Stadium kann die Therapie mit einer OP beginnen oder neoadjuvant mit einer Chemotherapie.

Ziele der Therapie sind die vollständige Heilung und die Entfernung des Tumors.

Therapie

- **Therapiestandard:** Kombination von 5-FU + Oxaliplatin; alternativ: Capecitabin + Oxaliplatin
- adjuvante Therapie:
  - in Stadium I: keine nötig
  - in Stadium II: optional zu erwägen, besonders bei T 4
  - in Stadium III: grundsätzlich angezeigt
- Basis für die adjuvante Therapie ist 5-FU, Beginn innerhalb von 6 Wochen nach der OP:
  - Alternativ können Capecitabin (oral) oder eine Kombination von 5-FU + Oxaliplatin gegeben werden, z. B. Oxaliplatin + Irinotecan oder Irinotecan + 5-FU + Calciumfolinat oder Oxaliplatin + 5-FU + Calciumfolinat.
  - Durch die Kombination von 5-FU mit Bevacizumab ist die Überlebenszeitspanne verlängert worden.
  - Eine Kombination mit dem Antikörper Cetuximab sensibilisiert Karzinome wieder gegen Irinotecan.
- Eine Strahlentherapie wird bevorzugt bei Rektumkarzinom und Leber- oder Lungenmetastasen eingesetzt.

▸ **Tab. 18.11** UICC-Stadien.

Stadium	Primärtumor	Lymphknotenstatus	Fernmetastasen
0	**Tis**	**N0**	**M0**
I	T1 (infiltriert in die Submukosa)	N0	M0
	T2 (infiltriert in die Muscularis propria)		
II	T3 (infiltriert in die Subserosa)	N0	M0
	T4 (infiltriert in andere Organe, andere Segmente des Kolons und viszeralen Peritoneums)		
III	jedes T	N1 (Metastasen in 1–3 regionären Lymphknoten)	M0
		N2 (Metastasen in 4 oder mehr regionären Lymphknoten)	
IV	jedes T	jedes N	M1 (Fernmetastasen vorhanden)

Prognose

- Die 5-Jahres-Überlebensrate liegt im Stadium I bei 90–95 %, im Stadium II bei 60–80 %, im Stadium III bei 30–50 % und im Stadium IV bei < 10 %.

18.8.4 Pankreaskopfkarzinom

Pankreaskarzinome sind Adenokarzinome und betreffen in 60 % d. F. den Pankreaskopf, in 10 % d. F. den Pankreaskorpus, in 10 % d. F. den Pankreasschwanz und in 20 % d. F. diffus das gesamte Organ. Es zählt zu den bösartigsten Tumoren des Gastrointestinaltrakts. Ein Langzeitüberleben ist nach wie vor die Ausnahme.

Pankreaskopfkarzinome komprimieren die Papilla vateri, wodurch es zur Cholestase und Erweiterung der Gallengänge kommt. Relativ früh infiltriert das Karzinom in umliegendes Gewebe und das Duodenum. Fernmetastasen finden sich früh in Lungen und Knochen.

Die Klassifizierung erfolgt auf der Basis der TNM-Kriterien, die Stadieneinteilung nach AJCC (▸ Tab. 18.12).

Ziel der Therapie ist die Verlängerung der Überlebenszeit.

Therapie

- OP und Entfernung des befallenen Gewebes, des Duodenums, der Gallenblase und von Teilen des Magens (Kausch-Whipple-OP)
- palliative Therapie: Erhaltung der Durchgängigkeit des Gastrointestinaltrakts, Einsatz eines Stents zur Behebung der Cholestase
- **Standardchemotherapie (Erstlinientherapie)** ist die Gabe von Gemcitabin (i. v.), die der Bolusgabe von 5-FU deutlich überlegen ist (5-FU ist gleichwertig, aber toxischer):
  - Patienten mit einem guten Allgemeinzustand kann mit der Kombination aus Platinanaloga oder Fluoropyrimidinen besser geholfen werden.
  - Durch Gabe des Tyrosinkinasehemmers Erlotinib in Kombination mit Gemcitabin kann die Überlebenszeit deutlich verlängert werden. Diese Kombination wird als **neuer Behandlungsstandard** empfohlen.
  - Eine Kombination von Gemcitabin mit Antikörpern wie Bevacizumab oder Cetuximab wird **nicht** empfohlen.
- Als **Zweitlinientherapie** bei Versagen der Erstlinientherapie, bei Metastasierung oder Resttumorzellen nach OP wird die Kombination 5-FU + Oxaliplatin bei Patienten mit gutem Allgemeinzustand empfohlen.
- Eine palliative Strahlentherapie kann bei Metastasen des Gehirns und der Knochen erwogen werden.

Prognose

- Die 5-Jahres-Überlebensrate liegt insgesamt bei 5 %, palliativ bei 6–9 Monaten.

▸ **Tab. 18.12** Stadieneinteilung.

Stadium	Primärtumor	Lymphknotenstatus	Fernmetastasen
0	Tis	N0	M0
IA	T1	N0	M0
IB	T2	N0	M0
IIA	T3	N0	M0
IIB	T1–3	N1	M0
III	T4	jedes N	M0
IV	jedes T	jedes N	M1

Teil 3
Anhang

19 Notfallmanagement

Die ▸ Tab. 19.1 zeigt eine Kurzübersicht der wichtigesten Notfälle und die erforderlichen Maßnahmen.

▸ **Tab. 19.1** Notfallmanagement (112 = Notruf; CT = Computertomografie; MRT = Magnetresonanztomografie; NaCl = Natriumchloridinfusion (0,9 %); PsychKG = Unterbringung nach Psychisch-Kranken-Gesetzen).

Notfall	Symptome	Therapie
Auge		
akuter Glaukomanfall	Kopfschmerz, Sehstörungen, harter Bulbus, Übelkeit, Erbrechen, Ringe um Lichtquellen, Augeninnendruck 60–80 mmHg	**112**, Augenklinik **Arzt:** systemisch: Mannitol i. v. (Osmodiuretika) oder Acetazolamid (Diamox® i. v., Carboanhydrasehemmer); lokal als AT: Pilocarpin, β-Blocker, α_2-Agonisten, Steroide; zusätzlich: Analgetika, Antiemetika
Splitter (Glas, Metall, Holz) im Auge	Schmerz, evtl. Blutung	evtl. **112**, sonst zum Augenarzt; kein Versuch, den Splitter herauszuziehen, kein Reiben
Verätzungen	Schmerz	**112**, Spülung mit sauberem Leitungswasser, bis der Notarzt kommt
Amaurosis fugax	vorübergehende Blindheit, Mikroembolien in der Netzhaut, Verdacht auf TIA (s. dort) oder Karotisstenose	**112** **Arzt:** Gerinnungshemmer, Ursachenbehandlung
Arteriitis temporalis	Kopfschmerz; geschwollene, berührungsempfindliche Arterie; Sturzsenkung (extreme Erhöhung der Blutsenkungsgeschwindigkeit), CRP extrem erhöht; assoziiert mit Polymyalgia rheumatica (s. dort)	**112**, Zugang, NaCl **Arzt:** im Akutfall Cortison hoch dosiert, mindestens über 2 Jahre niedrig dosiert fortsetzen
Netzhautablösung	Rußregen, Blitze, Schleier, Gesichtsfeldausfall	**112**, Augenklinik **Arzt:** Lasern
Gesichtsfeldausfall	z. B. bei Hirntumor, Netzhautablösung, chronischem Glaukom	**112**, Augenklinik **Arzt:** CT, MRT
Pupillenstörungen	Anisokorie, Miosis, Mydrasis	**112**, wenn zusätzlich Hirndruck, nach Schädel-Hirn-Trauma **Arzt:** CT, MRT
Bauchraum		
epigastrisch: Galle (Sepsis, Perforation), Magen (Ulkusperforation, Hernie, Upside-down-Magen), Herzinfarkt	Schmerzen im Epigastrium	**112**, Schockgefahr, Lagerung, Zugang, NaCl **Arzt:** OP, bei Sepsis Antibiotika; kardial: intensivmedizinische Versorgung
umbilikal: Pankreatitis, Bauchaortenaneurysma, Nabelhernie, Milzruptur	Abwehrspannung, Schmerz, Obstipation, Diarrhoe, Meteorismus	**112**, Schocklagerung, Zugang, NaCl **Arzt:** je nach Ursache – Pankreatitis: enterale Sondenernährung, evtl. OP; Bauchaortenaneurysma: OP; Nabelhernie: evtl. OP; Milzruptur: OP
suprapubisch: Ileus, Appendizitis, Divertikulitis, Peritonitis, Leistenhernie, Mesenterialinfarkt	Obstipation, Stuhl- und Windverhalt, Koterbrechen, Exsikkose	**112**, Lagerung, Zugang, NaCl **Arzt:** je nach Ursache – OP (Ileus, Appendizitis, Leistenhernie, Hodentorsion, Eileiterschwangerschaft); Antibiotika (Divertikulitis, Peritonitis, Appendizitis); Elektrolyte und Flüssigkeit (Durchfälle); Antikoagulanzien und Lysetherapie (Mesenterialinfarkt)
Durchfall bei Säuglingen und alten Menschen	Exsikkose, stehende Hautfalte, beim Säugling eingezogene Fontanelle	Krankenhaus, Infusionen mit NaCl, Erregerbestimmung
Hodentorsion	plötzlich heftige Schmerzen, Prehn-Test negativ	**112** **Arzt:** sofortige OP notwendig
Eileiterschwangerschaft	Bauchschmerzen, Kreislaufversagen	**112**, Schock, Lagerung, Zugang, NaCl **Arzt:** sofortige OP notwendig

▸ **Tab. 19.1** Fortsetzung.

Notfall	Symptome	Therapie
Ösophagus/Hals-Rachen-Raum		
Varizenblutung, Mallory-Weiss-Syndrom, Divertikelruptur, Fistelbildung mit Aspiration	Teerstuhl, Hämatemesis, Dyspnoe, Thoraxschmerz	**112**, Lagerung (Oberkörper hoch), bei Schock zusätzlich die Beine etwas erhöht **Arzt:** OP
Verätzungen	Brennen, Stechen, Sehstörungen	**112**, Schocklagerung, Zugang **Arzt:** Cortison, Analgetika, Protonenpumpenhemmer
Quincke-Ödem	Anaphylaxie	**112**, Lagerung; Notfallinjektionen: je nach Stadium sofort Epinephrin, sonst zunächst Antihistaminikum und Cortison (i. v.), dann Epinephrin (i. m.)
Endokrinum		
hypoglykämischer Schock	Schweiß, Blässe, Unruhe, Tremor, Blutdruck erniedrigt oder normal, Puls erhöht, Krampfneigung	**112**, Lagerung, Glukose, oral, wenn ansprechbar (Glukose zur i. v. Gabe ist rezeptpflichtig!) **Arzt:** Glukose (i. v.), Glukagon
hyperglykämisches Koma	Polyurie, Polydipsie, Somnolenz, Kußmaul-Atmung, Blutdruck erniedrigt, Puls erhöht, Erbrechen, Zeichen der Exsikkose	**112**, Lagerung, Zugang mit NaCl, keine Insulininjektion! **Arzt:** Insulin, Flüssigkeit, Elektrolytlsg, Antikoagulanzien bei hyperosmolarem Koma
Addison-Krise	Apathie, Schwäche, Exsikkosen, Schock, Hyperpigmentierung wegen hohem ACTH, Frieren, Puls erhöht, Blutdruck erniedrigt	**112**, Lagerung, Zugang mit NaCl **Arzt:** Elektrolyte, Cortison
thyreotoxische Krise	Tachykardie, Blutdruck erhöht, Schweiß, Durchfall, Erregung	**112**, nur Lagerung, Zugang, keine Flüssigkeit! **Arzt:** Thyreostatika, β-Blocker, Digitalis, Paracetamol, Cortison, Sedativa, evtl. OP
hypothyreotisches Koma, Myxödemkoma	Blutdruck erniedrigt, Puls erhöht, Frieren	**112**, Lagerung, Zugang, NaCl **Arzt:** Schilddrüsenhormone, Cortison
phäochromozytome Krise	Blutdruck stark erhöht, Puls stark erhöht	**112**, Zugang, keine Flüssigkeit! **Arzt:** Blutdrucksenker, evtl. OP; Gefahr eines Herzinfarkts
Gefäße, Herz-Kreislauf-System		
Aneurysmaruptur im Gehirn, der Aorta abdominalis	Hirndruck, Kopfschmerz	**112**, Lagerung flach, Kopf erhöht **Arzt:** OP
epidurale Blutungen	symptomfreies Intervall – nach einer Bewusstlosigkeit erwacht der Patient und kann je nach Verletzung bis zu 4 h wach sein, bevor er wieder eintrübt.	s. o.
subdurale Blutungen	Sickerblutungen, späte Eintrübung	s. o.
Gehirnerschütterung (Commotio cerebri)	kurzfristige Bewusstlosigkeit, kein bleibender Schaden	Einweisung ins Krankenhaus zur Überwachung
Gehirnprellung (Contusio cerebri)	Bewusstlosigkeit länger, evtl. bleibender Schaden	**112**, Lagerung, Zugang, keine Flüssigkeit!
Gehirnquetschung (Compressio cerebri)	bleibende Schäden	s. Gehirnprellung
Schädelbasisbruch	Blutungen, Brillenhämatom	s. Gehirnprellung
Apoplex	Lähmungen erst schlaff, dann spastisch	**112**, Zugang, NaCl **Arzt:** durchblutungsfördernde Mittel, Lyse, Kreislaufstütze
Herzinfarkt	Atemnot, Thorax-, Bauch-, Rückenschmerz, Pulsdefizit, Rhythmusstörungen	**112**, Lagerung (Oberkörper erhöht), Zugang, NaCl langsam, keine i. m. Injektion **Arzt:** MONA-Schema – **M**orphin (Schmerz und Nachlastsenkung), Sauerstoff (**O_2**), **N**itrate (Vorlastsenkung), **Acetylsalicylsäure** (Thrombozytenaggregationshemmer)
Lungenembolie	s. Lunge	s. Lunge

► **Tab. 19.1** Fortsetzung.

Notfall	Symptome	Therapie
Phlebothrombose	Virchow-Trias; Schweregefühl, Schwellung, livide Verfärbung der Beine	**112**, Lagerung, Bein in Leiste abknicken, keine i. m. Injektion, Zugang **Arzt:** Lyse, Kompressionsstrümpfe
Thrombophlebitis	entzündete Varize (rot, berührungsempfindlich)	**Arzt:** Bewegung, NSAR, Antikoagulanzien
periphere arterielle Verschlusskrankheit (pAVK)	6 × P („pain“ = Schmerz, „pulselessness“ = Pulsverlust, „paleness” = Blässe, „paraesthesia“ = Gefühlsstörung, „paralysis“ = Bewegungsunfähigkeit, „prostration“ = Schock); Schmerz peitschenhiebartig, Blässe, Kälte	**112**, Zugang, NaCl, keine i. m. Injektion, Bein tief lagern **Arzt:** Lysetherapie, evtl. OP
Arteriitis temporalis	s. Auge	s. Auge
Polymyalgia rheumatica	Nacken-, Schulter- und Beckenmuskelschmerz; Sturzsenkung, CRP extrem erhöht	**112**, Zugang, NaCl **Arzt:** hoch dosiert Cortison
Schock (kardiogener, hypovolämischer, anaphylaktischer, septischer, neurogener Schock)	Hypotonus, Tachykardie, Blässe bzw. bei septischem und kardiogenem Schock eher rötliches Gesicht, Angst, Unruhe, Dyspnoe	**112**, Lagerung je nach Ursache des Schocks, Zugang, NaCl, Patienten beruhigen **Arzt:** je nach Art des Schocks – bei Anaphylaxie: i. v. (alternativ i. m.) Gabe von Adrenalin, Glukokortikoiden und Antihistaminika (kombinierte Gabe von H_1- [Clemastin, z. B. Tavegil®, Dimetinden] und H_2-Rezeptorantagonisten [Cimetidin oder Ranitidin])
hypertensive Krise (durch neurogene, endokrine und renale Ursachen, Medikamente)	Kopfschmerz, Sehstörungen, Bewusstseinsminderung, Schwindel, Nasenbluten	**Arzt:** Blutdrucksenker, Blutdruck nicht zu schnell senken, Krankheitsursache behandeln
EPH-Gestose	Ödeme, Proteinurie, Hypertonie; Kopfschmerz	Krankenhaus: Sectio caesarea
Rhythmusstörungen (Herzflattern/-flimmern, AV-Block, SA-Block, WPW, Präexzitationssyndrom, paroxysmale Tachykardie)	Unruhegefühl in der Brust, Dyspnoe; Angst, Synkope	Kardiologe; Notfall, wenn Arrhythmia absoluta
Lunge, Atemwege		
Lungenödem (kardial bedingt, bei akutem Nierenversagen, Überwässerung, Verbrennung, Gasinhalation, Hypoxie in Höhen ab 3 000 m [Anstieg des pulmonal arteriellen Drucks])	hochgradige Atemnot, Orthopnoe, Zyanose, schaumig-blutiges Sputum, Tachykardie, Hypotonie, Halsvenenstau	**112**, Lagerung (Oberkörper hoch), Zugang, keine Infusion! **Arzt:** Diuretika, Herz-Kreislauf-Stütze
Embolie	Dyspnoe, Zyanose, Thoraxschmerz, Schock, Halsvenenstau	**112**, Lagerung (Oberkörper und Beine hoch), Zugang, NaCl, keine i. m. Injektion **Arzt:** Lyse, Kreislauf- und Herzstütze
Status asthmaticus	Dyspnoe, Zyanose, Pulsus paradoxus, respiratorische Azidose	**112**, Lagerung (wie der Patient es will, Kutschersitz etc.), Zugang, keine Infusion! **Arzt:** Cortison, β-Sympathomimetika, Theophyllin, Sauerstoff, Sedierung
Pneumothorax (Spannungs-, traumatisch bedingter, Spontanpneumothorax)	Thoraxschmerz, Dyspnoe, Tachypnoe, asymmetrische Atemexkursion, tympanitischer Klopfschall, Atemgeräusch fehlt, Stimmfremitus fehlt	**112**, Lagerung (Oberkörper hoch, auf die erkrankte Seite), Zugang, keine Infusion! **Arzt/Heilpraktiker:** notfallmäßiges Absaugen der Luft im Thorax, axial im 2. Interkostalraum **Arzt:** Kreislaufstütze, OP
Glottisödem	inspiratorischer Stridor, Dyspnoe, evtl. Fieber	**112**, Lagerung (Oberkörper hoch), Zugang; Notfallmedikation, wenn anaphylaktisch bedingt: Cortison, Antihistaminikum, Epinephrin – keine Rachenuntersuchung!
Quincke-Ödem	Dyspnoe, kann Speichel nicht schlucken, Schwellung des Gesichts, der Augenlider und der Lippen	**112**, s. Glottisödem – keine Rachenuntersuchung!

▶ **Tab. 19.1** Fortsetzung.

Notfall	Symptome	Therapie
Hyperventilationstetanie	Pfötchenstellung, Tachypnoe, respiratorische Alkalose	Rückatmung von Kohlendioxid; Hintergrunderkrankung beachten
Aspiration	inspiratorischer Stridor, Dyspnoe	beim Kind: kräftig gegen den Po klopfen, Kopf nach unten; beim Erwachsenen: Heimlich-Handgriff; wenn kein Erfolg: **112** **Arzt:** bei Bedarf OP
Nieren		
akutes Nierenversagen	Oligurie, Anurie, Kopfschmerz, zerebrale Krämpfe, Fluid Lung, Übelkeit, Erbrechen, Hypertonie	**112**, Lagerung, Zugang, keine Infusion! **Arzt:** Herz-Kreislauf-Stütze, Diurese, Dialyse
Schockniere	s. akutes Nierenversagen	**112**
Elektrolytkoma (falsches Koma)	nach übermäßiger Aszitespunktion, durch forcierte Diurese; Bewusstlosigkeit	**112** **Arzt:** i. v. Kaliumzufuhr, später kaliumreiche Diät
Ohren		
Hörsturz	Ohrgeräusche, Schwindel, Übelkeit	**112**, Verdacht auf TIA (s. dort) **HNO-Arzt:** je nach Hintergrund durchblutungsfördernde Mittel, Cortison
Tinnitus	Ohrgeräusche, Schwindel	**112**, Verdacht auf TIA (s. dort) **HNO-Arzt:** durchblutungsfördernde Mittel, Cortison, evtl. osmotisch wirkende Diuretika
Morbus Menière	Schwindel, Erbrechen, Schweißausbrüche, Nystagmus	**HNO-Arzt:** Antiemetika, Betahistin, kaliumsparende Diuretika, Cortison
Psychiatrie		
Suizidalität	nach Ringel	PsychKG – psychosozialer Notdienst oder **112**
Alkoholdelir	sieht Tiere, Krampfanfall, Zungen-, Wangenbiss, ruhelos, aggressiv	**112**, Zugang **Arzt:** Antikonvulsiva
Alkoholentzugsdelir	s. Alkoholdelir	s. Alkoholdelir
Hypoglykämie	Gefahr eines Krampfanfalls	**112**, Zugang **Arzt:** Antikonvulsiva; Glukoseinfusion
akute Psychose	Angst, Unruhe, Wahnvorstellungen	PsychKG – psychosozialer Notdienst oder **112**
Wernicke-Enzephalopathie, Vitamin-B_1-Mangel	Einblutungen ins Gehirn, Gedächtnisverlust, Desorientiertheit, Ataxie, Nystagmus, Übergang zum Korsakow-Sydrom	**112**, Lagerung, Zugang, NaCl **Arzt:** hoch dosiert Vitamin B_1, B_6 und B_{12}
Korsakow-Syndrom	Konfabulation, Desorientiertheit, Antriebsarmut	PsychKG – psychosozialer Notdienst oder **112**
Drogennotfall	Apathie oder Aggression, Verwirrtheit, Ruhelosigkeit, Wahnvorstellungen, Dyspnoe, Zittern	PsychKG – psychosozialer Notdienst oder **112**
Unfälle		
Erfrieren	Schmerzen, blau-rote Verfärbung	**112**, bei Bewusstlosigkeit: Erwärmung nur mit einer warmen Decke (Gefahr des Bergungstods); bei Bewusstsein: an warmen Ort bringen, Extremität langsam erwärmen (nicht zu heiß!)
Ertrinken	Husten, Keuchen, Bewusstseinsveränderung, Fieber	**112**, bei Bewusstsein: wärmen; bei Bewusstlosigkeit: sofortige Wiederbelebungsmaßnahmen (oft auch nach längerer Zeit erfolgreich, da der Körper bei Unterkühlung weniger Sauerstoff benötigt)
Verbrennung	Verbrennung 1. Grades: oberflächliche Verbrennung ohne Blasenbildung, schmerzhaft (Sonnenbrand) Verbrennung 2. Grades: oberflächliche oder tiefere Verbrennung mit Blasenbildung, schmerzhaft Verbrennung 3. Grades: Unterhaut geschädigt, Nerven zerstört, keine Schmerzen mehr	**112**, Betroffene zudecken, Bewusstlose in stabile Seitenlage, Beine hoch; ständige Kontrolle der Vitalzeichen

► **Tab. 19.1** Fortsetzung.

Notfall	Symptome	Therapie
	Verbrennung 4. Grades: Schädigung an Muskeln, Nerven, Knochen	
Intoxikationen	Übelkeit, Erbrechen, Bewusstseinstrübung	**112**, Lagerung
Sonnenstich	Reizung der Meningen, Kopfschmerz, heißer Kopf, Fieber, Krampfgefahr	**112**, flache Lagerung, Kopf und Oberkörper höher, bei Bewusstlosigkeit stabile Seitenlage; Kühlen des Kopfes mit kühlen Tüchern, Kompressen (nicht aus dem Kühlschrank!), kühle Getränke
Insektenstich	Anaphylaxie	je nach Stadium Lagerung und Notfallmedikamente (s. Schock)
Hitzschlag	Hitzestau, Kopfschmerz, Körpertemperatur > 40 °C, Verwirrtheit, Schock, Kreislaufversagen	**112**, flache Lagerung, Kopf und Oberkörper höher, bei Bewusstlosigkeit stabile Seitenlage; Kleidung ausziehen, Kühlen mit feuchten Tüchern, kühle Getränke
Bergungstod	Kreislaufversagen, wenn sich zu viel kaltes Blut der Extremitäten zu schnell mit dem warmen Blut des Körperkerns vermischt	langsames Umlagern, Erwärmung nur mit einer warmen Decke
Bauchtrauma, Blutverlust	Schock	**112**, bauchdeckenentspannende Schocklagerung, Zugang, NaCl
zerebraler/nervaler Bereich		
transitorische ischämische Attacke (TIA)	vorübergehende Lähmungserscheinungen	**112**, evtl. Zugang, Lagerung je nach Befindlichkeit des Patienten; Gefahr eines nachfolgenden Apoplex **Arzt:** durchblutungsfördernde Mittel, evtl. Antikoagulanzien
Apoplex	Halbseitenlähmung, Fazialisparese	**112**, Lagerung, Zugang, keine Flüssigkeit! **Arzt:** intensivmedizinische Versorgung auf der Stroke Unit
epileptische Anfälle	Aura, Sturz, tonische Krämpfe, klonische Krämpfe, Stuhl- und Urinabgang, Zungen-/Wangenbiss, Terminalschlaf, Amnesie bezüglich des Anfalls	**112**, Gegenstände aus dem Weg räumen; vor Beginn der Krämpfe Antikonvulsivum als Rektiole, wenn der Patient dieses bei sich hat **Arzt:** Antikonvulsiva, Behandlung der Grunderkrankung
Meningitis	Kopfschmerzen, Fieber, Nackensteife	**112**, Meningismuszeichen **Arzt:** Antibiose, Cortison, Kreislaufstütze
Cauda-equina-Syndrom (Kauda-Syndrom)	Sensibilitätsstörungen an den Innenseiten der Oberschenkel, Blasen- und Darmbeeinträchtigung	**112**, Zugang, NaCl **Arzt:** OP
Querschnittslähmung	komplette Lähmungen unterhalb der Läsion	**112**

20 Abkürzungen

112	Notruf
ABVD	Adrimaycin + Bleomycin + Vinblastin + Dacarbazin
ACE	Angiotensin-Converting-Enzym
ACNU	Nimustin
ACPA	Antikörper gegen zyklisches citrulliniertes Peptid
ACTH	adrenokortikotropes Hormon
ADH	antidiuretisches Hormon
ADHS	Aufmerksamkeitsdefizit-/Hyperaktivitätsstörung
ADME	Absorption, Distribution, Metabolisierung, Elimination
AFL	alkoholische Fettleber
AFLD	alkoholische Fettlebererkrankung
AFP	α-Fetoprotein
AIDS	Acquired Immune Deficiency Syndrome
AJCC	American Joint Committee on Cancer
ALL	akute lymphatische Leukämie
AMG	Arzneimittelgesetz
AML	akute myeloische Leukämie
ANA	antinukleäre Antikörper
Anti-CCP-AK	Antikörper gegen zyklisches citrulliniertes Peptid
AP	alkalische Phosphatase
APUD	„amine precursor uptake and decarboxylation"
ARDS	„acute respiratory distress syndrome", akutes Lungenschädigungs-Syndrom
ARNI	Angiotensin-Rezeptor-Neprilysin-Inhibitor
AS	Augensalbe
ASAP	atypische mikroazinäre Proliferation
ASH	alkoholische Steatohepatitis
AT	Augentropfen
AT_1-Blocker	Angiotensin-II-Rezeptor-Subtyp-1-Antagonisten
ATP	Adenosintriphosphat
AV	atrioventrikulär
BCG	Bacillus Calmette-Guérin
BCNU	Carmustin
BE	Broteinheit
BEACOPP	Bleomycin + Etoposid + Adriamycin + Cyclophosphamid + Vincristin + Procarbazin + Prednison
BLyS	B-Lymphozyten-Stimulator
BR	Bendamustin + Rituximab
B-Symptom	zusätzliche allgemeine Krankheitssymptome
BtM	Betäubungsmittel
BtMG	Betäubungsmittelgesetz
B-Zelle	B-Lymphozyt
CCNU	Lomustin
CD	Cluster of Differentiation
CFTR	„cystic fibrosis transmembrane conductance regulator"
CGRP	„calcitonin gene-related peptide"
CIN	zervikale intraepitheliale Neoplasien
CLL	chronische lymphatische Leukämie
CMF	Cyclophosphamid + Methotrexat + 5-FU
CML	chronische myeloische Leukämie
CMV	Zytomegalievirus
COMT	Catechol-O-Methyltransferase
COPD	„chronic obstructive pulmonary disease", chronisch obstruktive Lungenerkrankung
COX	Cyclooxygenase
CRH	Corticotropin-Releasing-Hormon
CRP	C-reaktives Protein
CSE-Hemmer	Cholesterin-Synthese-Enzym-Hemmer
CT	Computertomografie
CVI	chronisch venöse Insuffizienz
CYP	Cytochrom P450
d	Tag(e)
DAB	Deutsches Arzneimittelbuch
d. F.	der Fälle
DKFZ	Deutsches Krebsforschungszentrum
DMARD	„disease-modifying anti-rheumatic drug"
DMKG	Deutsche Migräne- und Kopfschmerzgesellschaft
DNA	Desoxyribonukleinsäure
DOR	δ-Opioid-Rezeptor
E	extranodal
EBV	Epstein-Barr-Virus
ECF	eosinophil-chemotaktischer Faktor
E. coli	Escherichia coli
EDR-Faktor	„endothelium derived relaxing factor"
EGF	epidermaler Wachstumsfaktor
EMA	Europäische Arzneimittel-Agentur
EPH-Gestose	Gestose mit Ödemen (Edema), Proteinurie, Hypertonie
EpiCO	Epirubicin + Cyclophosphamid + Vincristin
ER +	an Krebszellen vorhandene Hormonrezeptoren für Östrogen
ERCP	endoskopisch retrograde Cholangiopankreatikografie
ESC	Europäische Gesellschaft für Kardiologie
ETEC	enterotoxische E. coli
FAB	French-American-British Cooperative Group
FCR	Fludarabin + Cyclophosphamid + Rituximab
FEC	5-FU + Epirubicin + Cyclophosphamid
FIGO	Fédération Internationale de Gynécologie et d'Obstétrique
FOLFIRI	5-FU + Leukovorin + Oxaliplatin
FOLFOX	5-FU + Leukovorin + Oxaliplatin
FSH	follikelstimulierendes Hormon
FSME	Frühsommer-Meningoenzephalitis
5-FU	Fluorouracil
GABA	γ-Aminobuttersäure
G-CSF	Granulozyten-Makrophagen-Kolonie-stimulierender Faktor
GFR	glomeruläre Filtrationsrate

GGT	γ-Glutamyltransferase
GH	„growth hormone“, Wachstumshormon
GLP-1	Glucagon-like Peptid 1
GMALL	German Multicenter Study Group on Adult Acute Lymphoblastic Leukemia
GnRH	Gonadotropin-Releasing-Hormon
GPOH	Gesellschaft für Pädiatrische Onkologie und Hämatologie
GTP	Glutamat-Pyruvat-Transaminase
h	Stunde
H_1-, H_2-, H_3-, H_4-Rezeptor	Histaminrezeptor vom Typ 1, Typ 2, Typ 3, Typ 4
HbA_{1c}	Hämoglobin A_{1c}
HBV	Hepatitis-B-Virus
β-HCG	humanes Choriongonadotropin
HCN-Kanal	„hyperpolarization-activated cyclic nucleotide-gated cation channel“ (spannungsgesteuerter Kationenkanal)
HCV	Hepatitis-C-Virus
HDL	„high density lipoproteins“
HELLP-Syndrom	Komplikation der Präeklampsie mit Hämolyse, Erhöhung der Leberenzyme, Thrombozytopenie
HER2	„human epidermal growth factor receptor 2“
HER2/neu	HER2-Gen
HF-PEF	„heart failure with preserved ejection fraction“
HF-REF	„heart failure with reduced ejection fraction“
HGPIN	hochgradige („high grade“) prostatische intraepitheliale Neoplasie
HHV	humanes Herpesvirus
HIT	heparininduzierte Thrombozytopenie
HIV	humanes Immundefizienz-Virus
H^+-K^+-ATPase	Protonen-Kalium-Pumpe
HLA-B27, HLA-B35	humanes Leukozytenantigen B27 bzw. B35
HMG-CoA-Reduktase-hemmer	3-Hydroxy-3-Methylglutaryl-Coenzym-A-Reduktasehemmer
HNO	Hals-Nasen-Ohren
HPV	humanes Papillomavirus
HSV	Herpes-simplex-Virus
5-HT_3	5-Hydroxytryptamin
5-HTP	5-Hydroxytryptophan
IA	Interaktion(en) mit anderen Arzneimitteln
ID	Initialdosis, die benötigt wird, um den Wirkspiegel aufzubauen
IDL	„intermediate density lipoproteins“
IE	internationale Einheit
IFN-α,	Interferon α, β, γ
β, -γ	Interferon α, β, γ
Ig	Immunglobulin
IL	Interleukin
i. m.	intramuskulär
INR	International Normalized Ratio
i. v.	intravenös

JODA	„juvenile onset diabetes among adults“
KHK	koronare Herzkrankheit
KI	Kontraindikation
KOR	κ-Opioid-Rezeptor
Kps	Kapseln
LADA	„latent autoimmune diabetes in adults“
LADME	Liberation, Absorption, Distribution, Metabolisierung, Elimination
LD	letale (tödliche) Dosis
LDH	Laktatdehydrogenase
LDL	„low density lipoproteins“
L-Dopa	Levodopa
LGPIN	niedriggradige („low grade“) prostatische intraepitheliale Neoplasie
LH	luteinisierendes Hormon
LJ	Lebensjahr
LSD	Lysergsäurediethylamid
Lsg	Lösung
M./Mm.	Musculus/Musculi
MACh-Rezeptor	muscarinischer Acetylcholinrezeptor
MAO	Monoaminooxidase
MCH	Haupthistokompatibilitätskomplex
MDR-TB	multiresistente Tuberkulose
MDS	myelodysplastisches Syndrom
MEN	multiple endokrine Neoplasie
MG-CSF	Granulozyten-Makrophagen-Kolonie-stimulierender Faktor
min	Minute(n)
MODY	„maturity onset diabetes of the young“
MOR	μ-Opioid-Rezeptor
MRSA	Methicillin-resistenter Staphylococcus aureus
MRT	Magnetresonanztomografie
MS	multiple Sklerose
NSAID	nichtsteroidale Entzündungshemmer
MSH	melanozytenstimulierendes Hormon
MT	Melatoninrezeptor
M-VAC	Methotrexat + Vinblastin + Doxorubicin + Cisplatin
N./Nn.	Nervus/Nervi
Na^+-K^+-ATPase	Natrium-Kalium-ATPase
NACh-Rezeptor	nikotinischer Acetylcholinrezeptor
NaCl	Natriumchlorid
NAFLD	nichtalkoholische Fettleber
NASH	nichtalkoholische Steatohepatitis
NIH	National Institutes of Health
NMDA	N-Methyl-D-Aspartat
NO	Stickstoffmonoxid
NOAK	nicht-Vitamin-K-antagonistische (neue) orale Antikoagulanzien
NSAR	nichtsteroidale Antirheumatika
NSCLC	„non-small cell lung cancer“, nichtkleinzelliges Bronchialkarzinom
NW	Nebenwirkung(en)
NYHA	New York Heart Association
OP	Operation

OT	Ohrentropfen
PAF	plättchenaktivierender Faktor
Pap-Test	Abstrich der Zervixschleimhaut, benannt nach George Papanicolaou
pAVK	periphere arterielle Verschlusskrankheit
PEB	Cisplatin + Etoposid + Bleomycin
PGE_1	Prostaglandin E_1
PGE_2	Prostaglandin E_2
PGI_2	Prostaglandin I_2, Prostacyclin
PgR +	an Krebszellen vorhandene Hormonrezeptoren für Progesteron
PRIND/RIND	(prolongiertes) reversibles ischämisches neurologisches Defizit
PSA	prostataspezifisches Antigen
PsychKG	Unterbringung nach Psychisch-Kranken-Gesetzen
RAAS	Renin-Angiotensin-Aldosteron-System
R-CHOP	Rituximab + Cyclophosphamid + Daunorubicin Hydroxydaunorubicin (z. B. Daunoblastin) oder Doxorubicin + Vincristin + Prednison oder Prednisolon
REM	„rapid eye movements“
RF	Rheumafaktor
RLA	retroperitoneale Lymphadenektomie
RNA	Ribonukleinsäure
RTI	Reverse-Transkriptase-Hemmer
S	Tumormarker im Serum
SA-Block	sinuatrialer Block
SAM	S-Adenosylmethionin
SARS	schweres akutes respiratorisches Syndrom
s. c.	subkutan
Scl-70-AK	Anti-Topoisomerase-I-Antikörper
SCLC	„small cell lung cancer“, kleinzelliges Bronchialkarzinom
SGLT-2-Hemmer	„sodium dependent glucose co-transporter-2-inhibitor“
SH-Gruppe	Schwefelwasserstoffgruppe
SIADH	Schwartz-Bartter-Syndrom
SIOP	Société Internationale d'Oncologie Pédiatrique
Slb	Salbe(n)
SS-A/Ro-AK	Antikörper gegen das Soluble Substance A-Antigen/Robert-Antigen
SS-B/La-AK	Antikörper gegen das Soluble Substance B-Antigen/Lane-Antigen
SSNRI	selektive Serotonin-Noradrenalin-Wiederaufnahmehemmer
SSRI	selektive Serotoninwiederaufnahmehemmer
Supp	Suppositorien, Zäpfchen
Susp	Suspension
Tbl	Tabletten
TD	Tagesdosis
TENS	transkutane elektrische Nervenstimulation
THC	Tetrahydrocannabinol
TH-Zellen	T-Helfer-Zellen
TIA	transitorische ischämische Attacke
TNF-α	Tumornekrosefaktor α
TNM-Klassifikation mit G	Klassifikation von Tumor, Nodus (Lymphknoten), Metastasen mit Grading (Differenzierungsgrad der Zellen)
Tr	Tropfen
TRP-Kanäle	„transient receptor potential channels“
TSH	thyreoideastimulierendes Hormon
TXA_2	Thromboxan
T-Zelle	T-Lymphozyt (T für Thymus)
UICC	Union Internationale Contre le Cancer
UV-Licht	ultraviolettes Licht
VLDL	„very low density lipoproteins“
VMP	Velcade® (Bortezomib) + Melphalan + Prednisolon
VMPT	Velcade® (Bortezomib) + Melphalan + Prednison + Thalidomid
VRD	Velcade® (Bortezomib) + Lenalidomid (Revlimid® Kps) + Dexamethason
VT	Velcade® + Thalidomid
VZV	Varizella-Zoster-Virus
WHO	World Health Organization
WPW-Syndrom	Wolff-Parkinson-White-Syndrom
XELOX	Capecitabin + Oxaliplatin
ZNS	zentrales Nervensystem

21 Literatur

[1] AWMF – Arbeitsgemeinschaft der Wissenschaftlichen Medizinischen Fachgesellschaften e. V. AWMF online: Das Portal der wissenschaftlichen Medizin. http://www.awmf.org/ (Stand: 18. September 2017)

[2] Bachmann, C. Klinische Studien mit der Taigawurzel. Ars Medici; 2010. https://www.rosenfluh.ch/arsmedici-thema-phytotherapie-2010-01/klinische-studien-mit-der-taigawurzel (Stand: 18. September 2017)

[3] Calaminus G. Dr. Gabriele Calaminus, Universitätsklinik Münster: An mögliche Spätfolgen denken. Artikel vom 01.10.2008. http://www.lebenswege-forum.de/krebsinfo/artikel/archiv/2008/oktober/krebsnachrichten/dr-gabriele-calaminus-universitaetsklinik-muenster-an-moegliche-spaetfolgen-denken.html (Stand: 18. September 2017)

[4] Deutsche Leberstiftung. Lebererkrankungen. http://www.deutsche-leberstiftung.de/intranet/informationen-zu-lebererkrankungen (Stand: 18. September 2017)

[5] Destatis – Statistisches Bundesamt. 1. Gesundheitsberichterstattung des Bundes: Fallpauschalenbezogene Krankenhausstatistik (DRG-Statistik): Diagnosen, Prozeduren, Fallpauschalen und Case Mix der vollstationären Patientinnen und Patienten in Krankenhäusern. Fachserie 12 Reihe 6.4 (Artikelnummer: 212 064 013 7 004), erschienen am 2014, korrigiert 2017. https://www.destatis.de/DE/Publikationen/Thematisch/Gesundheit/Krankenhaeuser\fallpauschalenKrankenhaus212 064 015 7 004.pdf?__blob = publicationFile (Stand: 18. September 2017)

[6] Deutsche Krebsgesellschaft. ONKO-Internetportal. https://www.krebsgesellschaft.de/onko-internetportal/onko-internet-portal.html (Stand: 18. September 2017)

[7] DKFZ – Deutsches Krebsforschungszentrum Krebsinformationsdienst. Der Krebsinformationsdienst des Deutschen Krebsforschungszentrums. https://www.krebsinformationsdienst.de/ (Stand: 18. September 2017)

[8] DKFZ – Deutsches Krebsforschungszentrum Krebsinformationsdienst. Der Krebsinformationsdienst des Deutschen Krebsforschungszentrums. Gebärmutterhalskrebs. Erstellt: 26.03.2015, zuletzt überprüft: 23.11.2016. https://www.krebsinformationsdienst.de/tumorarten/gebaermutterhalskrebs/index.php (Stand: 18. September 2017)

[9] DocMedicus Verlag. Gesundheitslexikon: Klassifikation Brustkrebs (Mammakarzinom). http://www.gesundheits-lexikon.com/index.php?PHPSESSID = 4htrer24v2qmnvaiao2jqvqdu7 &mode = showarticle&searcharticlekeyword = luminal-a &artid = 9 229&blocklist = 1&activeMenuNr = 10& (Stand: 18. September 2017)

[10] EMA – European Medicines Agency (EMA). Echinaceae purpureae radix. http://www.ema.europa.eu/ema/index.jsp?curl = pages/medicines/herbal/medicines/herbal_med_000 076.jsp&mid = WC 0b01ac058 001fa1d (Stand: 18. September 2017)

[11] ESCOP – European Scientific Cooperative on Phytotherapy. ESCOP Monographs: The Scientific Foundation for Herbal Medicinal Products. Stuttgart: Thieme; 2003

[12] ESCOP – European Scientific Cooperative on Phytotherapy. ESCOP Monographs: The Scientific Foundation for Herbal Medicinal Products. Supplement. 2. Aufl. Stuttgart: Thieme; 2009

[13] Graf N. Nephroblastom SIOP 2001/GPOH. Status: 01.03.2003. https://www.kinderkrebsinfo.de\fachinformationen/studienportal/pohkinderkrebsinfotherapiestudien/siop_2001___gpoh/index_ger.html (Stand: 18. September 2017)

[14] Gröber U. Interaktionen – Arzneimittel und Mikronährstoffe. 2. Aufl. Stuttgart: Wissenschaftliche Verlagsgesellschaft; 2015

[15] Herold G. Innere Medizin. Köln: Herold; 2017

[16] Karow T, Lang-Roth R. Allgemeine und spezielle Pharmakologie und Toxikologie. 25. Aufl. Hamburg: Karow; 2017

[17] KPOH – Kompetenznetzes Pädiatrische Onkologie und Hämatologie. Informationsportal zu Krebs- und Bluterkrankungen bei Kindern und Jugendlichen. https://www.kinderkrebsinfo.de/index_ger.html (Stand: 18. September 2017)

[18] Kropp P, Meyer B, Dresler T, Fritsche G, Gaul C, Niederberger U, Förderreuther S, Malzacher V, Jürgens TP, Marziniak M, Straube A. Entspannungsverfahren und verhaltenstherapeutische Interventionen zur Behandlung der Migräne. Leitlinie der Deutschen Migräne- und Kopfschmerzgesellschaft. Nervenheilkunde 2016; 35: 502–515

[19] Lang E. Physiologie für Heilpraktiker. Stuttgart: Haug; 2014

[20] Menge T. Patienteninformation: Medikamentöse Schmerzbehandlung. Berlin: Deutsche Schmerzgesellschaft e. V.; 2012

[21] Mutschler E, Geisslinger G, Kroemer HK, Menzel S, Ruth P. Mutschler Arzneimittelwirkungen: Pharmakologie, Klinische Pharmakologie, Toxikologie. 10. Aufl. Stuttgart: Wissenschaftliche Verlagsgesellschaft; 2012

[22] Pfeiffer AFH, Klein HH. Therapie des Diabetes mellitus Typ 2. Dtsch Arztebl Int 2014; 111(5): 69–82

[23] Schmiedel V, Augustin M. Handbuch Naturheilkunde. Heidelberg: Haug; 1997

Indikationsverzeichnis

Wirkstoffverzeichnis

E

F

G

H

I

K

L

M

N

V

W

X

Z